ANTHROPOLOGIE

ÉTUDE

DES ORGANES, FONCTIONS, MALADIES

DE L'HOMME, DE LA FEMME & DE L'ENFANT

OU

ANATOMIE, PHYSIOLOGIE, HYGIÈNE, PATHOLOGIE, THÉRAPEUTIQUE
NOTIONS DE MÉDECINE LÉGALE

AVEC

ATLAS SÉPARÉ DE 20 PLANCHES D'ANATOMIE DESCRIPTIVE
45 FIGURES
Accompagnées de leurs légendes respectives, outre le texte principal

PAR

LE DR ANTONIN BOSSU

MÉDECIN EN CHEF HONORAIRE DE L'INFIRMERIE MARIE-THÉRÈSE
ANCIEN MÉDECIN DE L'ASSISTANCE PUBLIQUE DE PARIS
ANCIEN PRÉSIDENT DE LA « SOCIÉTÉ DE MÉDECINE PRATIQUE DE PARIS, » ETC., ETC.
CHEVALIER DE LA LÉGION D'HONNEUR

TREIZIÈME ÉDITION

Entièrement remaniée et mise au courant de la Science

TOME TROISIÈME

PARIS
LIBRAIRIE BLOUD ET BARRAL
4, RUE MADAME, ET RUE DE RENNES, 59

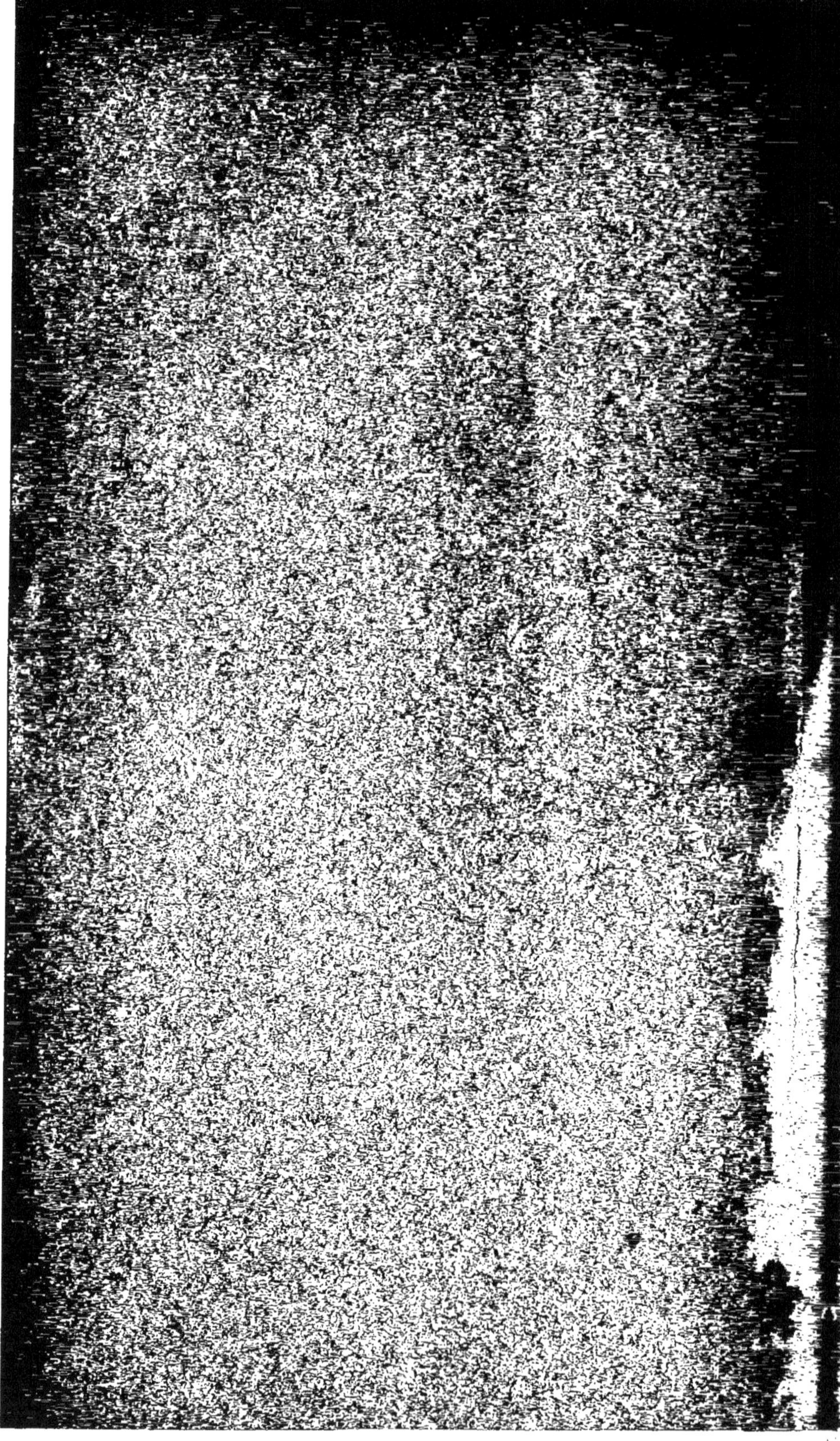

ANTHROPOLOGIE

ÉTUDE

DES ORGANES, FONCTIONS, MALADIES

DE L'HOMME, DE LA FEMME & DE L'ENFANT

ANTHROPOLOGIE

ÉTUDE

DES ORGANES, FONCTIONS, MALADIES

DE L'HOMME, DE LA FEMME & DE L'ENFANT

OU

ANATOMIE, PHYSIOLOGIE, HYGIÈNE, PATHOLOGIE, THÉRAPEUTIQUE
NOTIONS DE MÉDECINE LÉGALE

AVEC

ATLAS SÉPARÉ DE 20 PLANCHES D'ANATOMIE DESCRIPTIVE

45 FIGURES

Accompagnées de leurs légendes respectives, outre le texte principal

PAR

LE Dr ANTONIN BOSSU

MÉDECIN EN CHEF HONORAIRE DE L'INFIRMERIE MARIE-THÉRÈSE
ANCIEN MÉDECIN DE L'ASSISTANCE PUBLIQUE DE PARIS
ANCIEN PRÉSIDENT DE LA « SOCIÉTÉ DE MÉDECINE PRATIQUE DE PARIS, » ETC., ETC.
CHEVALIER DE LA LÉGION D'HONNEUR

TREIZIÈME ÉDITION

Entièrement remaniée et mise au courant de la Science

TOME TROISIÈME

J'ay seulement faict icy un amas de fleurs étrangières, n'y ayant fourny du mien que le filet à les lier. (MONTAIGNE, *Essais*.)

De tous les livres de science, celui-ci est le plus nécessaire. (L'AUTEUR, *Avertissement*)

PARIS
LIBRAIRIE BLOUD ET BARRAL
4, RUE MADAME, ET RUE DE RENNES, 59

Rappelons au lecteur que le premier volume contient l'Anatomie et la Physiologie tout entières; le deuxième l'Hygiène, la Pathologie générale et les troubles de la vision.

Quant au tome III et dernier, il continue la description des maladies, divisées en celles de Relation, de Nutrition et de Génération, pour terminer par la Thérapeutique.

Chacun de ces cinq chefs premiers de la science médicale subit des subdivisions qui ont pour but surtout de servir de points de repère dans les méandres labyrinthiques de la Pathologie. Est-il possible, en effet, de classer méthodiquement les organismes, où des éléments de natures diverses s'influencent réciproquement et se solidarisent?

ANTHROPOLOGIE

PATHOLOGIE DES ORGANES DE RELATION

(Suite.)

CHAP. VII. — PATHOLOGIE DES ORGANES DE SENSIBILITÉ GÉNÉRALE ET DE L'INTELLECT.

Le système nerveux peut devenir le siège de maladies de bien des genres, généralement fort graves. Elles se distinguent principalement par des troubles de la sensibilité et des désordres de la motilité, avec un cortège de symptômes plus ou moins sérieux suivant leur siège et leur degré d'intensité. Comment pourrait-il en être autrement, quand sensibilité, mouvement, principe vital lui-même émanent de ce centre nerveux ?

Dans les tissus autres que le nerveux, la maladie occasionne des troubles fonctionnels en général proportionnels à l'étendue et à la gravité de la lésion anatomique ; mais ici, il y a, sous ce rapport, une véritable discordance. En effet, les altérations de la substance nerveuse sont souvent intangibles, soit qu'elles n'existent réellement pas, soit, ce qui est plus probable, que nous ne puissions les découvrir ; et lorsqu'elles tombent sous nos sens, nous les trouvons habituellement très légères, très peu en rapport avec la gravité des phénomènes morbides que nous leur attribuons. Cela résulte de ce que la matière nerveuse possède des propriétés d'un ordre supérieur ; que la quantité ou volume en est extrêmement faible relativement à l'importance de ses fonctions et de ses relations réflexes, ou sympathiques très nombreuses avec l'ensemble de l'organisme. Comme, d'un autre côté, elle répare difficilement, incomplètement ou même pas du tout les dommages qu'elle a éprouvés, il en résulte que les effets de ceux-ci persistent ou ne disparaissent que très imparfaitement.

La pathologie du système nerveux comprend : 1° les maladies du cerveau ; 2° les maladies de la moelle épinière ; 3° les maladies du grand sympathique.

Leur étude sera suivie de celle du crétinisme, qui marque la dégradation des trois centres nerveux.

§ Ier. — Maladies du cerveau et de ses enveloppes.

Le cerveau et ses enveloppes (encéphale) sont le siège de maladies diverses, dues soit à des lésions plus ou moins appréciables révélées à l'autopsie, ou qui font défaut, soit ne consistant que dans de simples troubles de l'innervation. Elles sont généralement graves ; et l'on conçoit qu'il ne puisse en être autrement lorsqu'il s'agit de désordres survenus dans un organe essentiel dont le tissu se perfectionne si lentement, se modifie si difficilement, répare si incomplètement ses pertes matérielles et son influx nerveux. Les symptômes des maladies cérébrales se déduisent, pour ainsi dire, de la connaissance des fonctions de l'organe. Altérations de l'intelligence, des affections morales, des instincts, troubles de la motricité et de la sensibilité, voilà ce qui les constitue. Le cerveau, si l'on en croit Gall, étant composé de plusieurs parties dont chacune possède des attributs distincts, ses manifestations morbides doivent varier autant que peuvent s'opérer de combinaisons entre ses diverses altérations.

Les maladies du cerveau sont soumises à une méthode de diagnostic qui consiste à apprécier leurs rapports avec les altérations du fond de l'œil au moyen de l'ophthalmoscope (*cérébroscopie*). Certaines lésions de la rétine et du nerf optique annoncent une maladie cérébrale ; elles sont de trois espèces : 1° celles dues à la *phlegmasie du cerveau* et des méninges ; 2° les mécaniques, produites par la *compression* du nerf optique ; 3° les troubles *sympathiques*, causés par une maladie de la moelle ou des nerfs vaso-moteurs. Ces effets s'expliquent par le voisinage de ces organes entre eux ; le moindre obstacle à la circulation cérébrale peut gêner en effet le retour du sang des veines rétiniennes dans le sinus caverneux, et produira au fond de l'œil des troubles de mouvement et de circulation.

La masse encéphalique (cerveau et méninges) offre à notre étude, en commençant par ces dernières : la *méningite* (inflammation des méninges) ; puis l'*encéphalite* (inflammation du cerveau) ; l'*apoplexie* (hémorrhagie) ; le *ramollissement cérébral* ; la *commotion* (contusion du cerveau) ; l'*apoplexie séreuse*, l'*hydrocéphalie* (hydropisie) ; la *céphalalgie*, la *migraine* (névralgies) ; l'*épilepsie*, l'*hystérie*, les *convulsions*, l'*éclampsie*, la *chorée*, la *catalepsie*, la *léthargie*, l'*extase*, l'*apoplexie nerveuse*, le *delirium tremens*, le *délire aigu* et la *folie* (névroses cérébrales) ; les *tubercules*, *kystes*, *cancers* (productions morbides) ; le *rhumatisme cérébral ;* la *paralysie* (abolition de l'action nerveuse).

Méningite. — Arachnoïdite. — Fièvre cérébrale.

A. Ces dénominations désignent une même maladie, qui est l'inflammation des méninges. Le mot *méningite* comprend tout à la fois et la phlegmasie de la *dure-mère*, et celle de l'*arachnoïde* et de la *pie-mère*, mais comme, des trois enveloppes du système cérébro spinal (I, p. 85) l'arachnoïde est le plus souvent affectée, on enten plus spécialement par *méningite* l'inflammation de cette séreuse.

N'oublions pas qu'il n'est question en ce moment que de la méningite *crânienne* proprement dite, attendu que la méningite *spinale* ou *rachidienne* doit être étudiée à une autre place, et que la forme *tuberculeuse* fait le sujet d'un article spécial (p. 6).

B. Causes. — La méningite cérébrale peut être due à des contusions, blessures, fractures du crâne ; rayons solaires sur la tête, surtout au printemps (insolation) ; abus des liqueurs alcooliques ; travaux intellectuels ; violentes secousses morales. On l'observe à tous les âges : elle est deux fois plus fréquente chez les hommes que chez les femmes. Elle survient aussi comme complication dans le cours de beaucoup de maladies aiguës, telles que fièvres éruptives, pneumonie, fièvre typhoïde ; enfin elle peut être l'effet, rare toutefois, d'une métastase goutteuse ou rhumatismale (*rhumatisme cérébral*).

Mais la méningite simple, sans complication tuberculeuse, est moins fréquente qu'on ne le croit.

C. Symptômes. — Le début est brusque, ou précédé plus souvent par du malaise, de la pesanteur de tête, des vertiges, de la tristesse. Dans le premier cas, de la céphalalgie, des vomissements se manifestent tout d'abord : la *céphalalgie* devient plus vive, persistante, accompagnée d'agitation, d'insomnie et de fièvre : c'est d'ailleurs le phénomène morbide prédominant. Les yeux sont sensibles à la lumière, avec pupilles contractées ; chez les enfants on observe assez souvent du *strabisme*. Bientôt apparaissent les désordres de l'intelligence, de la sensibilité et du mouvement, comme agitation, délire calme ou furieux, mouvements désordonnés, tremblement des membres, convulsions, soubresauts des tendons. Le malade a l'œil hagard, il grince des dents ; sa figure a une expression de souffrance particulière. La fièvre est intense, le pouls accéléré, dur. La céphalalgie et les vomissements de matières bilieuses persistent plus ou moins. Ce sont les symptômes de la période d'*exaltation*. Ces graves symptômes ne se lient pas directement à l'inflammation de l'arachnoïde ni de la pie-mère, puisque ces membranes ne sont guère que des organes de protection, ils se rattachent plutôt à l'excitation qu'en reçoit le cerveau, au *processus inflammatoire* de voisinage.

Cette *période d'exaltation* fait bientôt place au *collapsus* et voici pourquoi. Comme toutes les séreuses, l'arachnoïde ne peut être le siège d'une inflammation aiguë sans qu'un liquide séro-purulent se dépose à sa surface. Cette membrane s'infiltre donc de pus, pus concret, verdâtre, qui suit les ramifications vasculaires, et pénètre dans les ventricules cérébraux. Il s'ensuit un épanchement qui comprime le cerveau et par suite explique les phénomènes de la seconde période, dite de *collapsus*, d'*affaissement*. Alors le délire est remplacé par de l'assoupissement ; les convulsions par une sorte de résolution des membres, et même de paralysie ; la sensibilité et l'intelligence par un état de torpeur complète. La figure tourne à la pâleur ; elle est empreinte d'un air de stupeur et les pupilles, qui étaient contractées, se dilatent, etc. La fièvre se maintient toujours, mais le pouls se déprime, se ralentit, devient irrégulier ; puis, vers la fin, très fréquent ; des sueurs froides se manifestent, la respiration s'accélère, et la mort arrive du 9e au 25e jour.

Cette funeste terminaison n'est pas inévitable ; mais arrivée à la période de collapsus, la maladie est toujours, faut-il dire, mortelle. La guérison, quand elle a lieu (par hasard), laisse les facultés intellectuelles obtuses, dérangées ; quelques malades même n'en recouvrent jamais l'usage, tant la violence du mal et les lésions cérébrales les ont compromises.

D. Lorsque la méningite est la complication de la rougeole, de la fièvre typhoïde, etc., les symptômes sont moins bien dessinés, insidieux, et le diagnostic plus difficile, incertain, trompeur, attendu que la céphalalgie est attribuable à la maladie première, que les vomissements manquent, et que les phénomènes des deux affections (méningite et rougeole), perdant de leur physionomie propre, n'offrent rien de pathognomonique.

E. Le *diagnostic* de la méningite ne présente d'autre difficulté que celle résultant de la ressemblance des phénomènes avec ceux de l'encéphalite. Voici un caractère différentiel tiré de la *cérébroscopie* :

« Dans la méningite aiguë, après un ou plusieurs vomissements, de la constipation et de la fièvre, lorsqu'on ignore à quelle maladie on a affaire, la congestion avec œdème de la papille, la dilatation des veines en dehors de celle-ci, leur flexuosité, leur trombose et les hémorrhagies rétiniennes enlèvent tous les doutes sur le diagnostic. » (Bouchut.)

La *méningite* ordinaire est rare à l'état *chronique*. Quand elle existe, c'est qu'elle a été précédée de l'état aigu. La méningite *avec aliénation mentale* et la méningite *épidémique* sont étudiées sous les vocables *Paralysie générale* et *Méningite cérébro-spinale*.

F. Traitement. — Il doit être certainement *antiphlogistique*, puisqu'il s'agit d'une vive inflammation; de plus, il doit être modifié en raison du degré, du siège de la phlegmasie et de la nature du tissu envahi. Il faut agir avec toute la célérité et l'énergie possibles, afin d'éviter la deuxième période, c'est-à-dire l'épanchement séro-purulent dans l'arachnoïde et, par suite, la compression du cerveau (troisième période), qui ne laisse presque plus d'espoir. Employez donc simultanément : *saignée*, si possible, *sangsues* aux oreilles, *révulsifs externes* (sinapismes, ventouses-Junod), *dérivatifs internes* (purgatifs), *calomel* à l'intérieur, *onctions mercurielles* à hautes doses autour du cou (contro-stimulants) ; ayez aussi recours aux affusions froides, à la glace sur la tête, avec application ininterrompue.

Dans la *période de collapsus*, on n'a plus qu'à recourir aux *vésicatoires* aux jambes, même *sur la tête* préalablement rasée, au *calomel* à doses fractionnées; aux *toniques* pour aider le malade à résister au travail de résorption du liquide épanché s'il n'est que séreux, chose rare. — Telles sont les bases du traitement de la méningite : c'est au praticien à combiner ces moyens suivant les circonstances extrêmement variables qui se présentent et qu'il est impossible d'indiquer dans les livres, moyens, du reste, le plus souvent sans succès.

Nous n'avons pas parlé des *tisanes;* faut-il répéter que leur rôle est tout à fait secondaire. Ici, comme dans presque toutes les maladies, leur choix est indifférent. Et pourtant, combien de renommées médicales populaires se fondent sur l'importance prétendue de certains détails très secondaires, et d'une insignifiance parfaite. L'élément microbien mérite certainement l'attention, mais comment agir sur ou contre lui?

Méningite tuberculeuse.

Méningite granuleuse, fièvre cérébrale.

Chez les enfants, surtout les *enfants scrofuleux* ou prédisposés à la tuberculose, la méningite dépend le plus souvent de la présence de tubercules dans le tissu sous-arachnoïdien ou dans la pie-mère. Ces productions morbides, d'un très petit volume (tubercules *miliaires*), peuvent exister des années dans ces membranes, dans le cerveau lui-même, sans produire de troubles notables. Mais, tôt ou tard, surviendra l'un de ces deux phénomènes : ou l'enfant maigrit, tombe dans le marasme, sans offrir de symptômes cérébraux ; ou, ce qui est le plus ordinaire, il est pris d'une *méningite aiguë*, qui se comporte à peu près comme la méningite simple, mais dans laquelle cependant la céphalalgie, les vomissements dominent, bien que la fièvre se montre moins prononcée.

On a beaucoup écrit sur la *méningite tuberculeuse des enfants*, laquelle peut d'ailleurs se montrer chez les adultes ; on la décrit maintenant parfaitement, on établit d'une manière merveilleuse son diagnostic différentiel, mais tout cela pour arriver à cette conclusion désespérante : « *Cette maladie est toujours mortelle.* » Quelle déception ! Les progrès en médecine ne doivent-ils consister qu'à perfectionner l'art de reconnaître les maladies ?.... Cependant ne nous décourageons point : la *bactériologie*, l'étude des virus, les inoculations de lymphes préservatrices, curatives même, promettent des succès futurs.

Encéphalite.

Fièvre cérébrale, fièvre chaude.

A. L'*encéphalite* est l'inflammation de l'encéphale, disons de la pulpe cérébrale (*cérébrite*). Et comme la fièvre est le symptôme prédominant, la maladie a encore reçu le nom de *fièvre cérébrale*, dénomination banale, car les trois articles précédents comportent aussi ce vocable. Grâce aux travaux des Andral, Calmeil, Rostan, Lallemand, Cruveilhier, Bouillaud, etc., cette confusion n'existe plus ; l'on peut, dans presque tous les cas, diagnostiquer pendant la vie, surtout après la mort, le siège et la nature véritable de l'affection cérébrale à laquelle on a eu affaire.

B. Car, tandis que dans la méningite le caractère anatomique consiste en une phlegmasie superficielle du cerveau, disséminée, *diffuse* par contact des méninges enflammées sur ledit cerveau, dans l'encéphalite la lésion caractéristique consiste dans une inflammation de la substance nerveuse elle-même. Or, cette inflammation, qui se montre *circonscrite*, et relativement profonde, se révèle, sur le cadavre, 1° dans la première période, par une *injection rouge*, un état piqueté du cerveau ; 2° dans la deuxième période, par le *ramollissement* de la pulpe nerveuse ; 3° dans la troisième période, par la *suppuration ;* et, pour l'encéphalite *chronique*, par diverses *lésions organiques* que nous indiquerons bientôt.

C. Les *causes* de l'encéphalite *aiguë* sont les mêmes que celles de la méningite. Notons cependant certaines différences : l'*encéphalite* est due principalement aux violences extérieures, coups ou chutes sur le crâne, enfoncements des os de cette cavité, otite interne avec carie du rocher, exostoses intra-crâniennes syphilitiques, épanchements apoplectiques, etc. ; la *méningite*, au contraire, est plutôt produite par l'insolation, l'alcoolisme, l'exaltation morale, la constitution scrofuleuse.

D. Symptômes. — Le début est brusque ou précédé de quelques phénomènes de congestion cérébrale, tels que mal de tête, bourdonnements d'oreilles, éblouissements, vertiges. La céphalalgie, symptôme prédominant, est plus ou moins intense ; c'est de l'agitation, des mouvements convulsifs, de l'embarras dans la parole, du délire ; la fièvre est intense, quoique généralement moins prononcée que dans la méningite. — Ces symptômes (dits de la première période) ressemblent beaucoup à ceux de la méningite ou fièvre cérébrale, parce qu'en effet, dans les deux cas, ils dépendent de l'inflammation de la pulpe cérébrale. Mais comme, dans l'encéphalite (seconde période), la lésion diffère de celle de la même période de la méningite, puisqu'il s'agit d'une altération plus ou moins étendue de la pulpe nerveuse, il en résulte une différence dans les phénomènes morbides, parmi lesquels on remarque surtout l'engourdissement, la paralysie, soit de tout un côté du corps, soit seulement de quelques muscles, ceux de la langue, de la face, par exemple. En même temps, il y a affaissement des facultés intellectuelles ; plus tard coma, dilatation des pupilles, déglutition difficile, évacuations involontaires, accélération de la respiration, mort. — L'ophthalmoscope révèle presque toujours une infiltration séreuse de la *papille* au fond de l'œil (I, 88, *B*).

L'encéphalite ne suit pas une marche régulière : elle présente des alternatives d'exaltation et de coma, de paralysie et de contracture, de délire et de retour à l'intelligence, lesquelles font donner à la maladie les noms de *fièvre ataxique*, *pernicieuse*, *nerveuse*. Ces rémittences peuvent se remarquer dans toutes les phases de la maladie, même dans la dernière période lorsqu'un vaste abcès remplit tout un lobe. La maladie est excessivement grave, surtout dans la période avancée ; cependant quelques faits autorisent à penser qu'elle peut se terminer par résolution. En tout cas, on comprend que s'il s'est formé une cicatrice au cerveau ou quelque autre altération chronique, le sujet ne doit jamais recouvrer complètement la liberté de ses mouvements ni toute son intelligence.

Encéphalite chronique ; ses effets.

L'inflammation aiguë du cerveau peut passer à l'état chronique ; mais celui-ci est plutôt d'origine initiale. La maladie, dans ce cas, débute d'une manière lente, insidieuse. On est en droit de supposer son existence chez l'individu qui se plaint de céphalalgie avec exacerbations, occupant une même région du crâne, et dont les mouvements deviennent faibles, offrant des *contractures* musculaires, de la paralysie, du dépérissement, avec ou sans fièvre, avec ou sans altération de l'intelligence. La lésion cérébrale consiste soit en une *induration* ou un *ramollissement* d'une étendue variable, toujours limitée, soit en un *cancer*, un *kyste*, des *tubercules*.

Quant aux symptômes, ils sont en général à peu près les mêmes dans l'encéphalite chronique que dans l'aiguë ; ils se succèdent dans le même ordre, seulement leur intensité est moindre et leur marche plus lente, car la maladie qui, du reste, est toujours mortelle, se prolonge quelquefois plusieurs mois, un an même.

Traitement de l'encéphalite. — Il ne diffère pas de celui de la méningite. S'il importe d'agir énergiquement dans celle-ci, afin d'éviter la période d'épanchement, il n'est pas moins urgent, d'autre part, de s'opposer à la suppuration. Outre les *antiphlogistiques*, viennent les *révulsifs* cutanés, les *purgatifs*, absolument comme il a été expliqué déjà.

Les *altérations organiques* du cerveau et du cervelet, effets susdits d'une phlegmasie cérébrale chronique, sont *réfractaires* à tout traitement ; aucun moyen ne saurait ramener la pulpe nerveuse à son état primitif ; ces lésions persistent, quoi qu'on fasse.

Au fur et à mesure que nous avançons, nous devons nous convaincre de plus en plus que le traitement des maladies est toujours simple en soi ; qu'il se déduit sans difficulté des indications ; mais aussi que ces dernières sont souvent obscures, non en elles-mêmes, mais à cause de leurs complications, et que ce qui distingue le *bon médecin*, ce n'est pas le prétendu talent de varier à l'infini les remèdes, les formules (rien n'est plus aisé que de faire une prescription), mais l'art du diagnostic, art ou science que si peu de médecins possèdent, encore qu'ils n'en sont pas plus avancés au point de vue curatif.

Congestion cérébrale. — Apoplexie.

Coup de sang, étourdissement.

A. Le mot *apoplexie* (de *apoplêsso*, je frappe de stupeur) désigne communément l'hémorrhagie cérébrale, mais on sait qu'il s'applique aussi à toute hémorrhagie s'opérant au sein des organes parenchymateux.

La *congestion* n'est pas l'apoplexie, mais seulement un état hyperhémique, un afflux sanguin sans hémorrhagie proprement dite.

Celle-ci, en effet, est caractérisée anatomiquement par un épanchement de sang dans la cavité crânienne; physiologiquement par la perte du mouvement et du sentiment.

Au reste, on en distingue trois degrés ou formes : 1° *congestion*, c'est-à-dire simple turgescence sanguine des vaisseaux de la pulpe cérébrale, sans épanchement; 2° *hémorrhagie*, c'est-à-dire épanchement de sang sans déchirure du tissu nerveux; 3° *hémorrhagie avec déchirure* de la substance cérébrale.

Dans la *congestion*, le cerveau est gorgé de sang; la substance blanche, lorsqu'on la coupe, offre un aspect *piqueté* ou *sablé*, comme si on y avait semé des grains de sable rouge. — L'*épanchement* de sang s'opère ou dans les méninges, à la surface du cerveau, ou dans la substance propre de ce viscère, surtout dans les parties appelées *corps striés* et *couches optiques* (I, p. 84, *c*). Dans ce dernier cas, qui est de beaucoup le plus commun, il y a *déchirure* plus ou moins étendue de la pulpe nerveuse.

B. Le point du cerveau où siègent les désordres opérés par l'épanchement sanguin se nomme *foyer apoplectique*. Il est très circonscrit et marqué par un caillot plus ou moins noir et liquide, dont s'empare peu à peu l'absorption; il laisse après lui une lésion variable pouvant produire une certaine dépression de la partie cérébrale affectée, et de la sérosité plus ou moins jaunâtre ou décolorée. Quelquefois, mais plus rarement, un kyste s'organise autour du caillot et l'isole. En tout cas, la réparation des foyers apoplectiques arrive rarement à l'état de cicatrice proprement dite. Ces détails concernent les lésions constatées *port mortem*. Arrivons aux signes physiologiques.

C. Symptômes. — Ils varient nécessairement suivant le degré de la maladie. 1° La *congestion* cérébrale est annoncée ou même caractérisée par des étourdissements, vertiges, tintements et sifflements d'oreilles, par l'embarras de la parole, une tendance inaccoutumée au sommeil, des fourmillements et un sentiment de faiblesse dans un côté du corps, tout cela s'expliquant par une turgescence des vaisseaux capillaires et gêne des fonctions cérébrales. Si la congestion est subite, le malade peut tomber et être frappé de paralysie ; mais celle-ci est incomplète et momentanée. Ces accidents peuvent n'être pas ceux de l'apoplexie proprement dite, mais ils en indiquent l'imminence. La *saignée* les fait disparaître rapidement. — 2° *Hémorrhagie simple*, sans déchirure du cerveau. Elle produit à un degré variable la perte de connaissance et la paralysie. Ses effets se dissipent plus lentement que ceux de la congestion, parce qu'il faut que le sang épanché qui comprime l'encéphale ait le temps d'être résorbé. — 3° *Hémorrhagie intense*, avec rupture, déchirure de la pulpe cérébrale. Dans ce cas, un ou plusieurs foyers apoplectiques se forment, la paralysie du mouvement et du sentiment est alors plus complète, plus lente à disparaître, et le danger plus grand, puisqu'aux effets de la compression par l'épanchement s'ajoutent ceux de la lésion cérébrale.

D. La *paralysie* par apoplexie se montre presque toujours dans un seul côté du corps (*hémiplégie*). Pour qu'elle frappe les deux moitiés, les deux côtés à la fois, il faut que la lésion s'étende aux deux hémisphères cerébraux, ou qu'elle porte sur la protubérance cérébrale ; mais dans ce dernier cas la vie serait éteinte, même dans les organes de nutrition, bien que ceux-ci soient gouvernés par le grand sympathique La paralysie hémiplégique se manifeste toujours du côté opposé à l'hémisphère où siège la lésion : ce fait s'explique par l'entre-croisement des colonnes antérieures de la moelle épinière à sa naissance dans le crâne. Nous avons dit que les corps striés et les couches optiques sont le siège le plus fréquent de l'épanchement apoplectique : comme ces parties président les premières aux mouvements des jambes, les secondes à ceux des bras, il n'est point étonnant que les membres soient presque toujours paralysés à des degrés divers. La paralysie se montre généralement plus prononcée dans les bras que dans les jambes, et elle s'y dissipe aussi plus lentement. La commissure des lèvres du côté sain est souvent abaissée, *tirée*, ce qui s'explique par ce fait que les muscles du côté paralysé ne contre-balancent pas ceux du côté sain. Ce symptôme est d'ailleurs inconstant. Il en est de même de la paralysie de la langue, qui se révèle par l'embarras de la parole, plus rarement par une déviation de l'organe; de celle de la mémoire de certains mots (*amnésie*, *aphasie*). Le rectum et la vessie sont assez souvent atteints de paralysie, de là rétention ou incontinence d'urine et des matières fécales. — La paralysie de la sensibilité (*anesthésie*) n'est pas en rapport avec l'altération du mouvement. Quant au trouble des sens, il ne peut être exactement apprécié.

E. L'hémiplégie est généralement brusque comme la congestion ou hémorrhagie cérébrale, mais elle peut être produite aussi, quoique plus rarement, par toute autre lésion au cerveau, tubercules, par exemple, etc.

L'*attaque d'apoplexie* est presque toujours soudaine : dans un dixième des cas, elle est précédée par des prodromes, tels que : pesanteur de tête, céphalalgie, vertiges, bourdonnements, tendance insolite au sommeil, fourmillements, occlusion de l'intelligence. Les phénomènes de l'hémorrhagie diffèrent suivant l'abondance de l'épanchement. Tantôt le malade ne perd que le mouvement, en conservant la sensibilité et l'intelligence ; tantôt au contraire il tombe comme foudroyé (*apoplexie foudroyante*), privé de mouvement, de sensibilité et de connaissance : c'est qu'alors l'épanchement occupe les parties centrales, et il arrive de deux choses l'une : ou ces accidents ne sont que momentanés, se dissipant après quelques heures, deux ou trois jours d'un état comateux, ou ils persistent, augmentent et sont suivis de mort du troisième au huitième jour. Dans d'autres circonstances les symptômes paraissent diminuer d'intensité ; on espère ; mais au moment où commence le travail de résorption et de cicatrisation, vers le sixième ou huitième jour, l'inflammation ou le ramollissement s'emparent du foyer hémorrhagique, et de nouveaux accidents surviennent : alors pouls accéléré, irrégulier, contractures musculaires, face qui pâlit, déglutition difficile, et la scène se termine par la mort.

F. Terminaison. — La mort peut être l'effet *instantané* d'un épanchement considérable accompagné de déchirure cérébrale (apoplexie vraie), mais plus souvent elle survient dans les premiers jours qui suivent l'accident, par suite d'une hémorrhagie qui continue ; d'autres fois c'est dans la période de réparation, ou plus tard, par l'effet de lésions organiques consécutives. Lorsque le cas doit se terminer favorablement, la perte de connaissance ne dure guère plus de trois ou quatre jours ; mais ce n'est qu'au bout d'un temps assez long qu'on voit diminuer les phénomènes de paralysie.

G. Diagnostic différentiel. — Lorsqu'une personne tombe sans connaissance, ayant perdu sensibilité et mouvement, peut-elle être atteinte d'une affection autre que l'apoplexie? Certainement; et même nous devons ajouter qu'il est beaucoup d'états morbides que l'on peut confondre avec cette grave maladie, citons par exemple : la commotion cérébrale, la syncope, l'asphyxie, l'ivresse, le narcotisme, la fièvre pernicieuse, certaines névroses, sans compter l'encéphalite, la méningite, etc. En renvoyant le lecteur à l'histoire particulière de chacune de ces affections, nous devons ajouter que si elle comprend théoriquement les différences qui les séparent de l'apoplexie, il n'y a que le médecin exercé qui sache les distinguer pratiquement les unes des autres. Ce qui caractérise l'hémorrhagie cérébrale et la paralysie, c'est la résolution des membres d'un côté du corps, la déviation de la bouche, la force, la plénitude du pouls; et pour les cas graves, le sommeil lourd avec ronflement et coma.

Le *pronostic* est en général d'autant plus sérieux que la perte de connaissance dure plus longtemps. Lorsque après une amélioration passagère on voit survenir de la fièvre, du délire, de l'assoupissement, le cas devient on ne peut plus grave; comme aussi lorsqu'à des accidents primitifs légers en succèdent de plus défavorables, cela indique que l'hémorrhagie se continue.

H. Nous aurions bien à ajouter quelques mots relatifs à l'*apoplexie méningée*, forme qui se caractérise par la persistance de la somnolence et du coma, avec fièvre et délire concomitants; mais c'est une affection peu commune, assez mal décrite, et dont le traitement, d'ailleurs, ne diffère pas de celui de l'apoplexie cérébrale.

I. Les *causes* de l'apoplexie peuvent être comprises sous trois chefs: 1° tout ce qui tend à faire diriger le sang vers la tête, à congestionner le cerveau; 2° tout ce qui peut retarder le retour de ce liquide au cœur; 3° tout ce qui tend à diminuer la résistance des parois des vaisseaux, comme concrétions athéromateuses, dilatations anévrismatiques, etc. Dans la première catégorie se rangent l'état de pléthore, une constitution sanguine, l'anévrisme du cœur, les commotions morales, l'abus des alcooliques, les jouissances vénériennes dans un âge avancé, l'irritation cérébrale, le froid qui refoule le sang de la périphérie au centre, l'insolation; à la seconde se rapportent les efforts violents, les quintes de toux, les cravates serrées, le chant, la déclamation, les attaques d'épilepsie; la troisième, enfin, comprend l'âge avancé, la prédisposition du système vasculaire aux anévrismes, l'hérédité. — L'apoplexie est trois fois plus fréquente chez l'homme que chez la femme. Les personnes d'un tempérament sec et nerveux, ainsi que celles qui ont de l'embonpoint, une tête grosse, un cou court, y sont plus prédisposées que les autres.

Une première attaque est presque toujours le précurseur d'une seconde. On voit cependant des individus qui, sujets aux congestions cérébrales, n'en éprouvent plus d'autre à partir du moment où l'hémiplégie s'est établie.

J. Traitement. — Jamais de médication expectante dans l'apoplexie, du moins au début : agir promptement et énergiquement, tout est là. Il faut : combattre l'hémorrhagie au moyen de la *saignée*, des *sangsues* au cou ou derrière les oreilles ; neutraliser l'effort vital ou physique qui peut entretenir l'afflux sanguin, à l'aide des *sangsues*, des *ventouses*, des *révulsifs* aux extrémités ; favoriser la résorption du sang épanché au moyen des *purgations*, des *vésicatoires* ; faciliter le rétablissement de l'action des muscles paralysés à l'aide de *frictions excitantes*, des *bains sulfureux*, des *toniques*, de la *strychnine*. Tout le traitement se trouve indiqué dans ces préceptes généraux. Reprenons.

Une personne tombe frappée d'apoplexie, la première chose à faire, c'est desserrer ses vêtements, pratiquer une saignée, deux peut-être, à intervalle variable selon la force du sujet et la gravité de l'attaque ; la saignée n'est pas contre-indiquée même après un repas copieux, s'il n'y a aucun doute qu'il s'agit d'une apoplexie, surtout lorsque le pouls est plein et dur. (V. *Indigestion.*) Cependant beaucoup de praticiens préfèrent, dans ce cas, administrer un *vomitif* pour débarrasser l'estomac. Si un médecin n'est pas présent, il faut, en l'attendant, appliquer bon nombre de *sangsues au cou*, administrer un *lavement purgatif*, appliquer des sinapismes aux pieds. Dans les cas graves, il importe d'entretenir par des sangsues successives un *écoulement de sang continu* pendant plusieurs heures, toujours en étant guidé par la force du pouls.

Après les émissions sanguines, les *dérivatifs*. Ceux-ci comprennent les *purgatifs*, pour combattre la constipation et chasser les matières fécales qui exercent une fâcheuse influence sur le cerveau en comprimant les vaisseaux du bassin et gênant la circulation ; les *sinapismes* et bains de pieds *irritants* ; les *vésicatoires*. On revient à ces divers moyens, et l'on insiste jusqu'à ce que la connaissance et la sensibilité se rétablissent. Il est très utile de faire sur la tête des applications de *compresses d'eau froide* ou de *glace pilée* et renfermée dans une vessie, en même temps qu'on couvre les extrémités de sinapismes.

Il s'agira ensuite de diriger le régime, de surveiller la convalescence.

Lorsqu'au bout de cinq à six septénaires on a lieu de supposer que la lésion cérébrale est en bonne voie de réparation, on emploie, mais avec réserve, les préparations de *noix vomique*, les *bains sulfureux*, les *frictions* excitantes, l'*électricité*, en vue de ramener le mouvement dans les parties paralysées.

Que penser des *nervins*, des prétendus médicaments soi-disant *antiapoplectiques*, propres à ranimer l'action cérébrale ? Les sujets prédisposés à l'apoplexie sanguine doivent les éviter avant comme après l'attaque, pour cette raison que la vitalité du cerveau est plutôt accrue ou opprimée qu'affaiblie ; leur usage n'est indiqué que dans les cas d'apoplexie séreuse et nerveuse, chez les vieillards pâles et débiles, dont le pouls est faible, etc. (V. *Apoplexie nerveuse.*)

K. La *prophylaxie* est ici chose très importante. Tout individu prédisposé aux congestions cérébrales doit éviter ou tempérer l'action des causes diverses qui favorisent cette prédisposition. Il doit se soumettre à un régime doux, peu substantiel, s'abstenir de toute liqueur alcoolique, éviter toute espèce d'excitation physique, morale, tout effort, même pour aller à la garde-robe, tout excès en quoi que ce soit ; se tenir le ventre libre, s'appliquer des sangsues à l'anus aussitôt que les signes de congestion vers la tête se manifestent, que la langue devient embarrassée, surtout si étant sujet aux hémorroïdes, on n'en voit plus le flux survenir, auquel cas il faut s'empresser de le rappeler. Ces précautions sont d'autant plus nécessaires que déjà plusieurs attaques ou congestions se sont produites.

Aphasie.

On entend par *aphasie* l'abolition de la faculté du langage, et quelquefois tous les autres signes d'expression, la mémoire pouvant être conservée. Le siège de la lésion productrice de ce phénomène singulier occupe la *troisième circonvolution du lobe frontal du côté gauche ;* elle est ordinairement la conséquence d'une hémorrhagie cérébrale, du ramollissement du cerveau, ou de l'aliénation mentale.

L'aphasique articule des mots, seulement ce sont toujours les mêmes qui lui viennent aux lèvres pour exprimer ce qu'il veut dire. Par exemple, il prononcera chapeau pour dire habit ; si on lui montre un habit, il fait signe que c'est cela, mais veut-il s'exprimer à cet égard, il prononce encore chapeau. Cependant il y a de ces malades qui peuvent écrire, c'est le cas le plus simple. — Le *traitement* n'est autre que celui de la lésion cérébrale dont dépend l'aphasie.

Apoplexie des nouveau-nés.

Un enfant qui naît présentant un *état apoplectique* offre les signes suivants : face turgescente, d'un rouge livide ou violet ; corps congestionné ; absence de mouvements ou mouvements convulsifs ; pas de respiration. Le petit être est comme une masse inerte et sans vie.

Il s'agit d'un état congestif par cause mécanique, physique, telle que compression du cou par le cordon ombilical enroulé autour de cette partie, ou resserrement des parties extérieures de la mère aussitôt que la tête a franchi le détroit inférieur et que l'on tarde à la dégager.

On invoque encore comme causes de l'état apoplectique du nouveau-né la compression des vaisseaux ombilicaux, au cours d'un long et pénible travail, car elle a pour conséquence une stase sanguine cérébrale.

Traitement. — Pour rappeler à la vie l'enfant menacé de mort, coupez promptement le cordon ombilical et laissez couler une petite quantité de sang avant de le lier. La plupart des nouveau-nés présentent, à un degré variable, l'espèce de congestion signalée ci-dessus : aussi l'habitude est-elle de laisser saigner quelque peu, avant de le lier, le cordon que l'on vient de couper, bien que souvent l'on puisse s'en dispenser. Si le sang ne coule pas, c'est que le jeu des fonctions ne s'établit pas, et dans ce cas, à l'état apoplectique s'ajoute l'*asphyxie*, à laquelle on oppose les *excitants* externes.

Ramollissement du cerveau.

Ramollissement sénile.

A. Le *ramollissement cérébral* est une affection caractérisée : *anatomiquement*, par une diminution de consistance d'un point plus ou moins circonscrit du cerveau ; *physiologiquement*, par de la céphalalgie, des troubles de l'intelligence, des fourmillements, de la paralysie, des contractures musculaires et des douleurs dans un ou plusieurs membres. Cette maladie, décrite pour la première fois par Rostan, puis par Lallemand, Bouillaud, Andral, Cruveilhier, était auparavant confondue avec l'*encéphalite* et l'*apoplexie*, auxquelles elle ressemble beaucoup en effet, sous le rapport des troubles fonctionnels.

Ses *causes*, sa *nature*, sont peu connues. Est-ce une inflammation?

Il existe certainement un ramollissement cérébral *inflammatoire*, conséquence de l'*encéphalite* et de l'*apoplexie ;* mais il en existe un autre qu'on peut croire idiopathique, propre aux vieillards, se rattachant à des influences débilitantes, à la diminution de l'activité de la circulation encéphalique, et c'est de celui-là qu'il est question dans cet article.

B. Symptômes. — Le ramollissement cérébral, n'importe sa nature, se montre aigu ou chronique. A l'état *aigu*, il s'annonce par les phénomènes de l'apoplexie, à peu de chose près du moins; seulement, il y a en plus des *douleurs* et de la *contracture* dans les membres paralysés. — Le ramollissement *chronique* débute plus ou moins obscurément, étant précédé par de la céphalalgie, des vertiges, des étourdissements. Mais tout cela sans un caractère précis, pathognomonique. Après une durée de ces prodromes plus ou moins longue, il survient de *l'embarras dans la parole* (signe d'une très grande importance), des fourmillements et picotements à l'extrémité des membres, puis de la faiblesse dans les mouvements ; enfin, une moitié du corps se paralyse, paralysie qui diffère de celle par apoplexie en ce qu'elle se dessine lentement et est précédée par des *contractures*, des *douleurs* dans les jointures et les membres. En même temps, les facultés intellectuelles s'altèrent, la mémoire s'affaiblit, les idées deviennent confuses, quelquefois même un véritable idiotisme se manifeste.

C. La maladie, nous le répétons, suit une *marche lente*, mais *ses progrès sont incessants*, caractère qui la différencie encore de la congestion et de l'apoplexie, dont la marche est décroissante. La mort en est la terminaison presque fatale ; elle a lieu tantôt par les progrès de la lésion cérébrale, tantôt par quelque complication, comme une pneumonie, une méningite ou l'apoplexie. La guérison n'est pourtant pas tout à fait impossible; seulement, comme il reste une trace ineffaçable, une sorte de cicatrice à la partie cérébrale malade, les fonctions de l'organe demeurent plus ou moins troublées durant le reste de la vie.

D. Le *traitement* ne diffère pas de celui de l'apoplexie, soit qu'il s'agisse du ramollissement à marche aiguë, ou de celui de l'encéphalite chronique : *Vésicatoires*, *cautères*, *moxas ; purgatifs, toniques*, *nervins*, pour ranimer les forces du vieillard. — Il faut rappeler les éruptions rentrées, les évacuations habituelles supprimées, etc.

E. Souvent le cerveau se ramollit, en partie ou en totalité, par effet de l'âge, obstruction des artères cérébrales ou par incrustation osseuse des parois de ces vaisseaux : c'est là le *ramollissement sénile* ou *gan-*

grène de l'encéphale des vieillards. Lorsque, chez eux, après de longs phénomènes morbides précurseurs (troubles de la sensibilité et de l'intelligence), il survient une paralysie d'un ou plusieurs muscles ou une hémiplégie, avec absence de fièvre, pâleur du visage, on peut affirmer qu'il s'est fait un ramollissement du cerveau par cause de sénilité.

Commotion cérébrale.

A. Un choc sur la tête, une chute sur les pieds, une contusion crânienne, etc., produisent la *commotion* ou sorte d'*ébranlement moléculaire* de la pulpe nerveuse, qui fait que les fonctions de l'organe se suspendent ou même s'arrêtent complètement, quoiqu'il ne s'agisse pas d'une lésion cérébrale proprement dite. La commotion n'implique l'idée ni d'une fracture du crâne, ni d'une déchirure de la substance cérébrale : c'est tout simplement une secousse imprimée au cerveau, donnant lieu à des troubles plus ou moins graves, depuis le plus léger étourdissement, l'engourdissement des propriétés cérébrales, jusqu'à la suspension du moi, momentanée ou permanente. Entre ces deux extrêmes se présentent une foule de phénomènes intermédiaires. Voici les plus ordinaires; au moment de l'accident, éblouissement, bluettes, comme si l'on recevait un soufflet; étourdissement, perte du mouvement et de la voix, assoupissement, évacuation involontaire des urines et des matières fécales, paralysie. Ces accidents se combinent de diverses manières. Tantôt l'intelligence est conservée, tantôt cette faculté est abolie. Dans ce dernier cas le malade est tranquille ou agité ; il est plutôt tranquille, pâle, froid, immobile, et si on le pince, il manifeste de l'impatience sans s'éveiller; le pouls est lent, petit, etc.

Les effets de la commotion du cerveau diffèrent de ceux appartenant aussi aux autres maladies cérébrales ; d'abord ils ne sont jamais plus intenses qu'au moment de l'accident (lequel est toujours dû à une violence extérieure) ; ensuite, à l'inverse de ce qui se produit dans les autres affections, ils tendent à diminuer de plus en plus, à moins, toutefois, qu'il n'existe en même temps un épanchement intracrânien ou quelque lésion cérébrale, ce qui est assez fréquent et rend le diagnostic différentiel très incertain.

B. Traitement. — Lorsque après une chute, un choc sur la tête, un ébranlement par contre-coup, un individu présente les signes d'une commotion cérébrale, tels que pouls lent, misérable, refroidissement du corps, etc., il faut recourir aux *stimulants diffusibles* (frictions avec l'eau de Cologne, le baume de Fioraventi, l'eau-de-vie ou l'éther);

on lui fait avaler quelques gouttes d'eau des Carmes ou de *teinture d'arnica* dans une tasse d'infusion de vulnéraire ou de tilleul. L'arnica en infusion théiforme peut remplacer la teinture. Les injections hypodermiques d'éther ont prompte action.

Pas de saignée, elle serait nuisible, peut-être mortelle, dans cette période de sidération.

Mais plus tard, après quelques heures, après un ou deux jours, s'il survient une vive réaction, et si la force du pouls l'indique, une *évacuation sanguine* pourra devenir très utile, afin d'éviter la congestion ou l'inflammation cérébrale. Car celle-ci peut être déterminée par la contusion du cerveau, la fracture du crâne, etc., cas auxquels les boissons stimulantes ne conviennent plus, et où il faudra employer les délayantes (orge, chiendent, mauve, gomme, etc.).

Apoplexie séreuse.

Hydrocéphalie aiguë.

A. Improprement désignée sous le nom *d'apoplexie séreuse*, la maladie dont il s'agit doit être considérée comme une *hydropisie subite* de la séreuse cérébrale et de l'arachnoïde. Beaucoup de pathologistes n'admettent pas qu'il puisse se faire dans le crâne un épanchement de sérosité assez rapide et abondant pour donner lieu aux phénomènes de l'hémorrhagie cérébrale et causer la mort en très peu de temps, même instantanément. Quant à cet autre épanchement qui se rencontre, à des degrés divers, dans l'*hydrocéphale*, par exemple, personne ne le nie. Mais la question est de savoir si les individus qui meurent comme frappés d'apoplexie et dans le crâne desquels on ne trouve que de la sérosité, succombent à une exhalation séreuse foudroyante? Or, cette question paraît être décidée par l'affirmative.

B. Causes. — Le plus souvent, la maladie est l'effet d'une métastase goutteuse. Rare d'ailleurs, elle se montre surtout chez les sujets âgés, faibles, débiles, épuisés par de longues maladies, et chez ceux atteints d'*anasarque*, d'*urémie*, d'*albuminurie*. Le rhumatisme et la goutte peuvent se porter sur l'encéphale et donner lieu aux accidents de l'apoplexie séreuse; mais alors il s'agit d'une affection préexistante plutôt que d'une maladie primitive, idiopathique.

C. Les *symptômes* sont soudains. Les malades perdent connaissance; les membres tombent dans une résolution complète, le pouls est lent, la sensibilité abolie, la respiration stertoreuse, les pupilles dilatées, etc. Ce sont là des accidents propres aussi à l'hémorrhagie cérébrale, mais cette différence n'existe que dans cette dernière (où il y a *hémiplégie*), tandis que dans l'apoplexie séreuse les quatre membres perdent simultanément le mouvement; seulement ils le recouvrent rapidement si la guérison s'opère. Hâtons-nous d'ajouter que cette sorte de paralysie générale n'en est pas une, attendu que le cerveau n'est point déchiré, et qu'il n'est que comprimé par la sérosité épanchée à sa surface ou dans l'intérieur des ventricules.

D. Le *traitement* est basé sur les *purgatifs* drastiques, les *diurétiques* et les *vésicatoires*. Pas de saignée. Le *régime* ne sera pas trop sévère dans la convalescence; et quelques légers *stimulants* pourront être très utiles, comme dans l'*apoplexie nerveuse*.

Hydrocéphale.

Hydropisie du cerveau.

A. L'*hydrocéphale* ou *hydrocéphalie* (*udôr*, eau, *képhalê*, tête) est l'hydropisie de la cavité de l'arachnoïde ou celle des ventricules cérébraux. Cette maladie est à l'état aigu ou à forme chronique.

L'hydrocéphale *aiguë* est une *apoplexie séreuse*, ou une *méningite tuberculeuse* se manifestant spécialement chez les enfants âgés de moins de sept ans.

Quant à l'hydrocéphale *chronique*, sujet de cet article, elle est presque toujours congénitale, due à une irritation hyperdiacrisique (II, p. 307) de la séreuse arachnoïdienne, ou à un défaut de développement du cerveau avant la naissance.

B. L'enfant hydrocéphale naît avec une tête relativement très volumineuse, tellement parfois qu'elle rend l'accouchement difficile ou même impossible (cas qui exige la perforation du crâne du fœtus pour évacuer le liquide). Après la naissance, l'augmentation de volume de la tête continue. Cédant à l'épanchement, les os crâniens s'écartent, se disjoignent, et cela de telle sorte qu'à la palpation on sent les sutures et les fontanelles très ouvertes. Toutefois l'hydropisie ne produit pas nécessairement le développement exagéré du crâne. En tout cas le cerveau, comprimé par la collection séreuse, est peu développé, et ses fonctions sont troublées. L'enfant ne ressent plus aussi bien les impressions extérieures. La plupart des hydrocéphales sont tranquilles, hébétés, dormeurs; leurs facultés cérébrales sont obtuses, leurs sensations affaiblies, leur démarche incertaine. Pourtant ils mangent et digèrent bien, quelques-uns même sont voraces. Ces symptômes sont d'autant plus prononcés que la sérosité épanchée est plus abondante, que l'épanchement s'est opéré avec plus de rapidité, n'ayant pas laissé le temps au cerveau de s'accoutumer à sa présence. Il en est autrement quand la collection séreuse se fait lentement : l'existence du malade, dans ces cas, peut se prolonger dix, quinze, vingt ans et plus.

C. Le *traitement* est à peu près nul ou frappé d'impuissance. *Purgatifs, sudorifiques, exutoires, compression,* tels en sont les agents inefficacement employés. Aussi bien se borne-t-on ordinairement à protéger le crâne au moyen d'une *calotte de cuir bouilli.*

Migraine.

Hémicranie, mal de tête, névralgie du cerveau.

Toute douleur de tête est une *céphalalgie* (de *képhalê*, tête, et *algos*, douleur). Mais il y a une distinction à faire. Si la douleur est symptomatique d'une affection quelconque déterminée, elle se nomme *céphalalgie* (v. l'art. suivant). Si au contraire elle existe par elle-même, est idiopathique, c'est la *migraine*, sujet de cet article.

La *migraine* (ou *hémicranie*, parce qu'elle n'existe ordinairement que d'un côté) est une affection douloureuse du cerveau ou des nerfs de la tête, indépendante de toute lésion organique appréciable ; cela revient à dire qu'il s'agit d'une *névralgie cérébrale.*

A. Causes. — Tempérament nerveux, travaux intellectuels trop assidus, veilles, excitations morales, impression d'une odeur, d'un trop grand bruit, privation d'aliments, de sommeil, etc. La migraine est plus fréquente chez la femme que chez l'homme ; beaucoup de femmes l'éprouvent à chaque époque menstruelle, ou lorsqu'elles sont tourmentées par ce qu'on est convenu d'appeler des *vapeurs.* Elle est héréditaire ; très rare chez les enfants, elle disparaît ordinairement vers l'âge de soixante ans.

La migraine est quelquefois annoncée par du malaise, un engourdissement particulier à la tête, des bâillements, etc. ; d'autres fois elle débute presque subitement, dans le courant de la journée. Une douleur plus ou moins vive, ordinairement limitée à la moitié frontale du crâne, occupant surtout la région sourcilière, la cavité orbitaire se fait sentir, avec élancements. Un grand malaise, des vomissements se manifestent. Incapable de se livrer à aucune occupation, le patient (le plus souvent la patiente) est triste, de mauvaise humeur et s'isole. Le plus petit bruit, la plus faible lumière réveille ses douleurs, dont l'intensité est accompagnée, dans quelques cas, de trouble de la vue, de l'ouïe, de l'odorat, de sensibilité extrême de la peau, de mouvements convulsifs dans les muscles de la face, etc.

Cependant pas de fièvre, le pouls reste calme ; et après huit à douze heures de durée, ces symptômes disparaissent.

B. Cette névralgie revient par accès ; ceux-ci sont quelquefois périodiques, mais plus souvent irréguliers. Quoique très incommode, elle n'a jamais de gravité.

La migraine intense et dont les périodes sont rapprochées peut causer momentanément de la surdité, de l'amblyopie, voire même un certain trouble dans les fonctions intellectuelles.

Il ne faut pas confondre la migraine avec la névralgie des nerfs sensitifs de la cinquième paire, lesquels se distribuent, comme on sait, dans les muscles et la peau d'une moitié de la tête. (V. *Névralgie faciale.*) Dans ces affections douloureuses, il n'y a ni vomissements, ni troubles des facultés cérébrales ; de plus, la douleur est plus superficielle, plus tenace, moins régulière dans ses retours.

C. Traitement. — Chacun sait cela : le meilleur remède à la migraine est dans le *silence*, le *repos*, l'*obscurité*, c'est-à-dire l'éloignement de toute cause d'excitation nerveuse. On peut favoriser le sommeil au moyen du chloral, ou de 3 à 5 centigrammes d'opium, ou 12 à 18 gouttes de laudanum, ou encore l'*antipyrine*. Une infusion aromatique soulage quelques malades, d'autres préfèrent des fomentations sur le front avec l'*éther*, le *chloroforme*, le *vinaigre*, voire même de simples compresses d'eau froide. Besoin n'est de recommander les *bains de pieds*, les *sinapismes*. Si la migraine se rattache à un état hystérique (le cas est très fréquent), le malade prendra deux prises par jour ainsi composées, chacune : poudre de quinquina, 1 gramme ; sulfate de fer 5 centigrammes ; cannelle 1 décigramme. Quand la douleur est régulière dans ses retours, on peut l'attaquer avec avantage par le *sulfate de quinine*. La poudre de *paullinia*, prise au début de l'accès, paraît héroïque chez certaines personnes, sans compter l'antipyrine, les hypnotiques, dont il nous faudrait vanter les succès. (V. *Névralgie*, *Névrose*, *Hystérie*.)

La *prophylaxie* consiste à observer un régime rigoureux, une grande sobriété, une extrême régularité dans la vie, l'absence de tout ce qui peut impressionner désagréablement les sens, surtout celui de l'olfaction. Un exercice modéré, le soin de se tenir le ventre libre, de régulariser l'écoulement menstruel, sont encore très précieux.

Céphalalgie.

Mal de tête.

Nous avons dit que le mot *céphalalgie* s'applique à un phénomène *symptomatique* d'une affection cérébrale déterminée, ou de tout autre état morbide retentissant par voie réflexe sur le centre de perception. Dans ce cas la douleur est variable comme intensité, nature et siège; elle peut être assez prononcée pour causer du délire. — N'étant qu'un symptôme, elle ne reconnaît d'autre *traitement* que celui de la maladie dont elle est un épiphénomène.

Il y a un *mal de tête rhumatismal* ou *goutteux* (*gravedo* des anciens), phénomène morbide qu'il ne faut pas confondre avec le *rhumatisme cérébral*, lequel siège non pas au périoste épicrânien, mais dans les enveloppes fibreuses et séreuses du cerveau lui-même. S'il y a quelque chose à faire, c'est de détourner la maladie, de la rappeler à son siège primitif au moyen des *pédiluves* irritants, des *sinapismes*, des *purgatifs*, des *exutoires*, sans négliger les *antigoutteux*.

Épilepsie.

Mal caduc, mal sacré, mal divin, mal de Saint-Jean, haut mal, grand mal.

L'*épilepsie* (de *épilambaneïn*, saisir) est une *névrose encéphalique*, caractérisée par les phénomènes suivants : perte subite de connaissance, insensibilité, convulsions générales ou partielles, turgescence rouge, violacée de la face, distorsion des lèvres et des yeux, écume à la bouche ; puis un sommeil stertoreux s'empare du sujet, qui reprend son état normal, sans souvenir de ce qui s'est passé : c'est là une *attaque*.

A. Causes. — Les unes sont prédisposantes, d'autres occasionnelles. Au nombre des premières : hérédité, masturbation, sexe féminin, tempérament mélancolique, chagrins, travail intellectuel poussé à l'excès; quant aux secondes : frayeur subite et intense, abus des plaisirs vénériens, alcoolisme, travail de la dentition, présence de vers intestinaux; *onanisme*, pertes séminales, certaines affections chroniques du cerveau et de la moelle épinière. Parmi ces diverses causes, l'hérédité occupe le premier rang comme puissance; nous n'en rappellerons pas la théorie microbienne. (II, p. 201, *G.*)

B. Symptômes. — L'attaque est subite ou précédée de phénomènes avant-coureurs, tels que malaise, impatience, tristesse, insomnie, céphalalgie, *vertiges*, hallucinations de l'ouïe, de la vue, etc.; lesquels précèdent le *mal* d'un temps en général très court. Le sujet menacé ressent quelquefois, sur divers points du corps, comme une sensation de froid, de chaud, d'engourdissement, de douleur, ou comme une sorte de vapeur (*aura epileptica*) qui monte d'abord au cœur, où elle produit des palpitations, puis au cerveau. A ce moment se produit tout à coup une chute marquée par un *cri caractéristique*, dû à la convulsion des organes du larynx. Dès lors insensibilité complète à la douleur, à ce point que les brûlures ne sont pas senties. Tous les muscles se raidissent, ou sont agités de mouvements convulsifs; souvent la langue est prise entre les dents et *déchirée*. L'état convulsif empêche que la poitrine ne se dilate, d'où respiration suspendue ; par suite, les veines du cou et de la tête se gonflent ; la face devient d'un rouge livide, turgescente, contractée d'une façon horrible ; des jets saccadés d'une salive mousseuse, souvent sanguinolente à cause de la morsure faite à la langue, sortent de la bouche ; les battements du cœur sont tumultueux.

Après quelques minutes de cette scène de désordres, la respiration revient à son état à peu près ordinaire ; les veines se désemplissent, le calme se rétablit, le malade s'endort et ronfle. Il se réveille au bout d'un laps de temps variable, conservant un air de stupeur, de honte, d'accablement, et ne se souvenant nullement de ce qui s'est passé.

C. L'épilepsie se manifeste par trois formes ou degrés : l'absence, le vertige, le grand mal.

Absence. Le malade (ordinairement un enfant et plus souvent une fille qu'un garçon) laisse tomber l'ouvrage ou l'objet qu'il tient à la main, et perd conscience de ce qui se passe autour de lui ; il reste éveillé pourtant, mais ses sens sont fermés aux impressions, pour un court instant.

Vertige épileptique. Étourdissements, avec ou sans chute, avec ou sans mouvements convulsifs et turgescence de la face, avec ou sans émission involontaire d'urine, etc. Le sujet a le temps de s'asseoir, d'autres fois il tombe ou fléchit ; sa face est pâle, immobile ; yeux fixes et hagards, tremblements ; intelligence troublée pour quelques instants. — Il convient de rapporter au *vertige* ces cas, rares d'ailleurs, dans lesquels les malades, poussés comme par une puissance irrésistible, sont forcés de courir ou de pirouetter ; puis, tombant sans connaissance, se relèvent sur-le-champ bien portants ou étourdis. Ces phénomènes caractérisent le *Petit mal.*

Grand mal, attaque. C'est la forme dont nous avons résumé les symptômes dans la définition ci-dessus.

D. La *durée* de l'épilepsie est indéterminée. Quand elle commence dans le jeune âge, elle disparait souvent à la puberté. Les accès, après avoir été d'abord éloignés, parfois périodiques, augmentent de fréquence et d'intensité. Les malades ne conservent pas longtemps l'intégrité de leurs facultés intellectuelles ; ils perdent surtout la mémoire. L'affection bien qu'*essentielle*, c'est-à-dire sans lésion cérébro-spinale, finit par en produire au cerveau et causer l'idiotisme, la folie, la paralysie, la mort. Celle-ci peut être l'effet du dépérissement graduel du sujet comme par encéphalite chronique, ou d'une apoplexie foudroyante survenue dans une violente attaque.

E. Traitement. — Tout ce qu'on emploie pour guérir l'épilepsie essentielle demeure le plus souvent sans succès. On a préconisé la *valériane*, l'*assa-fœtida*, le *musc*, l'*huile de térébenthine*, l'*indigo*, le *nitrate d'argent*, l'*oxyde de zinc*, la *belladone*, le *valérianate d'atropine*, l'*acide cyanhydrique*, la *compression des carotides*, le *bromure de potassium*, mille autres moyens encore, sans qu'aucun d'eux ait produit des effets assez constants pour être conseillé avec confiance. Et cependant, c'est lorsqu'il y a absence de lésion organique déterminée, que la maladie devrait donner le plus de chance de succès. Quand le mal est *symptomatique*, l'indication consiste à attaquer la lésion dont il dépend.

On peut modérer l'intensité des attaques en prenant la précaution d'éviter les congestions à la tête, les contrariétés, la constipation ; en ayant recours opportunément aux sangsues à l'anus, à la *valériane* prise en poudre à dose élevée. Hufeland avait confiance dans l'*oxyde de zinc* (fleurs de zinc, 2 gram.; suc de réglisse, q. s.; pour 60 pilules) à prendre 2 matin et soir, en augmentant d'une tous les deux jours. Il conseille encore la *poudre* suivante (fleurs de zinc, extrait de jusquiame, de chacun, 15 centigr. ; huile essentielle de valériane, 4 gouttes; racine de valériane, 2 gram.), faire une poudre à prendre deux fois par jour. Trousseau donnait la préférence à la *belladone.* Voici sa formule : extrait de belladone, poudre de belladone, de chacun, 1 centigr. pour une pilule. Le 1er mois 1 pilule le soir en se couchant; le 2e mois 2 pilules; le 3e mois 3; le 4e mois 4, toujours à la fois, quel que soit le nombre (ce détail est capital). On arrive ainsi, au bout de l'année, au chiffre de 7 à 8 pilules chaque soir. Si la dose trouble la vision, on rétrograde; mais généralement il faut continuer ce traitement pendant plusieurs mois, plusieurs années même.

Il a suffi dans certains cas de détruire les vers intestinaux pour faire disparaître les phénomènes épileptiformes qu'ils déterminaient par effet réflexe. C'est au médecin habile à pénétrer le secret d'une foule d'autres causes. Signalons tout particulièrement le *bromure de potassium*, déjà nommé, comme jouissant de la plus grande confiance : 25 à 50 centigr. et 1 gram. 3 fois par jour. On peut aller jusqu'à 10 et même 12 gram., pourvu que le médicament soit très pur.

Au moment de l'*attaque*, rien à faire, si ce n'est veiller à ce que le malade ne se blesse pas contre les corps durs; desserrer ses vêtements, sa cravate surtout; en cas de congestion cérébrale trop forte, pratiquer une saignée et appliquer des révulsifs aux extrémités, etc.

Après cet exposé, le lecteur appréciera à leur juste valeur les promesses de guérison du charlatan, qui « *consulte par correspondance.* »

Hystérie.

Attaque de nerfs, vapeurs.

A. L'*hystérie* (*ustéra*, utérus) est une affection nerveuse multiforme, une *névrose* d'un caractère général, se manifestant par une foule d'accidents irréguliers; pas de fièvre, mais elle est accompagnée de perte incomplète de connaissance, convulsions et pleurs, etc. Elle paraît avoir son point de départ dans l'utérus, les ovaires surtout. Il y a des hommes, jeunes, chez qui on observe quelquefois des phénomènes hystériformes.

Néanmoins, cette maladie est propre au sexe féminin, entre douze et quarante ans.

Causes. — Les unes sont prédisposantes : tempérament nerveux très développé, excitabilité des nerfs, émotions, amour contrarié, etc.; quant aux déterminantes : troubles de la menstruation, continence, souvenir de jouissances vénériennes perdues, excès vénériens, spasmes accompagnant la copulation, maladies de la matrice, des ovaires, onanisme, etc. La continence est accusée de la faire naître le plus souvent.

a. Symptômes. — Mobiles, variés, protéiformes; ils consistent en troubles nerveux extrêmement divers, tels que tristesse sans motif, agacements, spasmes, vertiges, pesanteur de tête, palpitations, *vapeurs*, *maux de nerfs*, comme les dénomment les femmes; à un degré plus intense, attaques convulsives avec cris, perte de connaissance, insensibilité physique. C'est l'attaque.

L'*attaque d'hystérie* est subite ou précédée de phénomènes prodromiques, qui consistent en troubles nerveux, bâillements, pandiculations, songes bizarres, insomnies, frissons vagues ou chaleur brûlante, etc. Souvent le début de l'attaque est marqué par une *sensation de boule* qui, partant de l'hypogastre, remonte d'abord à l'estomac, où elle produit de la suffocation, de là au cou, où elle provoque un sentiment de constriction très pénible.

L'attaque, elle, présente diverses formes, elle est non convulsive ou avec convulsions. Dans la première, la malade a plus ou moins perdu connaissance; ou bien elle tombe en extase, en syncope, crie ou pleure, etc. La respiration est haute, rapide; des palpitations, des vertiges, du météorisme, un dégagement de gaz inodores par la bouche, une céphalalgie intense, peuvent se manifester. Et puis se produit tantôt l'insensibilité (*anesthésie*), tantôt au contraire une sensibilité exagérée (*hypéresthésie*), tantôt enfin une *paralysie* plus ou moins circonscrite ou étendue. Dans les fortes attaques, la malade tombe sans connaissance, offrant des mouvements désordonnés, poussant des cris, quelquefois se frappant. Elle suffoque, s'étrangle, cherche à arracher un poids qui l'oppresse. Les organes génitaux, dit-on, sont dans un état d'éréthisme; le clitoris serait plus développé et la vulve humectée d'un mucus exhalé dans le vagin (*hystérie libidineuse*).

b. Quelle que soit sa forme, l'accès se calme bientôt : aux cris succèdent quelquefois des pleurs; dans d'autres cas ce n'est qu'une rémission suivie de nouveaux accidents. Quelques femmes se plaignent d'une douleur vive, circonscrite en un point du corps, le plus ordinairement à la tête; on appelle cela le *clou hystérique;* d'autres perdent pendant l'attaque l'usage d'un ou de plusieurs sens, deviennent momentanément aveugles, sourdes, sans voix, ou même paralysées. Quel Protée que cette affection!

B. Les femmes prédisposées à l'hystérie sont habituellement mélancoliques; quelquefois au contraire elles se livrent à une gaieté folle, et passent rapidement de la joie à la tristesse; elles sont sujettes à la migraine, aux palpitations, aux irrésolutions, à une espèce d'*agacement* nerveux; souvent elles souffrent de douleurs gastralgiques, de diverses névralgies, de météorisme, de borborygmes, crampes, coliques, vomissements spasmodiques, constipation opiniâtre. Chez elles, la *paralysie* du mouvement, quoique moins fréquente que celle du sentiment, n'est pas rare; elle se montre ordinairement partielle, et débute tout d'un coup à la suite d'une violente attaque, est très irrégulière d'ailleurs, capricieuse dans sa marche. L'anesthésie peut passer d'un côté dans l'autre. On sait que les sujets hystériques sont ceux sur lesquels l'*hypnotisme* (voy.) exerce ses effets les plus étonnants.

Les *accès* plus ou moins répétés constituent l'*attaque*. La durée de chaque accès est variable. La maladie peut se prolonger toute la vie. Pourtant, chez les jeunes personnes, elle cesse le plus souvent à l'occasion de l'établissement des menstrues, chez les autres lors de la cessation naturelle des règles ou d'une modification profonde survenue dans la constitution, les habitudes, le système nerveux.

A signaler chez l'hystérique l'apparition de l'*œdème bleu*, c'est-à-dire d'une tuméfaction avec abaissement de la température, coloration bleu violacé des téguments, ne cédant pas à la pression du doigt. C'est une névropathie locale, due à un trouble spasmodique des vasomoteurs, mêlé ou non à de l'anesthésie, de la paralysie ou de la contracture à la partie malade, qui est le plus souvent la main. On n'y attache, du reste, aucune indication spéciale.

Il est des maladies qui peuvent simuler l'hystérie, et *vice versa;* l'épilepsie, l'éclampsie, la catalepsie, sont les premières en tête. L'épilepsie, elle, se distingue de l'hystérie par ces signes : elle frappe les deux sexes, est congénitale, instantanée dans son invasion, est toujours accompagnée de perte de connaissance, d'écume à la bouche, d'altération progressive de l'intelligence et d'état comateux final. Une hystérique est inconsciente des cris, gestes, etc., qu'elle commet, comme la nymphomane.

C. Traitement. — Une femme est-elle en proie à une *attaque de nerfs*, il faut la placer de manière à ce qu'elle ne puisse se blesser; la débarrasser des vêtements qui pourraient la serrer; projeter de l'eau fraîche sur sa figure; lui faire *respirer* de l'éther, du chloroforme ou des odeurs fortes. Si l'accès est très intense, avec respiration embarrassée, il pourrait être indiqué de pratiquer une *saignée.* On a conseillé une foule de moyens qui sont tombés en désuétude. Les convenances et la morale repoussent la *titillation du col de l'utérus ou du clitoris*, bien qu'elle calme, a-t-on dit, l'attaque par continence.

Quant aux accidents nerveux divers et légers qu'éprouvent les femmes *vaporeuses*, il n'y a pas de meilleur remède que la *valériane*, en poudre ou en infusion. Sont également très utiles l'infusion de *feuilles d'oranger*, les lavements d'*assa-fœtida*, etc. Si les accidents dépendent d'une affection de la matrice, il faut visiter cet organe au speculum, et s'appliquer les remèdes convenables. (V. *Métrite.*) La malade est-elle chlorotique, il y a nécessité de lui prescrire les *ferrugineux*. Mais ce qui réussit surtout, ce sont les *distractions*, les *voyages*, l'éloignement de toute cause d'excitation morale, l'équitation, les *bains de mer*, le *mariage* dans certains cas de contrariétés d'amour, etc.

Divers et nombreux phénomènes accessoires, tels que coliques, crampes, paralysie, météorisme, douleurs névralgiques, etc., réclament des moyens spéciaux indiqués aux articles concernant ces troubles fonctionnels.

Citons pour mémoire certains cas de *névralgies chroniques* des organes génitaux de la femme, des douleurs vives, rebelles, rapportées à la matrice, aux ovaires, et indépendantes d'altérations anatomiques, douleurs taxées d'hystériques et qui ont été attaquées chirurgicalement par l'*hystérotomie*, c'est-à-dire l'enlèvement de l'utérus par l'opération (*laparotomie*), que, il y a trente ans, on n'aurait pu concevoir, car l'antisepsie était inconnue.

Convulsions.

A. Les *convulsions* consistent dans des mouvements violents, alternatifs, involontaires, apyrétiques, peu durables, d'un ou de plusieurs muscles de la vie de relation. Lorsque les muscles de la vie de nutrition en sont le siège, les contractions convulsives reçoivent le nom de *spasmes;* mais ces dénominations n'ont pas un sens précis, car souvent on se sert indifféremment de l'une ou de l'autre. — On dit *toniques* les convulsions dans lesquelles les contractions musculaires sont permanentes; exemple le tétanos ; *cloniques*, celles dans lesquelles il y a des alternatives de contraction et de relâchement, forme la plus ordinaire.

B. Une distinction plus importante est celle-ci : Les convulsions sont dites *essentielles,* lorsqu'elles ne dépendent d'aucune altération matérielle saisissable ; au contraire, elles sont *symptomatiques*, lorsqu'elles se rattachent à quelque affection des centres nerveux, inflammation, épanchement, tubercules, etc.

L'incitation des muscles de la vie animale étant normalement sous la dépendance de la volonté, il faut que celle-ci soit vaincue pour que ces muscles s'agitent contre son gré : elle le devient soit par une suractivité de l'innervation cérébrale, soit par une diminution, une perturbation de l'influx nerveux.

Dans le premier cas, les convulsions se lient à l'irritation cérébrale, aux commotions morales, à une inflammation d'un organe quelconque réagissant sur le centre de perception ; dans le second cas, aux grandes pertes sanguines, à l'épuisement nerveux, à l'hystérie, etc. L'enfance, le tempérament nerveux, le sexe féminin, constituent des *prédispositions* aux affections convulsives.

L'histoire des convulsions se trouve implicitement dans celle de *l'éclampsie*, du *tétanos*, de *l'épilepsie*, de la *chorée*, des *névroses*, de toutes les affections convulsives survenant soit comme complication, soit par action réflexe.

Eclampsie.

On donne ce nom à une névrose caractérisée par des convulsions idiopathiques propres aux sujets nerveux (*attaques de nerfs*), aux femmes en couches, aux enfants (*convulsions internes*). Elles diffèrent de celles de l'hystérie et de l'épilepsie.

Rare chez l'homme, l'éclampsie est assez fréquente chez la femme à l'époque de la puerpéralité (*éclampsie puerpérale*) et chez les jeunes enfants (*éclampsie infantile*).

A. Éclampsie infantile. — Cette affection est communément désignée sous les noms de *convulsions des enfants*, *épilepsie infantile*. Fréquente dans le jeune âge, elle en domine la pathologie et constitue le seul délire possible au bas âge.

L'éclampsie de l'enfance ne se lie à aucune altération saisissable des centres nerveux.

C'est une névrose cérébrale qui a pour *causes* la prédominance du cerveau sur les autres organes, l'imperfection de structure et de fonctions de ce centre de perception, la précocité de l'intelligence, surtout l'hérédité (fait d'être né de parents qui furent sujets aux maladies convulsives). Il est des familles, en effet, dont tous les enfants sont emportés par les convulsions, et d'autres non moins nombreuses qui n'ont, au contraire, aucun accident de ce genre à déplorer. La dentition, en attirant l'excitation vitale vers la tête ; la constipation, la diarrhée, l'indigestion, la pléthore, l'anémie, les vers intestinaux, les émotions, la frayeur, ce sont là autant de *causes déterminantes* de l'éclampsie infantile.

Les convulsions éclamptiques peuvent se déclarer subitement, ou sont précédées de quelques prodromes, tels qu'insomnie, sommeil agité, fixité du regard, coloration inaccoutumée de la face ; yeux très souvent affectés de strabisme et prunelle cachée derrière la paupière supérieure. Muscles de la face agités, traits tendus, déviés. Les membres exécutent des mouvements brusques et violents d'extension et de flexion ; ils sont souvent renversés et comme tordus sur eux-mêmes. L'enfant est étranger à tout ce qui l'entoure ; sa figure, d'abord pâle ou injectée, devient bleuâtre, livide même dans les cas très intenses ; sa respiration est pénible, entrecoupée ; pouls petit, fréquent, irrégulier ; tressaillements, grincements de dents, contractions particulières des doigts et des angles labiaux (*rire sardonique*).

Les convulsions sont bornées à certaines régions (*partielles*) ou plus ou moins généralisées. Il est difficile d'en décrire les mille formes spéciales à l'enfance. Mais nous devons signaler celle dans laquelle les muscles de la vie nutritive sont plus particulièrement agités de mouvements convulsifs. Alors en effet, au lieu d'occuper le système cérébro-spinal, la névrose affecte le système ganglionnaire ;

or comme elle ressemble à l'*épilepsie*, beaucoup d'auteurs la confondent avec l'éclampsie. C'est à cette forme qu'il faut donner le nom de *convulsions internes;* et celles-ci ne sont pas étrangères aux enfants qui naissent dans un état apoplectique. (V. *Apopl. des nouveau-nés.*)

B. Les convulsions reviennent par *attaques*. Tantôt il n'y en a qu'une, tantôt, au contraire, plusieurs attaques se succèdent à de courts intervalles; dans ce dernier cas, les enfants restent affaissés pendant quelque temps, et ne recouvrent que lentement leur intelligence. Quelquefois la *motilité et l'intellect s'altèrent* pour tout de bon : de la paralysie, des contractures musculaires, de l'idiotisme, peuvent être l'effet d'attaques violentes et répétées, et cela montre que les centres nerveux ont subi une atteinte profonde. L'affection est donc en général sérieuse; pourtant elle n'entraîne aucun danger lorsqu'elle est partielle, bornée à un membre ou à quelques muscles, etc., ou bien encore quand elle se déclare sous l'influence d'une cause passagère, facile à éloigner, comme vers intestinaux, embarras gastrique, constipation, etc. La mort peut arriver, au milieu d'une attaque, par asphyxie, suffocation, ou apoplexie; ordinairement elle est l'effet d'une lésion cérébrale consécutive. — On constate chez les éclamptiques la *présence de l'albumine* dans leur urine : mais on ne sait si ce phénomène est cause ou effet des attaques. (V. *Albuminurie.*) Il est probable qu'un germe microbien occasionne cette maladie, puisqu'on l'admet dans le tétanos, sans compter l'influence héréditaire ci-dessus notée.

C. Traitement. — Lorsqu'un *enfant* est pris de convulsions, première chose à faire : débarrassez-le de ses langes, de ses vêtements, et l'exposez à l'*air frais ;* appliquez quelques *révulsifs*, par exemple des cataplasmes légèrement sinapisés aux jambes ; des compresses d'*eau froide sur la tête* seront maintenues. Si cela ne suffit, on le plonge pendant dix à quinze minutes dans un *bain tiède* (27 à 30°). Y a-t-il de la constipation, administrez de petits *lavements* ou un *laxatif* (calomel, manne). Aux *adultes* on fait respirer des odeurs fortes, l'éther par exemple; on leur en met quelques gouttes dans la bouche en en imbibant un morceau de sucre.

Ces simples moyens, à la portée de tout le monde, suffisent très souvent; en tout cas, ils sont toujours utiles pendant qu'on attend le médecin. Celui-ci commence par s'enquérir des causes pour combattre plus efficacement les effets. Si les convulsions dépendent d'une réplétion de l'estomac, d'une indigestion, il administre l'*émétique* ou l'*ipéca;* il agit de même s'il reconnaît un état saburral des premières voies. Dans le cas de pléthore, de congestion vers la tête, il applique une ou deux *sangsues* aux malléoles chez les enfants pléthoriques. S'agit-il d'une dentition difficile, il examine les gencives, et pratique, au besoin, une incision cruciale à l'endroit qui paraîtra le plus douloureux, petite opération qui fait cesser promptement l'espèce d'étranglement qui met obstacle à la sortie de la dent.

D. Il faut songer aussi aux *antispasmodiques*, entre autres l'*oxyde de zinc* (5 à 20 centigr.) en plusieurs doses, par 24 heures, associé à la *belladone*, à l'extrait de jusquiame ou de valériane; le camphre, le musc, le sirop de chloroforme, la liqueur d'Hoffmann, le valérianate d'ammoniaque, etc., sont encore indiqués. L'*opium* peut être avantageux si le cerveau n'est pas congestionné ; mais il faut le donner à *très petites doses*, et plutôt en lavement que par la bouche : l'opium est rarement indiqué, du reste, chez les enfants à cause de son action congestive au cerveau : ce qui l'est davantage, c'est le *calomel* à dose purgative, encore qu'il y ait à craindre son action sur la bouche.

Nous le répétons, on combattra les états morbides dont les convulsions pourraient être des symptômes (affection vermineuse, fièvre cérébrale, entérite, etc.) — Le *sulfate de quinine* est précieux lorsque les attaques sont périodiques. Le *vésicatoire* à la nuque peut aussi les prévenir.

Eclampsie de la grossesse.

Convulsions puerpérales, convulsions urémiques, épilepsie aiguë.

La maladie désignée par ces diverses appellations est caractérisée par des accidents cérébraux, avec adjonction d'une altération rénale et urinaire se manifestant particulièrement dans l'état puerpéral. Elle peut apparaître à toute époque de la puerpéralité, mais le plus souvent c'est dans les derniers mois de la grossesse et au cours de l'accouchement qu'elle se montre. (V. *Albuminurie.*)

Symptômes. — Précédés chez les femmes enceintes ou en travail de certains prodromes, tels que céphalalgie, troubles de la vue, vertige, vomissements, ils consistent en convulsions, contractions rapides, saccadées des muscles de la face, déviation des globes oculaires, bouche déviée à gauche. Puis agitation convulsive se propageant au reste du corps, qui devient rigide ; le diaphragme et les muscles inspirateurs finissent par participer à l'état convulsif, d'où suspension de la respiration et congestion de la face. De plus, l'intelligence est abolie, le malade ne voit, n'entend, ni ne sent, et le pouls est accéléré. Cela prend une allure d'accès qui composent une attaque dont la durée est de cinq à vingt minutes. Les sens et l'intelligence demeurent encore dans la torpeur, et nul souvenir de ce qui s'est passé n'existe.

Au fond qu'y a-t-il? Il y a altération du sang par diminution de sa plasticité; il y a augmentation d'albumine dans l'urine, changements qui peuvent survenir d'un jour à l'autre; car rien de variable et d'irrégulier comme la marche de l'éclampsie puerpérale; elle peut ne se manifester qu'une seule fois, mais plus souvent ce sont des répétitions dans un temps donné. L'albuminurie s'y montre tantôt comme cause, tantôt comme effet, avec des caractères d'autant plus tranchés que l'attaque est plus imminente ou intense, avec état comateux.

Le *pronostic* est grave; la maladie continue de s'aggraver jusqu'à la mort ou jusqu'à ce que le fœtus soit expulsé. Or cette expulsion, non provoquée par l'art, a lieu souvent dans le cours d'une attaque sans que la femme en ait conscience.

Le *traitement* est embarrassant, incertain. L'albuminurie puerpérale se lie très probablement à une affection des reins, qu'elle soit temporaire ou permanente; mais une compression exercée sur ces glandes par l'utérus gravide peut l'expliquer. Quoi qu'il en soit, il s'agit d'une sorte d'empoisonnement du sang. (V. *Urémie.*) Il est logique de le combattre, mais comment? attendre le terme de la grossesse, c'est exposer la femme à la mort; provoquer l'accouchement, c'est tuer le fœtus s'il a moins de sept mois, outre qu'il faut agir violemment pour dilater le col.

Quoi qu'il en soit, la saignée, les antispasmodiques, les révulsifs externes, la quinine, le chloral et le chloroforme trouvent leurs indications.

Mais le régime lacté doit passer avant tout, soit comme prophylactique, soit pendant la période des attaques convulsives. (Tarnier.)

Chorée.

Danse de Saint-Guy.

La *chorée* (de *choreia*, danse) est une névrose à forme convulsive affectant les muscles en général, plus spécialement ceux de la face et des membres. Elle doit être rapportée au système cérébro-spinal, suivant Bouillaud au cervelet, organe coordinateur des mouvements volontaires.

A. Symptômes. — Comme siège ou étendue, la chorée offre plusieurs variétés. Elle débute en général brusquement; quelquefois pourtant elle est précédée d'un changement dans le caractère. Ce sont d'abord quelques mouvements désordonnés qui apparaissent dans les diverses parties du corps, puis des grimaces, quelque tic à la figure ; quelques petites filles (ce sont les choréiques les plus fréquentes) ne peuvent rester en place, remuent sans cesse soit un bras ou une jambe, particulièrement la jambe gauche ; elles sont maladroites, ne peuvent saisir un objet sans le laisser tomber, d'où des réprimandes qui font augmenter le trouble de la motilité. A un degré plus avancé, les mouvements deviennent désordonnés, bizarres, très divers : tels que contorsions, sauts, sorte de *danse* continuelle, espèce de bégaiement ou de prononciation très singulière, parfois une sorte de toux convulsive rauque imitant l'aboiement du chien. Il existe ordinairement, en même temps, quelque trouble (affaiblissement) du côté des facultés intellectuelles et morales. La digestion et la respiration ne subissent quelque altération que dans les cas rebelles, avancés, graves ; quoique le pronostic soit favorable, en général, la maladie peut causer la mort par dépérissement ou complication quelconque.

Presque toujours *idiopathique*, essentielle au début, la chorée devient quelquefois chronique et *symptomatique* d'une lésion des centres nerveux. Sa durée est de quinze jours à deux mois ; mais elle peut se prolonger davantage. Quant aux *causes*, on accuse la frayeur, l'onanisme, les vers, la constitution nerveuse, la menstruation difficile, etc. Mais ce qu'il y a de mieux constaté c'est que si la chorée peut apparaître dans l'un et l'autre sexe, elle est beaucoup plus fréquente chez les jeunes filles de six à quinze ans.

B. Traitement. — C'est celui des névroses, en tout cas généralement peu efficace. On l'a basé tour à tour sur les *antispasmodiques*, *narcotiques*, *toniques*, *bains*, voire même sur l'*émétique*, l'*arsenic*, etc. Au premier rang nous plaçons la *valériane* en poudre (de 0,5 décigram. à 2 grammes), prise chaque jour dans du miel ou des confitures ; la *belladone* (1 à 5 centigr. et plus) ; l'assa-fœtida (1 à 4 grammes) ; l'oxyde de zinc (depuis 0,3 à 1 gram. en pilules). Le moyen le plus efficace est peut-être celui qu'on emploie comme adjuvant, consistant dans les *bains froids*, les bains de surprise (*hydrothérapie*), les *bains sulfureux*. L'opium à la dose de 5 à 10 et 20 centigrammes, progressivement, a paru utile. Les *ferrugineux*, les eaux sulfureuses à l'intérieur, ne sont pas à négliger, surtout dans les cas de chlorose avec anémie. Nous recommanderons l'usage des pilules ou de la poudre que Hufeland préconise contre l'épilepsie. (Voy. p. 24.) Ayez égard à la cause, un *vermifuge* produira un excellent effet dans le cas d'affection vermineuse. Ce n'est pas tout, on a conseillé les sangsues à la nuque; l'*émétique* à dose contro-stimulante (50 centigr. à 1 gram. 30) par jour en potion, en commençant par 10 centigr.; l'arsenic (8 à 24 milligr. progressivement); le *sulfate de quinine* à haute dose; la *strychnine* (5 centigr. dans 100 de sirop, dont on donne d'abord 10 gram. par jour en augmentant progressivement de 5 gr. tous les jours); mais ces remèdes ont peu de valeur, quoiqu'ils aient procuré des guérisons. La *gymnastique* et l'hygiène devront occuper la première place parmi eux.

Catalepsie.

Mort apparente.

La *catalepsie* (de *catalambanein*, suspendre, saisir) est une *névrose cérébrale* caractérisée par les phénomènes suivants: suspension du sentiment et du mouvement, raideur tétanique, partielle ou générale des muscles, les membres conservant pendant toute la durée de l'attaque la position qu'ils avaient au début, ou celle qu'on leur fait prendre. Les fonctions de la vie intérieure, végétative, sont à peine troublées; mais dans les attaques intenses la respiration et la circulation se montrent presque insensibles; peau froide, articulations rigides : c'est la *mort apparente*, celle qui a donné lieu à des inhumations précipitées. Cette maladie est rare. On l'observe particulièrement chez les femmes hystériques. Elle a fait le sujet d'un ouvrage intéressant par Bourdin. Nous y renvoyons le lecteur curieux de faits physiologiques extraordinaires, encore que ceux de l'*hypnotisme* n'y soient pas relatés.

Le *traitement* préventif de la catalepsie consiste dans l'emploi des moyens suivants : oxyde de zinc, valériane, etc.; quinquina, bains froids, exercice musculaire, purgatifs. Au moment de l'attaque, aspersions d'eau froide, inspiration d'odeurs fortes, frictions, électricité, etc., pour rappeler les malades à la vie de relation.

On sait que l'*hypnotisme* expérimental provoque un état cataleptique qui se dissipe à la volonté du magnétiseur.

Extase.

« L'*extase* est une *névrose cérébrale* dans laquelle l'exaltation de certaines idées absorbe tellement l'attention, que les sensations sont suspendues, les mouvements volontaires arrêtés, et l'action vitale même souvent ralentie. » Au lieu d'être suspendu, comme dans la catalepsie, l'exercice de la pensée se trouve exclusivement dirigé vers la contemplation d'un objet ; l'âme est absorbée par une idée, par des jouissances immatérielles. L'extase est une variété de monomanie. C'est un état morbide, effet ou cause de l'*hypnotisme*.

Léthargie.

La *léthargie* est caractérisée par un sommeil prolongé, dans lequel la personne qui y est plongée répond à une excitation sans savoir ce que l'on dit, ou voit ce qui se fait autour d'elle sans pouvoir manifester ni mouvement ni volonté. « Un cardinal, cru mort, voyait les préparatifs de son enterrement et le pillage de sa maison par ses domestiques sans pouvoir proférer une parole, lorsqu'un singe, s'affublant de ses insignes, lui sauva la vie en lui arrachant un éclat de rire par ses contorsions burlesques. » Cette névrose peut simuler la mort comme le fait la catalepsie, et plus facilement encore. (V. *Hypnotisme.*)

Syncope.

Défaillance; se trouver mal; évanouissement.

A. La *syncope* (de *suncopé*) est la suspension momentanée de la respiration et de la circulation, avec perte du sentiment et du mouvement. Le vulgaire dit de la personne qui l'éprouve qu'*elle se trouve mal*. La *défaillance*, la *lipothymie*, l'*évanouissement* en sont des degrés amoindris, dans lesquels le mouvement et la sensibilité ne sont que diminués. Le point de départ de la syncope est le cœur, ou le cerveau ou les poumons, lesquels constituent le *trépied de la vie*. En effet, dans la syncope par suspension ou diminution de la circulation, l'encéphale est privé de la quantité de sang nécessaire à son action ; dans celle par affection primitive du cerveau, celui-ci est devenu impuissant à diriger la machine ; enfin si l'hématose ou la respiration est incomplète par faute d'air respirable, le sang n'est plus assez vivifié pour exciter le cerveau et le cœur, et ceux-ci tombent dans l'inertie, d'où évanouissement.

La syncope, dans le premier cas, se produit sous l'influence de la saignée, d'une perte de sang ; dans le second cas, par l'effet d'impressions vives, de sensations désagréables, d'odeurs pénétrantes, d'une douleur excessive, de l'épuisement nerveux ; dans le troisième cas, sous l'influence d'une odeur suffocante, de l'altération de l'air, d'une course précipitée, de l'encombrement, des causes de l'axphyxie, etc. On conçoit parfaitement, du reste, que le *cerveau*, le *cœur* et les *poumons* étant solidaires dans leur action, le trouble de l'un de ces viscères entraîne celui des deux autres. Cependant il faut distinguer : la *syncope* proprement dite (perte du sentiment et du mouvement) a son point de départ au cœur; l'*asphyxie* part des poumons; l'*apoplexie* a son siège au cerveau.

B. Quoi qu'il en soit, lorsqu'une personne tombe en syncope, qu'elle *se trouve mal*, selon l'expression vulgaire, ou elle se sent défaillir peu à peu, ou elle tombe tout à coup, n'offrant aucune manifestation de vie : cœur sans battements, artère sans pouls, visage sans couleur, muscles sans contractions. Quelquefois cependant le principe moteur réagit par action réflexe; mais n'ayant plus le *moi* pour guide, son action se traduit par des mouvements convulsifs. Cet état ne dure que quelques secondes, ou quelques minutes. Il n'a rien de grave en général; cependant, quand il se prolonge, il doit inspirer des inquiétudes.

La syncope qui se manifeste *spontanément*, dans le cours des maladies, est d'un fâcheux pronostic. Chez les femmes enceintes, elle peut mettre la vie du fœtus en danger. — Il est des cas où la résolution de toutes les actions musculaires devient chose utile, comme par exemple lorsqu'il faut réduire une luxation. Un individu qui tombe submergé peut être pris de syncope, due à la frayeur causée par l'accident; mais en cet état, n'éprouvant pas le besoin de respirer, il peut rester dans l'eau sans être asphyxié. (V. *Submersion.*)

C. Secours à porter dans la syncope. — Deux indications principales se présentent : 1° placer le malade dans une *position favorable* à l'arrivée du sang au cerveau; 2° *réveiller l'action des poumons* et du *cœur*. On remplit la première en *couchant* horizontalement le patient, le débarrassant de ses vêtements, ainsi que de toute compression ou ligature circulaire; on satisfait à la seconde en donnant accès à un air frais dans la pièce occupée par lui, en lui faisant respirer de l'éther, du vinaigre, de l'eau de mélisse ou toute autre liqueur spiritueuse; en excitant la peau, la circulation, la respiration au moyen de frictions stimulantes faites avec ces mêmes liquides spiritueux. Il suffit, dans les cas ordinaires, de projeter brusquement au visage et par saccades de l'eau lancée par les doigts.

Vertige.

Le *vertige* est un trouble nerveux spécial qui consiste en ceci : il semble à celui qui l'éprouve que les objets environnants tournent et qu'il tourne lui-même. Ce genre de névrose cérébrale est souvent dû à l'action réflexe de l'estomac en souffrance d'une digestion difficile (vertige *a stomacho læso*). Le tangage du navire, le jeu de l'escarpolette, la peur du vide, l'action du tabac sont aussi susceptibles de le produire.

Quoique purement nerveux, le phénomène vertige peut en imposer pour une congestion cérébrale : seulement la différence est que dans le vertige on ne perd point le sentiment de ce qui se passe autour de soi, tout en se sentant emporté dans le mouvement giratoire.

Cet état n'est point grave; durée variable; mais souvent après sa disparition, il reste un bourdonnement céphalique qui persiste assez longtemps. — Repos dans l'obscurité ; vomitif en cas d'embarras gastrique; infusion aromatique, thé, etc.

Amnésie.

L'*amnésie* est la perte de la mémoire. C'est un symptôme plutôt qu'une affection distincte. L'apoplexie cérébrale en est la cause le plus souvent, mais elle peut être due à l'épuisement, à des pertes de sang, à des excès vénériens, à la vieillesse.

L'amnésie par suite de décrépitude, ou de lésion cérébrale, est incurable. Mais la mémoire peut revenir à ceux qui se relèvent d'une déchéance momentanée due au surmenage physique, moral ou génésique.

Apoplexie nerveuse.

A. Cette maladie est admise sous cette appellation quand il s'agit de phénomènes dus à des troubles idiopathiques de l'innervation, et simulant l'attaque d'apoplexie sanguine, rappelant ceux de l'hémorrhagie cérébrale.

Causes. — L'âge avancé, les excès dans les plaisirs de l'amour, une violente commotion morale, l'annonce d'une nouvelle fâcheuse, la métastase goutteuse ou rhumatismale peuvent déterminer des accidents formidables. Toutefois, il ne faut pas oublier que pour justifier le nom d'*apoplexie nerveuse (sine materia)*, la maladie ne doit présenter, après la mort, aucune lésion matérielle du cerveau appréciable. Or, c'est là le point en litige. Car si dans l'apoplexie nerveuse il y a suspension de l'intelligence, des mouvements et du sentiment, comme dans l'apoplexie ordinaire, celle-ci, par contre, n'offre ni la pâleur du visage ni le refroidissement, ni la petitesse du pouls, lesquels sont propres aux sujets épuisés par l'âge, les excès, ou victimes du rhumatisme ou de la goutte, transportés au cerveau.

B. Traitement. — Ici pas d'émissions sanguines, pourtant si utiles dans l'hémorrhagie cérébrale; mais l'apoplexie par épuisement de l'influx nerveux, l'apoplexie nerveuse, réclame au contraire les excitants. Il importe en conséquence d'être fixé sur le diagnostic, attendu que la pâleur du visage est loin de contre-indiquer dans tous les cas la saignée. C'est donc le pouls qui guidera dans cette circonstance. Les *nervins* (potions éthérées, spiritueuses ou aromatiques), l'eau des Carmes, la valériane, l'*arnica*, le camphre, les lavements irritants, les *frictions stimulantes*, tels seront les agents à employer pour ranimer les sens épuisés, la vie qui s'éteint.

Delirium tremens.

Folie alcoolique; folie des ivrognes.

A. On nomme *delirium tremens* une variété du délire provoqué par l'abus des liqueurs spiritueuses ou fermentées, et qui, indépendamment du désordre des fonctions intellectuelles, est encore caractérisé par le tremblement des membres et des lèvres, par l'embarras de la parole et par une insomnie opiniâtre. Cette maladie est commune en Angleterre, en Pologne, en Russie, où les habitudes d'ivrognerie sont plus répandues qu'en France. Les buveurs d'eau-de-vie, de genièvre, de rhum, d'absinthe, en sont le plus souvent victimes.

Le *delirium tremens* peut se déclarer après un excès de boisson chez un individu qui ne s'y livre pas habituellement; mais ce sont presque toujours les ivrognes de profession qu'il atteint. Il se manifeste soit au moment où l'ivresse est dissipée, soit pendant sa durée; dans certains cas, c'est lorsque le sujet est soumis à l'abstinence de toute boisson alcoolique, pour cause de maladie ou autre.

B. Symptômes. — La *folie des ivrognes* est annoncée par un air de tristesse et d'inquiétude; les membres commencent à être agités d'un tremblement nerveux; puis un *délire* se déclare, calme ou furieux, avec hallucinations, privation de sommeil, ou avec assoupissement. Le malade est tourmenté par des rêves, des visions; il a de la constipation, de l'inappétence, des vomituritions bilieuses. Pouls *lent* ordinairement. Ces accidents se terminent souvent par le retour au calme, annoncé par un sommeil profond et réparateur; mais lorsque la maladie se prolonge ou se répète, elle finit par amener l'aliénation mentale, la folie, la démence, la paralysie et la mort.

C. Traitement. — L'*opium* est regardé généralement comme une sorte de *spécifique* contre le *delirium tremens.* On le donne à assez forte dose, 10, 15 à 25 centigr. On est allé au delà, mais c'est s'exposer à produire un état comateux. Si l'accès débute après une orgie, il faut faire vomir. La saignée doit être proscrite, excepté dans quelques cas rares où il y aurait plénitude du pouls, signes de congestion. La constipation appelle les laxatifs; boissons sucrées, bains tièdes. — On a remarqué que chez les ivrognes de profession qui délirent après une privation trop absolue d'alcooliques, le délire se calme quand on leur accorde du vin, même dans le cours d'une maladie aiguë quelconque.

Aliénation mentale.

Folie, vésanie.

A. L'*aliénation mentale* est une névrose cérébrale consistant dans un dérangement *chronique* des facultés intellectuelles, morales et instinctives, ou égarement de la raison, avec ou sans altération du sentiment et du mouvement, avec ou sans intervalles lucides, affection portant principalement sur les parties de l'encéphale qui président aux opérations de l'intellect.

Distinguons ici, comme dans toutes les maladies : ou bien les altérations anatomiques existent, indubitables, ou bien au contraire elles font ou paraissent faire défaut, et c'est pourquoi la folie a donné lieu à de longues discussions, tendant à prouver, suivant les uns, que le principe des facultés intellectuelles, morales et affectives, que le *moi*, est soumis à la matière encéphalique; d'après d'autres, que ce principe n'a rien de commun avec celle-ci. Or les partisans de la première opinion n'admettent pas une altération de fonctions psychiques indépendante d'une modification organique, car bien que la pensée nous cache le plus souvent la cause matérielle de sa défaite, cette cause existe, disent-ils, et on la découvrira à l'aide d'instruments plus parfaits que ceux que nous possédons. Les psychologues, au contraire, soutiennent que le principe pensant est indépendant de la matière, puisque ses altérations si variées, si diverses, ne sont pas en rapport avec des lésions organiques constantes, saisissables, et que le principe immatériel de la pensée ne saurait être susceptible d'altération ! — De ces deux opinions, la dernière ne nous paraît pas tout à fait exacte; en plusieurs endroits de cet ouvrage, notamment en parlant de l'hygiène des fonctions cérébrales et en commençant la pathologie, nous avons dit le pourquoi, sans que pour cela nous ayons la moindre intention de préjuger l'essence du principe psychique, dont les propriétés sont trop différentes de celles de la matière pour qu'on puisse confondre les deux natures.

L'exercice des facultés de l'homme puise ses forces à deux sources : les unes (les volontaires), du cerveau, pour l'intelligence, le raisonnement, etc. ; les autres (involontaires), du grand sympathique, pour les déterminations instinctives, non raisonnées.

Ces deux ordres fonctionnels sont indépendants l'un de l'autre (car l'instinct peut très bien exister avec absence de cerveau) ; mais ils ont un levier commun, qui est la moelle épinière, laquelle, étant au service et de l'encéphale et du système ganglionnaire, rend compte de la production des actes raisonnés et des impulsions instinctives, en vertu du pouvoir d'agir de ces deux grands centres nerveux sur ce même levier. Il y a en outre des actes automatiques, qui ne se manifestent qu'en l'absence du raisonnement et de l'instinct. Donc, pour se rendre compte des différentes formes de l'aliénation mentale, il faut faire la part des actes *intellectuels*, celle des actes *instinctifs* et celle des actes *automatiques*.

B. La *manie* (*mania*, folie) est un *délire général* avec agitation, irascibilité, penchant à la fureur. C'est tantôt une simple exaltation d'idées, sans trouble bien notable ; tantôt un désordre intellectuel, avec des éclairs de raison ; tantôt enfin une déraison complète ; les idées étant rapides, incohérentes, violentes, exprimées avec cris, menaces, fureur même. Ces phénomènes, dont il nous est impossible de tracer le tableau bizarre, offrent le plus souvent des paroxysmes plus ou moins marqués et fréquents. En les analysant, on voit qu'ils dépendent, soit de l'exagération ou de la perversion de la faculté cérébrale qui perçoit les sensations venues du dehors, soit de l'altération du principe qui transforme les sensations en idées, soit d'une perversion intellectuelle telle, que les individus sentent, perçoivent, sans que rien au dehors provoque des sensations (*hallucinations*).

C. La *monomanie* est un *délire partiel* roulant sur un seul ou sur un petit nombre d'objets. « Les idées exclusives ou dominantes du *monomaniaque* sont relatives aux passions ou aux affections plutôt qu'aux facultés intellectuelles, au lieu que chez le *maniaque* le désordre primitif est dans l'intelligence. La perversion des penchants, des affections, des sentiments naturels du monomaniaque finit par entraîner le désordre de l'intelligence ; mais elle existe pendant longtemps sans trouble apparent de cette dernière faculté. De là deux formes différentes de la monomanie : tantôt le monomaniaque agit avec conviction intime mais délirante, sa folie est évidente, mais il obéit à une impulsion réfléchie, ses actions ont un motif et souvent même sont préméditées ; tantôt il ne présente aucun désordre des facultés intellectuelles, et cependant il cède à un penchant insurmontable, il est poussé par une force irrésistible à des actes que lui-même repousse. » Suivant que l'altération porte sur telle ou telle faculté, la monomanie est *ambitieuse*, *érotique*, *religieuse*, *homicide*, *incendiaire*, etc.

D. La *démence* (*de*, hors; *mens*, raison) est *l'oblitération complète de l'intelligence :* déraison continuelle sur toutes choses. Tantôt elle débute d'emblée, tantôt et plus souvent elle succède à la manie ou à la monomanie. Elle présente trois degrés : 1° affaiblissement des facultés intellectuelles; 2° disparition de ces facultés, l'instinct étant conservé; 3° disparition de l'intellect et de l'instinct (*automatisme*). Les individus en démence sont incapables d'attention, de comparaison et de jugement.

E. L'*idiotisme* n'est autre chose que l'absence congénitale de l'intelligence. Il coïncide presque toujours avec un défaut de développement du cerveau. Il présente trois degrés : 1° l'*imbécillité*, où il y a quelques idées, elle permet de remplir quelques occupations simples; 2° l'*idiotisme*, qui ne comporte que des déterminations instinctives, sans raisonnement aucun; 3° l'*automatisme*, c'est-à-dire absence de toute espèce d'action intellectuelle et instinctive, les fonctions végétatives seules s'exécutant. Les automates n'ont même pas l'instinct de leur conservation; on est obligé de les faire manger; ils sont étrangers à toute sensation agréable ou douloureuse.

Causes de l'aliénation. — Elles sont très diverses, quoique peu connues au fond. On les distingue en *physiques* et en *morales*. Les premières sont les affections cérébrales chroniques, telles que l'épilepsie, l'ivrognerie, la caducité, la misère, l'onanisme, l'excès de travail, les coups et blessures, l'irritation excessive du cerveau; les secondes consistent dans les chagrins, l'amour, la jalousie, l'ambition, l'orgueil, la religion mal entendue, la politique, la frayeur, etc. Comme cause prédisposante par excellence, notons l'hérédité, sans oublier l'influence des saisons, du tempérament, de la grossesse.

Au reste, l'étiologie de l'aliénation mentale nous conduirait dans de longs développements, dans lesquels il nous est impossible d'entrer.

Quant au *traitement de l'aliénation mentale*, c'est l'incertitude, l'impuissance en général.

Folie puerpérale.

Il est une forme ou variété d'*aliénation mentale* connue sous le nom de *manie* ou *folie puerpérale*. Elle se montre chez les femmes nouvellement accouchées. — Sa *cause* prédisposante est évidemment l'état de couches et l'allaitement, mais le plus souvent elle est déterminée par des écarts de régime, des peines morales, l'impression du froid, le sevrage brusque.

Cette maladie, assez rare, paraît dépendre d'une *surexcitation cérébrale associée à un grand épuisement du système nerveux;* elle s'annonce souvent par un changement dans le caractère, l'irascibilité, l'inquiétude, l'indifférence pour l'enfant. Le langage et la conduite de la mère font bientôt apercevoir le trouble de la raison; le délire éclate. Des symptômes de monomanie infanticide, des hallucinations, la perversion des sens, des phénomènes d'hystérie se manifestent quelquefois; rien n'est variable comme les troubles cérébraux, il faut renoncer à les décrire. Du côté des autres fonctions, le trouble le plus fréquent est la suppression de la sécrétion laiteuse et des lochies, quoiqu'elle ne soit pas constante; c'est une constipation opiniâtre, un amaigrissement rapide. Le pouls est tantôt fréquent, tantôt à peu près normal. Après une durée qui varie entre quinze jours et six mois, pendant lesquels le délire persiste, la maladie cède en même temps que s'opèrent le rétablissement des menstrues, des évacuations abondantes ou tout autre phénomène critique. Mais lorsque le délire est aigu, intense, avec refus des boissons (*frénésie*), la mort est presque inévitable.

Le *traitement* consiste en *révulsifs* internes et externes; tisanes purgatives, *émétique en lavage*, *calomel* ou encore infusion de séné additionnée d'un sel neutre, lavements, *sinapismes*, ventouses aux cuisses et à la nuque (Esquirol). Bain pendant huit, dix et douze heures, et emploi en même temps de l'irrigation. (Brierre de Boismont). — Il est indiqué quelquefois d'appliquer des sangsues aux cuisses, à la vulve, aux oreilles. L'enfant doit être séparé de sa mère, cela va sans dire. On satisfait aux indications imprévues qui se présentent.

Paralysie générale. — Paralysie des aliénés.

A. Il s'agit ici d'une forme d'*aliénation mentale* dans laquelle certains désordres de la motilité, du mouvement, viennent dominer ceux de l'intelligence. Cette paralysie est toujours symptomatique d'une lésion cérébrale propre aux *déments*; la langue est le premier organe affecté; les mots sont mal articulés ou avec incertitude, bégaiement; la langue, la commissure des lèvres, les traits du visage se dévient; la parole devient presque inintelligible, la mémoire se perd, l'esprit est paresseux. On peut observer une dilatation inégale des pupilles. A ces symptômes se joignent de l'incertitude dans la marche. Les jambes sont plus affectées que les bras (ce qui est le contraire dans l'hémiplégie). L'altération de l'intelligence précède ordinairement celle de la motilité ; mais quelquefois c'est l'inverse ; ou bien encore les deux altérations commencent simultanément. Le début est souvent obscur, très lent dans sa marche ; dans d'autres cas la maladie fait de rapides progrès. Des congestions cérébrales surviennent qui augmentent les accidents ; le rectum, la vessie, les muscles du pharynx tombent en paralysie, ce qui annonce une mort prochaine.

B. Les *causes* principales de la paralysie générale sont, en sus de l'hérédité, les fatigues intellectuelles, les excès vénériens ; en fait de *lésions organiques*, des adhérences des méninges à la substance corticale sous-jacente, développement accidentel des vaisseaux de la pie-mère, dégénérescence atrophique de la substance corticale de la partie antérieure du cerveau, etc.

La *durée* est de trois à quatre ans, avec intermittences de troubles, lesquels vont pourtant en augmentant. Guérison inespérée.

C. Traitement. — Il se distingue en *moral* et en *physique*. Le premier se compose de moyens qui s'adressent à l'intelligence et aux passions des aliénés, ils varient nécessairement selon ces dernières ; le second consiste dans l'emploi combiné des *émissions sanguines*, des *purgatifs*, des vomitifs, *des bains*, *douches*, affusions, etc. Contre la *manie*, ce sont les émissions sanguines, les bains tièdes, les dérivatifs intestinaux, les exutoires, les affusions froides sur la tête, etc., qu'il faut mettre en usage. Il faut surtout attaquer les causes de la maladie. — Pour la *monomanie*, recourez aux moyens moraux : réprimez les passions fortes, excitez les faibles, occupez l'esprit, procurez des distractions, flattez, menacez, selon les cas. — Dans la *démence*, il n'y a que des soins hygiéniques à prodiguer. — Quant à l'*idiotie*, étant due à une malformation cérébrale, elle est tout à fait incurable.

Il est une forme de paralysie spécialement caractérisée par l'impossibilité de garder l'équilibre pendant la marche, c'est la *paralysie agitante*. Nous en renvoyons le tableau au chapitre des affections de la moelle épinière.

Considérations médico-légales.

Les affections mentales présentent une grande importance au point de vue de la liberté morale et de la responsabilité des actes commis pendant leur durée. En effet, tous les jours se présentent devant les tribunaux ces questions : Quel est le degré de lésion des facultés intellectuelles nécessaire pour constituer la démence légale ? à quels signes reconnaître le dérangement de l'intelligence et comment le constater pour n'être pas dupe d'allégations de folie simulée ou prétextée ?

En DROIT CIVIL : Opposition peut être formée au mariage d'un individu en démence, etc. (C. Civil, art 173 et 174.) — Il n'y a pas de mariage lorsqu'il n'y a pas de consentement ; il n'y a pas de consentement s'il y a démence : or, le mariage contracté sans le consentement libre des deux époux, ou de l'un d'eux, peut toujours être attaqué par les époux ou par celui des deux dont le consentement n'a pas été libre. (C. C., art. 146 et 180.) — L'interdiction d'un individu majeur, qui est dans un état habituel d'imbécillité, de démence ou de fureur, doit être prononcée lors même que cet état présente des intervalles lucides. (C. C., art. 489.) — Pour faire une donation entre-vifs ou par testament, il faut être *sain d'esprit* (Art. 901). Mais un individu peut n'être pas sain d'esprit, peut être sous l'influence d'une passion violente sans pour cela être affecté d'imbécillité, de démence ou de fureur.

En DROIT CRIMINEL : « Il n'y a ni crime ni délit lorsque le prévenu était en état de démence au temps de l'action, ou lorsqu'il a été contraint par une force à laquelle il n'a pu résister. Il faut entendre ici par le mot *démence* toute espèce de lésion des facultés intellectuelles ou morales, par conséquent la manie, la monomanie, l'imbécillité et l'idiotisme. La démence n'est pas considérée comme une excuse, car une *excuse* suppose un crime ou un délit, et le Code a décidé qu'il ne peut y avoir ni crime ni délit où il n'y a pas liberté morale, qu'il n'y a lieu dès lors à aucune pénalité, que l'accusé ne peut être condamné qu'aux réparations civiles. »

Bien que nous n'ayons fait pour ainsi dire qu'indiquer les principales espèces d'aliénation mentale, nous ne pouvons revenir sur ce sujet avec tous les développements que nécessite le point de vue nouveau sous lequel nous l'examinons. Les fous, même les *maniaques*, ne sont pas continuellement en délire, en proie à l'agitation et à la fureur ou plongés dans une sombre et effrayante mélancolie ; la plupart au contraire ont des idées, des passions, des déterminations volontaires, sont susceptibles d'éprouver la joie, la peine, la honte, la colère, la frayeur. Leurs actions les plus extravagantes sont presque toujours fondées sur quelques motifs, déraisonnables, il est vrai, mais raisonnables à leurs yeux, ils ont la conviction que tout ce qu'ils sentent et tout ce qu'ils pensent est vrai, juste et conforme à la raison. Quelques-uns cependant sentent le désordre de leurs idées et de leurs affections, et s'affligent de n'avoir pas une volonté assez forte pour les réprimer. Ils sont sujets à des paroxysmes d'agitation, d'emportement et de fureur, dus aux *hallucinations*. Dans la manie, nous l'avons dit déjà, le désordre primitif paraît être dans l'intelligence : c'est le désordre de la pensée qui entraîne celui des affections morales.

Dans la *monomanie*, au contraire, les idées dominantes sont relatives aux passions, aux affections, plutôt qu'aux facultés intellectuelles. Le monomaniaque commet involontairement des actions qui paraissent d'autant plus répréhensibles que ses facultés intellectuelles ne présentent aucun désordre le plus souvent. Il est poussé par un instinct aveugle, un penchant irrésistible : il vole, il brûle, il tue, il verse son propre sang, tout en sentant quelquefois l'horreur de semblables actions. Une domestique demande en grâce à sa maîtresse de sortir de sa maison : elle lui avoue que toutes les fois qu'elle déshabille l'enfant confié à ses soins, pour qui elle a pourtant la tendresse d'une mère, elle éprouve un désir presque irrésistible de l'éventrer. Un homme doux, aimable, d'un mérite distingué, tourmenté de désirs homicides, se prosterne tous les jours au pied des autels, implorant la bonté divine pour qu'elle le délivre d'un penchant aussi atroce, dont il n'a jamais pu se rendre compte. (Marc.) Bouton, épileptique, est accusé du crime de castration sur de jeunes enfants : Je l'ai fait, c'est vrai, dit-il, et l'on me mettrait en liberté que je ne pourrais, la guillotine fût-elle là, m'empêcher de recommencer.... A la vue d'un petit garçon, le sang me bout dans les veines, me remonte à la tête....

Lorsque la monomanie existe avec trouble des facultés intellectuelles, il est facile de le constater ; mais dans les autres cas, la chose est plus embarrassante. Il faut s'enquérir du motif qui a pu porter l'accusé à commettre l'attentat ; s'il ne paraît pas qu'on puisse l'attribuer à la vengeance, à l'amour, à la jalousie ou à la haine, l'aliénation est présumable. Les magistrats et les hommes de l'art doivent examiner avec soin toutes les circonstances passées et présentes qui tendraient à constater la folie, telles que les actions, les écrits, la conversation, le caractère, le tempérament lui-même, etc.

Une autre question est de savoir si l'on ne devrait pas admettre, en principe, que tout homme qui a conscience de son être peut résister à ses penchants lorsqu'ils révoltent les sentiments naturels, et doit puiser des motifs de résistance dans la crainte du châtiment, dans les devoirs sociaux et religieux. Malheureusement, des faits multipliés prouvent que l'homme n'a pas toujours son libre arbitre et que la monomanie n'est pas « une chimère, un fantôme évoqué pour arracher des coupables à la juste sévérité des lois ou pour priver arbitrairement un citoyen de sa liberté. » Il est vrai que certaines variétés sont difficiles à constater, à reconnaître, parce que l'on ne peut fixer le point où finit la passion et où commence la folie. Mais si l'expérience des hommes qui ont fait une étude particulière des aberrations mentales est nécessaire pour reconnaître l'*existence* de la folie, le bon sens d'un homme judicieux ne suffit pas, quoi qu'on en ait dit.

Le législateur a donc été sage en ne distinguant pas entre l'aliénation générale et l'aliénation particulière ; celle-ci doit exclure la culpabilité toutes les fois qu'il est prouvé qu'elle existait au moment de l'attentat. Nous en dirons autant de la *folie transitoire*. Des médecins d'aliénés admettent en effet, aujourd'hui, qu'en dehors de la démence, de la manie et de la monomanie, il existe une folie *instantanée*, passagère, qu'ils appellent *transitoire*, et en vertu de laquelle un individu, sain d'esprit jusqu'alors, au moins en apparence, peut se livrer tout à coup à un acte homicide et rentrer aussi subitement dans l'état de raison. En voici l'exemple :

« Le 10 novembre 1854, un jeune homme à peine âgé de dix-neuf ans, le fils d'un des négociants les plus considérables et les plus honorables de Bordeaux, dînait avec son père qu'il chérissait, et sa belle-mère pour laquelle il avait conçu dès l'âge de neuf ans de l'éloignement d'abord et plus tard une aversion devenue de plus en plus profonde.

« Le dîner auquel devaient assister quelques amis se passe sans incidents. Au dessert, le jeune Jules quitte la table. Il se rend au salon pour se chauffer. Le feu n'y avait pas été allumé. Il monte à sa chambre, prend son fusil et son chapeau de paille pour aller faire une promenade dans la campagne, ainsi qu'il en avait l'habitude après son dîner, lorsqu'une pensée de suicide qui depuis un mois le tourmentait, surgit tout à coup dans son esprit, et tout à coup aussi se change en la pensée de tuer sa belle-mère.

« Il jette son fusil, va chercher dans la chambre de son frère deux pistolets chargés depuis trois semaines, sans savoir comment ils l'ont été, alors qu'il a sous la main ses propres pistolets qu'il a chargés la veille.

« Il descend dans la salle à manger, s'approche de sa belle-mère encore à table avec son mari, et lui décharge un des pistolets à la tempe.

« Mme R.... s'affaisse ; le jeune homme recule, reste immobile appuyé contre le mur. Son père se lève pour se jeter sur lui, lorsque se réveille dans l'esprit de Jules le sentiment de sa propre conservation. Il fuit alors à travers la cuisine, au milieu des domestiques, qui accourent au bruit de la détonation, et il s'écrie : « Je suis un fou, un insensé, je viens de tuer ma belle-mère ! »

« Il sort de la maison, se rend chez le commissaire de police, et s'y constitue prisonnier, tout en lui rapportant les circonstances du fait.

« Avant ce meurtre, et jusqu'à ce meurtre, la vie de ce jeune homme avait été régulière, on pourrait dire exemplaire : il fuyait même les jeunes gens de son âge ou les fréquentait peu, malgré son immense fortune. Il remplissait tous ses devoirs de fils ; il avait tous les rapports affectueux de frère ; son travail était régulier chez un banquier.

« Si l'acte que le jeune Jules avait commis avait été un acte de folie, il y avait donc eu chez ce jeune homme un passage brusque, rapide, instantané de la raison à la folie, comme un retour instantané de la folie à la raison. C'était donc là un exemple très tranché de cette espèce de folie que l'on a nommée *transitoire*.

« Où avait été dans ce cas la limite entre la raison et la folie? Par quelles nuances d'altérations les facultés intellectuelles avaient-elles passé pour opérer une pareille transition et atteindre des extrêmes si opposés? Voilà ce que nous aurons à rechercher, dit Devergie (1). Toujours est-il que le jury de la cour impériale de Pau, à laquelle l'affaire fut renvoyée, adoptant la manière d'interpréter le meurtre que lui avaient soumise MM. Gintrac et Delafosse (de Bordeaux), Calmeil, Tardieu et Briand, a considéré le jeune Jules comme ne jouissant pas de son libre arbitre au moment de l'action, car il a prononcé un verdict d'acquittement pur et simple. »

Nous croyons utile de donner quelques renseignements sur les formalités à remplir pour le *Placement d'aliénés*.

Lorsque le malade a reçu à domicile sans succès les soins appropriés et que l'état général s'aggrave par le fait du refus des aliments, de l'insomnie, etc., lorsque les voisins se plaignent, le médecin traitant doit conseiller le placement dans un établissement spécial. Il propose ordinairement une consultation et appelle en général un aliéniste compétent. Celui-ci prouve ou que le malade sera facilement curable à domicile en suivant le programme thérapeutique qu'il

(1) Sur la *folie transitoire*.

indique, ou que le placement dans un établissement est indispensable, et alors il l'impose avec autorité et signe seul ou mieux avec le médecin traitant le certificat exigé par la loi.

Si le malade n'a que d'insuffisantes ressources et si son absence momentanée est capable d'amener la gêne à son foyer, il faut faire taire les généreux sacrifices offerts par les parents et prescrire l'internement dans un asile public. En ce cas, à Paris, le certificat médical est porté au commissaire de police, qui fait discrètement une enquête sommaire dans le quartier, et le malade est envoyé à l'infirmerie spéciale des aliénés, près le Dépôt de la préfecture de police, quai de l'Horloge, afin d'y être soumis à un examen médical définitif par les médecins commis à cet effet.

Si le malade n'est pas reconnu suffisamment aliéné, il est immédiatement rendu à la liberté. Dans le cas contraire, il est conduit dans un asile public et mis aussitôt en observation et en traitement.

Lorsque le malade a des ressources pécuniaires et lorsqu'il appartient à une famille aisée ou riche, le médecin ordinaire et le médecin consultant décident le placement dans une maison de santé, et, après délibération entre eux, ils remettent aux parents du malade une liste de trois ou quatre asiles privés, car ils s'abstiennent d'ordinaire d'en désigner un nominalement plutôt qu'un autre. La liste des établissements proposés est dressée d'après le mérite clinique du médecin appelé à diriger le traitement, d'après la réputation d'honorabilité dont jouit la maison, d'après le prix de pension qui peut être servi et enfin d'après certaines convenances particulières, telles que l'éloignement ou la proximité de l'établissement, le niveau social des hôtes habituels de chaque maison, etc., etc. L'un des parents ou amis du malade visite les asiles privés qui lui ont été recommandés, et, lorsqu'il a fait son choix définitif, il signe une demande d'admission, dépose le certificat médical et s'entend avec le directeur de la maison de santé sur le mode de transfèrement de l'aliéné et sur le jour et l'heure de l'entrée.

Toutes les formalités sont alors accomplies. C'est au médecin de la maison de santé qu'il appartient désormais de prendre la haute main et de recourir à telle ou telle médication efficace, selon l'âge, le sexe et la constitution du malade, la saison, la variété de l'affection délirante et les chances de curabilité.

§ II. — Maladies de la moelle épinière.

Elles constituent un groupe extrêmement important et grave par les effets produits; car ces maladies interceptent tout courant nerveux dans les parties du corps qui reçoivent leurs nerfs des régions de la moelle situées au-dessous de la lésion de celle-ci. Ainsi, sensibilité, motilité, volition, peuvent être abolies : le principe excitateur des muscles est souvent atteint de façon qu'il en résulte des mouvements désordonnés, des convulsions. Quant aux facultés de l'ordre psychique, elles demeurent sauves généralement, par la raison que le cerveau n'est point atteint.

Il faut distinguer les maladies de ce groupe, suivant qu'elles intéressent les méninges, c'est-à-dire les membranes d'enveloppe de la moelle, ou la substance même de celle-ci. Dans ce dernier cas principalement, les altérations fonctionnelles du gros cordon nerveux s'étendent aux deux côtés du corps; pourquoi cela? parce que la lésion s'étend au delà du centre de ce cordon.

Nous avons vu que la pathologie du cerveau montre le contraire ; le cerveau, en effet, se compose de deux hémisphères volumineux, et la lésion, par conséquent, ne peut guère les atteindre simultanément, à moins de résider à la naissance du bulbe rachidien (I, p. 84, *C*) : c'est pourquoi la paralysie d'origine cérébrale est bornée à un seul côté, côté opposé à celui qu'occupe l'altération. L'histoire des affections cérébrales, précédemment étudiées, doit nous aider à comprendre le mécanisme des troubles fonctionnels des affections de la moelle épinière.

Les maladies que nous devons passer en revue, dans ce chapitre, sont : la *méningite spinale* (inflammation des méninges rachidiennes) ; la *myélite* (inflammation de la pulpe nerveuse) ; l'*hydrorachis* (hydropisie) ; la *rachialgie* (névralgie de la moelle); le *tétanos* (névrose de ce cordon); l'*ataxie locomotrice* (sorte de folie musculaire) ; le *tabes*. Enfin les *piqûres*, *cancer*, *tumeurs*, *compression*, *abcès*, *commotion de la moelle*, affections chirurgicales plus rares, dont nous n'avons pas à parler d'une manière spéciale.

Méningite rachidienne.

Arachnoïdite spinale.

La *méningite rachidienne* (*spinale*) consiste dans la phlegmasie de l'arachnoïde et de la pie-mère de la moelle spinale.

Causes. — Exercices fatigants, efforts, impression du froid humide, violences extérieures, une métastase rhumatismale. Elle complique quelquefois la méningite cérébrale, et alors elle présente une physionomie et des conditions de causalité toutes spéciales. (V. *Méningite cérébro-spinale.*) Elle est beaucoup plus fréquente chez l'homme que chez la femme.

A. Sauf la différence de siège, une grande analogie existe entre les altérations tant anatomiques que fonctionnelles de la méningite *spinale* et celles de la méningite *cérébrale.* Les désordres de sensibilité et de motilité des organes qui reçoivent leurs nerfs de la moelle épinière ne peuvent être rapportés qu'à une affection de ce gros cordon nerveux, car ses membranes d'enveloppe (*méninges spinales*) n'ont pas d'autre objet que de le protéger; et comme il s'agit de leur inflammation, non de celle du tissu propre de la moelle épinière, il s'ensuit que cette dernière est vivement impressionnée par la phlegmasie méningienne. C'est qu'en effet, la moelle devient le siège d'inflammation (*infl. diffuse*), bien différente de celle qui constitue la myélite ci-après. En un mot, il y a entre l'arachnoïdite spinale et la myélite la même différence qu'entre la méningite cérébrale et l'encéphalite.

B. La méningite ou arachnoïdite spinale débute par des *prodromes*, tels que malaise, fourmillements dans les membres; d'autres fois est subite. Elle se caractérise essentiellement par une douleur rachidienne aiguë, une raideur tétanique des muscles avec exaltation de la sensibilité générale. Quand il existe en même temps une phlegmasie des enveloppes du cerveau, il s'y joint des troubles cérébraux, et alors la maladie présente le double caractère de *méningite cérébro-spinale.* La douleur est plus ou moins aiguë, étendue ou limitée. Les muscles sont pris de contractions convulsives ; celles-ci se montrent à la face si la phlegmasie occupe la partie supérieure de la moelle, aux membres dans les autres cas. Le pouls est fréquent, fébrile; la respiration difficile à cause du trouble de motilité des muscles de la cage thoracique ; la peau est baignée de sueur.

Cette affection terrible présente des rémissions et des exacerbations dans sa marche ; les phénomènes de contracture, de paralysie vont en augmentant, *paralysie* due, comme dans la fièvre cérébrale, à l'épanchement séro-purulent qui se fait dans la cavité de l'arachnoïde. La mort est la terminaison ordinaire.

Quelquefois, la maladie passe à *l'état chronique*, causant de vives douleurs dorsales, de l'incertitude dans les mouvements, de la maigreur, une *paraplégie* plus ou moins prononcée, suivant le point spinal affecté.

C. Traitement. — La méningite spinale réclame les *antiphlogistiques*, l'*opium* et les *révulsifs*. On saigne le malade qui a le pouls plein, fort; on applique surtout un grand nombre de sangsues le long de la colonne vertébrale, sur le point douloureux, ou bien on les remplace par des ventouses scarifiées. Administrez en même temps de petites doses de calomel à l'intérieur, faites des frictions mercurielles répétées sur l'épine. C'est, comme l'on voit, le même traitement que pour la fièvre cérébrale. — Seulement, sachez que *l'opium à haute dose* (15, 20, 30, 50 centigrammes) peut rendre de grands services dans la maladie qui nous occupe, tandis qu'il serait plutôt nuisible dans la méningite encéphalique.

Dans la période de collapsus, compression de la moelle épinière, c'est aux *vésicatoires*, *cautères*, *moxas*, qu'il faut recourir.

Méningite cérébro-spinale. — Méningite épidémique.

A. Sous le nom de *méningite épidémique* on a décrit une inflammation spéciale de la moelle et du cerveau (*méningite cérébro-spinale*), inflammation infectieuse se rattachant à un état général considéré comme un *typhus microbien*.

La seule *cause* qui puisse être signalée d'une manière positive, comme favorisant le développement de cette terrible affection, c'est l'encombrement des hommes. Elle est contagieuse, puisque l'on ne peut expliquer autrement sa propagation au voisinage du foyer de l'épidémie; partant, elle est infectieuse, essentiellement microbienne. Le foyer épidémique ne se trouve guère que dans les casernes, parmi les troupes des garnisons, d'où la maladie s'étend parfois à la population voisine. — On a pourtant observé des méningites cérébro-spinales *sporadiques*, c'est sans doute que le micro-organisme manque de puissance dans ces cas.

B. Les *symptômes* sont rapides dans leur marche. La maladie paraît frapper de préférence les jeunes soldats, sans doute parce qu'ils sont moins acclimatés et habitués aux fatigues du métier. Elle se présente sous deux formes, *inflammatoire* ou *typhoïde*. Elle débute par une douleur rachidienne, de la céphalalgie, du délire, avec sensibilité exagérée, raideur tétanique des muscles, crampes, renversement de la tête en arrière; la respiration est suspirieuse, le pouls ralenti ou très fréquent; apparition de taches violacées à la peau; amaigrissement rapide. Nous ne pouvons que signaler les principaux symptômes de cette redoutable maladie, qui se termine presque toujours par la mort (4 fois sur 5). La convalescence est en tout cas pénible, très longue; cependant le rétablissement se fait sans laisser d'infirmité consécutive, comme altération de mémoire, d'intelligence ou de quelque sens, ce qui n'existe pas toujours dans la méningite ordinaire.

C. Traitement. — Il consistait en *saignées*, *sangsues*, *ventouses*, employées le plus près possible du début de la maladie; on a prôné les *évacuants*, le *sulfate de quinine*, les *mercuriaux*. Mais l'*opium* à haute dose est, après les émissions sanguines, le moyen le moins infidèle. — A l'annonce d'une épidémie, il faut vite évacuer la caserne, qu'on soumettra ensuite à la plus profonde désinfection.

En améliorant la position hygiénique des soldats, on fera disparaître cette maladie terrible, déjà bien rare, grâce aux progrès de l'hygiène.

Myélite.

Paraplégie.

A. La *myélite* est l'inflammation de la substance propre ou pulpe nerveuse de la moelle épinière; elle peut en affecter n'importe quel point, depuis le *bulbe* jusqu'à la *queue de cheval* (I, p. 85, *b*), étant circonscrite, locale et non diffuse, comme dans la maladie précédente. Ses caractères anatomiques sont : au premier degré, injection sanguine; au second, ramollissement; au troisième, suppuration. L'altération débute le plus souvent par la portion centrale (substance grise); elle en occupe ordinairement un espace limité; les méninges participent fréquemment à l'inflammation.

Causes. — Elles consistent dans des violences extérieures, coups, chutes, blessures; des fatigues excessives; l'ostéite vertébrale; l'influence du vice rhumatismal; les excès vénériens, etc.

B. Symptômes. — La myélite est aiguë ou chronique. La forme *aiguë* débute par un engourdissement ou des fourmillements dans les orteils ou les doigts, suivant le siège de la lésion; par de la gêne et de la raideur dans les mouvements. Ces premiers phénomènes, qui sont de courte durée, prédisent des troubles plus ou moins graves de la motilité, pour qui connaît les usages de la moelle épinière. (I, p. 176, *C*). Une douleur se fait sentir bientôt en un point du rachis, au niveau du siège de l'altération; douleur fixe, mais qui n'est appréciable souvent qu'à la pression exercée sur les apophyses épineuses des vertèbres. D'autres douleurs émanant par irradiation de la première ou indépendantes, se font sentir dans le tronc et dans les jambes, jusqu'à la plante du pied. Des symptômes de *paralysie* ne tardent pas à se manifester, apparaissant aux membres inférieurs, au rectum, à la vessie, aux muscles abdominaux de la poitrine ou des bras, suivant le siège de la lésion ; car l'on sait que les parties qui reçoivent leurs nerfs des points de la moelle situés au-dessous de cette lésion perdent le mouvement et le sentiment, puisqu'elles ne sont plus en communication avec le cerveau. Le plus souvent la paralysie atteint les membres inférieurs (*paraplégie*), comme nous le verrons ci-après.

L'inflammation du cordon rachidien peut exister sans réveiller beaucoup de réaction ; cependant l'état aigu s'accompagne ordinairement d'un appareil fébrile assez intense : soif, inappétence, constipation alternant avec de la diarrhée. L'urine présente quelquefois une modification alcaline, qui paraît due à une complication phlegmasique du côté des reins. L'intelligence reste intacte ; elle ne se trouble que dans les derniers moments, car la mort, terminaison ordinaire, survient au bout d'un temps très variable.

C. Traitement de la myélite aiguë. — Si le sujet est de bonne constitution, recourez à la saignée, aux sangsues, ventouses scarifiées, etc., sur le siège de la douleur. Embrocations narcotiques, cataplasmes, laxatifs ; opium à l'intérieur. Bains prolongés. Vers la fin, vésicatoires, cautères, etc.

Myélite chronique. — Paraplégie.

A. Cette forme de *myélite* est à marche lente, et beaucoup plus fréquente que la précédente ; elle débute petit à petit, et sauf l'intensité, ses *causes* et *symptômes* sont ceux de l'état aigu. Les pertes séminales excessives la produisent le plus souvent. La paralysie en est l'effet inévitable, frappant les deux côtés du corps, vu que la lésion atteint les deux moitiés de la moelle. Elle commence par les membres inférieurs, ce que l'on désigne par *paraplégie*. Et si la lésion siège au-dessus du point d'où naissent les nerfs sacrés, la vessie et le rectum tombent aussi en paralysie ; alors il se produit une *rétention* ou une *incontinence* d'urine et des matières fécales ; siège-t-elle plus haut, elle devient plus grave encore, parce qu'elle paralyse un plus grand nombre d'organes ; l'on comprend, enfin, qu'elle soit promptement mortelle lorsqu'elle atteint la moelle allongée, puisque alors toutes les paires de nerfs rachidiens sont privées de l'influence nerveuse cérébrale. La *sclérose* en plaques en est le caractère saillant.

Il se peut que la myélite ne paralyse qu'un côté du corps, côté correspondant, répétons-le, à celui de la moelle lésée. La *sensibilité* est-elle seule affectée, c'est que la lésion est bornée aux faisceaux ou cordons *postérieurs* de la moelle ; si au contraire la *motilité* est atteinte, le mal siège dans les faisceaux *antérieurs*. (I, 175, *A*.)

B. La myélite chronique est une maladie très grave ; mais elle peut durer un grand nombre d'années, lors même que la paraplégie est complète. Chose étrange, les paraplégiques conservent une assez bonne santé, à part le manque d'usage des jambes. Ils nourrissent un imperturbable espoir de guérison, qui se réalisera, disent-ils, malgré le pronostic et l'insuffisance du médecin : douce illusion que la lecture de cet ouvrage doit, hélas ! dissiper. La faiblesse des membres inférieurs est plus ou moins prononcée, suivant le degré de l'altération ; certains paraplégiques peuvent se soutenir, marcher en s'aidant de bâtons ou de béquilles ; d'autres sont dans l'impossibilité de faire le moindre mouvement ; leurs jambes sont dans un état de raideur, d'œdème, avec contractures musculaires, ou résolution complète. Cet état s'améliore quelquefois, parce que la lésion peut s'atténuer, disparaître ou se cicatriser ; le plus souvent cependant le mal continuant de faire des progrès, la mort vient mettre un terme à l'existence de ces pauvres malades, dont une moitié du corps était déjà pour ainsi dire morte, et qui végétaient dans un état de *marasme*, sujets à la *rétention d'urine*, aux *eschares* gangréneuses au sacrum, etc.

C. La *paraplégie* peut dépendre d'un simple *ramollissement* de la moelle épinière, analogue au ramollissement cérébral sans travail inflammatoire (III, p. 15) ; mais il est impossible d'affirmer que c'est cette altération plutôt que la myélite chronique qui constitue la maladie. Heureusement, l'incertitude est sans le moindre inconvénient au point de vue du traitement.

D. *Traitement de la myélite chronique et de la paraplégie*. — Nous avons dit qu'il faut attaquer vigoureusement, à son début, l'inflammation *aiguë* de la moelle épinière par l'appareil des *antiphlogistiques*, afin d'éviter, s'il se peut, la seconde et la troisième périodes, qui sont suivies nécessairement de paralysie et de mort.

Dans la myélite *chronique* c'est le même traitement au début, moins actif pourtant. Aussitôt que des fourmillements se manifestent dans les orteils, appliquez *ventouses* et *sangsues*, bientôt après des *révulsifs*. Plus tard, lorsqu'on a lieu de croire que l'inflammation est éteinte, recourez aux *révulsifs* les plus énergiques, tels que *moxas*, cautères appliqués sur les côtés du rachis dans la région lombaire ; aux *stimulants*, *bains sulfureux* ou alcalins, douches de même nature. A la *paraplégie* on oppose le massage, l'électricité, la *strychnine*, le seigle ergoté. Mais, hélas! que peuvent ces moyens contre la désorganisation de la substance nerveuse, cachée profondément dans un canal osseux à parois épaisses, et si peu disposée à réparer ses lésions?

Paralysie agitante.

Perte de la faculté de garder l'équilibre pendant la marche; un seul côté est affecté. Début insidieux. Tremblement d'abord limité à une main, au pouce, etc.; il est peu marqué, transitoire au début, mais il croît peu à peu, et ce sont des mouvements incohérents, à flexion et extension alternatives. La tête est penchée en avant, le tronc lui-même l'est un peu. Traits du visage immobiles, regard fixe, expression de tristesse. Quand le malade veut marcher, il hésite d'abord, puis s'avance à petits pas, et comme entraîné en avant et obligé d'aller plus vite qu'il ne veut. Du reste nutrition bonne, sensibilité cutanée intacte. L'affaiblissement augmente jusqu'à la paralysie. Guérison rare. Rien de fixe dans les caractères anatomiques. *Traitement* inconnu.

Tétanos.

On donne le nom de *tétanos* (de *teïnein*, tendre) à une névrose caractérisée par une convulsion tonique, tension et rigidité persistante, douloureuse, de plusieurs ou même de tous les muscles soumis à la volonté, sans trouble de l'intelligence. Le point central de cette affection ne peut être que dans la moelle épinière, organe excitateur des muscles de la vie animale; mais quelle en est la nature? On hésite entre inflammation, diffuse ou circonscrite, et névrose. C'est tantôt l'une, tantôt l'autre, ainsi que le montrent les lésions anatomiques ou leur absence. Toutefois l'opinion générale est que le *tétanos* est une névrose du cordon rachidien, bornée peut-être à la moelle allongée, en tous cas d'essence microbienne. (Verneuil.)

A. Causes. — Variations du milieu ambiant, traumatisme (plaies, blessures, amputation), telles elles sont. Le tétanos est plus fréquent dans les contrées méridionales et septentrionales que dans les pays tempérés; on sait qu'il décime les enfants nouveau-nés sous le ciel des tropiques. Mais il disparaît peu à peu devant les progrès de l'hygiène. On le dit maintenant infectieux et contagieux. Les personnes qui fréquentent, soignent les chevaux, sont exposées à cette affection, car ces animaux recèlent le *bacille* spécial qui la leur communique.

B. Symptômes. — Le tétanos soit idiopathique, soit traumatique, débute brusquement, ou d'une manière lente, par de la raideur dans le cou, la tête et la mâchoire inférieure. Bientôt se montrent des mouvements convulsifs qui, d'abord rares, deviennent de plus en plus répétés et nombreux : ils peuvent s'étendre à tous les muscles des fonctions de relation. Alors le corps tout entier est raide, droit ou courbé, suivant l'action prépondérante des muscles contractés ; il est immobile et ne peut être soulevé que tout d'une pièce ; des douleurs déchirantes et des crampes très pénibles se font sentir avec des temps de rémission et d'exacerbation. Le pouls est faible, peu fréquent, quelquefois irrégulier, rarement fébrile. La figure est contractée, déformée. Dans l'état le plus grave, comme la poitrine ne peut se dilater librement par suite de la contraction convulsive des muscles inspirateurs, la respiration est plus ou moins difficile. Quelquefois il y a évacuation des fèces et de l'urine par l'effet de la convulsion des muscles abdominaux ; dans d'autres cas, au contraire, les sphincters resserrés s'opposent invinciblement à ces évacuations. La déglutition est difficile, impossible quelquefois, les muscles du pharynx étant eux-mêmes convulsés, et la salive s'écoule au dehors sous forme de bave. Mais l'intelligence reste intacte, à moins de complication de méningite ou d'encéphalite.

C. Lorsque le tétanos est borné à certaines régions musculaires, il reçoit un nom spécial : c'est le *trismus* lorsqu'il est limité aux mâchoires, qui sont alors serrées avec la plus grande force ; l'*opisthotonos*, quand les muscles extenseurs contracturés renversent le corps en arrière ; l'*emprosthotonos*, quand le corps est renversé en avant ; enfin le *pleurosthotonos*, si le tétanos est latéral.

Le *pronostic* du tétanos est extrêmement grave ; il l'est surtout lorsque la maladie a pour origine une blessure, une plaie chirurgicale. Il tue en huit jours au plus ; passé ce terme, il y a grande chance de guérison. La mort survient le plus souvent par une véritable asphyxie, due à l'immobilité des puissances respiratoires. Quand une sueur abondante se manifeste, c'est phénomène de bon augure : l'auteur a vu un bûcheron qui, ayant essuyé la pluie toute une journée, fut pris de tétanos le soir et chez qui une sueur extrêmement abondante se déclara, suivie d'amélioration et finalement de guérison.

D. Traitement. — Il doit être très énergique. Les *antiphlogistiques*, les *narcotiques* et les *révulsifs* en feront la base. Si le sujet est robuste, sanguin, faites une saignée, appliquez surtout sangsues et ventouses le long du rachis. En cas de myélite, ces moyens seraient encore plus nécessaires. — L'*opium* jouit surtout d'une grande réputation contre le tétanos *idiopathique :* on le donne à haute dose, 10, 15, 25, 30 centigr., en plusieurs fois dans la journée, en augmentant progressivement. Le tétanos *essentiel* grave, dont l'auteur parle ci-dessus, paraît avoir cédé au laudanum. Demeurant loin du malade à la campagne, il confia à la garde un flacon de cette teinture ; on lui en fit prendre jusqu'à 150 gouttes par jour. — Forget a guéri un tétanos à l'aide de *frictions mercurielles*, à la dose de 30 grammes d'onguent, continuées pendant cinq jours : il a employé aussi avec avantage les *inhalations de chloroforme*. — D'autres médecins vantent les *vomitifs* et les *purgatifs*, mais comment les administrer quand il y a serrement insurmontable des dents ?

Dans le tétanos *symptomatique*, traumatique, on devra *surveiller* la plaie, débrider et lotionner avec liquides antiseptiques, extraire les corps étrangers, calmer l'irritation dont elle est le siège ; en même temps recourir à l'*opium* à l'intérieur. Or, c'est dans ces cas où survient la complication de gangrène septicémique (microbienne) qu'on a proposé d'amputer membre ou tissu qui en est le siège.

Tétanie.

L'appellation de *tétanie* s'applique au *tétanos intermittent,* affection considérée par d'autres pathologistes comme une névrose autonome. Mais, en réalité, il n'y a rien de précis dans les causes, symptômes et caractères anatomiques de cette affection, quoiqu'on y ait vu l'influence de la glande thyroïde dans sa production. Il s'agit de contractions tétaniques intermittentes, qui se reproduisent à l'occasion d'une piqûre ou contusion, etc. — Narcotiques, électricité, bromures à l'intérieur.

Ataxie locomotrice.

Tabes.

Névrose caractérisée par l'impossibilité de coordonner les mouvements des membres inférieurs. Est atteint d'*ataxie locomotrice* celui qui, pouvant remuer ses membres à volonté, ne peut en diriger les mouvements avec précision vers le but qu'il se propose d'atteindre. Selon une expression pittoresque, c'est une sorte de folie musculaire. Cette maladie a pour caractère anatomique l'*atrophie des cordons postérieurs* de la moelle épinière, qui sont de plus jaunâtres, vitreux, ou la *sclérose* en plaques. — Le vice syphilitique, ou rhumatismal, ou alcoolique, en est souvent le principe originel.

B. Symptômes. — Un des premiers prodrômes de l'ataxie locomotrice consiste dans l'apparition soudaine d'une *douleur fulgurante* aux membres, douleur rapide, fugace, localisée dans un espace restreint et pouvant se répéter 20, 100 fois et plus dans un jour. Se déclare souvent une incontinence d'urine et des pertes spermatiques nocturnes. On a noté aussi diverses autres paralysies passagères, telles que celles de la 6e et de la 3e paire de nerfs, d'où strabisme convergent ou divergent. Cette maladie apparaît dans la partie moyenne de la vie. Le sexe féminin en est exempt. Une fois qu'elle est confirmée, le symptôme *douleur* musculaire augmente en même temps que survient de l'*anesthésie* dans les organes des sens. Le malade, s'il ferme les yeux, ne distingue plus sa gauche de sa droite. Il ne peut régler, coordonner ses mouvements. Il lui semble, en marchant, qu'il n'appuie pas sur un sol résistant. C'est une décadence physique presque générale. Cependant les fonctions intellectuelles comme les nutritives restent presque intactes. L'affection est *chronique*, lente. Pourtant, au bout de quelques mois ou années survient l'amaigrissement; l'*anesthésie* gagne la bouche, la langue, les joues, les mains; le dépérissement s'accentue et la mort termine ce long drame.

Diagnostic. — Au commencement de la maladie, il serait possible de confondre l'ataxie locomotrice avec la chorée, si on oubliait que dans la première il y a toujours des douleurs musculaires vives, *fulgurantes*, et que ce n'est qu'au moment où la volonté veut déplacer un membre qu'elle s'accuse, tandis que dans la chorée les mouvements désordonnés ont lieu au repos, malgré la volonté. Et puis, quelles différences sous tant d'autres rapports !

C. Traitement. — Il est peu certain : Douches de vapeur, bains sulfureux ; opium, belladone, antipyrine contre les douleurs ; petits vésicatoires volants. Le *nitrate d'argent* s'est montré efficace (nitr. d'arg. 5 centigr. ; mucilage de gomme q. s., pour dix pilules) : une à trois pilules par jour pendant un ou deux mois. L'*iodure de potassium* peut guérir l'ataxie locomotrice d'origine syphilitique. L'*hydrothérapie* modère la marche de la maladie et en retarde la terminaison fatale. — Nous nous dispensons de parler de la *suspension*, qui pourtant aurait été mise en usage à la Salpêtrière, où elle aurait produit certaines améliorations dans l'état des malades.

Tabes.

On désigne ainsi (de *tabescere*, être en marasme) une maladie chronique de la moelle épinière, qui aboutit fatalement, par une progression lente, à une déchéance de l'organisme. Elle offre deux formes : le *tabes ataxique* ou ataxie locomotrice, dont il vient d'être question et le *tabes spasmodique*.

Celui-ci n'est entré dans la nosographie classique du système nerveux que depuis quelques années. La lésion consiste dans une sclérose (II, p. 369) symétrique et primitive des cordons latéraux de la moelle. Elle donne lieu aux accidents caractéristiques de toute sclérose latérale : contractures spasmodiques, exagérations des réflexes, trépidation épileptoïde ; mais sans un phénomène d'atrophie musculaire, caractère spécifique, ni trouble de la sensibilité.

Au début, parésie des membres inférieurs, lourdeur et faiblesse des mouvements. Plus tard, raideur des membres sous forme d'accès ; parfois trépidations spontanées pouvant être provoquées ; puis enfin rigidité des membres qui sont appliqués l'un contre l'autre. Les pieds ne se détachent du sol que difficilement, et ils produisent, dans la progression, un bruit de frottement, s'accrochant au moindre obstacle (démarche spasmodique). Tout cela va en augmentant ; les membres supérieurs offrent de la rigidité, ils s'appliquent de chaque côté du tronc.

Le tabes dorsal, beaucoup moins commun que l'ataxie, est plus rare aussi chez l'homme de trente à quarante ans que chez la femme. La mort arrive par suite d'une affection intercurrente, très souvent par phtisie pulmonaire.

Causes. — De même espèce que celles de l'ataxie locomotrice. — *Traitement* tout aussi vain que dans celle-ci. Hydrothérapie, pointes de feu, bromures, courants électriques, tout peut être essayé.

Rachialgie.

Tabes dorsalis.

Le sens propre du mot *rachialgie* signifie douleur rachidienne, ou siégeant le long de la colonne vertébrale. Mais une douleur n'est point une maladie, c'est un symptôme qui peut dépendre d'une foule d'états morbides de la moelle, des vertèbres ou des parties molles, comme la céphalalgie qui, elle, se rattache à plusieurs maladies de diverses natures. Pour nous, rachialgie veut dire état de souffrance de la moelle épinière, idiopathique, c'est-à-dire sans lésion organique proprement dite, de même que migraine signifie douleur cérébrale nerveuse. C'est donc d'une *névralgie du cordon rachidien* qu'il s'agit.

Causes : masturbation, pertes séminales abondantes, allaitement chez les femmes faibles, tout épuisement. — Les douleurs sont sourdes ou aiguës, mais d'une nature spéciale, difficile à définir. Quand elles s'accompagnent de symptômes de consomption, de marasme, elles constituent le *tabes dorsalis* des anciens. Il y a souvent des fourmillements dans les extrémités, de l'engourdissement, de la faiblesse, de l'incertitude dans les mouvements, de la paralysie dans les membres inférieurs; mais lorsque cela a lieu, on doit supposer l'existence d'une altération de la moelle épinière et on a affaire alors à une myélite.

Ainsi *tabes* est un mot latin conservé en français pour exprimer la consomption, la phtisie, l'épuisement, le marasme, quelle qu'en soit la cause, mais plus spécialement les effets d'un état pathologique de la moelle épinière. (V. *Myélite chronique.*)

Si la rachialgie est purement nerveuse, due à l'épuisement, cas difficile à distinguer du premier, un *régime tonique*, les *ferrugineux*, des *frictions* stimulantes, les bains sulfureux sont indiqués. S'agit-il plutôt d'une lésion de la moelle, c'est au *traitement de la myélite*, de la carie vertébrale, etc.; qu'il faut recourir.

Hydrorachis. — Spina-bifida.

Hydropisie rachidienne.

L'*hydrorachis* consiste en une collection de sérosité dans l'enveloppe séreuse de la moelle épinière; état morbide dont il est d'ailleurs impossible d'établir les caractères pendant la vie. On lui attribue : comme *symptômes*, certaines paraplégies passagères; et pour *causes*, l'albuminurie, les métastases, l'hydropisie générale.

L'hydrorachis est quelquefois *congénitale*, on la désigne sous le nom de *spina-bifida*. Cette forme consiste dans une tumeur molle, due à une collection de sérosité renfermée dans l'arachnoïde de la moelle épinière et qui fait hernie à travers un écartement des lames et des apophyses épineuses des vertèbres. C'est une *hydropisie circonscrite* du canal rachidien, dont la *cause* consiste dans un vice de conformation ou de développement.

La tumeur du *spina-bifida* est quelquefois très petite; dans d'autres cas, elle égale le volume d'une tête d'enfant. Elle existe avec ou sans complication d'hydrocéphale. Elle se montre le plus souvent dans les régions lombaires, et s'accompagne ordinairement de paralysie des membres inférieurs. Presque toujours la mort en est la terminaison.

Pour *traitement* : comprimer légèrement la tumeur à l'aide d'une *pelote concave* appropriée à sa forme, et d'un bandage convenable. On a essayé la ponction suivie d'*injections iodées* dans la tumeur, comme s'il s'agissait d'une hydrocèle.

§ III. — Maladies des nerfs cérébro-spinaux.

Sachant que les nerfs du cerveau et de la moelle ont pour fonctions de régler la sensibilité générale et les impressions spéciales qui se dirigent de la périphérie du corps vers le centre de perception, et que, d'autre part, ils dirigent le principe volition et motilité sur les organes à faire mouvoir, nous comprendrons que les troubles fonctionnels résultant de leurs maladies doivent consister principalement dans une diminution ou abolition de la sensibilité et de la mobilité des parties qui reçoivent les épanouissements de ces fils nerveux. De là en effet *anesthésie*, *paralysie* de ces mêmes parties et altération des sensations qui s'y manifestent. Toutefois rarement résultent une exaltation ou une perversion des fonctions propres au cerveau, quand celui-ci reste indemne.

Les maladies des nerfs sont : la *névrite* (inflammation), les *névralgies* (irritation nerveuse), les *névrômes* (tumeurs particulières), la *paralysie*, l'*anesthésie*, les *plaies*, *déchirures*, etc.

Névrite.

Par *névrite* on désigne l'inflammation des nerfs; mais il faut s'entendre : il s'agit de l'inflammation occupant spécialement le névrilème. Ainsi comprise, cette maladie est rare, comparée à la *névralgie* qui, elle, au contraire, est extrêmement fréquente. — C'est presque toujours à une *cause* traumatique, une plaie ou déchirure, que la névrite se rattache. — Une douleur vive, siégeant sur le trajet d'un nerf et augmentant par la pression ; la sensation d'un cordon dur, noueux, douloureux, formé par le nerf enflammé lorsqu'il est superficiel; un sentiment d'engourdisssement et même de paralysie, soit du sentiment, soit du mouvement, ou de tous les deux à la fois dans les parties où se subdivise ce nerf, tels sont les *symptômes* de cette affection, qu'il n'est pas toujours facile de distinguer de la névralgie. — Le *traitement* consiste en applications de *sangsues*, cataplasmes *narcotiques;* bains, onctions mercurielles ; vers la fin, *vésicatoires* volants, etc., tout cela étant appliqué sur le trajet douloureux du nerf enflammé.

Névralgies des cordons nerveux.

Après avoir étudié la *névralgie* considérée en général (II, p. 314), la névralgie cérébrale elle-même, voici le moment de parler des névralgies des cordons nerveux et de leurs divisions ; ce sont d'ailleurs les plus importantes à connaître.

Les nerfs les plus exposés à la névralgie sont : ceux de la cinquième paire, ceux émanant du plexus brachial, les intercostaux, les lombaires, les nerfs du scrotum et du testicule, les sciatiques, le crural, les extrémités nerveuses cutanées (*dermalgie*). Quant aux névralgies de certains viscères internes (estomac, foie, vessie, etc.), elles seront étudiées lorsque nous nous occuperons de la pathologie de ces organes.

Névralgie de la cinquième paire. — Névralgie faciale.

Tic douloureux.

A. Le nerf principal de *la cinquième paire* ou quelqu'une de ses divisions, frontal sous-orbitaire, maxillaire inférieur, est fréquemment le siège de douleurs névralgiques, auxquelles on a donné autrefois le nom de *tic* parce qu'elles s'accompagnent souvent de petits mouvements convulsifs des muscles de la face. *Névralgie faciale* est leur nom commun.

Dans ces névralgies les douleurs sont de deux sortes : tantôt fixes, contusives, siégeant au point où le nerf sort du crâne et que la pression exaspère ou réveille ; tantôt aiguës, lancinantes, suivant le trajet de la branche nerveuse et de ses ramifications. Ces dernières constituent le caractère spécial de la névralgie. La douleur, qui est intermittente ou rémittente, est vive, brûlante, quelquefois atroce. La peau est ordinairement sans changement de couleur et le pouls sans mouvement fébrile ; mais les muscles de la face sont parfois agités d'un tremblement qui justifie le titre de *tic*. Dans les violentes exaspérations, les fonctions vue, olfaction, ouïe sont troublées. La douleur s'étend, s'irradie plus ou moins loin, se manifeste par des accès de quelques minutes, après lesquels elle se circonscrit dans les points douloureux primitifs.

Cette névralgie n'existe que d'un côté de la face ; la douleur varie de siège, suivant la branche nerveuse affectée. Ainsi la névralgie *sus-orbitaire* naît au trou sus-orbitaire, où est son foyer principal, et suit le nerf de même nom dans les téguments du front ; la *sous-*

orbitaire se comporte de même, s'irradiant sur le nez, dans la paupière inférieure, la lèvre supérieure ; la *dentaire* suit le trajet du nerf de même nom, étant causée le plus souvent par quelque dent cariée. La névralgie *orbitaire* provoque quelquefois l'œdème des paupières, leur rougeur, du larmoiement, le coryza de la narine correspondante. — La névralgie *dentaire* supérieure produit souvent l'hypersécrétion salivaire, l'ébranlement des dents, etc. Toutes ces affections sont sans gravité proprement dite.

B. Traitement. — Il rentre complètement dans celui que nous avons indiqué précédemment ; mais il est encore plus incertain dans la névralgie faciale que dans les autres, parce que l'on se décide difficilement à appliquer sangsues, ventouses et vésicatoires sur la figure. Les *narcotiques* (belladone, stramonium, opium) ; les *antispasmodiques* (oxyde de zinc, valériane) ; les *pilules de Méglin* (2, 4, 6 à 8 par jour) en forment la base. On a recours avec avantage au *sulfate de quinine* lorsque la névralgie revient par accès périodiques, voire même sans cela ; aux *ferrugineux*, quand il existe en même temps un état anémique ou chlorotique. L'électroponcture, préconisée par Magendie, n'a pas réussi à tout le monde ; l'*électricité* est un agent modificateur puissant qu'il faut essayer. — On a vanté dans ces derniers temps une médication bizarre, consistant à toucher la voûte palatine, près des dents, avec un pinceau imbibé d'ammoniaque au 25° degré et qu'on laisse en place jusqu'à ce qu'on ait provoqué un abondant larmoiement. — Les applications de *chloroforme* sur le point douloureux peuvent être efficaces. L'*antipyrine* a eu aussi sa vogue. On sait combien les *injections hypodermiques* de ces divers agents médicamenteux sont fréquemment employées.

Une métastase goutteuse ou rhumatismale, une carie dentaire, un embarras gastrique, une exostose syphilitique, la présence d'un corps étranger dans les tissus, dans l'oreille, peuvent être la cause de la douleur par action réflexe : il faut attaquer ces causes diverses, surtout extraire la ou les dents cariées. Hufeland prétend qu'un excellent moyen consiste à lancer de l'eau froide sur la partie malade aussi souvent que la douleur se reproduit, avec une petite seringue, jusqu'à ce que le calme se soit fait. Une foule d'autres remèdes, tant internes qu'externes, ont été préconisés et abandonnés tour à tour. Et quelle décevante richesse thérapeutique !....

Lorsque la maladie résiste à tout et influe d'une manière fâcheuse sur le moral et la santé du patient, on a recours à la cautérisation ou même à l'excision du nerf, en ayant soin d'en enlever quelques millimètres afin d'empêcher la soudure des deux extrémités et la reproduction des douleurs. Mais heureusement on en arrive rarement à cette douloureuse extrémité.

Névralgie cervico-occipitale.

Les *branches postérieures des trois ou quatre premières paires cervicales* sont quelquefois le siège de névralgie. La douleur s'étend vers l'oreille, et se dissémine sur la partie postérieure de la tête, du cou, allant même jusqu'à l'épaule : le point douloureux le plus constant se trouve entre l'apophyse mastoïde et les premières vertèbres cervicales. — Comme *traitement*, vésicatoires volants, *pilules de Méglin*, anesthésie locale, *cautérisation*, antipyrine, etc.

Névralgie cervico-brachiale.

Névralgie du bras.

Suivant le nerf affecté, cette névralgie est appelée *radiale*, *cubitale*, *musculo-cutanée* ou *médiane ;* elle se manifeste par des *élancements* qui vont de l'extrémité supérieure du membre à l'inférieure ; dans la névralgie *cubitale*, les deux derniers doigts de la main sont le siège de fourmillements douloureux ; dans la névralgie *radiale* l'engourdissement et la douleur occupent le pouce. — On traite ces névralgies comme les précédentes.

Névralgies intercostales.

A. Ces névralgies ont pour siège les *branches antérieures* ou les *postérieures des nerfs dorsaux* et leurs divisions, mais plus spécialement les rameaux cutanés ou perforants, lesquels sont au nombre de trois : l'un de ces rameaux se réfléchit sur les côtés des apophyses épineuses, et traverse les masses musculaires pour s'épanouir sur la peau ; les deux autres, qui émanent de la branche antérieure, sont constitués, le premier par les filets perforants antérieurs du rameau dit *intercostal*, filets qui deviennent superficiels au niveau du bord du sternum ; le second, par le rameau cutané qui, émergeant au milieu de l'intervalle qui sépare la colonne vertébrale du sternum, envoie en avant et en arrière des filets superficiels qui vont s'anastomoser avec ceux que fournissent les deux autres rameaux. (I, p. 94, *C*.)

Causes. — Ce sont celles des névralgies en général. Mais la *névralgie intercostale* paraît être plus fréquente chez les femmes que chez les hommes; elle se rattache ordinairement à un trouble de la menstruation ou à une affection quelconque de la matrice. Elle se manifeste aussi très souvent, à titre de complication ou de phénomène secondaire, dans le zona, l'hystérie, la chlorose, l'anémie, etc. Elle se montre le plus ordinairement à gauche, occupant le cinquième ou le sixième nerf intercostal.

B. Symptômes. — Ils ne présentent rien d'essentiellement caractéristique. Disons d'abord que le nom de la maladie doit être pris au singulier. Une douleur continue et sourde, avec des *élancements* irréguliers, distingue cette affection, qu'on reconnaît aussi en promenant le doigt et pressant légèrement sur les côtés de la colonne vertébrale, ce qui fait exécuter au patient un mouvement de sensation pénible au moment où on arrive sur le point douloureux. La douleur suit le trajet de la branche nerveuse endolorie. Dans les cas légers, il n'y a aucun trouble des fonctions de la respiration ni de la circulation ; mais lorsque la maladie est très intense, on observe des palpitations, une certaine difficulté de respirer, et il peut survenir consécutivement une pleurésie latente d'un caractère insidieux. — La maladie est de *longue durée* en général.

C. Le *traitement* se compose d'une ou de plusieurs applications de *sangsues*, ou de *ventouses scarifiées*, *vésicatoires* volants *loco dolenti*, selon l'acuité des douleurs. Le vésicatoire saupoudré de *morphine* est le meilleur moyen à employer. Dans les cas bénins, des frictions avec une flanelle imprégnée de vapeur de benjoin, ou avec le *liniment ammoniacal*, suffisent. Le sulfate de quinine ne doit être oublié dans aucune névralgie. Faut-il parler aussi des *injections hypodermiques*, etc. ? On doit, chez la femme, s'enquérir de l'état de l'utérus et y porter remède.

Névralgie ilio-scrotale.

C'est la névralgie du testicule. Nous en parlerons plus tard.

Névralgie fémoro-poplitée. — Sciatique.

A. La *névralgie fémoro-poplitée* est la névralgie du nerf sciatique. L'action du froid humide en est la *cause* ordinaire : aussi mérite-t-elle réellement le nom de névralgie *rhumatismale*. La sciatique est plus fréquente chez l'homme que chez la femme, très rare avant l'âge de puberté. Les habitants de la campagne, qui l'appellent *fraîcheur*, en sont fréquemment atteints. Chez les riches, la sciatique complique souvent la goutte, ou mieux elle en est une forme particulière (*goutte sciatique*).

Elle est quelquefois symptomatique d'un *névrôme* situé sur le trajet du nerf sciatique ou à sa naissance, et se rattache souvent à une compression exercée sur le plexus sciatique par une tumeur dans le bassin, un squirrhe, ou par des hémorrhoïdes volumineuses, etc.

B. Symptômes. — La sciatique débute par une sensation d'engourdissement, de pesanteur, de froid dans l'une des deux jambes : le membre est lourd, se meut difficilement. Bientôt de la douleur se manifeste ; elle naît au point où le nerf sciatique sort du bassin ; elle accompagne ce cordon nerveux dans une étendue variable, souvent dans toute la partie postérieure de la cuisse, de la jambe, et jusque dans la plante du pied. (N. fémoro-poplitée.) Les malades sont condamnés au repos, tant les mouvements exaspèrent le mal ; ceux qui peuvent marcher le font en boitant. Les uns souffrent moins couchés que levés, pour d'autres c'est le contraire. Il n'y a ni changement de couleur à la peau, ni fièvre. La douleur revient par crises, dont les paroxysmes n'ont rien de régulier et sont influencés par les phénomènes météorologiques. La pression exercée avec les doigts sur le trajet du nerf provoque (mais pas toujours) de la douleur en plusieurs points autour du bassin, le long de la cuisse ou de la jambe (*foyers douloureux*). La maladie a une *durée variable ;* ses récidives sont fréquentes. Cependant elle est sans gravité, malgré sa ténacité.

C. Traitement. — Lorsque la douleur est légère, peu étendue (ce n'est souvent qu'une sensation d'engourdissement diffus), les *frictions excitantes* avec le *liniment volatil* ou le *baume Opodeldoch*, l'application d'un cataplasme *sinapisé*, peuvent suffire. Est-elle plus intense, il convient d'appliquer des *sangsues* ou des *ventouses* scarifiées ; si la maladie résiste, il faut recourir aux *vésicatoires* appliqués successivement sur les points où règne la plus vive douleur, et c'est particulièrement à la naissance du nerf sciatique, hors du bassin. Le vésicatoire sera *volant*, si la névralgie cède ; dans le cas contraire, on l'entretiendra pendant quelque temps.

L'*opium* calme la douleur ; on le prescrit à l'intérieur (en pot., pil. ou inject.), et à l'extérieur sous forme de pommade. Le *sulfate de quinine* s'oppose au retour des accès périodiques. Il y a une foule de *liniments* calmants ou excitants qu'on peut mettre en usage selon les cas. L'*huile de térébenthine* à l'intérieur (12 grammes dans un looch, dont 3 ou 4 cuillerées par jour) a été préconisée par Récamier. Les *bains*, utiles dans certains cas, ne réussissent pas dans d'autres. Le malade doit se couvrir de flanelle, éviter le froid et l'humidité, provoquer la transpiration. Dans les cas rebelles, anciens, on a recours aux *bains térébenthinés,* aux *eaux thermales*, à l'*hydrothérapie* (douches écossaises), à l'*électricité*, voire même à la cautérisation transcurrente, au moxa.

Dermalgie. — Hypéresthésie cutanée.

La *dermalgie*, névralgie de la peau, affecte les divisions nerveuses microscopiques épanouies dans l'enveloppe cutanée. C'est une douleur superficielle d'une partie plus ou moins étendue de la peau; elle s'observe le plus souvent aux membres, sans qu'il y ait rougeur, ni pâleur, ni aucune altération particulière. C'est à la suite d'un refroidissement ou d'une grande fatigue musculaire que cette sensibilité excessive se développe, et qui se transforme bientôt en une douleur brûlante s'exaspérant toutes les demi-minutes environ. — Néanmoins, il ne s'agit que d'un léger accident qui cède à un *bain* chaud ou à quelques *onctions* anodines (laudanum, baume tranquille, etc.).

Névralgie erratique.

La *névralgie erratique* consiste dans des *douleurs* vagues qui disparaissent après avoir duré quelques jours, pour se porter successivement sur divers points plus ou moins éloignés les uns des autres; elles n'ont presque jamais la même intensité que dans les névralgies à siège fixe, déterminé. — Ces douleurs, vagues et fugaces, peuvent être identifiées à celles causées par certains *rhumatismes chroniques ambulants*, sur lesquels les vicissitudes atmosphériques exercent une si grande influence. — Soins hygiéniques, flanelle; frictions, etc.

Névralgie du névrôme.

Quelques auteurs ont donné le nom de *névrôme* à de petites *tumeurs sous-cutanées*, circonscrites, très douloureuses, qui se développent dans le tissu propre des nerfs ou entre les filets qui les constituent. Elles se présentent tantôt sous forme de tubercules durs, mobiles, roulants sous la peau, tantôt sous celle de tumeurs plus ou moins apparentes à la vue ou au toucher, constituées par un tissu grisâtre et comme fibro-cartilagineux. D'autres pathologistes refusent le nom de névrôme à ces tumeurs, dont la nature nerveuse est loin d'être démontrée; ils appellent ainsi de petits renflements d'un tissu dur, grisâtre, qui se développent sur le trajet des nerfs et semblent formés par une sorte de végétation dans l'intérieur du névrilème. — Dans tous les cas, il faut enlever ces productions morbides, car elles sont extrêmement douloureuses, et peuvent dégénérer en cancer.

Paralysie des nerfs de la face.

Ces paralysies se révèlent par cessation non seulement du mouvement, mais aussi de la sensibilité des muscles faciaux. Elles peuvent être bornées à la face, comme aussi elles sont concomitantes avec celles des membres. Dans le premier cas, elles sont purement idiopathiques, c'est-à-dire sans lésion du cerveau, tandis que dans le second cas, il faut les rattacher à une affection cérébrale.

Or, les paralysies idiopathiques de la face se montrent le plus souvent dans les parties où se distribuent le facial, le trifacial, les moteurs oculaire commun et oculaire externe (t. I, p. 89 à 91).

A. Le *nerf facial* est fréquemment le siège d'une paralysie *sine materia*, développée à l'occasion d'un refroidissement, d'un coup d'air humide et froid sur la joue. Elle débute brusquement, *sans douleur*, et de telle sorte que les malades ne sauraient pas qu'ils ont une joue immobile, s'ils ne se l'entendaient dire. Cette immobilité des muscles soumis au nerf facial rend la figure non seulement sans expression, mais en dessine une comique par le contraste entre les deux côtés, dont le non atteint continue ses mouvements musculaires. Du reste il n'y a ni fièvre, ni céphalalgie, ni douleur, mais seulement suspension des mouvements des paupières, des joues, des lèvres; mastication moins facile, difficulté d'articuler les *b* et les *p*. La maladie n'est bien apparente que quand le sujet veut rire, grimacer ou siffler. Elle se dissipe lentement, disparaît au bout d'un mois, six semaines au plus, à moins qu'elle ne dépende soit d'une affection des os, qui comprime le nerf facial, soit d'une lésion du cerveau ou d'une apoplexie (paralysie *symptomatique*). A ce sujet, rapportons le fait suivant publié par l'*Ami des sciences* : « Le nerf facial préside aux mouvements de la face, c'est lui qui donne à la physionomie ses différentes expressions, qui réfléchit en quelque sorte toutes les agitations de l'âme. Pour en donner la preuve expérimentale, Ch. Bell prit dans la ménagerie d'Exter-Change le singe le plus vif et le plus impressionnable qu'il put trouver, et lui coupa le nerf facial. Excité par la douleur, le pauvre singe se mit à grimacer avec un redoublement d'énergie, mais très exactement d'un seul côté de la figure, l'autre demeurant dans une complète immobilité.

« Personne assurément n'aurait eu l'idée de répéter cette expérience sur l'homme; mais la nature devait s'en charger. Toutes les personnes qui avaient été admises à voir le singe opéré par Ch. Bell avaient été frappées de l'étrange analogie que sa physionomie présentait avec celle d'un acteur alors fort en vogue à Londres et qui se donnait comme pouvant à volonté exprimer toutes sortes de passions d'un côté de sa figure, tout en maintenant l'autre moitié dans une parfaite immobilité. L'expérience de Ch. Bell donna le mot de l'énigme : on reconnut que cet homme, atteint d'une hémiplégie faciale par suite d'une lésion accidentelle du nerf moteur, tirait tout simplement parti d'une infirmité naturelle. »

Pour *traitement* de la paralysie : frictions avec le liniment ammoniacal, le baume Opodeldoch, l'huile de croton ; si cela échoue, *vésicatoire* en avant du conduit auditif externe. Il faut garantir la joue du froid, y entretenir une douce chaleur. Les émissions sanguines sont peu utiles. Comme on le voit, ce sont les *excitants externes* plutôt que les narcotiques qui conviennent dans une affection indolente par cause rhumatismale.

B. Paralysie de la 3e paire (1, p. 88, *C.*). — Abaissement de la paupière supérieure, avec strabisme externe, diplopie. — Sangsues, ventouses sur le front. Ne négliger ni le vomitif au début, pour peu qu'il y ait embarras gastrique, ni le sulfate de quinine si l'affection se montre intermittente.

C. Paralysie de la 6e paire. — Strabisme convergent subit, avec diplopie et affaiblissement de la vision. Le fond de l'œil présente quelquefois, à l'ophthalmoscope, des altérations.

D. Paralysie de la 5e paire. — Elle diffère de la précédente, en ce qu'elle produit la perte de la sensibilité (*anesthésie*), car le trifacial est un nerf sensitif, tandis que la paralysie de la 7e paire détruit le mouvement. Quand la 5e paire est paralysée, la peau est insensible ainsi que la conjonctive, la muqueuse nasale et la muqueuse buccale, etc. — Frictions irritantes, *vésicatoires* volants, etc. Rechercher la cause qui peut rendre la paralysie symptomatique.

Paralysies partielles.

Il n'est pas très rare de rencontrer des paralysies *limitées à un seul muscle :* le grand pectoral, le deltoïde, le grand dentelé, etc., en offrent souvent des exemples. Elles se rattachent la plupart du temps à une affection rhumatismale. — On les traite par les ventouses et par les *calmants*, quand il y a douleur ; par des *révulsifs* externes, des *douches* chaudes, sulfureuses, dans les cas chroniques, etc. Si la paralysie est due à la destruction du nerf qui se distribue aux muscles privés de mouvement, le cas est incurable.

Contracture idiopathique.

Nous avons dit quelques mots de la paralysie idiopathique de l'enfance (Voy.). La *contracture idiopathique* des muscles chez ces sujets a quelque chose d'analogue. Quant à la cause, elle doit consister en une affection de la moelle épinière ou des nerfs, mais c'est un point obscur. Il s'agit ici d'un état tétanique survenant lentement, précédé de courbature, de céphalalgie, de vertiges. La maladie se caractérise bientôt par des douleurs et des crampes, qui ont surtout pour siège les mollets ; elle peut s'étendre à un plus ou moins grand nombre de muscles, ceux du tronc, en particulier, et produire l'opisthotonos. Elle revêt parfois le type intermittent, les crises revenant aux mêmes heures et quelquefois annoncées par des prodromes ou une sorte d'*aura*, comme dans l'épilepsie. Dans ces conditions en apparence si graves, les fonctions de la vie organique peuvent s'accomplir avec énergie. La terminaison est d'ailleurs favorable.

Le *traitement* est inconnu. Mais cependant l'opium, le chloroforme, les frictions, l'hydrothérapie, devront être essayés.

Paralysie infantile.

Il s'agit là d'une affection siégeant ordinairement dans un seul membre, qui perd force, mouvement et s'atrophie. (*P. atrophique.*) *Cause anatomique* encore en discussion. Est-ce une inflammation locale, ou une myélite, ou une atrophie des cellules nerveuses des cornes antérieures de la moelle épinière? — *Traitement* inconnu.

§ IV. — Maladies du grand sympathique.

Nous venons de passer en revue la pathologie des deux premiers centres nerveux — le cérébral et le rachidien. C'est au tour maintenant du grand sympathique.

Mais tout d'abord une observation s'impose. Le cerveau et la moelle épinière président aux fonctions de relation, tandis que le sympathique étend plutôt son domaine aux fonctions de nutrition. Or, n'étant point encore arrivé à la pathologie de celle-ci, nous devrions scinder l'histoire des affections des centres nerveux. Mais heureusement nous pouvons nous soustraire à cette obligation en considérant que le grand sympathique revendique, comme appartenant à son domaine, certaines névroses, telles que les fièvres paludéennes, la rage, la colique saturnine, dans lesquelles le système ganglionnaire est en effet manifestement engagé.

Que si vous dites, lecteur, que voilà des états morbides de causes, d'essences bien diverses, nous répondons que toute sélection ou classification naturelle, autonome, des maladies est impossible, vu leurs connexions qui les soudent entre elles.

A. Situé profondément dans le corps, conséquemment soustrait aux causes pathogéniques extérieures, doué d'ailleurs de peu de sensibilité, presque indépendant du système cérébro-spinal, le *grand sympathique* est peu accessible aux états morbides par cause directe. Mais nous ne prétendons pas qu'il puisse n'être jamais troublé. Si les contusions, les blessures, l'inflammation, les lésions organiques ne l'atteignent pas, par contre il est accessible aux *névroses*. Or, les névroses ganglionnaires, soit limitées ou générales, sont l'effet *indirect* d'une altération du sang, d'un empoisonnement miasmatique, paludéen ou bactérien, etc. Mais dire en quoi consiste cette altération, quel est son mode d'action pour troubler l'innervation qui préside aux fonctions végétatives, involontaires, c'est là la difficulté. Il est généralement admis, en pathologie générale, que le sang subit de longues modifications avant qu'apparaissent les dérangements fonctionnels qui doivent en résulter, troubles qui se révèlent soit dans l'action nutritive, soit dans l'action sensitive des organes. Quant à se rendre un compte exact de ces effets, nous le répétons, cela ne se peut. On découvre assez bien les causes, mais leur manière d'agir (*pathogénie*) est et sera malheureusement toujours plongée dans les secrets de la vie, encore que la doctrine microbienne soit en train de les dévoiler.

B. Les *névroses du système ganglionnaire* sont nombreuses et graves en général. Elles sont graves parce que le trouble porte sur des fonctions essentielles à la vie, comme la circulation, la respiration, les sécrétions; tandis que les névroses cérébro-spinales portent sur des actions organiques moins nécessaires à l'existence végétative, à la vie proprement dite : cela ressort de l'étude comparée des deux systèmes nerveux, au point de vue physiologique (I, p. 95 et 375, *C*). Au reste, les troubles nerveux du grand sympathique se montrent souvent en même temps que ceux du cerveau, de la moelle épinière et des nerfs, qu'ils précèdent ou auxquels ils répondent par voie réflexe.

Étudions donc la fièvre intermittente et ses variétés (pernicieuse, larvée), la colique de plomb, le choléra, la rage; et terminons cette partie de pathologie, attribuable à une affection du grand sympathique, par le crétinisme.

Fièvre intermittente en général.

Fièvres des marais, paludéennes, malaria.

A. Toute *fièvre intermittente* est une réaction générale d'une durée limitée, car elle se calme, cesse, pour se reproduire à des intervalles rapprochés et à peu près égaux, entre lesquels règne un état de calme plus ou moins complet. On considère ce genre de fièvres comme étant une *névrose* du système ganglionnaire, caractérisée par des accès pyrétiques alternant avec des apyrexies, mais dont au fond la véritable nature est à déterminer, malgré la doctrine microbienne.

La *cause* de cet état morbide est le *miasme marécageux* respiré, une intoxication du sang due à des émanations végétales en décomposition, telles que celles qui s'élèvent des eaux croupissantes, de la vase des étangs et des marais, émanations insaisissables, sauf le microbe qui en est l'agent pathogène principal, mais qui, par voie de la circulation du sang altéré, retentissent sur l'innervation ganglionnaire et y portent le désordre, sans produire de modifications organiques spéciales du système nerveux ou d'autres organes, si ce n'est la rate qui se gonfle de sang. Sans doute, si nous pouvions déterminer la modification humorale ou organique dont dépend la fièvre intermittente, modification que nous faisons dépendre d'une intoxication spéciale des humeurs, nous classerions cette maladie parmi celles du système sanguin (*nosohémies*) ; mais dans l'incertitude, nous la rattachons aux organes dont le trouble est le plus saisissable, bien qu'il n'existe que secondairement à la lésion première. Or, les plexus du système nerveux ganglionnaire et leurs expansions et ramifications nous semblent être les organes affectés.

La fièvre intermittente est reconnue *microbienne*. Le microbe a été décrit par Laveran.

B. On distingue les fièvres intermittentes en *simples*, en *pernicieuses* et en *larvées* ou anomales.

Quant à l'explication de l'intermittence, on dit : Attribuant au centre cérébro-spinal le rôle prépondérant dans l'évolution des phénomènes, il y a lieu de croire que les éléments parasitaires provoquent dans la moelle épinière une irritation qui se traduit par un accès. Voilà pour le retour. L'irritation de la moelle étant épuisée après chaque accès, l'intervalle qui sépare l'un de l'autre représente le temps nécessaire pour que l'épuisement fasse place à une nouvelle irritation produite par une nouvelle genèse microbienne.

Le sulfate de quinine, vu sa puissante action dans les fièvres intermittentes, doit être le poison de leurs micro-organismes producteurs.

Fièvre intermittente simple.

La fièvre intermittente *simple* ou *commune* est celle dont les accès se passent sans complication de nature à la rendre méconnaissable. — Nous venons d'en indiquer les causes et expliquer l'intermittence. — Ajoutons qu'elle règne tantôt sporadique, tantôt épidémique, étant, dans ce dernier cas, microbienne.

A. Certaines opérations, le cathétérisme uréthral, par exemple, donnent lieu à des accès de fièvre à intermittence plus ou moins marquée. Mais de ceux-ci nous n'avons pas à nous occuper.

B. Symptômes. — Ils se divisent en trois périodes ou stades (froid, chaleur, sueur) dont la marche plus ou moins régulière donne lieu à des *accès* plus ou moins dessinés.

Période de *froid*. — Un *frisson* d'une intensité variable, avec horripilation, saillie des bulbes de la peau (*chair de poule*), tremblement et quelquefois claquement de dents, ouvre la scène ; dans certains cas ce n'est qu'un frissonnement, partiel ou général, à peine remarqué par le malade, et l'on dit alors que la fièvre *prend en chaud*. Quoi qu'il en soit, la peau est pâle, marbrée, les yeux caves ; le corps se rapetisse en quelque sorte ; un sentiment de constriction à l'épigastre, de douleur sourde dans la région de la rate, de l'oppression, quelquefois des vomissements se manifestent. Ces phénomènes se dissipent peu à peu, et sont bientôt remplacés par ceux qui caractérisent la réaction fébrile. Cette période de *froid* ou frisson dure un quart d'heure ou plus, jusqu'à cinq heures même ; durée moyenne, une heure. Disons aussi qu'elle peut manquer.

Période de *chaleur* ou *réaction*. Elle commence par les extrémités et se généralise peu à peu. Plus ou moins prononcée, elle s'accompagne de céphalalgie, avec chaleur âcre à la peau, injection des capillaires, voilà la fièvre. Le pouls, qui était concentré dans le stade de froid, prend de l'ampleur ; la face s'anime, parfois il y a de l'agitation, soif ardente. Puis la peau devient halitueuse (moiteur) et bientôt la troisième période commence.

Période de *sueur*. — Une moiteur plus ou moins abondante se montre d'abord à la tête, à la poitrine ; elle passe bientôt à l'état de sueur générale. La céphalalgie et la soif s'apaisent, le pouls perd de sa fréquence et de son ampleur ; les douleurs et l'anxiété disparaissent peu à peu ; les urines, excrétées en plus grande quantité que tout à l'heure, se montrent rouges, souvent bourbeuses (*urines cri-*

tiques); enfin, au bout de quelques heures le malade revient à son état primitif, sauf qu'il éprouve encore pendant quelque temps de la courbature et de la faiblesse. — La cessation de la fièvre (*apyrexie*) a une durée variable; l'accès revient ou tous les jours (fièvre *quotidienne*), ou tous les deux jours (fièvre *tierce*), ou tous les trois jours (fièvre *quarte*).

Les *accès* ne sont pas toujours aussi bien dessinés que nous venons de l'indiquer. Ainsi, le premier stade peut manquer ou du moins passer inaperçu; le second peut être masqué par quelque symptôme inaccoutumé, ce qui est plus rare. — Le *type* change quelquefois : de quotidienne qu'elle était, la fièvre peut devenir tierce, et *vice versâ*. Elle peut se compliquer d'un état inflammatoire, cas dans lequel le frisson est plus court, mais intense, la chaleur de durée plus longue et la sueur moins abondante. Elle peut se compliquer d'un état bilieux ou muqueux, etc.

Dans tous les cas, la durée des fièvres intermittentes est très variable, les unes disparaissent d'elles-mêmes au bout de quelques jours; d'autres ont jusqu'à quarante accès et plus. — Le pronostic n'a rien de grave en général; cependant quand elles ont duré très longtemps, ces fièvres sont suivies de phénomènes morbides consécutifs, tels que *couleur jaunâtre de la peau*, *engorgement de la rate*, *anasarque*, une espèce de *cachexie* d'un fâcheux augure.

C. Traitement. — Soins hygiéniques au cours de l'accès; administration du fébrifuge pendant l'apyrexie; traitement des accidents consécutifs; prophylaxie, telles sont les indications à remplir.

Les soins varient suivant le stade. Le frisson ordonne d'envelopper le malade de *linges chauds;* faites-lui prendre quelques tasses d'*une infusion chaude* de tilleul ou de feuilles d'oranger. La période de chaleur est-elle établie, on remplace ces boissons par d'autres légèrement *acidulées*, telles que limonade, solutions de sirop de groseilles ou de cerises, etc. Dans le stade de vive réaction et de chaleur âcre, le malade pourra boire froid, mais ces boissons seront tièdes dans le stade de sueur, car celle-ci est un phénomène-*crise* de la réaction fébrile. Si le malade était faible, épuisé, on lui donnerait vers la fin de l'accès quelques cuillerées d'un vin généreux.

Pendant l'apyrexie, la médication a pour objectif d'empêcher le retour de la fièvre, en administrant le *fébrifuge* par excellence, le *sulfate de quinine*, l'antipériodique le plus sûr. Le quinquina se donne ou plutôt se donnait en poudre à la dose de 8 à 15 grammes, délayée dans de l'eau, avant la découverte de son principe actif, la *quinine*, dont le sulfate est prescrit à la dose de 25, 50, 75 centigrammes et plus, en pilules, en solution, dans du sirop ou tout simplement dans du pain azyme ou de la gelée de groseilles, pour en masquer la saveur amère. Ce médicament doit être pris huit à douze heures au moins avant l'invasion attendue de l'accès ; cependant son administration tardive n'est pas sans effet, car si elle ne *coupe pas la fièvre* du premier coup, elle la modifie, la rend moins forte, et prévient souvent le second accès.

Quand l'état de l'estomac ne permet pas l'ingestion du sulfate de quinine par la voie buccale, ou si l'on craint d'augmenter l'irritation de cet organe, il convient d'administrer le médicament en *lavement*. On peut encore, chez les très jeunes enfants, auxquels l'amertume extrême du médicament répugne tant, l'appliquer aux aisselles, aux aines, sous forme de *pommade* (axonge 16, sulfate de quinine 8).

Il peut être indiqué de faire précéder l'administration du sulfate de quinine par un *vomitif*, quand il y a embarras gastrique ; autrefois on saignait les pléthoriques, indication qui se présentait assez rarement du reste. Ces moyens, agissant comme *perturbateurs*, suspendent quelquefois le cours de la maladie.

Les médecins du siècle dernier voulaient qu'on attendit au moins sept jours avant de donner le quinquina, parce que, disaient-ils, la fièvre est un mouvement dépuratoire qui exerce une heureuse influence sur l'organisme. Ce conseil, bien qu'ayant quelque chose de juste, ne doit pas être suivi : la fièvre intermittente est le résultat d'un empoisonnement miasmatique microbien, si l'on veut ; alors, du moment que l'on peut annihiler l'action toxique, il faut le faire le plus tôt possible, d'autant qu'en attendant on s'expose à voir survenir les redoutables accidents de la fièvre pernicieuse, ci-après décrite.

Dans la médecine des pauvres, on a jadis remplacé le quinquina, qui est cher, par l'*alkékenge*, la *petite centaurée*, l'*écorce de saule*, l'*absinthe*. — L'*arsenic* guérit certaines fièvres marécageuses *rebelles* au sulfate de quinine. Son emploi, introduit définitivement dans la pratique, réclame toutefois une grande circonspection. — Remarquons en passant que les remèdes qui *coupent* la fièvre agissent en attaquant le microbe pathogène et le terrassent.

D. Accidents consécutifs. — Un teint jaune, l'engorgement de la rate, des hydropisies, sont occasionnés par les fièvres intermittentes de longue durée ; des *amers*, des *toniques*, des *ferrugineux*, des *diurétiques*, des *frictions aromatiques*, sont alors indiqués. L'*engorgement de la rate* sera combattu par le sulfate de quinine à haute dose, combiné avec les ventouses sur la région splénique.

E. Prophylaxie. — Le meilleur moyen de se débarrasser d'une fièvre paludéenne interminable consiste à s'éloigner du pays où elle règne et où on l'a contractée. Le *changement d'air* fait plus, dans ce cas, que le meilleur fébrifuge, lequel *coupe* bien la fièvre, mais ne s'oppose pas toujours à son retour, à moins que son usage ne soit longtemps continué. La fièvre intermittente est une de ces affections qu'il est au pouvoir de l'homme de détruire en desséchant les marais, en assainissant les lieux, bourgs et villes, en améliorant la position des malheureux. Par ainsi on tue donc les microbes, direz-vous? Non, mais on détruit les conditions qui favorisent leurs réveil et pullulation.

Fièvre intermittente pernicieuse.

A. La *fièvre pernicieuse* est une affection intermittente accompagnée de symptômes *graves*, et qui se termine très souvent par la mort dans le cours de quelques accès, si elle n'est attaquée promptement par son spécifique, le sulfate de quinine. — A quelle *cause* rapporter cette gravité épouvantable? Sans doute à des miasmes plus délétères, plus concentrés, ou bien à une disposition particulière de l'économie qui rend leur action plus intense. Ces sortes de fièvres d'accès sont rares dans les contrées où il n'y a ni étangs, ni marais, ni canaux en voie de construction. La fièvre *simple*, bénigne, se voit à Paris, mais rarement, eu égard au chiffre de la population et des autres maladies; la fièvre *pernicieuse* y est presque inconnue. Peut-être cette dernière passe-t-elle quelquefois inaperçue, tant sa marche est rapide et insolite.

B. En effet, la fièvre intermittente *pernicieuse* ne présente pas de *stades* bien marqués, et la mort peut survenir dans leur immixtion. Tantôt c'est un ensemble de phénomènes graves, sans prédominance d'aucun d'eux; tantôt, au contraire, on ne remarque qu'un seul symptôme, mais très intense, un phénomène anormal, qui constitue alors le principal danger. La maladie emprunte son caractère si grave soit au phénomène refroidissement exagéré, soit à celui d'une sueur profuse (fièvre *algide*, fièvre *diaphorétique*), ou encore au désordre des fonctions du cerveau, du cœur, des poumons, de l'estomac, des intestins (fièvre *comateuse*, *apoplectique*, *délirante*, *syncopale*, *asthmatique*, *gastralgique*, *cholérique*, *dysentérique*, etc.). Ne pouvant décrire toutes les variétés de fièvres pernicieuses, nous nous bornerons à quelques remarques. La malignité ne se montre quelquefois qu'après un certain nombre d'accès; elle ne s'annonce pas toujours par des signes certains; on peut noter pourtant l'anxiété, l'altération des traits, le délire et surtout l'extrême faiblesse du pouls. L'apyrexie est rarement complète, la fièvre est presque toujours *subintrante*, presque continue.

C. Il faut donc se méfier de toute fièvre intermittente qui présente une intensité croissante à chaque accès, surtout lorsqu'on observe quelque symptôme inaccoutumé, tel qu'altération des traits, douleur vive en quelque point du corps, évacuation insolite, sommeil prolongé, alors même que ce sommeil paraît naturel. Une femme, dans l'accès de sa fièvre, avait paru dormir *longtemps*, ses parents n'avaient pas osé troubler son repos : elle s'éveilla ; elle rencontra Werlhoff dans la rue et le pria de venir la voir le lendemain, jour où elle attendait son troisième accès. Cet accès eut lieu en effet, mais il fut si violent que la malade succomba dans un coma apoplectique. Le *pronostic* est donc extrêmement fâcheux, surtout dans la forme *comateuse*, *algide* ou *syncopale*, et lorsque la maladie tend à passer au type continu. Quand les secours n'ont pas été prompts et efficaces, la *mort survient au troisième* ou quatrième accès : le refroidissement du corps, l'immobilité, la décomposition des traits, la disparition du pouls l'annoncent.

D. Le *traitement* doit être prompt et énergique. Il faut administrer le *sulfate de quinine* à dose élevée (1, 2 à 3 gram. en une ou deux fois). Soyez sur vos gardes ; dans le doute, *agissez toujours*, *donnez le sel quinique*, car il ne peut jamais nuire beaucoup, au contraire il peut sauver la vie.

Fièvre intermittente larvée.

On appelle *larvées* (de *larva*, masque, parce qu'elles sont cachées) des affections périodiques dont les accès ne sont marqués par aucun des trois stades des fièvres régulières, mais seulement par un symptôme plus ou moins grave, qui se reproduit à des intervalles déterminés. « C'est ainsi qu'on voit des douleurs dans diverses parties du corps, des symptômes d'apoplexie, d'épilepsie, de catalepsie, de chorée, ou bien une insomnie, un coma, un cauchemar, une cardialgie, de la soif, de la toux, des vomissements, des hémorrhagies, etc., se montrer périodiquement et avec le type propre aux fièvres intermittentes. Lorsque l'on voit ainsi apparaître périodiquement un des phénomènes graves que je viens d'énumérer, la fièvre est appelée *pernicieuse larvée*. Ces affections périodiques ne devraient pas être appelées *fièvres*, parce que, dans la plupart des cas, nul phénomène pyrétique ne les accompagne ; mais l'usage a prévalu. »

Les fièvres *larvées* et les *anomales*, quelque différence qu'il y ait entre elles et les fièvres régulières, sont dues aux mêmes causes (ci-dessus indiquées) et cèdent au même traitement ; seulement ce *traitement* doit être employé plus promptement et avec plus d'énergie dans les premières que dans les secondes, à cause de leur danger plus grand.

Nous répétons qu'il y a tout avantage à administrer le *sulfate* de quinine, même dans le cas d'incertitude de diagnostic.

Colique de plomb.

Colique des peintres, colique saturnine.

A. La *colique de plomb* est une maladie caractérisée par des douleurs abdominales plus ou moins vives, avec constipation opiniâtre, accompagnée de nausées, de vomissements, de crampes, lenteur du pouls ; la douleur abdominale est diminuée sous la pression ; il n'y a pas de fièvre. Nature et siège de cette affection sont peu connus. Nous la considérons comme une *névrose ganglionnaire*, consécutive à l'*intoxication* saturnine ; mais, ainsi qu'on va le voir par l'exposé des phénomènes morbides, cette névrose s'étend aussi au système nerveux cérébro-spinal.

En effet, nous trouvons : 1° du côté des intestins, parce qu'ils sont soumis à l'innervation ganglionnaire, une suspension de l'excitation muqueuse, un état névralgique très marqué, et une constipation difficile à surmonter ; 2° du côté des membres, ce sont des douleurs diffuses, quelquefois des crampes, des paralysies du sentiment et du mouvement ; 3° du côté du cerveau, dans les cas graves se manifestent du collapsus, du coma, du délire.

Causes. — La colique saturnine est exclusive aux individus qui fabriquent les sels plombiques ou qui les emploient dans les arts, aux ouvriers des fabriques de blanc de céruse et de minium, broyeurs de couleurs, peintres en bâtiments, etc. Certains sujets sont beaucoup plus disposés que d'autres à contracter la maladie ; en avoir été atteint une première fois est une prédisposition à en être affecté de nouveau.

B. Symptômes. — Quelque temps avant que la maladie apparaisse, les selles deviennent rares, des douleurs sourdes se font sentir dans le ventre, parfois dans les membres ; l'appétit se perd. Les gencives et les dents, pour un observateur exercé, offrent une teinte bleuâtre due à du sulfure de plomb. Les douleurs abdominales augmentent, deviennent vives, exacerbantes, occupant surtout la région ombilicale. Elles sont quelquefois si violentes que les malades poussent des cris, se roulent à terre. Loin de les augmenter, la pression semble plutôt les soulager, et cela doit éloigner toute idée d'inflammation. La constipation, qui est pour ainsi dire constante, se montre rebelle, difficile à vaincre ; les urines sont rares, supprimées même, les testicules remontés et cachés sous l'anneau inguinal. Le malade est souvent tourmenté par des nausées et des vomissements verdâtres. Au milieu de tout cela le pouls reste calme, parce que, encore une fois, il s'agit non d'une inflammation, mais d'un état nerveux spécial.

C. Jusque-là les phénomènes semblent se rapporter tous au trouble du grand sympathique. Mais l'affection s'étend bientôt au système nerveux cérébro-spinal ; elle envahit successivement les nerfs, la moelle épinière et le cerveau, dont elle altère l'innervation, sans porter atteinte à la pulpe nerveuse toutefois, ce qu'il importe de noter, car cela explique comment les altérations du sentiment, du mouvement et de l'intelligence ne sont pas absolument graves dans la colique de plomb, quoique paraissant extrêmement prononcées. Des douleurs vives, exacerbantes, des crampes, des contractures se font sentir dans les membres ; dans les cas plus avancés ou anciens, il y a paralysie du sentiment et du mouvement, mais paralysie ordinairement incomplète, portant principalement sur les muscles extenseurs ; dans les cas les plus graves, le cerveau lui-même est sous l'influence de l'intoxication, car on observe alors perte des sens, délire, coma, convulsions épileptiformes, etc.

D. Le *pronostic* est favorable ou grave à des degrés variables. Lorsque la maladie est bornée aux intestins, quelle que soit d'ailleurs l'opiniâtreté de la constipation et des douleurs, elle est sans danger, et la guérison peut être obtenue en quelques jours. Quand il existe des douleurs dans les membres, bien que ce phénomène annonce que le système rachidien se prend, il n'y a encore rien d'inquiétant ; mais il n'en est plus de même lorsque le coma, un état apoplectique ou des convulsions se manifestent (*encéphalopathie saturnine*) : dans ce cas, en effet, l'affection dépendant d'une intoxication portée à un haut degré, sa terminaison ordinaire est la mort. Ce qui est à craindre encore, c'est la *paralysie*, avec ou sans *anesthésie*. Ces symptômes fâcheux arrivent lentement cependant, souvent même sans être précédés par des coliques ; ils peuvent durer longtemps sans compromettre l'existence. Il va sans dire que la gravité des cas est proportionnée au nombre des rechutes, qui sont très faciles d'ailleurs.

E. Traitement. — La maladie étant une intoxication par le plomb, il est indiqué de débarrasser l'économie du poison : il faut donc recourir aux *évacuants*, d'autant mieux que la constipation est un des symptômes les plus incommodes. Voici la médication qu'on devra employer. Supposée une colique saturnine de moyenne intensité, on commence par prescrire une bouteille d'*eau de Sedlitz* ou de Püllna, à prendre en trois ou quatre verres à une demi-heure d'intervalle. Le soir, si elle n'a pas fait effet, on administre un *lavement purgatif.* Le lendemain, si la constipation résiste, il faut recourir à quelque purgatif *drastique*, tel que, par exemple, une potion préparée avec l'infusion de séné, le jalap et le sirop de nerprun. Si ce moyen échoue encore, on a recours à l'*huile de croton* (une ou deux gouttes) prise en pilule, ou mêlée à 30 gram. d'huile de ricin. Le croton ne manque presque jamais son effet. Après la première débâcle, s'il est nécessaire de revenir à des purgations (rarement on peut s'en dispenser), l'huile de ricin ou l'eau de Sedlitz suffisent. En même temps que ces évacuants sont mis en usage, on peut administrer, le soir, un peu d'*opium* (2 à 5 centigr. d'extrait), pour calmer les douleurs ; appliquer des *cataplasmes* sur le ventre ; prescrire des *bains* de longue durée, des tisanes délayantes et acidulées. Ce n'est que quand les douleurs de ventre sont dissipées et les selles rétablies qu'on commence à alimenter les malades. — Tel est le meilleur traitement de la colique de plomb. Il ne faut pas hésiter à administrer les purgatifs ; la crainte d'irriter le canal intestinal est chimérique, car ce fut une grande erreur de croire que cette maladie était de nature inflammatoire. L'auteur, médecin attitré d'une société de peintres, se trouvant en présence de constipations indomptables, employait pour les vaincre la potion que voici, qui lui réussit toujours :

Scammonée pulv., 0,25 ; racine de jalap pulv., 0,25 ; huile de croton T., 2 gout. ; eau de fl. d'oranger, 4 ; hydrolat de menthe, 100 ; sirop de chicorée comp., 30. — A prendre par cuillerées.

Les autres méthodes sont incertaines. La limonade sulfurique (Gendrin) n'est bonne que comme moyen préventif ou auxiliaire ; l'alun, la noix vomique, le tabac, les eaux sulfureuses sont sans effet ; nous en dirons autant de la faradisation (Briquet), de la belladone associée à l'opium (Trousseau) : la théorie et la pratique les rejettent comme étant infiniment moins efficaces que les purgatifs.

F. C'est encore aux *évacuants* qu'il convient de recourir dans les cas intenses où prédominent les douleurs de membres, les paralysies, les états apoplectiformes et épileptiformes. Seulement on emploie concurremment les frictions, les *révulsifs* externes énergiques contre les douleurs ; contre la paralysie, les *bains sulfureux*, les bains de mer, les frictions aromatiques, les ferrugineux, et surtout la *strych-*

nine (1/8 ou 1/6 de grain, en augmentant graduellement jusqu'à un grain ou 5 centigr. par jour). — Contre les accidents cérébraux rien n'est efficace : Rayer, en s'en tenant aux simples boissons délayantes, a vu tout autant de malades guérir qu'en employant une médication très active.

La *prophylaxie* de la colique de plomb est une question de pure hygiène.

Choléra. — Généralités.

Le choléra (*kolé*, bile ; *reïn*, couler) est une maladie infectieuse dont le principe actif est un microbe, le bacille virgule. Ce bacille a pour habitat exclusif le canal intestinal. Il y sécrète une matière vénéneuse qui détermine des vomissements, des selles d'aspect de décoction de riz, le refroidissement du corps, avec suppression de la sécrétion urinaire, crampes, teinte cyanosée de la peau, etc. Or, puisque rien ne se peut passer dans l'économie sans l'intervention du système nerveux, il nous paraît logique d'attribuer tous ces phénomènes à l'intervention troublée du grand sympathique plutôt qu'à toute autre.

Le bacille du choléra nous est venu du delta du Gange. Du moment qu'il est l'auteur responsable de tout le mal, c'est à lui barrer le passage d'abord, puis à le combattre sur place qu'il faut s'attacher.

Pour répondre au premier point, c'est aux gouvernements à décréter les mesures de précaution, de désinfection des marchandises, des passagers, des quarantaines, etc. Et quant au second, c'est de rechercher et annihiler autant que possible les conditions qui favorisent le développement, la propagation du germe toxique. Il est établi que le microbe pathogène du choléra, chez le malade qui en est affecté, réside dans ses linges souillés, ses crachats desséchés, ses déjections. On sait aussi que les aliments et les boissons de mauvaise qualité, que tout écart de régime, etc., favorisent le développement du bacille spécifique. Un estomac qui digère mal par suite du manque d'acidité suffisante du suc gastrique est un état prédisposant.

Il ne faut pas oublier qu'il suffit d'un seul microbe pour produire en très peu d'instants une légion d'individus.

L'antisepsie, la désinfection, l'isolement sous toutes les formes ne suffisent pas absolument ; au point de vue d'une efficacité réelle, il faudrait pouvoir attaquer directement le bacille dans l'estomac. Nous n'en sommes pas là encore.

Suivant le degré avec lequel il agit, le bacille virgule donne lieu au choléra *morbus* ou au choléra *nostras*. Nous traçons ci-dessous leur portrait respectif.

Notons à regret les dissidences des observateurs sur diverses questions, notamment la contagion. Ricord la niait ; Peter, sans repousser le principe contagieux, croit à la spontanéité ; Brouardel place obstinément le principe contagieux dans les linges souillés ; Hardy soutient que le choléra est apporté par l'air.

Choléra morbus ou asiatique.

Le début est le plus souvent précédé par des prodromes, tels que malaise, troubles digestifs, *diarrhée*. Quelquefois cependant il éclate subitement. Alors se déclarent des coliques, des vomissements, une diarrhée excessive, des crampes dans les membres, des vertiges, l'accélération et la faiblesse du pouls. Dès le début, l'affection est bien caractérisée, elle l'est plutôt par le refroidissement, l'excavation des yeux, la pâleur bleuâtre de la face que par les évacuations et les coliques, qui ne sont pas toujours très prononcées. Cependant, un des plus sûrs caractères du choléra se tire de la nature des selles ; elles ont tout à fait l'apparence d'une décoction de riz, et sont presque inodores. Dans les cas graves le pouls est insensible, la peau cyanosée, bleuâtre, froide, ainsi que l'haleine ; les yeux sont secs, ternes. Le sang, si on ouvre la veine, coule à peine ou pas du tout, noir, épais et paraît figé dans ses vaisseaux.

Ces phénomènes caractérisent la période dite *algide*, *cyanique*, *asphyxique*. Quand le malade n'y succombe pas, elle est suivie d'une *réaction* (2e *période*), qui tantôt annonce le retour à la santé sans accidents graves, tantôt se complique de congestions, d'inflammations, de méningite.

Le choléra est *léger* ou *intense ;* celui-ci est quelquefois *foudroyant* et presque inévitablement mortel. Les cas légers sont appelés *cholérines*.

On ne peut formuler d'avance aucune méthode de traitement, car une fois la maladie déclarée, les moyens doivent varier suivant les cas et la prédominance de tels ou tels phénomènes. Lorsqu'il s'agit d'une attaque de *cholérine*, des *boissons aromatiques chaudes* (infusion de feuilles d'oranger, de thé, de menthe), des *potions opiacées*, des péliduves sinapisés conviennent parfaitement. Si le pouls est faible, on donne une infusion de *camomille* édulcorée avec du *sirop d'éther*. On a préconisé l'*ipécacuana* à dose vomitive au début ; cette pratique a procuré de beaux résultats, même dans les cas où la diarrhée et les vomissements étaient le plus prononcés.

A. Dans la période *algide*, il faut stimuler, *réchauffer* le malade par tous les moyens (sinapismes, bouteilles d'eau chaude, frictions, etc.). On a essayé le *café*, le *punch;* d'autres préfèrent des boissons froides, glacées, qui plaisent toujours mieux d'ailleurs aux malades. On prescrit l'*opium* pour calmer les coliques et les crampes ; la *glace* contre les vomissements, etc. Malheureusement dans cette forme de la maladie, tout ce que l'on administre par la bouche est rejeté, et la science reste désarmée, impuissante.

Les cas *graves* ont stimulé l'esprit d'invention et d'expérimentation, en dehors des vésicatoires sur le rachis, de la strychnine, du sous-nitrate de bismuth, etc., etc. Mais tout le monde est d'accord sur ce point que, quand la *réaction* s'établit, une grande surveillance doit être exercée du côté des viscères, cerveau, poumons; que les adoucissants, les *antiphlogistiques*, la saignée peuvent alors devenir nécessaires pour combattre les accidents inflammatoires; qu'il est bon de provoquer et d'entretenir les sueurs, etc.

B. Prophylaxie. — Les lazarets et les quarantaines se sont souvent montrés impuissants. On les a combattus, puis on y est revenu, avec la précaution de *désinfecter* corps, hardes, marchandises, etc., par les procédés perfectionnés que nous avons indiqués (II, 170). Éloignez des habitations toute espèce de matière corrompue, animale ou végétale; que les cours, les égouts soient lavés avec soin; aérez les chambres tous les jours à l'heure de midi; nettoyages avec des torchons secs plutôt que mouillés ; évitez une trop grande fatigue dans les temps humides; pas de boissons froides, pendant les chaleurs surtout, ni fruits crus. Apportez un grand soin dans le choix de l'eau, tant pour la cuisine que pour boisson. Il faut s'abstenir de boissons alcooliques; se vêtir chaudement; porter de la laine sur le ventre; ne négliger aucun soin de propreté personnelle; éviter les trop fortes émotions, les réunions trop nombreuses; faire du feu pendant la nuit dans les chambres à coucher; mettre tous les jours à l'air les draps de lit et les couvertures. Les morts devront être inhumés le plus loin possible des habitations.

L'État, en cas de menace provenant d'un pays voisin, devra soumettre tout voyageur, à la frontière, à la désinfection.

La méthode prophylactique la plus efficace consisterait dans l'emploi des antimicrobiens par voie interne, si ce n'est à l'effet de tuer le microbe, du moins pour entraver sa pullulation. Déjà des essais sérieux par injections hypodermiques des produits cholériques ont été faits par Ferran, de Barcelone, etc.

Choléra nostras ou sporadique.

Infiniment moins grave que le précédent, quoiqu'il ne soit pas absolument sans danger, il reconnaît pour *causes :* influence du froid humide de l'automne succédant aux grandes chaleurs de l'été ; secousses morales, ingestion d'aliments froids ou de mauvaise qualité (melon, crabes, œufs de brochets), métastase rhumatismale, absorption d'émanations putrides, usage d'eaux polluées, etc. La cause spécifique est encore ici un bacille de la famille de ceux du choléra morbus, mais bacille à action affaiblie.

A. Des vomissements et des déjections répétées de matières bilieuses jaunes ou vertes, accompagnés de vives douleurs de ventre, d'anxiété, de refroidissement et d'altération des traits signalent l'invasion du choléra sporadique, qui débute ordinairement pendant la nuit, soit au milieu d'une parfaite santé, soit à la suite de quelques prodromes. Les évacuations alvines sont très fétides ; leur expulsion est accompagnée de ténesme ; il y a soif vive, chaleur brûlante à la gorge, fréquence et petitesse du pouls, altération des traits, souvent crampes douloureuses aux mollets. Ces accidents durent un à deux jours, après lesquels la convalescence s'opère en général promptement.

Les fonctions digestives, après avoir été le siège d'une si grande perturbation, reviennent promptement à leurs conditions normales. Il faudrait par conséquent une grande inattention ou inexpérience pour confondre le choléra sporadique avec la gastrite, l'entérite, la dysenterie, la péritonite ou les empoisonnements.

B. Traitement. — On emploie contre le choléra nostras les *infusions aromatiques* chaudes, d'autres fois la glace, l'*opium ;* révulsifs externes. Ainsi, dans les cas légers, *infusion de tilleul* ou d'*oranger*, *potion opiacée*, lavements amidonnés et *laudanisés*, diète et séjour au lit, moyens externes de réchauffement. Quand les vomissements sont opiniâtres, on peut les modérer au moyen de boissons glacées prises en petite quantité, en même temps que l'on donne l'*opium* en pilule à la dose de 5 à 10 centigrammes. Si les médicaments étaient rejetés par les vomissements, on appliquerait un vésicatoire sur la région épigastrique.

Choléra infantile. — Atrepsie.

On a donné ces noms à une entérite cholériforme chronique infectieuse de la première enfance, caractérisée par des évacuations aqueuses abondantes, avec amaigrissement rapide, refroidissement des extrémités, petitesse du pouls, excavation des yeux. La rubrique *atrepsie* n'est pas très exacte, comme on le verra. (V. *Entérite*.)

Rage.

Hydrophobie rabique.

La *rage* est une *maladie virulente*, à marche aiguë, dont les caractères principaux sont : horreur des liquides (*hydrophobie*), spasme des muscles respirateurs, sécrétion salivaire baveuse, convulsions, envies de mordre, alternatives de calme et de fureur, affaissement, mort. Cette affection est une *névrose des systèmes ganglionnaire et cérébro-spinal*, due au virus rabique introduit dans l'économie. Ce ferment est susceptible d'être inoculé au chien, au loup, au renard, au chat, par inoculation expérimentale. La rage peut-elle être spontanée? On l'admet encore, au moins pour le chien. Mais Pasteur prétend que c'est là une erreur : il n'existe pas de génération spontanée (II, 277), même pour les microbes. Inutile d'ajouter que quand l'homme a la rage, il l'a reçue par morsure d'un animal enragé. Quoi qu'il en soit, l'inoculation étant opérée, l'incubation peut durer plusieurs mois, mais le terme ordinaire en est entre dix jours à six semaines. — Il est des faits qu'on ne peut expliquer. Supposons par exemple plusieurs personnes mordues par le même animal, pourquoi les unes contracteront la maladie et en mourront ; d'autres deviendront malades sans succomber ; d'autres enfin n'éprouveront rien du tout? Il se peut que celles qui deviennent malades sans encourir de danger le soient par l'influence de l'imagination. Toutefois il est certain que les constitutions n'offrent point toutes même terrain propice au développement du même ferment.

L'extrême chaleur de la température, la sécheresse, le manque d'eau et de nourriture, la continence chez le chien mâle, qui en effet est plus souvent que la femelle pris de rage, passent pour développer la rage dans l'espèce canine.

A. Symptômes. — Chez le chien, les premiers signes de la maladie sont l'abattement, l'inquiétude, un besoin continuel de changer de position, le refus de boire et de manger ; plus tard l'agitation. L'animal est sourd à la voix de son maître, il erre sans but, l'oreille basse, la queue traînante, l'écume à la bouche, poussant quelquefois des hurlements d'une nature spéciale ayant quelque rapport avec le cri du coq, fuyant les ruisseaux et se jetant, soit de son propre mouvement, soit lorsqu'on l'irrite, sur les animaux ou les hommes qu'il rencontre et qu'il mord avec fureur. Au bout de quatre ou cinq jours, ses forces s'épuisent et il meurt dans les convulsions, les membres postérieurs plus ou moins paralysés. L'horreur des liquides (*hydrophobie*) n'est pas constante, les paroxysmes furieux non plus ; certains chiens enragés restent fidèles à leur maître jusqu'à la fin.

Aucune lésion anatomique palpable ne caractérise la rage. Mais n'empêche que le virus de celle-ci a son *siège effectif* dans le *bulbe de la moelle*, où, à l'institut Pasteur, on le recueille pour les inoculations préventives, après qu'il a été atténué par culture. On a décrit, à tort comme constante, l'existence de vésicules sous-linguales (*lysses*), situées sur les côtés du frein de la langue et suivies de petites ulcérations.

B. Chez l'homme, la plaie de la morsure guérit ou reste béante. Dans le premier cas, la cicatrice se déchire, dit-on (mais c'est l'exception), ou change de couleur au moment où apparaissent les premiers symptômes ; dans le second cas, a-t-on prétendu encore, la plaie desséchée s'enflamme, devient livide, et ses bords se renversent. Quoi qu'il en soit, de la céphalalgie, de la tristesse, de l'insomnie, du malaise, des douleurs dans diverses parties du corps, des frissons, un sentiment de constriction à la gorge, du dégoût pour la société, etc., se manifestent. Ces troubles divers augmentent pendant cinq ou six jours; puis apparaissent de l'étouffement, un sentiment de constriction à la gorge, d'aversion pour les liquides ; la déglutition devient difficile, la voix rauque. Le malade est pris de vomissements, de frayeur, de spasmes, d'hallucinations, qui se calment et reparaissent alternativement. Bientôt enfin un paroxysme plus fort se déclare, et alors ce sont des cris et des mouvements de fureur ; la vue des liquides et des corps polis jette le malheureux enragé dans la terreur et les convulsions ; sa bouche est écumante, son œil étincelant ; un besoin irrésistible le pousse à mordre, et pourtant sa raison a encore assez d'empire pour le solliciter à prévenir les assistants qu'ils aient à se garantir de son atteinte. Les accès se calment, puis reviennent plus forts et plus fréquents. Enfin la mort survient, déterminée par asphyxie ou épuisement, ne s'expliquant d'ailleurs, à l'autopsie, par aucune altération matérielle évidente.

Simulacre de rage. — Certaines névroses, l'hystérie, l'épilepsie, peuvent simuler la rage, si l'on s'en tient aux phénomènes de constriction, spasme à l'œsophage, convulsions, horreur des liquides qui les accompagnent (*hydrophobie* idiopathique) ; mais il manque cette respiration entrecoupée, ce crachotement qu'on observe dans l'affection rabique, sans parler des autres phénomènes.

Traitement. — Comme tout a échoué contre la rage, il est inutile de rappeler les essais thérapeutiques auxquels elle a donné lieu en vue de la guérison. Les méthodes préventives sont seules douées d'efficacité. L'une consiste à cautériser la plaie, l'autre à inoculer le virus rabique à la manière du virus vaccin qui prévient la variole. Donc, la première chose à faire, aussitôt après une morsure par un animal enragé ou supposé tel, est d'appliquer une ligature serrée entre cette plaie et le cœur, afin d'empêcher l'absorption d'emporter au loin le poison; de la *laver* et de la ventouser pour la faire saigner, et de la *cautériser* immédiatement, soit avec un acide ou un caustique liquide, soit, ce qui vaut mieux, avec le fer rougi au feu. Afin que la cautérisation porte dans toutes les sinuosités de la plaie, on pratiquera des *incisions*, des débridements, sans craindre d'agir profondément; l'on maintiendra ensuite les blessures le plus longtemps possible en suppuration. Dans le cas où l'on serait éloigné de tout secours, on se servirait d'eau salée ou de sa propre urine pour laver la blessure le plus près possible du moment où elle a été faite.

Il est un *traitement préventif* consistant à inoculer le virus rabique, ramené par des cultures successives au degré de force tel qu'étant introduit dans l'économie par piqûre de lancette imprégnée dudit virus, il la modifie de telle façon qu'il la rend inapte à subir les effets du poison introduit par la morsure de l'animal enragé. Répétons que le poison consiste dans un microbe spécial, non encore isolé, et qu'il réside dans la moelle allongée. Or, pour l'avoir indéfiniment sous la main, on prend sur un animal mort de la rage, communiquée expérimentalement, une très petite quantité du bulbe rachidien; cette quantité est introduite sous la dure-mère, par trépanation, à un autre animal vivant, sain; elle lui communique la rage, et cet animal sert à son tour à fournir la matière virulente qui servira à faire la même opération, et ainsi de suite.

C'est à l'Institut Pasteur que se font les vaccinations antirabiques. Elles ont été vivement critiquées, à cause de l'éventualité d'une transmission à l'homme d'un principe aussi actif, aussi toxique que celui de la rage. Mais l'expérience est faite, le succès est certain, et chaque jour arrivent à Paris, des quatre coins du monde, des êtres humains demandant à profiter de l'éternelle découverte de Pasteur. En 1891, sur 9,465 personnes qui ont subi le traitement antirabique, il n'y a eu que 24 décès par rage, soit 1.29 0/0 (*Congrès de Londres*). Depuis cette époque les résultats sont de plus en plus favorables.

Crétinisme.

Constitution goitreuse.

Par cette appellation on entend un arrêt de développement des facultés physiques, intellectuelles et morales, par suite d'une déchéance organique des centres nerveux encéphalique, rachidien et ganglionnaire.

Dans la production de cet état de déchéance le *corps thyroïde* (I, p. 119) joue un rôle important, sinon actif, du moins comme coïncidence. Cet organe, dont les fonctions indéterminées n'ont pu être rattachées à celles de l'organe vocal, cet organe, quand il est sain, semble une glande spéciale, une sorte de diverticulum du sang ; et de fait, comme structure, il est pourvu de nombreux vaisseaux artériels et veineux.

Mais le corps thyroïde ayant la forme de *goitre*, c'est-à-dire celle d'une hypertrophie spéciale, exerçant une compression continue sur les carotides, peut à la longue causer l'altération de la constitution, l'hébétude et le rabougrissement. Ces dégradations arrivées au plus haut degré constituent le *crétinisme ;* mais en tout cas ses facteurs les plus actifs sont le défaut d'air et de soleil, le manque de nourriture saine, d'eau pure ; c'est la misère enfin, dans les plus mauvaises conditions hygiéniques.

Le *crétin* est un être dégénéré qui ne vit que pour manger et obéir à son instinct de lubricité. Les progrès de l'hygiène publique et de la civilisation devront faire disparaître, dans un temps plus ou moins éloigné, le crétinisme du cadre de la pathologie.

CLASSE II. — PATHOLOGIE DES ORGANES DE NUTRITION.

Cette classe comprend cinq chapitres, concernant les maladies des organes 1° de digestion, 2° d'absorption, 3° de circulation, 4° de respiration, 5° des sécrétions.

CHAP. Ier. — PATHOLOGIE DES ORGANES DE DIGESTION.

Les maladies de l'appareil digestif se distinguent entre toutes par leur fréquence, par les réactions qu'elles provoquent et par leur retentissement sur la plupart des états morbides. Ce sont elles qui ont soulevé le plus de discussions organo-vitales ; elles sont loin pourtant d'avoir une importance égale, quoiqu'elles aient même siège pour la plupart.

La pathologie des organes de digestion comprend celle des *lèvres*, des *dents* et *gencives*, de la *gorge* ou *pharynx*, des *amygdales*, de l'*œsophage*, de l'*estomac*, du *duodénum*, de l'*intestin grêle*, du *côlon*, du *rectum*, de l'*épiploon* et de l'*anus*. Et pour clore la série, la pathologie du *péritoine*.

Au point de vue anatomique et physiologique, cette division est nette, naturelle. Mais la pathologie ne s'y conforme pas bien, car les organes qui concourent à opérer la digestion entretiennent entre eux des rapports complexes, qui font que dans bien des cas il n'est guère possible de rapporter à tel ou tel organe en particulier les phénomènes morbides qui lui sont propres.

§ 1er. — Maladies des lèvres.

Les lèvres sont le siège de plusieurs genres d'affections; on y rencontre l'inflammation, des plaies, des tumeurs, des éruptions herpétiques, des ulcérations, le cancer, etc. Comme ces divers états pathologiques se montrent dans une foule d'autres organes, il suffit de les avoir indiqués. Un seul est spécial, exclusif aux lèvres : c'est le *bec-de-lièvre*.

A. L'*inflammation* aux lèvres présente des caractères qui diffèrent suivant que tel ou tel élément anatomique est envahi. Bornée à l'épiderme, ce n'est qu'un simple érythrème; plus profonde, elle est érysipélateuse ; siège-t-elle dans les follicules cutanés, c'est la dartre; dans les follicules de la membrane interne ou muqueuse, ce sont des aphtes.

B. Les *plaies des lèvres* sont de plusieurs sortes : inutile de répéter ce qui a été établi à l'article *Plaies* en général. Faisons remarquer toutefois que, les lèvres étant douées d'une grande vascularisation, leurs solutions de continuité guérissent promptement, pourvu que leurs bords soient bien rapprochés et affrontés. Or ce rapprochement est en général facile, lors même qu'il y a perte de substance, car l'extensibilité très grande du tissu labial obvie à l'inconvénient. On réunit les plaies labiales au moyen de bandelettes agglutinatives, ou à l'aide de la *suture* quand la division comprend toute l'épaisseur des tissus. Lorsqu'on veut pratiquer la suture, on pourra se dispenser de lier les artères divisées, l'hémorrhagie cesse presque aussitôt après le rapprochement, l'*affrontement* des parties, par suite de l'inflammation adhésive consécutive, ainsi qu'on en a la preuve dans l'opération du bec-de-lièvre.

C. Des *tumeurs* de plusieurs genres se développent aux lèvres, telles que furoncles, kystes, tissus érectiles. Il se forme souvent à la face postérieure des lèvres, à la lèvre inférieure surtout, des tumeurs *kystes*. On incise le kyste, on le vide de la matière visqueuse qu'il contient, et on en cautérise l'intérieur. Il vaut mieux encore emporter le kyste en totalité.

Quant aux *tumeurs érectiles*, si fréquentes aux lèvres à cause de la grande vascularité de ces parties, il en sera parlé plus loin.

D. Les *gerçures* se rencontrent souvent aux lèvres : elles ne réclament que des onctions de *beurre de cacao* ou avec la *pommade à la rose* ou celle *au raisin ;* on y voit surtout des *ulcérations* dont la nature est celle soit des dartres, des scrofules, du scorbut, du cancer ou de la syphilis.

E. Le contact d'un corps malpropre, l'action du froid, déterminent fréquemment aux lèvres une *éruption herpétique* (*herpès labialis*), laquelle survient souvent comme un effet critique d'un accès de fièvre intermittente. Le vulgaire dit alors que la *fièvre a jeté aux lèvres.*

F. Les lèvres sont souvent affectées de *cancer*, lequel affecte plus souvent la lèvre inférieure que la supérieure, et paraît être dû quatre fois sur cinq à l'usage de la pipe à court tuyau, appelée vulgairement *brûle-gueule.* — Aux articles *Cancer* et *Noli me tangere* on trouvera des renseignements suffisants sur cette affection. — Pour *extirper* le mal, on enlève un lambeau triangulaire dans lequel se trouve comprise la tumeur, puis l'on réunit les lèvres de la plaie au moyen de la suture.

Bec-de-lièvre.

A. Le *bec-de-lièvre* consiste dans une difformité résultant d'une division, simple ou double, presque toujours congénitale de l'une des lèvres, ordinairement de la supérieure, division d'où résulte une conformation rappelant la lèvre du lièvre. Lorsqu'il n'y a qu'une seule division, elle occupe un côté de la lèvre, rarement la ligne médiane ; quand il y en a deux, l'une est à droite, l'autre à gauche, et au milieu se voit une portion de lèvre isolée en forme de bouton ou de mamelon, d'un volume plus ou moins marqué. La division a une direction oblique ou perpendiculaire ; ses bords sont rouges, arrondis, muqueux. Elle n'intéresse que la lèvre, ordinairement, mais souvent elle s'étend en même temps au nez, à la voûte palatine et au voile du palais. Dans certains cas, plus rares, la voûte palatine manque tout à fait, alors les fosses nasales communiquent largement avec la cavité buccale, ce qui fait que la voix est sourde, la prononciation difficile, et que pendant la mastication les aliments passent dans le nez.

Ce qui augmente encore la difformité, c'est la tendance du rebord alvéolaire à saillir dans l'espace interlabial, et la mauvaise direction des dents incisives en avant.

Le bec-de-lièvre se forme dans les premiers temps de la vie intra-utérine. Après la naissance il peut être causé par un accident, une plaie dont les bords n'ont pas été mis en contact immédiat et se sont cicatrisés chacun isolément.

B. Traitement. — On remédie à ce vice de conformation par l'*opération du bec-de-lièvre* ; celle-ci consiste à raviver avec des ciseaux ou le bistouri les bords de la solution de continuité, puis à les réunir tout saignants, au moyen de la suture entortillée. Il n'est pas nécessaire de lier l'artère labiale lésée.

Lorsque la division de la lèvre est double, une d'un côté, l'autre de l'autre, le lobe moyen résultant de cet état de choses est en général trop petit pour se prêter à deux sutures, et on l'enlève. On est obligé quelquefois aussi d'arracher les dents saillantes. — On conçoit qu'il n'y a à remédier à la conjonction des os de la voûte palatine que par un *obturateur* en métal, bien adapté aux parties.

§ II. — Maladies des dents et des gencives.

Nous avons dans ce chapitre : les *accidents de la dentition ; carie dentaire ; odontalgie ; déchaussement des dents ; gencivite* (inflammation des gencives), *gangrène scorbutique*, *tumeurs fongueuses*, etc., des mêmes gencives.

Accidents de la dentition.

A. L'*éruption dentaire* doit tout d'abord être connue dans ses époques. Elle a lieu dans l'ordre suivant : Apparaissent de six à huit mois les *quatre incisives médianes*, celles du bas avant celles du haut ; de neuf mois à un an les *quatre incisives latérales*, même ordre ; de douze à seize mois les *quatre premières molaires ;* à deux ans les *quatre canines ;* entre vingt-quatre et trente mois les *quatre secondes molaires ;* total VINGT dents (*première dentition*).

Entre six et douze ans, toutes ces dents tombent et sont remplacées par celles dites de la *seconde dentition*, lesquelles restent. Toutefois, l'ordre que nous venons d'indiquer n'est jamais bien fixe. On sait, en effet, qu'il est des enfants qui, à un an, quinze mois, deux ans même, n'ont pas une seule dent, tandis qu'il en est d'autres qui en apportent en naissant. Louis XIV naquit avec une *dent percée*.

Troubles, accidents. — L'éruption des dents peut s'opérer d'une manière insensible, sans produire de phénomènes particuliers bien marqués ; le plus souvent pourtant elle donne lieu à un sentiment de démangeaison et de douleur aux gencives ; celles-ci se tuméfient et leur bord aigu s'aplatit, disparaît par l'effet de ce gonflement ; l'enfant salive, est agité. Ce ne sont pas là des *accidents* proprement dits. Ceux-ci consistent dans des symptômes cérébraux, tels qu'insomnie ou assoupissements, sursauts, mouvements convulsifs, troubles gastro-intestinaux (diarrhée ou constipation, muguet, aphtes) ; éruptions cutanées (érythrèmes, rougeurs plus ou moins fugaces, *feux de dents*), strophulus, prurigo, etc. Dans certains cas, l'éruption des canines est accompagnée d'ophthalmie, de là le nom vulgaire de *dents de l'œil* donné à ces dents.

Le développement des accidents de la dentition est d'autant plus facile, probable, que l'enfant est plus faible, plus nerveux, et l'éruption plus en retard, car alors l'ossification des maxillaires étant plus avancée, l'orifice alvéolaire, rétréci, présente plus de résistance. Toutefois les exceptions à cette règle sont très nombreuses.

Un dentiste, membre de l'Académie de médecine, a prétendu que les accidents susdits sont causés plutôt par la constitution lymphatico-nerveuse que par le travail propre de la dentition ; cette opinion n'a point prévalu.

B. Traitement. — On met dans les mains de l'enfant tourmenté par l'éruption des premières dents des *hochets* de racine de guimauve ; on lui donne des boissons gommeuses ou mucilagineuses, et de temps en temps on le plonge dans un bain tiède. Ces moyens conviennent dans tous les cas, alors même qu'il faudra recourir à ceux que voici :

Car lorsque surviennent des troubles du côté du cerveau, comme spasmes, mouvements convulsifs, assoupissement (éclampsie), etc., il faut appliquer aux extrémités des cataplasmes sinapisés, administrer des lavements, et même, s'il y a constipation, un léger *laxatif* (sirops de fleur de pêcher, ou de roses pâles, de chicorée, etc.). Ces remèdes bien simples peuvent être employés par les parents en attendant le médecin, soit qu'il y ait ou non menace d'accidents ou convulsions.

Si les accidents cérébraux augmentent, vous ferez des onctions le long de la mâchoire avec une *pommade belladonée* (axonge 15, extr. de belladone 0,75) ; appliquerez une ou deux sangsues à chaque oreille ou aux malléoles, en tenant compte de la force du petit malade et des indications présentes.

Y a-t-il des signes d'inflammation gastro-intestinale, c'est au *régime* sévère, aux *fomentations*, ou cataplasmes sur le ventre, *bains*, lavements, boissons adoucissantes qu'il faut recourir. On présentera plus rarement le sein au nourrisson, s'il est affecté de diarrhée; mais si elle est légère, cette *diarrhée* sera respectée, car elle détourne l'irritation du cerveau; et même une diarrhée séreuse et rebelle, pourvu qu'elle ne s'accompagne pas de réaction fébrile, est sans danger au cours de la dentition, alors même qu'elle cause l'amaigrissement, la mollesse des chairs, un arrêt de développement des forces qui arrête le petit malade dans sa marche. Toutefois, l'enfant devra être surveillé; si l'on craint le développement d'une *entérite chronique*, ayez recours au traitement qui convient à cet état. Comme on voit, les nuances sont multiples.

Les éruptions, les aphtes réclament les soins ordinaires que ces affections exigent. (V. *Convulsions*, *Diarrhée*, *Entérite*, *Gourmes*.)

Carie dentaire.

Mal de dents.

La *carie dentaire* est une espèce d'ulcération, de décomposition du tissu osseux de ces organes.

Les dents sont accessibles aux *causes* physiques et chimiques des maladies en général; elles sont en outre soumises aux influences internes résultant de l'état de la constitution, des cachexies, etc. Tout ce qui peut altérer l'émail, comme violences extérieures, resserrement des dents les unes contre les autres, usage des dentifrices acides, habitude de boire froid après avoir mangé chaud, etc., devient cause de *carie dentaire;* une constitution débile, mauvaise, en favorise le développement, encore qu'il soit vrai de dire que l'on rencontre beaucoup de personnes qui, avec les attributs ordinaires d'une belle santé, perdent leurs dents de bonne heure. Une salive à réaction acide est accusée de provoquer l'altération des dents. Cette altération paraît endémique dans certaines localités basses et humides, soit que l'humidité, la nature des eaux agissent directement sur les dents, soit que ces conditions modifient de longue main la constitution.

Quant aux *soins* que réclame la bouche, les uns sont *hygiéniques*, nous en avons parlé (t. II, p. 77); les autres sont du ressort du *dentiste*, et indiqués en partie dans l'article qui suit.

Odontalgie.

Maux de dents.

A. L'*odontalgie* est une névralgie du nerf dentaire ou d'un de ses rameaux. Névralgie *idiopathique*, purement nerveuse, ou *symptomatique* d'une carie mettant la pulpe nerveuse en contact avec l'air et les aliments ; quelquefois aussi elle dépend d'une inflammation du périoste alvéolaire ou des gencives. Dans le premier cas, la douleur s'étend aux nerfs de la mâchoire correspondante, offrant tous les caractères de la névralgie ; dans le second cas, le plus commun de beaucoup, la douleur est plus localisée, bornée à la dent malade. Or, il s'agit de découvrir celle-ci ; pour ce faire, examinant la bouche, on percute légèrement les dents l'une après l'autre, et lorsqu'on arrive à la malade, une sensibilité extrême se développe. Il se peut aussi que toutes les dents du même côté soient douloureuses et que le point dentaire carié se cache aux regards de l'observateur.

L'odontalgie cause très souvent, par voisinage, un engorgement inflammatoire du tissu cellulaire des joues et des gencives ; c'est ce qu'on appelle une *fluxion*. Celle-ci est *gencivale* principalement ; annoncée par une rougeur vive, des douleurs lancinantes ; puis après se manifeste un gonflement plus ou moins étendu, d'abord dur, qui se ramollit peu à peu, pour s'abcéder au bout de six à sept jours. — La fluxion de la *joue* offre des symptômes inflammatoires qui vont en augmentant jusqu'au troisième ou quatrième jour ; à ce moment l'odontalgie cesse ordinairement, et au bout de sept à huit jours tout est fini, à moins qu'il ne se soit formé un *abcès*, cas d'ailleurs très fréquent.

B. Il y a des *fluxions* qui, au lieu de présenter le caractère phlegmoneux, sont plutôt *œdémateuses*. Elles ont pour cause l'action de l'air froid et humide, se manifestent tout à coup, ne sont précédées ni accompagnées de douleurs, se développent rapidement sans coloration de la peau, sans douleur ni chaleur ; cette forme de fluxion se termine constamment par résolution.

C. Traitement. — On s'assure d'abord s'il existe ou non une carie de quelqu'une des dents. La découvre-t-on, on essaie de calmer la douleur en plaçant sur cette carie et l'introduisant profondément, une petite *boulette de coton* imbibée soit d'*extrait* d'*opium* ou de *laudanum* de Rousseau, qui engourdit la sensibilité ; soit de chloroforme, d'essence de girofle, de créosote. (Celle-ci *cautérise* légèrement le nerf dentaire.) Les divers élixirs ou baumes odontalgiques ne sont ni plus ni moins efficaces, quoique d'un prix plus élevé. Voir s'il est possible de soustraire le nerf à l'action de l'air et des aliments au moyen du *plombage* ou mieux de l'*aurification* de la dent, qui, ainsi traitée, peut être conservée très longtemps. Néanmoins, tôt ou tard, il faudra en venir à l'*avulsion*. Quand il existe une douleur intense, profonde, il y a sans doute inflammation du périoste, on applique des *sangsues* et des cataplasmes *laudanisés*. Les bains de pieds, les laxatifs ne seront pas négligés. — S'il s'agit d'une simple névralgie faciale, on agira, comme nous l'avons dit déjà (p. 63), surtout à l'aide du *vésicatoire*.

La fluxion *inflammatoire* modérée sera simplement préservée du froid; intense, elle exige le traitement *antiphlogistique*, c'est-à-dire sangsues, cataplasmes, pédiluves, laxatifs, etc. Un abcès se forme-t-il dans l'épaisseur de la joue, on lui donnera issue de bonne heure au moyen d'une *ponction* faite avec la lancette ou le bistouri sur le point fluctuant et saillant *dans la cavité buccale*; au reste, il s'ouvre bientôt de lui-même.

La fluxion *œdémateuse* n'exige guère que la précaution d'entretenir sur la partie malade une douce chaleur.

Déchaussement des dents.

Par suite d'une affection scorbutique locale, ou de la présence du tartre chez les personnes qui ne prennent pas soin de leur bouche, les dents sont sollicitées à se découvrir dans une certaine étendue de leur racine. Ce qu'il y a à faire dans ce cas a précédemment été exposé (II, p. 77).

Gengivite ou gencivite.

Nombreuses sont les causes de l'inflammation des gencives, car on la rencontre dans la stomatite, les aphtes, le scorbut, la fluxion liée à l'odontalgie, etc. Il nous suffit de renvoyer à ces divers articles.

Toutefois, signalons ce fait que certaines affections générales ont une influence particulière sur la muqueuse gengivale, telle par exemple l'empoisonnement thérapeutique par le plomb, le mercure, etc.

Marchal (de Calvi) a décrit, sous le nom de *gencivite expulsive*, une affection ainsi caractérisée : douleur, mauvaise haleine, élongation apparente des dents qui se déchaussent, s'ébranlent et finissent par tomber. — La *cause* en est une inflammation des alvéoles dentaires. — L'avulsion des dents, des gargarismes ou collutoires avec solution concentrée d'iode, tels sont les moyens de traitement.

Scorbut des gencives.

Gangrène scorbutique.

Il survient quelquefois, chez les jeunes enfants, un *gonflement des gencives* avec saignement, ayant l'apparence d'une véritable altération scorbutique. C'est un état pathologique tout à fait local, borné à la bouche et ne dépendant nullement d'un état général, comme quand il s'agit du scorbut proprement dit. Cependant on voit quelquefois se produire une sorte de mortification des gencives, qui tombent en lambeaux.

Traitement entièrement local, composé de *collutoires astringents* ou *acides,* avec l'alun, le borax, l'acide hydrochlorique. Il suffit même de toucher les parties avec un pinceau trempé dans un mélange de suc de citron ou de miel rosat et d'acide muriatique pour arrêter le mal.

Épulies.

On donne le nom d'*épulies* (de *épi*, sur, *oulon*, gencive) à des excroissances ou *végétations fongueuses* ou *cancéreuses* des gencives. En raison de sa texture fibro-vasculaire, le tissu qui recouvre les arcades dentaires est prédisposé à ces sortes de tumeurs, dont le point de départ, d'ailleurs, est souvent aux os, au périoste extra ou intra-alvéolaire. Les épulies, celles qui naissent des gencives mêmes, sont molles, vasculaires, spongieuses, saignantes; au contraire, quand elles ont leurs racines aux os, elles sont plus dures, comme fibreuses, et dégénèrent facilement en *cancer*. Les unes et les autres restent petites ou acquièrent un volume considérable, tantôt indolentes ou douloureuses, tantôt sessiles ou pédiculées; aucune n'a de tendance à rétrograder. En raison de leur disposition à la dégénérescence cancéreuse, leur pronostic est grave.

Le *traitement* est tout chirurgical; il consiste dans l'enlèvement des excroissances à l'aide de l'instrument tranchant : opération simple lorsque la tumeur appartient à la gencive; mais quand l'os est en même temps malade, exigeant l'enlèvement de la portion attaquée, ce qui constitue une *opération* compliquée, très sérieuse.

§ III. — Maladies de la bouche.

Après les maladies des dents et des gencives, il nous faut examiner celles plus spéciales à la membrane muqueuse de la bouche, les joues comprises. Dans l'article suivant, nous traiterons des affections de la gorge, après quoi nous aurons passé en revue tout ce qui a rapport à la pathologie des organes de mastication.

A. Faisons une remarque générale relative au traitement des affections buccales, pharynx compris. C'est que la plupart sont d'une nature telle, qu'émollients et antiphlogistiques paraissent être sans effet contre elles, sont même nuisibles plutôt qu'utiles, tandis qu'au contraire, les *astringents*, les *acides*, les *caustiques*, principalement le *chlorate de potasse*, employés en gargarismes et en collutoires, en arrêtent généralement bien la marche,

B. Un médecin, Th. David, a écrit un volume sur les microbes de la bouche. Ils sont nombreux et se trouveraient, selon lui, presque tous dans cette cavité, les uns inertes, les autres nuisibles. D'où il résulte que toutes les maladies dont nous allons tracer la courte histoire, seraient causées par ces parasites, et d'où l'importance des soins à donner à la bouche, au point de vue *antiseptique*.

Voici l'énumération des maladies dont nous devons nous occuper : *stomatite ; muguet ; aphtes ; sialorrhée ; salivation mercurielle ; gangrène de la bouche.*

Stomatite simple.

La *stomatite* (de *stoma,* bouche) désigne l'inflammation de la membrane muqueuse de la cavité buccale. Loin d'être une, elle se divise en plusieurs espèces, car on la dit simple, folliculeuse, pultacée, couenneuse, mercurielle, suivant les causes productrices ou l'élément anatomique atteint. (V. *Aphtes*, *Muguet*, *Angine*, *Salivation*, etc.)

La stomatite *simple*, de cause externe, est la seule qui devrait conserver ce nom, auquel on ajouterait l'épithète *érythémateuse*. Cet *érythème buccal* est dû au contact de corps chauds ou caustiques, à la carie dentaire, à l'avulsion des dents, au travail de la dentition, etc. Il cède facilement aux collutoires émollients, se dissipe même tout seul. C'est la seule affection de la bouche qui réclame les adoucissants de préférence aux astringents. — Elle précède souvent le muguet et les aphtes, et bien qu'étant de cause interne, comme ces maladies, elle réclame aussi au début des gargarismes émollients,

Aphte.

Stomatite aphteuse.

Les *aphtes* (de *aphteïn*, brûler) consistent dans une éruption intra-buccale de petites vésicules qui prennent l'aspect pustuleux, et se transforment, au bout de deux ou trois jours, en *ulcérations* douloureuses, se cicatrisant après un ou deux septénaires. L'éruption aphteuse a pour siège les follicules mucipares qui sécrètent le mucus de la muqueuse buccale ; elle est discrète ou confluente.

A. Les aphtes *discrets* constituent une affection locale, idiopathique, très fréquente. Ils se montrent à tous les âges, dans toutes les conditions de la vie, mais ils offrent pourtant une prédilection pour l'enfance et la jeunesse. — Une ou plusieurs vésicules apparaissent à la face interne des lèvres, sur le bord de la langue, à la partie moyenne des joues. Dès le lendemain de l'éruption ces vésicules prennent l'aspect pustuleux ; l'épithélium se détache et met à nu une ulcération arrondie, grisâtre, très douloureuse, qui gêne la mastication, qui parfois même s'accompagne d'un peu de malaise général. La guérison s'opère sans laisser d'autre trace qu'une légère rougeur, qui se dissipe bientôt.

B. Les aphtes *confluents* sont presque toujours *symptomatiques* d'un état général plus ou moins grave : aussi sont-ils précédés et accompagnés de fièvre et de troubles du côté des organes digestifs. Ils recouvrent la surface interne des joues et des lèvres, le voile du palais, s'étendant même parfois jusqu'au canal intestinal. Ils causent un sentiment de vive cuisson dans la bouche, de la salivation, des vomituritions, de la diarrhée, des angoisses. Quelquefois l'éruption se complique d'accidents typhoïques, lesquels sont tantôt primitifs, tantôt secondaires, ceux-ci d'un pronostic fâcheux. (V. *Muguet.*)

C. Traitement. — Quelques aphtes disséminés sur la muqueuse des lèvres, des joues ou de la langue, constituent une maladie *légère*, pour laquelle on consulte rarement l'homme de l'art. C'est qu'en effet elle guérit spontanement au bout de quelques jours. On peut prescrire, au début, des lotions mucilagineuses, émollientes, auxquelles on ajoute quelques gouttes de laudanum lorsqu'il y a de vives douleurs ; mais nous préférons recourir de suite aux *collutoires astringents*, qui sont en même temps microbicides (borax, alun, acide hydrochlorique). Un bon moyen d'abréger la durée de la petite ulcération consiste à la *cautériser* légèrement avec le nitrate d'argent.

Quand il s'agit d'aphtes *confluents*, la cautérisation est impraticable; il faut alors, outre le traitement local, *combattre l'état général*. Cette forme de la maladie est assez rare, heureusement, car elle est très grave.

Muguet.

Stomatite pultacée.

A. Le *muguet* est une forme de *stomatite*, une inflammation intra-buccale spéciale, caractérisée par une exsudation de petites concrétions blanchâtres, disséminées ou confluentes, semblables à des grumeaux de lait caillé; elles se produisent à la surface interne des lèvres et de la bouche. Cette affection a de l'analogie avec celle qui donne lieu aux fausses membranes, et passe pour être due à la présence d'un parasite cryptogame (l'*oïdium albicans*). L'examen microscopique d'une parcelle de muguet montre, en effet, un amas de *germes* cryptogamiques munis de racines implantées dans les cellules de l'épithélium, qu'elles perforent en se développant.

Causes. — Le muguet se manifeste à tout âge; mais il est plus commun chez les enfants à la mamelle, surtout ceux qu'on élève au biberon, qui sucent un mauvais lait, ou reçoivent une nourriture grossière. Dans les hôpitaux consacrés à l'enfance, le muguet règne souvent *épidémiquement*, étant alors *infectieux* et dû à l'entassement plus encore qu'au manque de soins.

Chez l'adulte, il se montre rarement idiopathique; presque toujours au contraire s'ajoutant, comme *affection secondaire*, à un état général plus ou moins grave, et occupant une étendue plus ou moins considérable du canal intestinal.

B. *Symptômes*. — Le muguet simple, *discret*, borné à la bouche, débute sans prodromes et ne s'accompagne d'aucun mouvement fébrile. Mais le plus souvent la maladie est sous la dépendance d'un état général fâcheux, surtout chez les enfants. Chez eux, en effet, l'apparition du produit cryptogamique est précédée par un *érythème aux fesses*, de la diarrhée, un mouvement fébrile. La langue devient rouge, ses papilles saillantes; rougeur qui s'étend aux parois buccales; la succion est douloureuse. Au bout de deux ou trois jours apparaissent de tout petits points blancs semblables à des grains de semoule; ils se convertissent en une matière crémeuse, avec ou sans accompagnement d'ulcération sur le bord ou le frein de la langue. La chaleur s'élève, le pouls s'accélère; la maladie devient *grave*, infectieuse. Il survient de la diarrhée, du météorisme, des selles liquides verdâtres, des vomissements, phénomènes qui indiquent que le muguet s'étend au canal intestinal, ce que prouvent encore les évacuations alvines, dans lesquelles se forme une matière crémeuse pultacée, ou ce fait qu'il existe une complication de gastro-entérite. D'autres complications du côté du cerveau et des poumons, etc., peuvent surgir. Un amaigrissement rapide, le ballonnement du ventre, des symptômes de prostration extrême, le marasme, prédisent une terminaison funeste.

Tout malade, quel que soit son âge, qui a le muguet, est dans un état de fâcheux augure. Lorsque survient cet état dans le cours d'une maladie chronique, chez un sujet épuisé, la mort est prochaine. — Toutefois, répétons que dans les *cas bénins*, *idiopathiques*, la maladie se termine par une guérison rapide.

C. Traitement. — Quand il s'agit d'un nourrisson, il faut : 1° le remettre au sein, s'il en a été séparé trop tôt ou si l'usage du biberon ne lui réussit pas; 2° modifier son régime mal dirigé; 3° l'entourer de précautions hygiéniques. Vient ensuite l'emploi des collutoires, ils seront, au début, *adoucissants* (lait et eau d'orge), ou *astringents* (borax et miel rosat), ou enfin *caustiques* (nitrate d'argent en solution), dans le muguet confluent. L'alun, le *borax*, le *chlorate de potasse* en solution, sont les modificateurs les plus usités. « Dans les cas rebelles, le nitrate d'argent et le sulfate de cuivre sont les remèdes héroïques » (Trousseau). — On emploie ces divers topiques plus ou moins antiseptiques chez les jeunes enfants, à l'aide d'un pinceau de charpie qu'on promène légèrement sur les surfaces malades.

Quant au traitement général, interne, il consiste en boissons adoucissantes; *cataplasmes* ou fomentations émollientes : *lavements laudanisés* (une ou deux gouttes de laudanum); diète, etc. En cas de fièvre vive, on appliquerait, au début, quelques *sangsues*, encore que ce moyen ait peu de partisans aujourd'hui. La prostration réclame au contraire les *toniques*. En un mot, on fait la médecine des indications. Trousseau s'est bien trouvé de l'*ipéca* à dose vomitive dans l'entérite de muguet; il donnait en outre le sous-nitrate de bismuth. — Il ne faut pas abandonner le traitement, tant qu'il reste des traces de la maladie.

Quant au muguet survenant comme symptôme *ultime* d'une maladie chronique grave, inutile de le traiter, car tout échoue.

Stomatite pseudo-membraneuse.

Diphthérie, angine couenneuse.

A. L'inflammation *couenneuse* ou *diphthérique* de la bouche est une maladie microbienne, qui atteint de préférence les enfants de cinq à dix, douze ans. Elle est souvent épidémique dans les hôpitaux consacrés à l'enfance.

Symptômes. — Disons tout d'abord qu'il ne s'agit pas, en ce moment, de l'*angine couenneuse* proprement dite : les deux affections diffèrent par leur siège et leur gravité. En effet, la stomatite pseudo-membraneuse reste généralement bornée à la bouche, d'un seul côté, et son pronostic le plus souvent favorable. Elle débute par de petites plaques d'un blanc grisâtre, plus ou moins arrondies, saillantes, formées par le dépôt d'une couche plastique adhérente à l'épithélium; autour de ces plaques la muqueuse forme une sorte de bourrelet saignant; au-dessous de celui-ci elle est rouge, parfois ulcérée. Bouche douloureuse, haleine fétide. Il y a salivation, engorgement des ganglions sous-maxillaires. L'affection reste généralement locale. Les fausses membranes, devenues épaisses, livides, se détachent; elles se renouvellent, ou cessent de se reproduire suivant que la maladie continue sa marche ou tend à la résolution. Quelquefois la gangrène s'empare des parties enflammées. Pourtant la guérison s'obtient généralement assez facilement, quand il ne survient pas de complication de pneumonie.

B. Le *traitement* est de même nature que celui des aphtes et du muguet : *lotions acidulées* et *astringentes* (miel rosat, jus de citron, chlorate de potasse, acide lactique en solution, acide hydrochlorique plus ou moins étendu), voilà pour les cas légers. Dans ceux graves l'*acide chlorhydrique fumant* ou le *chlorure de chaux* sec seront appliqués dès le principe sur les surfaces malades et continués jusqu'à guérison. Le *chlorate de potasse*, si vanté dans les inflammations buccales en général, sera le premier essayé dans les cas de faible intensité, comme aussi le borax, qui est antimicrobien, antiseptique. Au début d'une vive inflammation les collutoires et gargarismes adoucissants trouveront leur indication.

Sialorrhée. — Ptyalisme.

Salivation, flux de salive, sialorrhée.

Ces expressions désignent le même phénomène, *flux de salive*, mais non la même espèce quant à ses causes.

A. L'*idiopathique* (l'espèce de salivation sujet de ces lignes) s'observe le plus souvent chez les femmes, les individus nerveux, à la suite d'une émotion, du dégoût, de l'usage des sialagogues; comme aussi sous l'influence de la grossesse, d'une mauvaise disposition de l'estomac, de l'ingestion d'une substance fade, ou répugnante, etc. — La salive afflue dans la bouche en quantité très variable ; elle peut être assez considérable pour que le malade ait besoin de se tenir la tête au-dessus d'une cuvette ; l'écoulement diminue pendant la digestion des aliments. La muqueuse buccale et les glandes salivaires sont saines ; soif, dyspepsie. La maladie est très souvent rebelle.

Les agents thérapeutiques qui ont paru avoir quelque efficacité sont l'*opium* à haute dose, les *absorbants* (magnésie, charbon), les *ferrugineux*, les alcalins. Chomel a vu une sialorrhée développée pendant la grossesse, céder aux amandes prises en nature presque sans interruption. Suppression, bien entendu, de la cause connue.

B. Quant à la sialorrhée *symptomatique*, c'est la *salivation*, cette sialorrhée par inflammation buccale et des glandes salivaires, causée par le traitement antisyphilitique mercuriel. (V. l'art. qui suit.)

Stomatite mercurielle.

Salivation.

A. Il ne s'agit pas ici du flux de salive survenant dans certaines affections nerveuses, comme l'hystérie, la folie, l'état de grossesse, et dont il vient d'être question, mais de la stomatite mercurielle et de la *salivation*, qui en est un effet.

a. Étiologie. — Le mercure exerce sur la membrane muqueuse buccale et sur les glandes salivaires une action spéciale, d'où résultent l'inflammation de ces parties et une excrétion abondante de salive. Des diverses préparations mercurielles employées comme agents thérapeutiques, le calomel à l'intérieur, l'onguent napolitain en frictions, sont les plus prompts à produire l'accident en question. Tous les individus ne sont pas pris de salivation mercurielle avec la même facilité ; différentes causes externes et internes rendent l'économie plus ou moins apte à la contracter. Ainsi, toutes choses étant égales d'ailleurs, les sujets d'une constitution molle, ceux dont les sécrétions sont peu actives, ou qui sont habituellement constipés, etc., sont particulièrement exposés à cette espèce d'intoxication, que favorise encore une température froide.

b. Symptômes. — La stomatite mercurielle débute par une sensation de chaleur, de sécheresse dans la bouche, avec goût de métal. Bientôt les gencives se tuméfient, se ramollissent, deviennent rouges, saignantes, douloureuses. Si l'on cesse à temps l'emploi du mercure, ces symptômes peuvent ne pas aller plus loin ; le plus souvent néanmoins l'affection s'aggrave : le gonflement et la douleur augmenlent; il se fait une exsudation blanchâtre qui recouvre la muqueuse, celle de la langue surtout. Les gencives se détachent des dents, qui s'ébranlent; des ulcérations se forment; il y a tuméfaction générale des joues, de la langue, des gencives; et de la bouche entr'ouverte s'écoule un liquide salivaire grisâtre, fétide, dont la quantité peut s'élever à 1, 2 et 3 kilos dans les vingt-quatre heures. Le malade éprouve de la céphalalgie, un malaise inexprimable, de l'insomnie, de la fièvre.

Mais le traitement mercuriel étant de nos jours mieux dirigé, ces cas graves deviennent rares, même dans les hôpitaux spéciaux.

B. Traitement. — Aussitôt que s'annoncent les premiers indices de salivation, il faut suspendre l'usage des préparations mercurielles; agir révulsivement sur les extrémités au moyen de *sinapismes;* sur le tube intestinal à l'aide d'un *purgatif* énergique. On peut faire avorter la maladie par l'emploi de *gargarismes* au borax, à l'alun, au *chlorate de potasse;* mais le meilleur abortif, dans ces circonstances, consiste dans l'*acide chlorhydrique* fumant, dont on imbibe un pinceau promené sur les gencives et la muqueuse buccale, en ayant soin de ménager les dents, d'essuyer aussitôt après, etc.

Employés dès le début, ces moyens ont arrêté le développement des accidents; mais s'ils échouent et que les symptômes inflammatoires surgissent ou continuent leur marche, il faut recourir aux gargarismes et *collutoires astringents*, appliquer des sangsues sous la mâchoire inférieure, et recourir aux laxatifs ou aux *purgatifs.* Quand l'inflammation est en voie de déclin, on revient aux *collutoires astringents.* — On est obligé souvent de *cautériser* les ulcérations persistantes au moyen de l'acide chlorhydrique ou du nitrate d'argent. A ce moment, on trouve grand avantage à ajouter aux gargarismes 1/8 de chlorure d'oxyde de chaux ou de soude.

D'après Ricord, le *chlorate de potasse* est doué d'une propriété abortive de la stomatite mercurielle. Celle-ci étant produite, il n'est pas nécessaire, pour en conjurer les accidents, de supprimer la médication mercurielle : le chlorate de potasse est tout à la fois curatif et préventif.

Stomatite gangréneuse.

Gangrène de la bouche.

Il est une *affection gangréneuse des parois de la bouche* exclusive aux enfants faibles, débilités, scrofuleux, ou qui séjournent dans un milieu infectieux. — De la tristesse, de la diarrhée précèdent son développement, qui commence par un gonflement dur, avec tache rouge au centre, et se termine par des eschares profondes, un écoulement sanieux, une salivation fétide et la mort. — Il faudrait, si on rencontrait cette maladie, très *rare*, d'ailleurs, *cautériser largement* et profondément le point central avec le fer rouge ; puis appliquer des *antiseptiques*, tels que l'eau-de-vie camphrée, le quinquina en poudre, etc. Les progrès de l'hygiène la feront disparaître à jamais.

§ IV. — Maladies du pharynx et des amygdales.

Maux de gorge, angines.

A. Le mot *angine* (*angere*, étrangler) désignait autrefois toute affection douloureuse ou non de la gorge, produisant une difficulté d'avaler et aussi quelquefois de respirer. Il y avait là une grande confusion qui cesse aujourd'hui.

Les maladies dont nous avons à nous occuper dans ce chapitre et le suivant, conservent encore la dénomination d'*angines*, qui est une expression générique, mais on y ajoute une épithète qualificative de la nature ou du siège de l'altération. Ainsi l'angine est dite *gutturale*, *tonsillaire*, *pharyngienne*, etc., suivant que la gorge, les tonsilles, le pharynx, sont plus spécialement affectés.

Or pour le profane, *mal de gorge* est une expression banale qu'il applique au moindre sentiment de gêne ou de douleur ressentie dans le fond de la bouche. Il importe donc de distinguer les cas, qui sont très divers. Un premier examen se fait par l'emploi du *laryngoscope*. Pour cela on place le patient au grand jour ou devant une bougie allumée, on lui recommande de bâiller, et tandis qu'on abaisse la base de la langue à l'aide du talon d'une cuiller, on plonge ses regards dans l'arrière-bouche, pour voir s'il y a ou s'il n'y a pas de la rougeur, du gonflement, des pellicules crémeuses, de fausses membranes, une tuméfaction des amygdales ou de la luette, etc. Le laryngoscope n'est pas ici nécessaire comme pour le diagnostic des maladies du larynx, dont nous traiterons plus loin.

B. Nous avons déjà fait remarquer cette particularité que dans les maladies de la bouche, les astringents sont très utiles et d'un emploi fréquent (p. 97) ; cette remarque est tout à fait applicable ici.

Nous avons à étudier successivement : 1° l'*angine gutturale* ou pharyngite (inflammation catarrhale de la muqueuse) ; 2° l'*angine couenneuse* (inflammation pseudo-membraneuse) ; 3° l'*angine gangréneuse* (inflammation gangréneuse) ; 4° l'*angine tonsillaire* (inflammation des amygdales) : 5° le *gonflement de la luette* (hypertrophie, prolapsus); 6° la *paralysie du voile du palais.*

Pharyngite. — Angine gutturale.

Mal de gorge, angine pharyngée.

A. Le terme *angine gutturale* s'applique à diverses affections phlegmasiques des muqueuses de l'isthme du gosier, du voile et des piliers du palais, de la luette, des amygdales, du pharynx. Toutefois c'est plus spécialement de la *pharyngite* ou phlogose du pharynx qu'il est question ici.

Causes. — Ce sont celles des affections muqueuses en général, c'est-à-dire variations atmosphériques, refroidissements, surtout aux pieds, au cou, etc. Ce mal de gorge est très fréquent au printemps et se montre de préférence chez les sujets sanguins et de constitution sanguine; mais aucune constitution n'en est à l'abri.

B. Symptômes. — Un sentiment de sécheresse, de douleur dans la gorge, avec difficulté de déglutition, marque le début de la pharyngite. Si l'on regarde au fond de la bouche, la muqueuse paraît sèche, rouge, luisante; plus tard, tapissée par un mucus filant qui forme parfois une couche grisâtre, surtout sur les amygdales. Quelquefois la luette, gonflée, allongée, pendante, titille désagréablement la base de la langue et provoque des nausées et des besoins factices et douloureux de déglutition. Il y a inappétence, amertume à la bouche, état saburral. Quand la phlegmasie est très prononcée, il se déclare un état fébrile. Notons que presque toujours la douleur retentit dans l'oreille, jusqu'à la trompe d'Eustache, qui n'est pas exempte alors d'irritation.

Dans la forme *pharyngée*, cette douleur est moindre, sans doute, parce que la déglutition est moins pénible; mais le malade est tourmenté par une *toux gutturale* qui provoque l'expulsion d'un mucus tenace, adhérent à la paroi pharyngienne (*pharyngite* proprement dite). — Ces états morbides n'ont rien de grave. Ils existent souvent à l'état chronique, et sont toujours impressionnés par les variations atmosphériques.

C. L'angine, à l'état *chronique*, est caractérisée par une coloration bleuâtre, violacée de la membrane muqueuse, qui offre souvent un pointillé rouge et des espèces de *granulations* ou petits mamelons (pharyngite *granuleuse*). Ce pointillé est surtout marqué à la paroi du pharynx. Il cause un sentiment de gêne, de douleur et de sécheresse dans la gorge; difficulté de déglutition; altération du timbre et de l'étendue du son vocal. L'*angine granuleuse* est ordinairement de longue durée, souvent liée à une diathèse ou vice dartreux. Elle est assez fréquente chez les chanteurs, dont elle altère la voix.

D. Traitement. — L'angine *simple*, dépourvue de complications, n'est qu'une affection catarrhale incommode, un peu douloureuse, mais sans gravité. Elle se dissipe spontanément sous l'influence des précautions hygiéniques, des *boissons émollientes*, des *pédiluves*. Les *gargarismes astringents* à l'alun, au borax, au chlorate de potasse surtout, valent souvent mieux que les émollients. Y a-t-il embarras gastrique, un *vomitif* est indiqué.

Quant à l'angine *chronique*, avec état mamelonné ou *granuleux* du pharynx, elle résiste aux gargarismes. Il faut recourir à la *cautérisation* légère des granulations avec la pierre infernale, ou avec un pinceau imbibé d'acide muriatique ou d'une forte solution de nitrate d'argent (1 gram. pour 4 ou 8 d'eau). Les *eaux sulfureuses*, administrées sous toutes les formes, sont indiquées lorsqu'on soupçonne une complication dartreuse.

Les chanteurs, avons-nous dit, sont fréquemment atteints d'angine gutturale (de *mal de gorge*). Ils attribuent l'altération de leur voix à toute autre cause que l'exercice abusif du larynx. Et ne croyant pas à l'influence de cet abus, ils s'adressent aux *spécialistes;* ceux-ci proposent et font force cautérisations alors que le silence, le repos de l'organe sont les seuls moyens *sûrs* de guérison. Mais comment convaincre un dramaturge, un orateur, un chanteur, qu'il doit observer le silence !

E. Très souvent, un état diathésique, un vice constitutionnel (arthritisme, scrofulisme, herpétisme) entretient la maladie, qui se prolonge alors des années, pour le plus grand bien des spécialistes, des stations thermales, etc.

Angine diphthéritique, diphthérie.

Angine couenneuse.

A. Ces dénominations s'appliquent à une inflammation *spécifique* de la muqueuse pharyngienne, produisant des fausses membranes qui, elles, infectent l'économie. Elle a même siège que l'angine simple, mais se distingue de celle-ci essentiellement par sa nature et par son pronostic, les deux diffèrent aussi du *croup*. Tout cela est *microbien*.

Étiologie. — La diphthérie ne respecte aucun âge ; pourtant elle sévit plus spécialement sur les enfants, dans les hôpitaux, les pensions, là ou règnent des conditions d'encombrement, et où elle se montre épidémique, infectieuse, contagieuse. Elle choisit quelquefois ses victimes parmi les médecins appelés à la combattre. Les saisons humides favorisent son développement. Elle complique assez souvent la rougeole et la scarlatine. Ces causes se résument dans ce mot : *microbes*, ou germes microphytes.

B. Symptômes. — Le début est celui d'une simple angine, sauf que le malade éprouve moins de douleur et de difficulté à avaler, chose qui paraît étonnante puisqu'il s'agit d'une maladie plus grave ; quelquefois des vomissements ont lieu : cette période est courte. Déjà apparaissent sur le voile du palais, les amygdales, le pharynx, des concrétions d'un blanc grisâtre ou jaunâtre, dues à une exsudation particulière de la muqueuse. Un gonflement douloureux des ganglions sous-maxillaires précède et annonce souvent cette exsudation. Ces concrétions ou *fausses membranes* se forment par plaques que circonscrit un cercle rouge ; elles se décollent par l'effet d'une exsudation sanguine qui les colore en noir, et tombent. Mais elles sont remplacées bientôt par de nouvelles, plus minces et plus blanches ; avec cela douleur, fétidité de l'haleine, difficulté de déglutition, fièvre plus ou moins intense. Déjà, à cette période, on peut considérer l'économie comme infectée.

Les fausses membranes, en se propageant aux fosses nasales ou au larynx, donnent lieu à d'autres symptômes. Dans le premier cas, c'est une épistaxis, un suintement fétide par le nez ; dans le second cas, une douleur au niveau du larynx, une respiration sifflante, une toux quinteuse, des *accès de suffocation*, comme dans le croup. C'est, en effet, à cette dernière maladie que l'on a alors affaire. (V. *Croup.*) Dans les cas graves, on peut constater une *albuminurie* concomitante assez intense.

L'angine couenneuse est insidieuse, rapide dans sa marche ; son pronostic est extrêmement grave, surtout lorsqu'elle se montre épidémique, infectieuse, et qu'elle sévit sur des sujets très jeunes. Cependant tant que les fausses membranes n'ont pas envahi le larynx il est permis d'espérer. La maladie peut se compliquer de bronchite, de pneumonie ; dans ce dernier cas, son pronostic est considérablement aggravé.

Quand elle guérit, l'angine couenneuse est souvent suivie de *paralysie du voile du palais* et même d'une paralysie plus ou moins étendue, non permanente toutefois.

C. Traitement. — Nous avons déjà signalé l'insuffisance des émissions sanguines dans la plupart des maladies de la bouche et de la gorge ; elles sont surtout impuissantes contre l'angine couenneuse et d'ailleurs abandonnées. Cependant, dès le début, si l'on a affaire à un enfant vigoureux, on peut appliquer des sangsues au cou. C'est aux *collutoires astringents*, au *chlorate de potasse* (en potion et gargarisme), à la *cautérisation*, aux *vomitifs* et aux *révulsifs* externes qu'on a recours.

On doit essayer d'enrayer le développement des concrétions membraneuses en pratiquant des *cautérisations*, dès leur apparition, avec un pinceau de charpie imbibé d'une solution concentrée de nitrate d'argent (2 à 4 gram. pour 16 d'eau distillée), ou d'un mélange de 2 d'acide hydrochlorique et 1 de miel rosat. On répétera ces cautérisations, qui seront suivies immédiatement, chaque fois, de collutoires adoucissants pour en calmer l'effet. Comme dans le croup, on aura recours aux *vomitifs répetés* pour expulser les fausses membranes ou opérer une perturbation. Quelques médecins emploient le *calomel* à l'intérieur à doses *altérantes*. Arrivent les moyens secondaires, les insufflations d'alun, de fleur de soufre, de borax en poudre, la glace pilée appliquée sur la muqueuse buccale toutes les demi-heures ; des douches d'eau froide, émulsion de coaltar au 50e, etc.

D. La doctrine microbienne a naturellement fait recourir aux antiseptiques ou *microbicides*. Les uns se bornent à maintenir le malade dans une chambre aérée où l'on vaporise continuellement une solution d'acide phénique dans une casserole placée sur un fourneau (Renou). D'autres vantent les vaporisations d'eucalyptus en infusé; des badigeonnages d'heure en heure avec un collutoire salicyné (infus. d'eucalyptus, 60; glycérine, 40; acide salicyl., 0 50); le naphtol en badigeonnages répétés sur les parties envahies, après enlèvement des fausses membranes au moyen d'un tampon d'ouate imbibé de glycérine, 100; naphtol, 5; alcool, 5). — Nous pourrions rappeler bien d'autres modes de traitement de la diphthérie, mais c'est toujours la pauvreté dans l'abondance.

E. Les *paralysies diphthéritiques*, en particulier celle du *voile du palais*, dont le grave inconvénient est de produire le retour des boissons par le nez, le nasonnement de la voix, la paralysie des membres, etc., guérissent généralement sous l'influence des toniques généraux, de l'hydrothérapie, des frictions, de l'électricité et du temps surtout, le plus efficace de tous les remèdes.

Angine gangréneuse.

Angine maligne.

L'*angine gangréneuse* est une terminaison de l'angine couenneuse ou une complication de la scarlatine plutôt qu'une maladie distincte.

Elle ne mérite pas une étude spéciale, par conséquent. Disons seulement, en passant, qu'elle est caractérisée par des taches livides, noirâtres, au fond de la gorge, une fétidité extrême de l'haleine avec adynamie, prostration, le tout précédé et accompagné de gonflement des ganglions lymphatiques sous-maxillaires et cervicaux, quelquefois de parotide. Infection générale de l'économie ; altération putride du sang ; mort inévitable. — *Cautérisations, collutoires antiseptiques* avec l'infusion de quinquina, le chlorure de chaux liquide et le miel rosat mélangés.

Il faut essayer de détruire sur place la première manifestation du mal au moyen de l'*excision des amygdales*.

Amygdalite.

Esquinancie, angine tonsillaire.

A. L'*amygdalite* ou *angine tonsillaire* est l'inflammation des amygdales ou tonsilles (I, p. 113). Cette maladie, causée par les variations atmosphériques, les refroidissements, est commune dans la seconde enfance et dans la jeunesse, rare après quarante ans ; mais certains individus y sont prédisposés de telle sorte qu'ils la contractent une ou deux fois par an, quand d'autres n'en sont jamais atteints. Il y a paraît-il, des amygdalites d'origine microbienne, c'est-à-dire de nature infectieuse pouvant se compliquer d'accidents pleuro-pneumoniques.

Symptômes. — Sentiment de gêne, de douleur, de sécheresse dans la gorge ; difficulté d'avaler ; un peu de fièvre, précédée de frissons irréguliers. En explorant le fond de la gorge (quand cela est possible, car le malade ne peut guère bâiller), on trouve une ou les deux amygdales gonflées, rouges, faisant saillie et se rapprochant par leur bord interne. Sensation d'un corps étranger. Déglutition difficile, douloureuse ; dans quelques cas même la parole est rendue impossible. Le malade ne tourne la tête qu'avec difficulté ; la pression latérale du cou augmente la douleur ; celle-ci se propage à l'oreille par la trompe d'Eustache et cause une dureté passagère de l'ouïe. Inappétence, soif, malaise, enduit blanchâtre de la langue ; mouvement fébrile souvent très intense. Lorsque les amygdales sont gonflées à ce point qu'elles se touchent, elles gênent la respiration elle-même : de là anxiété, face vultueuse, yeux saillants, menace d'asphyxie. Rarement les accidents sont aussi prononcés ; quand cela a lieu cependant, l'inflammation se termine par *suppuration :* une tache grisâtre sur l'amygdale annonce cette évolution ; et un pus fétide est rejeté par la toux ou le vomissement. Aussitôt l'abcès percé, évacué, le soulagement est presque subit, et le malade se dit guéri.

L'esquinancie dure de huit à dix jours. Le pronostic n'est généralement pas grave, même dans les cas les plus intenses, ceux-ci suivis toutefois de perte momentanée des forces. Souvent la maladie n'arrête pas les sujets dans leurs occupations et se termine par *résolution.*

B. Traitement. — Dans les cas légers, employez les mêmes moyens que dans l'angine gutturale (p. 106, *D*). Lorsque la douleur et l'inflammation sont très prononcées, chez un sujet robuste, sanguin, jadis on pratiquait une *saignée*, qui, comme les *sangsues*, ont toujours paru sans efficacité. Si les gargarismes astringents sont préférés dans l'angine gutturale, ce sont les *émollients* qui doivent l'être dans l'inflammation du parenchyme de l'amygdale. Il ne faut négliger ni *pédiluves*, ni lavements, ni boissons délayantes. L'enduit sale de la langue et des signes d'embarras gastrique constituent une indication au *vomitif;* celui-ci est encore utile pour provoquer la rupture du foyer purulent lorsque le malade suffoque. L'ouverture de l'abcès par le bistouri n'est guère possible à cause de l'impossibilité de bâiller où se trouve le malade.

Au début de l'esquinancie, alors que les malades peuvent ouvrir la bouche, j'ai l'habitude de faire sur l'amygdale malade plusieurs ponctions avec la pointe d'une lancette fixée à une tige suffisamment longue. Cela produit un saignement léger, un dégorgement qui fait souvent avorter la maladie. A dire vrai, quelque traitement qu'on mette en usage, on n'en abrège pas la durée. Les secours de l'art sont presque inutiles; le médecin ne l'est pas pour cela, car il rassure le patient que la difficulté d'avaler et de parler terrifie. La complication de pleuro-pneumonie infectieuse est heureusement rare ici; mais dans ce cas la maladie affecte un caractère général.

Hypertrophie des amygdales.

Amygdalite chronique.

Au lieu de se terminer par résolution ou par suppuration, l'inflammation des amygdales peut se répéter et passer à l'état *chronique*, rendant alors la déglutition gênée, la voix moins nette, l'ouïe dure, le sommeil bruyant; sans compter que les retours à l'état aigu sont fréquents. C'est surtout chez les enfants que s'observe cette forme de l'amygdalite, qui est longtemps non soupçonnée, inaperçue.

En outre, un *gonflement primitivement chronique* des amygdales se montre chez ceux d'une constitution lymphatique, gonflement indépendant de toute inflammation antérieure ; celui ci est une *hypertrophie* amygdalienne *spéciale*, qui a pour effet de produire à la longue, outre les phénomènes indiqués ci-dessus, la déformation du thorax par suite de la gêne de la respiration (Dupuytren), et plusieurs genres d'accidents.

Les *gargarismes astringents*, les *révulsifs*, etc., sont généralement peu efficaces. Il faut en venir à l'*excision* de la portion de l'amygdale qui dépasse les piliers du voile du palais, opération dont on abuse, d'autant qu'elle est facile, sans danger, et.... bien *honorée*....

Gonflement chronique de la luette.

Chute de la luette.

Après plusieurs angines répétées, il reste quelquefois un *gonflement chronique de la luette*, tuméfaction inflammatoire ou œdémateuse qui fait que l'organe titille désagréablement la base de la langue et entretient de l'irritation. Molle, pâle, allongée, la luette doit être raccourcie à l'aide d'un coup de ciseaux longs. Cette opération, facile, remédie à ce que l'on nomme vulgairement *chute de la luette*.

Paralysie du voile du palais.

Après la guérison de l'angine couenneuse, on observe quelquefois les boissons faisant retour par le nez, pénétrant dans le larynx, et le nasillement de la voix. Cela caractérise la *paralysie du voile du palais*, laquelle est une conséquence de la diphthérie, et s'étend quelquefois à beaucoup d'autres organes, aux membres inférieurs, tronc, diaphragme, parois thoraciques. Ce phénomène est de nature chloro-anémique plutôt que dû à l'intoxication par angine couenneuse (p. 106). Il rappelle, comme origine, les paralysies de la convalescence des maladies aiguës. Elles guérissent dans la grande majorité des cas. — Frictions, toniques, électricité, etc.

§ V. — Maladies de l'œsophage.

L'œsophage n'est pas communément le siège de maladies, si on le compare, sous ce rapport, à beaucoup d'autres organes. Toutefois l'*inflammation*, le *spasme*, le *rétrécissement*, le *cancer*, l'*obstruction* par corps étrangers, etc., s'y montrent assez souvent.

A. *Œsophagite* (inflammation de l'œsophage). — Maladie peu commune, d'un diagnostic obscur; se manifeste par une douleur qui augmente pendant la déglutition, sans donner lieu à une réaction prononcée. — Boissons douces, bains, pédiluves.

B. Spasme de l'œsophage (*œsophagisme*). — Affection de nature inflammatoire, ou plutôt nerveuse : dans celle-ci, la plus fréquente, le spasme se lie à l'hystérie, aux convulsions, l'aliénation mentale, l'empoisonnement par la jusquiame, par champignons. La difficulté de la déglutition porte sur les solides comme sur les liquides. Le malade éprouve la sensation d'un corps étranger. Mais étant nerveuse, l'affection peut disparaître très vite. — Traitement antispasmodique.

C. Retrécissement de l'œsophage. — Il dépend soit d'une inflammation chronique de la muqueuse et du tissu cellulaire sous-muqueux de ce conduit, soit d'une tumeur *cancéreuse* ou *polypeuse*, soit enfin d'un *corps étranger*, obstruant le canal. Gênant ou même empêchant la déglutition, l'obstacle nécessite l'emploi de la *sonde œsophagienne* pour faire descendre des liquides nutritifs dans l'estomac.

D. Quand il s'agit de *cancer*, le dépérissement est encore plus rapide, la mort plus rapprochée.

Le cancer de l'œsophage offre ceci de particulier, que le canal se dilate plus ou moins au-dessus de la tumeur, servant ainsi de réservoir aux aliments, qui y subissent une sorte de digestion, ce qui fait que leur rejet n'a pas lieu immédiatement après leur ingestion.

CHAP. II. — PATHOLOGIE DU CANAL INTESTINAL.

Nous voici arrivé à l'un des points de la pathologie les plus intéressants tant par le nombre, la diversité, etc., des états morbides que par leur gravité. Nous étudierons donc les maladies propres à chaque portion du tube digestif, à partir de l'estomac jusqu'à l'anus inclusivement.

Comme toutes ces affections se compliquent les unes les autres, dans certains cas, une distinction doit être faite à cet égard, sous le titre de fièvres continues. L'ordre que nous suivrons est donc celui-ci.

a. Maladies de l'estomac.
b. — du duodénum.
c. — de l'intestin grêle.
d. — du cœcum.
e. — du côlon.
f. — du rectum et de l'anus.
g. — dites fièvres continues.

§ Ier. — Maladies de l'estomac.

Elles se nomment : indigestion, embarras gastrique, gastrite, gastrorrhagie, dilatation stomacale, ulcère, cancer de l'estomac.

Indigestion.

A. L'*indigestion* consiste dans un trouble, une difficulté ou l'impuissance du travail digestif.

Les *causes* les plus communes sont : une secousse morale survenue après le repas, l'ingestion d'une trop grande quantité d'aliments lourds ou pris à contre-cœur; certains mouvements imprimés au corps, comme ceux de l'escarpolette, le mal de mer, etc.; chez les enfants, c'est une attaque d'éclampsie, laquelle peut être cause ou effet du trouble digestif.

Signes. — L'indigestion s'annonce par un sentiment de plénitude, de gêne, de douleur à l'épigastre, puis par des éructations, du malaise, de l'anxiété, de l'oppression. Souvent le malade vomit, et cela le soulage promptement. Quand les intestins participent au trouble gastrique, il y a en même temps des borborygmes, du météorisme, rejet par l'anus de gaz fétides et de matières muco-bilieuses mêlées aux aliments imparfaitement digérés. — Dans les cas plus intenses surviennent des *phénomènes cérébraux*, tels que vertige, somnolence, coma, lesquels indiquent ou que le trouble de l'estomac réagit par action réflexe et par l'intermédiaire des pneumo-gastriques sur le cerveau, ou qu'il existe une congestion sanguine à ce viscère, car on a vu la mort être la conséquence d'une grave indigestion. Toutefois, cette terminaison est rare, et dans presque tous les cas, l'affection est de courte durée et sans danger.

B. Traitement. — A l'indigestion qui commence opposez quelque *boisson aromatique*, comme thé, feuilles d'oranger, camomille, ou une petite quantité de *liqueur spiritueuse*. Si des vomissements surviennent, on les facilite au moyen de quelques tasses d'eau tiède; s'ils ne s'effectuent pas et qu'il existe de l'anxiété, du malaise, on les provoque en administrant l'*émétique*. Des délayants, des cataplasmes, des lavements viennent ensuite, après que l'estomac a été soulagé.

Le cas le plus embarrassant est celui où se manifestent des symptômes de compression cérébrale; faut-il saigner, ou non? On hésite; car il est difficile d'apprécier l'influence de l'estomac sur l'encéphale, et inversement, dans une foule d'états morbides, spécialement l'indigestion. Cependant dans l'espèce il convient généralement de débuter par les *évacuants* (émétique, lavements purgatifs); puis, si les accidents cérébraux ne se dissipent pas, on a recours aux sangsues aux oreilles, à la saignée et même aux *révulsifs* externes.

Embarras gastrique.

Embarras gastro-intestinal.

A. L'*embarras gastrique* consiste dans un trouble de la sécrétion muqueuse stomacale et de la sécrétion biliaire, accompagné de dégoût, amertume à la bouche, enduit à la langue (*état saburral*), envies de vomir, céphalalgie sus-orbitaire, malaise. Toutefois, pas de réaction fébrile, à moins de complication. Comme cet état complique fréquemment certaines maladies fébriles, telles qu'angine, pneumonie, érysipèle, dysenterie, fièvre typhoïde, bronchite, etc., il faut s'attendre à le rencontrer le plus souvent lié à ces affections.

L'embarras gastrique est *bilieux* ou *muqueux*. Dans le premier la langue est recouverte d'un *enduit* jaunâtre, les vomissements sont verdâtres; bouche très amère; haleine fétide; soif plus ou moins vive. Dans le second cas, l'enduit lingual est blanchâtre, bouche pâteuse, vomissements muqueux, aigres; peu ou point de soif. Dans les deux cas, aux symptômes énoncés dans la définition, ajoutez un sentiment de pesanteur, de chaleur et de sensibilité à la région épigastrique, des douleurs vagues, contusives dans les membres, la pâleur du visage, et une préférence marquée pour les boissons acidules.

A côté de l'embarras gastrique, nous plaçons l'*embarras intestinal*, état analogue dû aux mêmes causes (chaleurs de l'été, mauvais aliments, indigestion, usage abusif de la viande, irascibilité, etc.); comme signes : sentiment de gêne dans l'abdomen, borborygmes, constipation, ou selles jaunâtres et fétides; courbature, etc.

B. Traitement. — La diète, une boisson délayante ou acidule, (*limonade*), cela suffit dans le plus grand nombre d'embarras gastro-intestinaux. Toutefois, le moyen le plus efficace consiste dans le *vomitif* (ipéca en poudre, 1 gram. dans 125 gram. d'eau tiède, en trois fois); *émétocathartique* (émétique, 10 centigr.; sulfate de soude, 20 gram., à prendre dans du bouillon aux herbes). Le plus souvent on se borne à une ou deux purgations (eau de Sedlitz ou de Pullna, etc.), dont on active l'action, lorsqu'il y a constipation, en administrant un *lavement de séné*. Après les évacuations, on laisse reposer l'estomac. Dans l'embarras muqueux, les boissons seront amères ou aromatiques (décoction de chicorée, par exemple).

Les anciens faisaient un abus de vomitifs et de purgatifs. Broussais parvint à proscrire cette pratique pour un instant, considérant que l'embarras gastro-intestinal est une forme de phlogose exigeant les antiphlogistiques. Aujourd'hui on tient le milieu entre ces deux extrêmes. Mais encore faut-il saisir l'opportunité. Sans admettre, comme autrefois, que la bile passe dans le sang et cause tous les accidents qu'on observe dans les maladies, il y a lieu d'accorder une attention particulière à l'embarras gastrique, parce qu'il peut être suivi de *fièvre continue.* D'un autre côté, voir et combattre partout cet état, c'est s'exposer inévitablement à irriter l'estomac et les intestins et à ranimer d'anciennes phlegmasies.

On se purge trop facilement en général : on ne doit jamais le faire sans l'avis du médecin. Quels que soient les motifs de croire qu'on a besoin d'être purgé, si la bouche est sèche, chaude, s'il y a disposition à la soif, digestions pénibles, avec développement de la chaleur, etc., il faut surseoir, attendu qu'il s'agit d'une gastrite plutôt que d'un embarras gastrique. — Combien d'inflammations gastro-intestinales ont été allumées par certain purgatif, dont la vogue a été immense il y a près d'un siècle ? C'est nommer la *médecine Leroy.*

Il est un certain état de l'estomac, apyrétique, langue limoneuse, inappétence, qu'on peut attaquer par ce qu'on appelle *lavage de l'estomac.* (V. ce mot, *Dict. thér.*)

Gastrite.

A. La *gastrite !* inflammation de l'estomac ! Voilà deux mots célèbres et bien mal compris, qui naguère étaient acceptés comme expliquant une foule d'états morbides plus ou moins obscurs, et au moyen desquels on pouvait satisfaire la curiosité des malades impatients de connaître le nom de leur maladie. C'est à peu près la même chose aujourd'hui, avec la doctrine microbienne (II, p. 276).

De tout temps la gastrite a joué, en pathologie, un rôle plus ou moins important, suivant les théories régnantes, mais jamais on ne l'avait autant exagéré, ce rôle, que sous le règne de la *doctrine physiologique*, due à Broussais (II, p. 275). En effet, non seulement on rapportait toutes les affections de l'estomac à la gastrite, mais encore on voulait qu'elle fût le point de départ de toutes les altérations de circulation, de sécrétion, d'innervation, de nutrition, de toutes les maladies, enfin ; et les choses en étaient venues à ce point, que toute la thérapeutique consistait dans l'*eau gommeuse* et des *sangsues* à l'épigastre. Une observation rigoureuse a fait justice de ces idées; et la réaction a été telle qu'aujourd'hui on regarde l'inflammation aiguë de l'estomac, en tant que *primitive*, *franche*, comme une maladie rare.

Gastrite aiguë.

A. L'inflammation de l'estomac, à l'état aigu, se montre rarement indépendante, elle est plutôt complice d'un état général plus ou moins grave (fièvre continue, typhoïde, etc.), à moins d'être occasionnée par l'ingestion d'une substance toxique, d'un poison irritant.

Ainsi donc, isolée des circonstances dans lesquelles elle se développe le plus communément, la gastrite n'apparaît plus que comme effet de l'ingestion d'aliments ou boissons irritants ou de mauvaise qualité, et de substances toxiques. On doit d'ailleurs être frappé du peu de tendance de la muqueuse stomacale à s'enflammer sous l'influence des stimulants directs, quand on voit des individus faire les plus grands excès de table — et quelle table où les épices et la moutarde règnent — durant toute leur vie sans jamais avoir mal à l'estomac. D'où nous concluons, encore une fois, que la gastrite *aiguë* est rare, en tant que considérée comme affection isolée, primitive. Car il ne faut pas confondre avec elle la gastrite chronique, ni la gastralgie.

a. Symptômes. — Quoi qu'il en soit, voici à quels signes on peut reconnaître l'inflammation de l'estomac. Le malade affecté de gastrite *aiguë légère* ressent à l'épigastre de la pesanteur, une tension, une douleur qu'augmente la pression; il y a inappétence, sentiment de sécheresse à la gorge, soif, malaise, souvent nausées et vomissements; la langue est sèche, pointue, rouge sur ses bords; un mouvement fébrile existe, etc. Dans la gastrite *intense*, ces phénomènes sont plus prononcés : la douleur est vive, lancinante; elle augmente dans les mouvements du tronc, souvent même par l'ingestion des liquides, qui sont rejetés ordinairement par les vomissements. Le pouls est élevé; il y a fièvre, dyspnée, insomnie, anxiété. La terminaison a lieu par résolution, par l'état chronique ou par la mort, celle-ci rare ou tardive.

b. Lésions. — Hors les cas de lésions organiques profondes, chroniques, on trouve, à l'autopsie, l'estomac rétracté, considérablement diminué de capacité, avec muqueuse injectée, d'un rouge plus ou moins vineux, souvent épaissie, quelquefois ramollie ou ulcérée, etc. Ces altérations ne sont point constantes. Pendant la vie, elles manquent de signes spéciaux qui les fassent distinguer les unes des autres.

B. Traitement de la gastrite aiguë. — Dans les cas légers, des *sangsues* sur la région épigastrique, l'application de cataplasmes émollients, des boissons mucilagineuses ou gommeuses, la *diète absolue*, tel est le traitement classique. Si l'inflammation est très prononcée, avec fièvre, une saignée sera utile ; plongez le malade dans un *bain tiède*. De petites doses d'*opium* sont indiquées pour calmer les vives douleurs. Afin d'éviter le rejet des boissons, on n'en donne que de faibles quantités à la fois et à basse température ; le moyen de les refroidir est d'y ajouter des fragments de glace.

On n'arrivera à l'alimentation que lorsque les accidents aigus seront tout à fait calmés, en commençant par le lait coupé ou pur, le *bouillon de poulet*, etc. Le *régime* doit rester sévère pendant la convalescence.

Ainsi qu'on le voit, ce *traitement* est des plus simples ; c'est l'*antiphlogistique*, établi par Broussais (mais très atténué sous le rapport des émissions sanguines) pour combattre la gastrite, et que le grand réformateur voyait partout ; il s'est perpétué dans le langage et la pratique de la médecine ; seulement, de nos jours, la saignée n'en fait presque jamais partie.

Gastrite chronique.

Mal d'estomac, mauvais estomac.

A. La *gastrite chronique*, considérée comme maladie isolée, primitive, est infiniment plus fréquente que l'aiguë. — Ses *causes* sont très obscures : l'usage d'aliments excitants ou de mauvaise qualité en est peut-être la prépondérante. Mais chose remarquable, la plupart des individus livrés à tous les excès de table n'en sont presque jamais atteints, tandis que des personnes habituellement très sobres en demeurent assez souvent victimes. Il y a donc une prédisposition qui joue le premier rôle dans la production de la gastrite chronique. Toutefois, cette affection est certainement entretenue, sinon occasionnée, par les écarts de régime, les stimulations de l'estomac, les chagrins, les travaux de cabinet.

a. Symptômes. — La gastrite chronique se manifeste par divers troubles de la digestion et de la sensibilité gastrique. Les digestions sont lentes, pénibles, accompagnées de malaise, d'un sentiment de douleur à la région épigastrique, de renvois acides. Souvent des battements se manifestent au creux de l'estomac, et l'ingestion des aliments augmente le malaise. Des vomissements de matières à demi digérées et de liquides acides et comme brûlants (*pyrosis*), ont lieu dans un grand nombre de cas. La langue est rouge sur les bords, à papilles très développées; souvent aussi elle se montre naturelle. Tantôt constipation opiniâtre, tantôt alternatives de diarrhée et de constipation; paume des mains sèche, aride, chaude pendant les digestions. Cependant, les malades sont le plus ordinairement sans réaction fébrile, quoique la nutrition soit plus ou moins troublée, l'appétit diminué ou aboli. Quelquefois le besoin de manger semble exister, mais une petite quantité d'aliments, quoique passant mal, le calme aussitôt. Le malade pâlit, maigrit, perd ses forces.

b. Cependant de tous ces symptômes, aucun ne se montre constant, caractéristique. Tous peuvent se rencontrer aussi bien dans la *gastralgie*, la *dyspepsie*, que dans la gastrite chronique; sans compter que les affections nerveuses stomacales, bien que s'accompagnant de troubles différents de ceux qui viennent d'être signalés, compliquent singulièrement les éléments du diagnostic, tant au point de vue des opérations chimiques qui s'accomplissent dans la cornue gastrique qu'à celui des réactions purement nervoso-vitales.

La gastrite chronique ne se distingue du *cancer de l'estomac* (V. ci-après) par aucun signe certain, si ce n'est que souvent, dans le cancer, le palper de la région épigastrique donne la sensation de duretés squirrheuses. On est donc presque toujours dans l'incertitude en ce qui concerne le degré et la nature de l'altération stomacale; par conséquent, il n'est point étonnant que le médecin soit obligé de tâtonner, d'*essayer*, quand il s'agit de prescrire le régime qui convient le mieux au malade.

c. La *lésion anatomique* de la gastrite varie suivant les cas : la muqueuse est épaissie, ramollie, ou, dans d'autres cas, indurée. Après la mort, elle paraît comme mamelonnée, quelquefois ulcérée, présentant toujours une teinte plus ou moins vineuse, ardoisée. L'estomac est le plus souvent rétréci, avec des parois hypertrophiées, dégénérées en un tissu induré ou cancéreux. Mais d'autres fois c'est au contraire une dilatation. — On a essayé d'établir, pendant la vie, le diagnostic différentiel de ces diverses formes de gastrite, mais on n'y est point parvenu.

Cependant comme la *gastrite ulcéreuse* (*ulcère simple* de l'estomac) a fait l'objet de recherches spéciales, nous lui consacrons un article ci-après. Nous en disons autant à l'égard de la *dilatation de l'estomac*.

Ajoutons que les *gastralgies*, les *dyspepsies* sont très souvent de véritables gastrites chroniques.

d. Pronostic. — Lorsque les altérations anatomiques dont il vient d'être question sont déjà anciennes, qu'elles ont pris racine pour ainsi dire, et forcé l'organisme à subir leur présence, on peut dire que c'est un état définitivement acquis. Cependant la gastrite chronique, quand la muqueuse n'a subi qu'une faible altération, ce qui veut dire qu'il n'y a que gastralgie, peut obtenir la guérison. Dans les autres cas le trouble de la nutrition finit par amener le dépérissement et la mort. Celle-ci est souvent la conséquence d'une perforation de l'organe, laquelle amène une péritonite suraiguë.

B. Traitement. — Tisanes adoucissantes, cataplasmes, *régime diététique* convenable, éloignement de tous aliments et boissons excitants; au début sangsues à l'épigastre. Les sangsues, ventouses scarifiées conviennent quand la gastrite chronique termine l'aiguë; lorsqu'elle est primitive, au contraire, toute évacuation sanguine est inutile, à moins qu'il n'y ait de vives douleurs et mouvement fébrile, ce qui est peu fréquent. Lait, bouillon, gelées, fruits cuits, fécules, etc.; eaux de Vichy, Bussang, Vals, Ems, etc., ce sera la base du régime. Dans les cas où il y a des aigreurs, hyperchlorhydrie, on peut prendre un peu de *magnésie* (25 à 75 centigr. dans de l'eau), ou le sous-nitrate de bismuth (30 à 75 centigr.). Contre les vives douleurs, un peu d'*opium* ou d'extrait de *belladone* (2 à 5 centigr.), ou d'antipyrine. On agit révulsivement au moyen de la *teinture d'iode* ou du *vésicatoire* appliqué sur l'épigastre. Les voyages, les *distractions*, le repos d'esprit seront nécessaires aux hommes de cabinet, aux hypocondriaques. (V. *Gastralgie.*)

Il est un remède plus efficace que tout cela : c'est le *temps*. Le malade ne doit point perdre patience. Il peut choisir lui-même les aliments qui lui réussissent le mieux; *il doit être en quelque sorte son propre médecin :* il tâtonnera sans doute, mais l'homme de l'art tâtonne davantage encore, car, nous le répétons, l'estomac malade est le plus capricieux des organes, encore que les variations de quantité d'acide chlorhydrique propre au suc gastrique gouvernent les affections stomacales.

Lorsque la guérison tend à s'opérer, un moment arrive où l'atonie succède à l'irritation : c'est alors que la diète et les adoucissants doivent être remplacés par des aliments plus substantiels, comme viandes rôties, côtelettes, les eupeptiques, *peptones*, etc. Vin de Bordeaux; eau de Spa. Il n'est pas toujours facile de saisir la transition; aussi plus d'une fois l'empressement à la considérer comme venue a compromis les avantages obtenus par six mois, un an, deux ans et plus d'un *régime rigoureusement observé*. C'est lorsqu'il le rencontrait par hasard (car il ne l'attendait pas), ou bien lorsqu'il avait affaire à une simple gastralgie, qu'un charlatan fameux obtenait les quelques succès qui faisaient oublier les nombreuses indigestions dont son *traitement naturel* gratifiait ses malades.

Gastrorrhée.

Catarrhe de l'estomac.

A. Cette maladie consiste dans une surexhalation ou sécrétion de fluide muqueux par la membrane interne de l'estomac, surtout par expulsion de ce fluide par le vomissement. Ce n'est pas là une gastrite, mais un véritable *catarrhe de l'estomac.*

Causes. — Peu connues, mais les hommes replets et qui abusent des liqueurs alcooliques, y sont plus exposés que les autres.

Symptômes. — Rejet de temps à autre, surtout le matin, avant d'avoir mangé, d'un liquide glaireux, filant, dont la quantité est variable et peut aller à 2 ou 300 grammes : on nomme cela *pituite, glaires.* Le malade paraît d'ailleurs bien portant, sauf que l'inappétence, la pesanteur à l'épigastre, la dyspepsie, se manifestent jusqu'à ce que le vomissement se soit effectué ; mais aussitôt après, le patient reprend toutes les apparences de la santé. Cet état peut durer fort longtemps : il n'a rien de grave en général, à moins de gastrite concomitante.

B. Traitement. — Lorsque le catarrhe de l'estomac est récent, les évacuants sont de bons moyens à employer : on peut *faire vomir* tout d'abord (ipéca) ou administrer un *purgatif* salin (sulfate de potasse, eau de Sedlitz). — Le plus souvent cependant, dans les cas anciens, c'est à une *alimentation tonique* et animale, à l'usage modéré d'un vin vieux coupé avec une eau gazeuse (Seltz, Vals), aux boissons amères et *aromatiques*, à l'extrait de quinquina et aux *ferrugineux* qu'on a recours pour modifier la sécrétion dont la muqueuse gastrique est le siège. — Quand l'affection succède à la gastrite chronique, on doit avoir égard à celle-ci.

Gastralgie.

Dyspepsie, troubles des digestions.

A. La *gastralgie* (de *gastêr*, estomac, et *algos*, douleur) est caractérisée par des troubles de sensibilité et de fonctionnement de l'estomac, sans qu'il y ait altération matérielle apparente de cet organe. C'est une névralgie ou névrose douloureuse du principal organe de la digestion; quelquefois encore c'est un simple phénomène symptomatique d'une gastrite subaiguë ou chronique.

a. Causes. — Cette affection est assez commune chez les femmes, les filles chlorotiques, les hypocondriaques, les individus en proie aux chagrins, exposés aux longues veilles, etc. La diète prolongée, l'usage des fruits acides, d'aliments fades, peuvent la produire. Barras insiste pour montrer que le jeûne et l'usage exclusif des aliments maigres déterminent fréquemment des névralgies d'estomac chez les personnes qui observent le régime du carême dans toute sa rigueur.

b. Symptômes. — La gastralgie offre des variétés de formes multiples, très diverses. Au milieu du cortège de troubles, c'est tantôt la douleur locale, tantôt la lenteur ou l'activité extraordinaire de la digestion, d'autres fois le vomissement qui marche en tête. La douleur épigastrique est constante, quoique existant à des degrés différents ; elle est rémittente ou intermittente, revenant en quelque sorte par accès, et dont le déclin coïncide avec un dégagement de gaz inodores (*rots*). La pression ne l'augmente pas, au lieu que c'est le contraire dans la gastrite. La digestion est laborieuse, pénible (*dyspepsie*) ; l'appétit est capricieux, bizarre, parfois excessif (*boulimie*) ; dans d'autres cas les malades désirent manger des substances non assimilables, comme de la craie, du plâtre, ou qui répugneraient dans l'état ordinaire (*pica*). Des flatuosités, des éructations acides et parfois brûlantes (*pyrosis*) se manifestent; quelquefois les douleurs sont vives, excessives (*crampes d'estomac*), accompagnées d'anxiété, de défaillance, de palpitations, de *tympanite* ou accumulation de gaz. Malgré ces symptômes, si graves en apparence, la santé et l'embonpoint se conservent assez bien. Il n'est pas rare, en effet, de rencontrer des sujets qui se plaignent pendant quinze ou vingt ans de douleurs d'estomac, de digestions difficiles, d'éprouver un fréquent besoin de prendre de la nourriture et qui pourtant ne perdent rien de leurs forces. Il n'en est pas de même lorsqu'il s'agit de troubles dépendant d'une gastrite chronique.

B. Traitement. — La première chose à faire lorsqu'il s'agit d'un accès de gastralgie *aiguë*, c'est de calmer la douleur au moyen d'une *potion opiacée*, d'un lavement additionné de quinze ou vingt gouttes de laudanum de Sydenham. L'*antipyrine* est vantée à juste titre. Le malade se trouve bien de boire, à petits coups, une infusion de tilleul ou de feuilles d'oranger ; des linges chauds appliqués sur l'épigastre, un bain tiède, le soulagent aussi. Si le mal ne se calme pas, on peut appliquer un *vésicatoire* sur la région douloureuse. Il est des cas où les sangsues sont indiquées, lorsque, par exemple, on soupçonne un élément inflammatoire (gastrite) compliquant la maladie, chose non rare. Mais, au temps de *névrosthénie* où nous vivons, médecins et malades ont une répugnance aux émissions sanguines exagérées.

a. Dans la *gastralgie chronique*, si fréquente et rebelle, le régime doit presque tout faire ; et nous répétons ce que nous en avons dit à propos de la gastrite chronique. On variera les aliments, leur température, leur mode de préparation, suivant la susceptibilité de l'estomac et l'idiosyncrasie du sujet. Les eaux minérales *gazeuses*, les pastilles de Vichy, le sirop de thridace, la *pepsine*, quelquefois de légers toniques ou excitants, tels que rhubarbe ou cannelle en poudre, à petites doses, tout cela sera essayé, repris après avoir été abandonné ; on ne négligera pas non plus les bains frais, les frictions, les voyages, les distractions.

Le *charbon végétal* en poudre ; le *sous-nitrate de bismuth*, seul ou uni à l'extrait de belladone (s.-nitrate de bismuth, 10 ; extr. de bellad., 1) pour 4 pilules, dont 2 soir et matin ; la *magnésie*, les *antispasmodiques*, les *amers*, les *peptones*, méritent une mention spéciale. Bien entendu, c'est à choisir parmi ces moyens d'action.

b. « Les *dyspepsies*, dit Chomel, sont au nombre des maladies les plus fréquentes ; elles sont le plus souvent susceptibles de guérison complète, ou tout au moins d'un grand soulagement. Reconnaissant presque toujours pour cause des infractions à l'hygiène, on trouve dans l'étude de leur développement, de leur marche, de leurs exacerbations et de leurs rémissions, de leur traitement, un enchaînement rationnel des faits que présente rarement l'histoire des autres maladies. » Voilà le clinicien de bon sens.

Et Chomel distingue les dyspepsies en *accidentelles* (indigestions) et en *habituelles* : celles-ci se divisant en *flatulentes, névralgiques, boulimiques, acides, alcalines.*

c. La dyspepsie *flatulente* a pour phénomène spécial une surabondance de gaz dans les organes digestifs : elle réclame les *absorbants*, les réfrigérants, l'exercice, etc. — La dyspepsie *névralgique* se rapproche des névralgies par l'extrême acuité et la forme paroxystique des douleurs : on lui oppose les *narcotiques*, l'opium surtout, administré peu de temps avant les repas si les douleurs sont stomacales, quelques heures avant si elles sont intestinales, etc. — Dans la dyspepsie *acide* où la salive devient acide, l'haleine elle-même, au lieu de conserver son caractère alcalin ; les malades ont de l'éloignement pour tout ce qui est acide, et aussi pour le sucre, etc. On la combat par l'abstinence de toutes les choses acides ou acidifiables, et par les *substances alcalines* introduites par toutes les voies. — La dyspepsie *alcaline* réclame naturellement des moyens opposés, *boissons et aliments acidulés*, solution faible d'acide hydrochlorique. — Dans la *dyspepsie des liquides* (Chomel), ceux-ci restent dans l'estomac en assez grande proportion pour y produire, même très loin des repas, ce *clapotement* qui forme le signe caractéristique de ce genre d'affection, qui est peut-être la *dilatation stomacale ;* dans ce cas le malade doit s'abstenir de liquides, et ne prendre que des *aliments solides*, lesquels passent assez bien.

d. Dans les troubles de l'estomac, suivant G. Sée, il faut agir sur le suc gastrique, qui est plus ou moins riche en acide hydrochlorique. Leur genèse est complexe, mais en somme leur traitement repose, suivant les cas, sur l'emploi soit de cet acide, soit des alcalins ou des évacuants. Les estomacs malades par *hyperchlorhydrie* du suc gastrique doivent user de viandes, poissons ; pas d'aliments amylacés. Sont menacés de cancer ceux où l'ac. hydrochl. fait défaut. (Voir aussi t. I, p. 333.)

Gastrorrhagie. — Hématémèse.

Vomissement de sang.

A. Gastrorrhagie, hémorrhagie de l'estomac ; — *Hématémèse*, plus spécialement rejet de sang par le vomissement ; — *Mélæna*, rejet sanguin par les selles, quelle qu'en soit la source, estomac ou intestins.

Causes. — L'effusion de sang dans l'estomac est une hémorrhagie *idiopathique* ou *symptomatique*. Dans le premier cas, elle consiste soit en une simple exhalation sanguine de la muqueuse gastrique, qui peut être due à la pléthore, soit en une disposition particulière aux hémorrhagies, une métastase, comme chez certaines femmes qui voient leurs règles remplacées par une évacuation sanguine supplémentaire. Dans le second cas, qui est le plus commun, elle se rattache à une altération matérielle de l'estomac, à l'ulcère ou cancer de cet organe. L'hématémèse peut exister sans qu'il y ait lésion organique de l'estomac ; mais passé l'âge de quarante ans, elle a toujours pour point de départ une ulcération de cet organe.

a. Dans la gastrorrhagie *symptomatique* le vomissement de sang n'est qu'un phénomène accessoire, qui peut manquer ou ne pas s'accomplir, bien que le sang s'épanche dans l'estomac. Quand un individu est pris d'un refroidissement subit, de pâleur, faiblesse, lipothymie, avec sensation de chaleur et de plénitude à la région épigastrique, vous pouvez diagnostiquer « épanchement de sang dans l'estomac ou l'intestin » (entérorrhagie) ; bientôt, en effet, le sang rendu par le vomissement ou par les selles confirme le diagnostic. Toutefois, le liquide rouge peut avoir séjourné un temps assez considérable dans le tube intestinal, et être expulsé sous forme de caillots plus ou moins noirs, ce qui constitue le *mélæna*. (V. *Entérorrhagie.*) Il peut ne s'être produit qu'un seul vomissement de sang ; mais quand celui-ci se répète à des intervalles irréguliers, l'existence d'une lésion organique est révélée.

b. La gastrorrhagie est une affection sérieuse, non pas tant encore en raison de la perte de sang, qui pourtant peut faire périr en peu de temps, que de l'état de l'estomac ou de la constitution qui l'entretient. C'est de toutes les hémorrhagies celle qui brise le plus les forces. Son diagnostic est souvent entouré d'obscurité ; car le sang vomi provenait peut-être des fosses nasales et avait été avalé ; il peut aussi venir des bronches. (V. *Épistaxis*, *Hémoptysie.*) Quelquefois enfin l'hématémèse précède et annonce une fièvre pernicieuse, une fièvre grave, un purpura, etc.

B. Le *traitement* ne diffère pas de celui des hémorrhagies internes. Repos absolu, position horizontale ; *boissons froides*, acidules, *glacées*. *Révulsifs* en permanence aux extrémités ; topiques *froids* sur l'estomac et le ventre. Si le pouls reste dur, plein, saignée ; l'extrait de ratanhia, le *perchlorure de fer*, le tannin, l'alun, surtout dans le cas de gastrorrhagie idiopathique, sont de précieuses ressources. Et ces moyens, du reste, constituent les seuls utiles dans l'hématémèse symptomatique.

Le *sulfate de quinine* serait prescrit sans tarder si l'hématémèse présentait un caractère intermittent, car il y aurait à craindre, dans ce cas, une forme particulière de la fièvre pernicieuse.

Ulcère de l'estomac.

A l'article Gastrite chronique, nous avons signalé la *gastrite ulcéreuse* comme un des effets de l'inflammation chronique de l'estomac (p. 118). Il est utile que nous y revenions à cause du traitement, principalement.

L'*ulcère chronique simple de l'estomac* n'est autre chose qu'une gastrite folliculeuse chronique terminée par ulcération d'un ou de plusieurs follicules, mais n'empêche que le diagnostic en est incertain, comparé à celui du cancer stomacal. L'ulcération est ordinairement unique ; elle occupe le voisinage du pylore ; ses bords, inégaux, sont comme coupés à pic, son fond grisâtre, sans induration. Elle peut se montrer chez des sujets de tout âge, les femmes paraissent y être plus exposées que les hommes. Inappétence, dyspepsie, douleurs épigastriques, sensation de brûlure, de crampe, d'un corps rongeur dans l'estomac; aigreurs, nausées, régurgitations, constipation, amaigrissement. Comme terminaison : mort. Celle-ci peut être causée par une *perforation* de l'estomac, qui amène une péritonite aiguë. Cependant la guérison n'est pas impossible, mais il faut des mois de traitement, basé principalement sur l'*usage exclusif* du lait, cru ou cuit, chaud ou froid; bouillon de veau, diète farineuse. Ni viandes, ni poisson, ni pain, ni fruits. Contre les aigreurs : *eau de chaux*, 50 à 100 gr. par jour; carbonate de magnésie, 50 cent. à 1 gr.; sous-nitr. de bismuth, 25 à 50 centigr.; pepsine; — contre les douleurs, *opium*; — contre les nausées, *eau de Seltz*, glace, *potion de Rivière.*

Enfin cautère, moxas à la région épigastrique. — L'eau phéniquée au 1000ᵉ est administrée (30 à 60 gr. dans une potion) en vue d'aider à la cicatrisation de l'ulcère.

Cancer de l'estomac.

A. L'estomac est assez souvent le siège de *cancer*. La maladie occupe tantôt l'orifice cardiaque, tantôt le pylore, la grande ou la petite courbure de l'estomac, bornée à la muqueuse, ou envahissant en même temps le tissu sousmuqueux et même la tunique musculeuse de l'organe. Ce genre de cancer est plus fréquent chez l'homme que chez la femme (différence à signaler), entre quarante et soixante ans qu'aux autres époques de la vie.

Les *causes* en sont peu connues, quoiqu'on attribue le mal à l'inflammation chronique, aux surstimulations gastriques, à l'abus du tabac, des alcooliques pris à jeun surtout, aux chagrins, aux travaux dans lesquels le tronc est habituellement penché en avant, à l'intempérance. L'âge de retour et la vieillesse sont les époques de la vie où il s'observe le plus souvent.

B. Les *symptômes* sont presque en tout semblables à ceux de la gastrite chronique. Cependant nous devons signaler quelques particularités. Quand il siège au *cardia*, le cancer rétrécit cette ouverture, et occasionne la dilatation de l'œsophage; des vomissements ont lieu peu de temps après l'ingestion des aliments solides; au *pylore*, comme il en rétrécit le passage, il occasionne la *dilatation de l'estomac*, et, dans ce cas, les vomissements ne se produisent que deux ou trois heures après le repas. « De la gastralgie et des douleurs dans le dos, de la pesanteur à l'épigastre, des éructations inodores ou sulfurées, des régurgitations glaireuses neutres ou acides, des vomissements noirs formés de sang à demi digéré, et une *tumeur épigastrique* annoncent sûrement un cancer de l'estomac. » Dans cette phrase, le mot *sûrement* est de trop, car jamais diagnostic n'est aussi incertain et difficile que celui du cancer de l'estomac. La gastrite ulcéreuse ou *ulcère de l'estomac* se distingue du cancer stomacal en ce qu'elle atteint de plus jeunes sujets, que le malade souffre davantage après l'ingestion des aliments, vomit avec plus de douleur, se plaint plus vivement du dos, rejette du sang rouge plutôt que des matières noires, en ce qu'il n'y a pas de tumeur à l'épigastre et qu'enfin jamais la teinte jaune paille cachectique du cancer n'existe.

Toutes les formes de cancer peuvent atteindre l'estomac : squirrhe, encéphaloïde, végétations épithéliales ou cancroïdes, matière colloïde. Inutile d'ajouter que la maladie est inévitablement mortelle au bout de quelques mois ou années de durée.

C. Le *traitement* ne peut être que *palliatif.* Diète lactée, eau de chaux, eaux minérales alcalines, pepsine; voyages; air de la campagne. *Opium*, pour calmer les douleurs.

Dilatation de l'estomac.

A. Cela consiste dans une expansion des parois stomacales, devenue permanente sous l'influence soit d'un obstacle matériel, comme tumeur ou cancer, siégeant au pylore, soit d'un affaiblissement des parois du viscère, tel que celles-ci ne peuvent aider efficacement l'expulsion du contenu, soit enfin de l'habitude de manger très copieusement.

L'estomac est donc très développé en capacité. On l'a vu envahir presque toute la cavité abdominale, masquant les autres viscères; ces cas sont rares toutefois. Broussais les faisait dépendre de la gastrite chronique, et la dilatation stomacale était comme non avenue.

Les *symptômes* rappellent d'abord ceux résultant d'un embarras, d'une réplétion de l'estomac, tels que dyspnée, palpitations, etc. Mais l'épigastre rend un bruit sonore à la percussion, un bruit de flot, de gargouillement. L'absorption est troublée, le malade est tourmenté par la soif; il est constipé et maigrit; les matières vomies sont d'une acidité excessive. Cet état pathologique n'est pas grave en soi; il est plutôt un effet d'une affection primitive dont il reste à apprécier le pronostic.

B. Traitement. — Abstinence, autant que faire se peut; compression méthodique de l'abdomen. La faiblesse de la couche musculeuse de l'estomac peut faire recourir à la noix vomique ou à la strychnine.

C. Le *lavage de l'estomac*, proposé par Kussmaul en 1870, a ici son application. On sait qu'il consiste en l'introduction par une sonde œsophagienne d'une certaine quantité de liquide (eau pure ou eau de Vichy), liquide que l'on retirait ensuite à l'aide d'une pompe aspirante ; mais si l'on se sert d'un tube souple en caoutchouc, il peut être évacué par ce même tube faisant l'office de siphon. C'est là un phénomène d'hydrostatique que nous ne pouvons qu'indiquer ici.

§ II. — Maladies du duodénum.

L'inflammation peut se montrer dans tout intestin (II, p. 292), comme dans tout autre organe; mais aucune autre affection à lui spéciale n'est décrite, sauf en chirurgie.

Duodénite.

La phlegmasie du duodénum se rattache à celle de l'estomac ou à celle de l'intestin grêle, en raison de la situation de ce court intestin avec les organes.

Il y a peu de chose à en dire, si ce n'est faire remarquer qu'elle est considérée comme étant le point de départ des troubles hépatiques, en raison de la communication directe établie par le canal cholédoque, entre ledit duodénum et le foie. Aussi, comme nous le verrons plus tard, peut-on faire remonter avec raison les maladies du foie aux troubles de l'estomac.

§ III. — Maladies de l'intestin grêle.

Il s'agit dans ce chapitre de maladies aussi nombreuses que diverses; nous les diviserons en : 1° celles d'un caractère franc, non infectieuses, telles qu'entérite, entérorrhagie, gastro-entérite simple, invagination, occlusion ; 2° celles dites microbiennes, infectieuses, comme les gastro-entérites ou fièvres continues, la peste, le typhus, etc. 3° Une troisième catégorie comprend l'empoisonnement, les vers intestinaux, les hernies, etc., dont l'histoire terminera le chapitre des affections intestinales.

Entérite commune.

L'*entérite* (de *enteron*, intestin) est l'inflammation de la muqueuse de l'intestin grêle; lorsque le côlon participe à l'inflammation (et c'est le cas le plus fréquent), la maladie reçoit le nom d'*entéro-colite*. Il faut distinguer la forme aiguë et la forme chronique.

A. Entérite aiguë. — Les signes d'inflammation de la muqueuse intestinale sont mieux dessinés que ceux de la gastrite, et l'existence de celle-ci est moins contestée. Douleurs de ventre plus ou moins vives, ordinairement mobiles, accompagnées de selles liquides, muqueuses ou bilieuses en nombre plus ou moins considérable; coliques siégeant surtout au niveau de l'ombilic, s'irradiant vers les autres points du ventre, et suivies d'évacuations alvines jaunes, muqueuses, avec accompagnement d'un sentiment de cuisson et de brûlure à l'anus. Ventre un peu tendu et sonore, phénomène dû à des gaz; en même temps, bruit de gargouillement, sensibilité parfois très grande à la pression, inappétence, soif ardente. Le mouvement fébrile est peu marqué; d'autres fois plus ou moins intense, suivant le degré de l'inflammation. Quelquefois des nausées, voire même des vomissements, tantôt réflexes, tantôt symptomatiques d'une phlegmasie concomitante de l'estomac, ce qui indique qu'il y a alors *gastro-entérite* ou *gastro-entéro-colite* si le côlon est en même temps atteint.

La maladie se termine le plus souvent d'une manière favorable, chez les adultes au moins, car il faut faire une exception pour les sujets faibles, épuisés, séniles. Mais elle passe souvent à l'état chronique, et cela en modifie le pronostic.

B. Entérite chronique. — Cette forme de l'inflammation intestinale peut succéder à la précédente ou être primitive. Elle est *simple*, ou *ulcéreuse*. Dans le premier cas, les douleurs, les coliques et la diarrhée sont encore les principaux symptômes. Après chaque repas, il survient un petit mouvement fébrile, ou au moins de la chaleur, un état de malaise, de la soif et des troubles intestinaux. La constipation alterne ordinairement avec la diarrhée. — Dans la *forme ulcéreuse* (*atrepsie*) la diarrhée est plus tenace, avec *fièvre lente*, amaigrissement, perte de forces. Le malade a la peau et les mains sèches, est sans appétit; les selles sont séreuses ou muqueuses, plus ou moins fréquentes, parfois mêlées de pus. La guérison d'une entérite compliquée d'ulcérations est l'exception, la maladie amène le marasme et la mort.

L'entérite a des points de ressemblance avec diverses maladies : dans l'état aigu avec la péritonite, l'iléus, la fièvre typhoïde, la dysenterie, la diarrhée; dans la forme chronique, avec la colique de plomb, la colique nerveuse, l'embarras intestinal, etc. Le diagnostic différentiel s'établit facilement si l'on se reporte à chacune de ces affections en particulier.

C. Traitement.— Dans l'entérite *aiguë* il doit être essentiellement antiphlogistique : *boissons douces*, mucilagineuses ; *demi-lavements*, adoucissants, calmants ; *cataplasmes* sur le ventre, *diète*, voilà pour les cas légers. Quand il y a embarras gastro-intestinal, un *vomitif* (ipécacuana) donné au début produit de bons effets. L'inflammation est-elle plus prononcée, avec sensibilité ou vives douleurs abdominales, il faut appliquer des *sangsues* sur le ventre, recourir même à la *saignée* au besoin. L'*opium* à l'intérieur (six gouttes de laudanum de Rousseau, ou dix-huit gouttes de Sydenham, dans un liquide gommeux) est efficace pour calmer et les douleurs et la diarrhée.

L'entéro-colite *chronique* réclame un régime diététique sévère. La diète n'est pas de rigueur, elle est même intempestive quelquefois ; mais les aliments doivent être choisis parmi ceux qui nourrissent beaucoup sous un petit volume, tels qu'œufs frais, panades, crèmes de riz, fécules, potages gras ; le vin de Bordeaux étendu d'eau simple ou d'eau de Seltz, de Bussang, de Pougues, etc., pourra être permis. Les repas seront légers. Quelques petites doses d'opium, ou des lavements opiacés combattront la *diarrhée qui survient au moindre écart de régime.*

Si celle-ci ne cède pas à ces moyens (dans les cas anciens ou compliqués d'ulcérations intestinales), on essaiera de tisanes *toniques* et *astringentes* (cachou, ratanhia, simarouba, *diascordium*, etc.). Trousseau conseille le *sous-nitrate de bismuth* (1 à 4 grammes chez l'adulte). Il faut *exciter les fonctions de la peau* au moyen de frictions, des bains, des vêtements de flanelle, etc. (V. *Diarrhée*, *Colite*.)

Entérite infantile. — Atrepsie.

Entérite cholériforme, choléra infantile.

Chez les jeunes enfants l'inflammation intestinale est *toujours* le résultat d'un *mauvais régime* (allaitement trop répété, mauvais lait de la nourrice, usage prématuré d'*aliments* solides, etc.). La dentition difficile et le sevrage produisent pareil effet. A l'état *aigu* la maladie s'annonce par une *diarrhée verte*, séreuse ou panachée de grumeaux blancs ; par de la fièvre, des vomissements, amaigrissement rapide, flaccidité très grande des chairs, décoloration du visage, excavation des yeux. — Quand à ces derniers symptômes très prononcés s'ajoute une diarrhée séreuse excessive et la disparition du pouls, l'entérite est dite cholériforme : c'est le *choléra infantile*. Il a pour lésion anatomique le *ramollissement aigu de la membrane muqueuse* de l'intestin.

Le caractère spécial du *choléra infantile* (*atrepsie*) consiste en ce que cette affection est septicémique, microbienne. En effet, le bacille de la diarrhée verte a été reconnu ; et, inoculé au lapin, il a produit chez cet animal des selles d'une coloration intense où le parasite a été retrouvé. Les épidémies fréquentes qu'on observe dans les crèches s'expliquent par le transport par l'air du microbe pathogène.

L'entérite de l'enfance passe très souvent à l'état *chronique;* celui-ci se reconnaît aux signes suivants : ventre gros, diarrhée, amaigrissement du visage et des membres. Lorsque le muguet vient le compliquer, le cas est mortel.

Quand un enfant à la mamelle ou au biberon montre de l'*érythème* aux *fesses*, aux *cuisses*, avec ou sans ulcération, rougeur des talons et des malléoles, cet état constitue l'*atrepsie*.

Traitement. — Petits *lavements amidonnés*, rarement avec opium; *fomentations* sur le ventre, quelques sangsues dans certains cas; *bains* tous les deux ou trois jours. S'il s'agit d'un enfant trop tôt sevré, on lui redonne une nourrice. Le régime sera doux, peu abondant, presque exclusivement lacté. On vante la *viande crue pilée*, réduite en pulpe et qu'on aromatise. Dans les cas rebelles l'*azotate d'argent* en lavement ou en potion est un moyen souvent héroïque (Trousseau). Quand on a affaire à un état muqueux, saburral, plutôt qu'à une entérite proprement dite, l'*ipéca* (0,30 à 0,60 dans 40 de sirop) produit un bon effet. Les *absorbants* (0,15 à 0,25 de sous-nitrate de bismuth dans du lait, ou de l'eau de chaux) ; les *toniques*, les *astringents* (extr. de quinquina ou de monésia, 0,15 à 0,25 en potion) sont indiqués dans les cas d'atonie de la muqueuse.

On obtient encore d'excellents effets, dans le *choléra infantile*, de l'usage du lait auquel on ajoute de la poudre impalpable de charbon de Belloc. L'agent microbien sera poursuivi, anéanti s'il se peut; l'acide lactique donne de très bons résultats dans ce but (Hayem).

Entéralgie.

Coliques intestinales nerveuses.

L'*entéralgie* est aux intestins ce qu'est la gastralgie à l'estomac. Ces deux affections sont souvent réunies chez le même individu. Nous les considérons ici comme exclusivement nerveuses ; car bien d'autres genres de coliques peuvent se manifester à titre de symptômes de calculs biliaires, rénaux, de métro-péritonite, etc.

L'entéralgie est donc caractérisée par des douleurs vives siégeant dans la région ombilicale; parfois elles sont excessives, atroces; néanmoins toujours sans accompagnement de fièvre, et se terminant dans certains cas par une abondante exhalation de gaz (*tympanite*). Ces coliques simulent quelquefois l'*iléus* ou *miserere*, tant elles sont violentes. Il y en a qui dépendent d'une métastase rhumatismale. — *Causes* et *traitement* sont les mêmes que dans les névroses, la gastralgie notamment.

Entérorrhagie. — Mélæna.

L'*entérorrhagie* est l'hémorrhagie de l'intestin. Elle se comporte comme l'hémorrhagie de l'estomac, à laquelle nous pouvons renvoyer le lecteur (p. 123). Nous ferons remarquer seulement que l'entérorrhagie est plus souvent symptomatique qu'idiopathique. On ne la voit guère se manifester, en effet, qu'à la suite d'ulcérations des plaques de Peyer dans la fièvre typhoïde, ou du côlon dans la période avancée de la phtisie.

Symptômes. — Ce sont des *coliques* accompagnées de *sensation de faiblesse* (faiblesse pouvant aller jusqu'à la syncope); peu de temps après, besoin d'aller à la garde-robe, et évacuation d'un sang plus ou moins noir, ou pur; ces phénomènes sont caractéristiques de la *mélæna*. Ne pas confondre le sang des hémorroïdes, sang rouge, liquide et de bon aspect, avec celui qui provient de l'intestin grêle ou du côlon, sang noir, coagulé, altéré, ni avec celui qui a pu être fourni par l'estomac et qui s'en va par les selles. Quant au sang que donnent les hémorroïdes, il n'y a qu'à comparer l'état florissant de l'hémorroïdaire avec celui de l'individu affecté d'hémorrhagie intestinale, pour que l'erreur ne soit pas possible.

Traitement. — L'entérorrhagie réclame des boissons *froides*, *astringentes ;* des *révulsifs* cutanés ; un *régime froid.* Les eaux hémostatiques de Tisserand, de Pagliari, et autres, le *perchlorure de fer* en potion, trouvent ici un utile emploi.

Mais la *mélæna* dépendant d'ulcérations intestinales est au-dessus des ressources de la thérapeutique : la nature doit tout faire.

Volvulus. — Invagination.

Iléus, colique de *miserere.*

A. Ces vocables s'appliquent à une maladie dans laquelle il y a suppression du cours des matières fécales et, par suite, colique dite de *miserere*, parce que le plus souvent elle est suivie de mort.

La colique en question est l'effet soit d'un tortillement ou enroulement de l'intestin (*iléus, volvulus*); soit d'une portion d'intestin entrée dans l'autre (*invagination*); soit enfin d'un étranglement herniaire de l'intestin. Dans ces divers cas il y a *occlusion intestinale*, partant rétention des matières.

Des phénomènes semblables s'observent dans la colique de plomb, dans le spasme intense de l'intestin, etc.; mais le volvulus s'entend spécialement de l'enroulement ou de l'invagination de l'iléon (*iléus*).

a. Causes. — Elles sont nombreuses, diverses. Résumons-les : 1° étranglement de l'intestin engagé dans des brides accidentelles du péritoine ou de l'épiploon, dans l'anneau inguinal ou crural, dans une éraillure des muscles du ventre; 2° compression de l'intestin par une tumeur, par l'accumulation des matières fécales endurcies, par la présence d'un corps étranger; 3° invagination, c'est-à-dire renversement d'une portion de l'intestin (*intussusception*) sur elle-même et adossement de trois calibres d'intestin superposés ; 4° contractions spasmodiques des plans musculeux intestinaux sous l'action du froid, d'une boisson glacée, d'une perturbation nerveuse, d'une métastase rhumatismale ou goutteuse, etc.

b. Symptômes. — Le principal et caractéristique est une douleur vive, progressive ou subite dans le ventre, accompagnée d'une *constipation insurmontable*. Cette douleur est fixe (excepté dans les cas, rares du reste, d'*iléus nerveux* purement spasmodique), et peut être comparée à des pincements ou un tortillement; elle arrache des cris au malade. Le ventre, où des borborygmes se font entendre, se météorise. La face est altérée, grippée, exprimant les plus grandes angoisses. Puis surviennent des nausées, des vomissements muqueux d'abord, ensuite bilieux, puis stercoraux; si l'étranglement intestinal persiste, un hoquet se déclare ; une sueur froide couvre la peau, le pouls devient insensible, et la mort est fatale, survenant par gangrène de l'intestin, par péritonite ou épuisement. Cependant quoique étant la règle dans l'étranglement interne et dans l'intussusception, elle forme l'exception dans le cas d'iléus spasmodique.

B. Traitement. — Il varie suivant la nature ou cause de l'occlusion ou de l'étranglement; seulement le diagnostic est fort incertain. Si l'on présume que les coliques sont purement nerveuses, il faut mettre en usage les moyens indiqués à l'article *Gastralgie*, c'est-à-dire les *calmants* (opium et bains). Si l'on a affaire à une hernie étranglée ou à un simple pincement de l'intestin dans la ligne blanche (pour le savoir, on explorera avec soin le ventre et les régions inguinales), on s'occupera de *réduire* cette hernie suivant les préceptes de l'art. Y a-t-il *tumeur stercorale* (ce dont on s'assure par la palpation de l'abdomen, celle des fosses iliaques surtout, et par le toucher rectal), on emploie les *évacuants*, comme cela est expliqué p. 139, *B*.

Dans l'invagination, cas le plus grave, on conseille l'application du *froid sur le ventre*, des lavements froids, des *boissons glacées*, en vue d'exciter la contraction intestinale ou de concentrer les gaz. On essaiera plutôt encore l'application de *sangsues*, les *bains*, les fomentations, l'*opium* à l'intérieur, la *belladone* en frictions sur le ventre. On a proposé et pratiqué la dilatation intestinale par insufflation par l'anus d'une grande quantité d'air au moyen d'un soufflet, l'ingestion par le haut de corps pesants, tels que balles de plomb, mercure. — S'il n'y a ni hernie ni entortillement, l'indication principale est de combattre l'absence des selles par les moyens déjà indiqués, auxquels on ajoute, en cas de leur insuffisance, l'*huile de croton* (1 ou 2 gouttes sur du sucre.)

En résumé, pour aller au plus court, dans un cas de coliques violentes, atroces, administrez de l'opium en potion et des lavements purgatifs. Si les douleurs et la constipation persistent, *purgatif* par le haut, électricité faradique. (V. *Constipation*, *Colique de plomb*, *Gastralgie*, *Occlusion intestinale*.) — On a proposé et pratiqué la *gastrotomie* pour aller à la recherche de l'obstacle : on ouvre ainsi un *anus artificiel* au-dessous du siège de l'étranglement, ce qui procure une issue aux matières et aux gaz accumulés.

Occlusion intestinale.

L'*occlusion intestinale* vient d'être indiquée comme effet de l'entortillement ou invagination de l'intestin, etc. Mais il faut mentionner d'autres conditions étiologiques du phénomène, comme, par exemple, un corps étranger arrêté dans l'intestin, des matières fécales durcies, un rétrécissement dans un point quelconque du tube digestif, des brides, des adhérences intestinales, une hernie étranglée, etc.

A. L'oblitération intestinale produit tout d'abord une accumulation de matières dans le bout d'intestin situé au-dessus de l'obstacle, partant des coliques, la constipation. Les accidents marchent ensuite plus ou moins vite, suivant que la cause supprime tout à coup le cours des matières ou les ralentit peu à peu. Ces accidents sont en partie ceux décrits ci-dessus. On recherchera s'il n'y a pas quelque hernie, quelque corps étranger, des tumeurs stercorales (*scybales*), etc. Quoi qu'il en soit, le ventre se ballonne, une péritonite se déclare, les douleurs abdominales deviennent plus vives, le pouls est petit, accéléré, sans que la peau soit chaude.

Quand, après une occlusion qui a duré plusieurs jours, le malade se sent mieux, en même temps que le ventre s'est affaissé, sans qu'il y ait eu de selles, le pouls restant misérable et la peau froide, ce mieux apparent est un signe de *mort prochaine*.

B. Le *traitement* ne diffère pas de celui du volvulus. Purgatif, massage du ventre ; insufflation d'air, glace, lavement de tabac, électricité (lavement électrique). L'*entérotomie* est la ressource extrême, lorsque la constipation et les accidents persistent, malgré les efforts tentés pour rétablir le cours des matières. Le plus heureux qui puisse arriver alors, c'est que le malade vive avec un *anus artificiel*, infirmité des plus dégoûtantes.

§ IV. — Maladies du cœcum.

L'anatomie nous a montré le cœcum servant d'intermédiaire entre l'intestin grêle et le gros intestin (I, p. 116, *I*). Or cette courte partie du canal alimentaire est sujette à l'inflammation, à l'engouement stercoral, ces états morbides sont les uns propres à l'intestin lui-même, d'autres à l'appendice vermiculaire : d'où les noms de *typhlite* et d'*appendicite*.

Typhlite. - Appendicite.

La *typhlite* (de *typhos*, aveugle ; de même que *cœcum* vient de *cæcus*, aveugle) est l'inflammation de l'intestin en question. Cette phlegmasie est ou extérieure (*pérityphlite*), ou intérieure (*colite* proprement dite). En tout cas, on lui attribue pour causes la constipation, la présence de corps étrangers, tels que pépins de fruits, noyaux, helminthes, l'engouement stercoral, etc.

Signes. — Douleur sourde, constipation ou diarrhée avec ou sans complication de péritonite circonscrite ou d'ovarite chez la femme. L'inflammation du cœcum est le plus souvent le point de départ du phlegmon pelvien ; et celui-ci commence par l'extérieur de l'intestin. Alors c'est du phlegmon de la fosse iliaque qu'il s'agit, lequel se termine par un abcès qui s'ouvre soit dans l'intestin (cas le plus favorable), soit à l'extérieur par la peau.

La typhlite par *engouement stercoral* n'est pas très rare. Gambetta lui doit la mort, parce qu'elle s'est compliquée de purulence.

Quant à l'*appendicite*, laissons ces distinctions aux nouveaux engagés dans la carrière.

§ V. — Maladies du côlon.

L'intestin côlon (I, p. 117) a le triste privilège d'être affecté de phlegmasies catarrhales dont l'intensité varie depuis la simple diarrhée jusqu'à la dysenterie, comprenant, par contre, la constipation, etc.

Le mot *colite* peut être pris comme rubrique désignant ces divers états.

Colite. — Diarrhée.

Colite signifie inflammation du côlon; et *diarrhée* (*diarrheïn*, couler), l'effet le plus constant de cette phlegmasie.

La diarrhée marche le plus souvent avec l'entérite. Elle consiste dans un besoin répété d'aller à la garde-robe et l'évacuation de matières alvines plus ou moins liquides. Il y a hypersécrétion des follicules intestinaux, ceux du côlon spécialement, où les matières fécales sont délayées par le liquide exhalé; et elles en sont bientôt expulsées par les contractions spasmodiques du plan musculeux intestinal, dont la sensibilité est surexcitée par leur présence.

A. Formes. — La diarrhée est due soit à un état d'atonie, ou à une irritation sécrétoire, soit à une véritable inflammation de la muqueuse intestinale. Dans le premier cas, il s'agit d'une faiblesse primitive des voies digestives, mais assez peu fréquente en tant que dépourvue de toute irritation. Dans le second cas (*hyperdiacrisie*), on a affaire à une sécrétion tantôt idiopathique, occasionnée le plus souvent par le froid aux pieds ou au ventre (*diarrhée catarrhale*); tantôt sympathique de la dentition, ou métastatique d'une affection rhumatismale, d'où *diarrhée séreuse*. Dans le troisième cas enfin, il y a irritation inflammatoire, véritable phlegmasie aiguë ou chronique (*entérite*), existant tantôt sans ulcérations intestinales (*entéro-colite simple*), cas où les selles sont muqueuses ou bilieuses; tantôt au contraire avec ulcérations (*entéro-colite tuberculeuse*), donnant lieu à des évacuations purulentes ou sanguinolentes. La forme appelée *choléra infantile* chez les enfants est signalée ci-après.

Mais signalons dès à présent ce fait que le côlon donne asile en tout temps au *bacterium coli*, bacille qui, d'abord innocent, devient plus ou moins nocif, infectieux, suivant les circonstances, l'état constitutionnel, organique plus ou moins favorable à sa pullulation.

B. Symptômes. — Dans les diarrhées atoniques, *séreuses*, il n'y a pas de fièvre, l'appétit est même conservé. Si le flux est lié au travail de *dentition*, il doit être respecté, à moins que, par son abondance, il ne cause de la faiblesse, de l'épuisement. — La diarrhée *muqueuse* est de même sans fièvre ni anorexie, dans la plupart des cas; mais elle s'accompagne de soif, chaleur à la paume des mains, petit mouvement fébrile, amaigrissement. Quand elle succède à la suppression de l'exhalation cutanée, il s'agit alors d'une sorte de *catarrhe intestinal*, qui réclame les précautions et les soins indiqués dans le catarrhe en général. L'inflammation de la muqueuse est-elle la cause pathologique de la diarrhée (et c'est encore le cas le plus fréquent), on peut reconnaître les symptômes de l'*entérite* ou de la *colite*, et c'est le traitement de ces maladies qu'il convient d'employer. — Il y a une *diarrhée purulente*, celle dépendante d'ulcérations intestinales ou de tumeurs cancéreuses, d'abcès situés à la marge de l'anus, etc.

C. Traitement. — Si nous nous sommes fait comprendre, le lecteur doit trouver, dans cet article, une nouvelle preuve de l'importance des distinctions en pathologie. Car chaque espèce de diarrhée réclame des moyens particuliers; l'*atonique*, des fortifiants (colombo, simarouba, extrait de quinquina, viandes rôties, etc.); la *séreuse*, des boissons aromatiques (feuilles d'oranger, thé, camomille); la *catarrhale*, les diaphorétiques, la flanelle, la chaleur aux pieds, les frictions, le tilleul en boisson; la *bilieuse*, des purgatifs; la *purulente*, le traitement de la maladie principale. Quand on reconnaît qu'il y a un état saburral des premières voies, un purgatif ou un éméto-cathartique est indiqué, comme dans l'embarras intestinal. Il va sans dire que les antibacillaires ne seront point négligés au besoin.

Quoi qu'il en soit, il est un traitement commun, banal si l'on veut, applicable à tous les cas. Il comprend l'*eau de riz*, édulcorée avec le sirop de gomme, de grande consoude ou de coing; la décoction de *ratanhia* ou de *cachou*, pour les cas anciens; la thériaque, le *diascordium*, les *lavements laudanisés*, avec ou sans amidon; la diète ou au moins un *régime* choisi.

Diarrhée infantile. — Atrepsie.

L'atrepsie commande une attention toute particulière. Il en a été parlé trois fois déjà. (V. *Accidents de la dentition*, *Entérite ulcéreuse*, *Choléra infantile*.) Mais si l'on considère la seconde enfance, on pourra avoir à combattre les troubles gastriques par eau de Vichy ou de Pougues; un *vomitif* au début (sirop d'ipéca). A l'intérieur les *poudres absorbantes* (craie lavée et sous-nitrate de bismuth, de chacun de 1 à 5 gram.); l'eau de chaux, le charbon de Belloc, l'*opium*, avec prudence. Contre la diarrhée rebelle, l'*azotate d'argent* est souverain (1 et 2 centigr. en potion ou en pilules). Régime sévère. Régime de Dœpp par la *viande crue*.

Dysenterie.

A. La *dysenterie* (de *dusenteria*, douleur d'entrailles) est une inflammation du gros intestin, mais d'une nature spéciale ou, comme forme particulière de la *colite*, caractérisée, anatomiquement, par un épaississement mamelonné de muqueuse, des ulcérations, des fausses membranes; cliniquement, par des coliques vives, un besoin presque continuel d'aller à la selle, des épreintes, du ténesme, avec excrétion d'une petite quantité de mucus sanguinolent.

a. Outre les *causes* ordinaires de toute inflammation intestinale, il faut noter les influences du climat, des chaleurs, de l'encombrement, les fatigues, les chagrins. Cette affection se montre sporadique ou épidémique; *sporadique*, quand elle n'atteint qu'un petit nombre d'individus, et c'est particulièrement en automne, causée par des vicissitudes atmosphériques, l'usage immodéré des fruits, etc.; *épidémique* (cas le plus ordinaire) lorsqu'elle sévit dans une contrée, frappant un nombre plus ou moins grand de personnes; dans les lieux d'encombrement, casernes, camps, vaisseaux, où elle se montre le plus grave. La dysenterie revêt un caractère contagieux, infectieux, que recèlent les excrétions dysentériques fétides, lesquelles sont remplies de *microbes*.

b. Symptômes. — La dysenterie est bénigne ou grave. La forme *bénigne* se manifeste par des douleurs abdominales qui suivent la direction du côlon pour se concentrer vers le rectum, où la sensation d'un corps étranger se manifeste. Les malades font des efforts pénibles, douloureux de défécation (*épreintes*), souvent sans que rien soit expulsé; ils éprouvent un sentiment de brûlure à l'anus. Les matières expulsées sont de diverse nature, souvent mêlées à de la sérosité sanguinolente. Le besoin de se présenter à la garde-robe se renouvelle à chaque instant; il y a souvent encore dysurie, trouble de l'excrétion urinaire. Le malade est pâle, abattu, anxieux. Fièvre modérée cependant, bien qu'il y ait soif plus ou moins vive. Après quelques jours de durée, ces symptômes diminuent et la guérison s'opère.

c. Mais dans la dysenterie *grave*, les accidents sont formidables :

épreintes cruelles, incessantes; besoins de défécation ne laissant aucun repos; ils se multiplient quelquefois au point que Zimmermann en a compté plus de deux cents dans l'espace de quelques heures. Les matières rejetées sont brunes, noires, puriformes, d'une horrible fétidité. Il y a de la fièvre, de l'abattement, décomposition notable des traits, souvent en même temps état *ataxique* ou *adynamique*, vomissements; la mort arrive du huitième au vingt-cinquième jour, due à l'épuisement, aux ulcérations du gros intestin ou à une perforation intestinale. La maladie n'est pourtant pas toujours mortelle; elle peut aussi passer à l'état chronique.

B. Traitement. — Au début, *antiphlogistiques*, car avant tout il y a inflammation; mais cette inflammation, nous le répétons, est d'une nature particulière, spéciale, étant née dans des conditions d'épidémie, d'encombrement, d'un véritable empoisonnement miasmatique (microbien); aussi ne faut-il pas insister sur les émissions sanguines et les émollients, car ils se montrent le plus souvent impuissants et ils augmentent la faiblesse et l'adynamie.

Ceci posé en principe, nous dirons : Dans la dysenterie *bénigne* : *adoucissants*, *légers astringents* ou *opiacés*, eau gommeuse, décoction de riz, bains, demi-lavements amidonnés et laudanisés, cataplasmes sur le ventre, un peu d'opium à l'intérieur, diète. Dans les cas plus intenses, *sangsues* sur le ventre ou à l'anus, quelquefois la *saignée*, dès le début. Lorsque la maladie est *grave*, avec adynamie, prostration, les boissons *toniques* et *astringentes* (quinquina, cachou, vin) seront préférées à toutes les autres.

L'*antisepsie* doit aussi occuper une place des plus importantes dans l'histoire de la dysenterie, à titre surtout de prophylactique, en agissant par les procédés de *désinfection* connus. En effet, il faut le répéter, tout ce que rend un dysentérique gravement atteint, ou toute autre victime d'une maladie infectieuse, recèle le principe ou germe toxique de l'affection.

Certains moyens *empiriques* ont été et sont encore vantés dans les cas moins graves ou chroniques : l'ipécacuana à dose vomitive (0,25 deux ou trois fois par jour); l'eau albumineuse (2 blancs d'œufs battus dans un litre d'eau); la glycérine (30 gram. pour 150 de véhicule en lavement); la noix vomique, l'arnica, etc. Trousseau et d'autres ont administré des lavements au nitrate d'argent (5 centigr. pour les enfants, 50 centigr. à 1 gram. pour les adultes). Ces moyens ne sont employés que dans les dysenteries ou diarrhées *chroniques*. (V. *Entérite*.)

Constipation.

A. Constipation signifie rareté et dureté des évacuations alvines. Cet état peut être idiopathique, symptomatique, sympathique, mécanique même. — La constipation *idiopathique* est celle provenant de l'abstinence prolongée, de l'usage d'aliments astringents ou échauffants, d'une vie sédentaire, de la vieillesse, etc., toutes causes qui diminuent l'exhalation folliculaire de la muqueuse intestinale ou affaiblissent la sensibilité du plan musculeux du gros intestin. — La constipation *symptomatique* est l'effet d'une irritation gastro-intestinale, d'une entéralgie, ou colique de plomb, ou paraplégie, ou présence de tumeurs hémorroïdales, etc., toutes causes dont le mode d'action se comprend. — La C. *sympathique* est celle qui se lie à la dentition chez les enfants, à divers états nerveux ou inflammatoires. — Enfin la C. *mécanique* dépend d'un entortillement de l'intestin, d'une hernie étranglée, de la grossesse, de tumeurs diverses mettant obstacle au cours des matières fécales. — On voit combien est complexe l'étiologie de la constipation.

Pour un grand nombre de personnes la constipation constitue un état idiopathico-physiologique; il est des individus, en effet, qui jouissent d'une santé parfaite bien qu'ils n'aient de selles que tous les quatre, cinq, sept, huit ou dix jours. Mais nous n'avons point à nous occuper ici de ces cas particuliers, dont il est difficile, du reste, d'expliquer le phénomène.

Toutefois la rétention prolongée des matières fécales peut produire des accidents, tels que douleurs lombaires, tension du ventre, borborygmes, hémorroïdes, fistule à l'anus, pesanteur de tête, somnolence, étourdissements. Ces trois derniers phénomènes sont dus, sans doute, à la compression des gros vaisseaux par les intestins distendus, et par suite au reflux du sang vers le cerveau : aussi est-ce pour lever cet obstacle qu'on combat la constipation dans toutes les affections cérébrales, comme dans les cas où la respiration est gênée. Une constipation mécanique insurmontable cause des nausées, des vomissements, voire même, à la fin, le rejet des matières stercorales par la bouche. (V. *Iléus.*)

B. Traitement. — Que la rareté ou la suppression des fèces soit due au défaut d'exhalation intestinale, laquelle dépend elle-même de l'abstinence, ou à l'usage d'aliments trop peu stimulants, à l'âge avancé (atonie), à une irritation chronique (entérite), à un état nerveux (entéralgie), à une suractivité de l'absorption (dans la convalescence), ou à l'ingestion de substances astringentes, etc., elle indique suffisamment le genre de traitement à employer, savoir, supprimer la ou les causes du phénomène constipation.

En tant que simple indisposition, la constipation n'exige que le traitement banal, connu de tout le monde; boissons délayantes ou *laxatives*, lavements simples ou rendus *laxatifs*, *purgatifs*. Sans doute ces moyens ne sont que palliatifs; il faut y joindre l'usage d'aliments végétaux, de la bière au lieu de vin, de fruits et de légumes abondants en sucs, prendre l'habitude de se présenter chaque matin à la garde-robe, lors même que ce serait le plus souvent sans résultat.

D'après ce qui a été dit plus haut à propos de gastrite chronique, les purgatifs sont loin de convenir dans tous les cas. Les pilules et autres préparations vantées pour entretenir la liberté du ventre contiennent presque toutes de la rhubarbe, de l'aloès ou du jalap, substances propres à augmenter l'irritation intestinale, par conséquent à entretenir le mal qu'elles sont destinées à combattre; toutefois, dans la constipation habituelle, atonique, elles sont préférables aux sels neutres, lesquels laissent après eux une tendance encore plus grande à la rareté des fèces.

Une excellente préparation, trop oubliée, est le *thé de Saint-Germain* (voir au *Dict. thérapeutique*). — L'*extrait de belladone* (2 à 5 centigr.) est souvent très utile. On vante aussi l'*extrait de noix vomique*, 25 milligr., trois fois par jour; le podophylle, le tamar, etc., etc.

C. La constipation donne lieu à des *tumeurs stercorales* qui deviennent, à leur tour, une cause puissante agissant mécaniquement. Ces tumeurs (*scybales*) ont cela de remarquable que, n'empêchant pas entièrement les évacuations alvines, quoiqu'elles forment des paquets de matières dures distendant les parois du rectum, on ne soupçonne pas leur existence. Cependant elles entretiennent une sensation de gêne et de pesanteur dans le bassin. En palpant le bas-ventre, on peut les sentir, mais aussi se méprendre sur leur véritable nature. Le toucher rectal est ici nécessaire, non seulement au point de vue du diagnostic, mais encore du traitement, car pour débarrasser les malades de ces tumeurs, il faut les attaquer par l'anus au moyen de la curette, et même du doigt indicateur. — Il est une sorte de médicament trop négligé de nos jours, je veux parler des *suppositoires*. Fort variée est la matière dont ils sont composés. On se sert avantageusement d'un bout de chandelle taillé en cône.

Constipation des enfants à la mamelle.

On lui oppose la *tisane* d'orge ou de gruau miellée ou édulcorée avec les *sirops de fleur de pêcher*, de *pétales de roses pâles;* les lavements et bains. Un meilleur lait, une nourriture plus convenable seront mis en usage. Le *sirop de chicorée* qu'on administre aux nouveau-nés, pour leur faire rendre le méconium, a des inconvénients; il cause de l'irritation: il ne faut pas l'employer sans l'avis du médecin.

§ VI. — Maladies du rectum et de l'anus.

Les maladies que nous devons passer en revue, dans ce chapitre, sont presque toutes chirurgicales : telles le *prolapsus du rectum;* la *fistule anale;* la *fissure à l'anus;* les *rétrécissements*, *cancers*, *polypes* du rectum; *plaies*, *corps étrangers*, etc. Enfin les *hémorroïdes*, les éruptions *dartreuses*, *syphilitiques;* le *prolapsus* du rectum. En voici un rapide aperçu.

Cancer du rectum. — Son origine est inconnue, sauf la diathèse. Ses symptômes consistent dans des troubles de la défécation, suintement d'une humeur séro-sanguinolente, douleurs aiguës, lancinantes; rétrécissement croissant, indomptable, le dépérissement est continu. — Le traitement n'est que palliatif.

Rétrécissement du rectum. — Souvent simplement spasmodique; le plus ordinairement, il est symptomatique d'une tumeur, soit polype, soit cancer ou autre. Dans le cas de spasme, les accidents sont intermittents et cèdent aux *bains*, aux mèches enduites d'une *pommade belladonée*, etc. Dans le second cas ils sont progressifs, permanents, et le traitement consiste dans la *dilatation* au moyen de mèches de charpie rendues progressivement de plus en plus grosses.

Polypes du rectum. — Rares; leur histoire est à faire.

Corps étrangers. — Les uns sont introduits par l'anus sous l'influence de passions honteuses; d'autres se forment dans l'intestin, n'étant que des *concrétions* calculeuses.

Paralysie. — Le rectum peut être atteint d'une sorte d'atonie, de mollesse, par suite de l'usage abusif de lavements ou de certaines pratiques immorales. Comme il a perdu sa contractilité, les matières s'y accumulent. — Lavements d'eau froide, cautérisations légères de la muqueuse; électricité.

Arrivons aux maladies mieux caractérisées.

Fissure à l'anus.

A. On nomme *fissure*, *gerçure*, *crevasse*, toute ulcération de forme allongée, très étroite et superficielle, intéressant soit une membrane muqueuse, soit la peau jusqu'à la couche dermoïde. Les fissures se montrent fréquemment à l'anus, entre les plis froncés duquel elles se cachent. — Les *causes* en sont d'ailleurs assez incertaines, à part l'action des hémorroïdes, la grosseur excessive et la dureté du cylindre des matières fécales, distendant l'ouverture anale. Aussi la fissure à l'anus est-elle plus fréquente chez la femme, habituellement constipée, que chez l'homme.

B. Symptômes. — La petite ulcération existe au-dessous ou au-dessus du muscle sphincter, mais rarement on peut l'apercevoir. Aussi, suivant quelques auteurs, son existence ne serait pas nécessaire pour expliquer les accidents, qui, dans cette hypothèse, seraient dus tout simplement à un état de spasme, de contraction douloureuse du sphincter de l'anus.

Quand la fissure est située *au-dessous* de celui-ci, elle apparaît en dehors de l'ouverture anale, intéressant plutôt la peau que la muqueuse, et cela mérite à peine le nom de maladie.

La fissure située *au niveau* du sphincter se cache dans les plis de l'orifice anal, où elle est difficile à découvrir. Elle cause des élancements, des douleurs vives, surtout au moment du passage des fèces. Ces douleurs, que l'on compare à celles que produirait un fer rougi, sont telles, qu'on voit des malades se soumettre à l'abstinence complète en vue d'éviter la défécation. Si l'œil n'aperçoit pas toujours la fissure (elle siège le plus habituellement en arrière), le doigt introduit peut en reconnaître la position : on sent comme une espèce de corde tendue, très douloureuse, qui indique le trajet de la lésion. En outre, les matières fécales rendues moulées offrent souvent une traînée purulente ou sanguinolente correspondant à la plaie longitudinale.

Quant à la fissure qui est située *au-dessus* du muscle sphincter, plus rare encore et moins facile à découvrir, elle cause moins de douleurs.

C. Traitement. — Il est palliatif ou curatif. Le premier se compose de topiques *calmants*, *narcotiques* ou *astringents*; de *lavements* émollients, narcotiques, huileux ; ou bien encore onctions avec diverses *pommades* calmantes, entre autres celle à l'*extrait de belladone;* introduction de *mèches* progressivement ou brusquement dilatantes, enduites de cérat opiacé ou belladoné : tout corps gras est efficace, car il s'oppose au contact des humidités fécales sur l'ulcération. Il faut éviter avec soin la constipation. Dans ces derniers temps, on a préconisé tout particulièrement l'*extrait de ratanhia* (4 à 6 gram.) dans un quart de lavement administré chaque jour. La *cautérisation* par le nitrate d'argent serait certainement très efficace, comme dans la gerçure du sein, si on pouvait atteindre le fond de la fissure avec le crayon argentin.

Quant au traitement *curatif*, il repose le plus souvent sur l'*opération;* elle consiste en une *incision*, pratiquée pour débrider largement le muscle sphincter spasmodiquement constricté. On introduit le bistouri boutonné conduit par le doigt indicateur gauche dans l'anus, on en dirige le tranchant sur le siège du mal, et en le retirant on incise; ensuite une grosse mèche est introduite dans la plaie, elle remplit, dilate l'anus, et on la renouvelle chaque jour jusqu'à cicatrisation complète.

Mais la meilleure des opérations consiste dans la *dilatation forcée du sphincter*. Après avoir plongé le malade dans le sommeil anesthésique, on introduit les deux pouces dans l'anus, les mains étant appliquées sur les fesses, et les éloignant brusquement l'un de l'autre, on développe une force suffisante pour *dilater l'anus* jusqu'à ce qu'on ait touché les deux tubérosités ischiatiques.

Hémorroïdes.

A. Les *hémorroïdes* (de *aïma*, sang, et *reïn*, couler) consistent soit dans un écoulement de sang par l'anus, soit dans certaines tumeurs qui se forment à la partie inférieure du rectum et à la marge de son ouverture externe. Elles se manifestent de trois manières : par un flux sanguin tout simplement; par une fluxion douloureuse; par des tumeurs.

a. Le *flux hémorroïdal* n'est autre chose qu'une exhalation sanguine, une hémorrhagie de la muqueuse du rectum; elle est quelquefois idiopathique, mais le plus souvent symptomatique d'un état de dilatation des vaisseaux hémorroïdaux, et se manifeste souvent sans être précédée par de la gêne ou de la douleur. Ordinairement, cependant, le flux ne se manifeste qu'à la suite et comme effet critique de la fluxion et du gonflement hémorroïdal.

b. La *fluxion hémorroïdale* s'annonce par une sensation de pesanteur, de gêne, de tension dans le rectum, de prurit à l'anus, avec malaise, constipation, envies répétées d'aller à la garde-robe. C'est par elle que commencent les *tumeurs*, mais celles-ci ne la suivent pas toujours.

c. Tumeurs hémorroïdales. — Elles consistent dans une dilatation variqueuse des veines de l'extrémité inférieure du rectum ; une sorte de tissu érectile de nouvelle formation, qui se gorge et se vide de sang alternativement, et qui, par suite d'irritations répétées, finit par offrir les caractères d'un tissu anormal plus ou moins compact ou caverneux, avec ou sans ulcérations, perforations, hypertrophie, etc.

B. C'est surtout aux *tumeurs* qu'on donne le nom d'*hémorroïdes.* Elles sont externes ou internes, suivant qu'elles siègent à la marge de l'anus ou dans l'intestin même. Elles sont ordinairement précédées par les phénomènes de fluxion ci-dessus indiqués, par des douleurs lombaires, la perte de l'appétit, du malaise.

Les hémorroïdes *externes* forment une ou plusieurs tumeurs violacées, d'un volume variable, unies ou isolées, douloureuses, pulsatives, surtout dans la position verticale du patient ; la marche est pénible ; il y a de la constipation en même temps que des envies fréquentes d'aller à la selle.

A la suite d'efforts de défécation, les hémorroïdes *internes* sont poussées au dehors, et là s'étranglent par compression du sphincter anal sur elles. Dans cet état, les douleurs sont très vives, l'anxiété très grande ; il y a soif et parfois mouvement de fièvre. Les tumeurs, grosses et de couleur violacée menacent de se gangréner. Cependant, après avoir persisté pendant quelques jours, elles s'affaissent, se flétrissent, et puis disparaissent soit sans donner lieu à aucun écoulement de sang (*hémorroïdes sèches*), soit en s'accompagnant d'un flux sanguin plus ou moins abondant (*hémorroïdes fluentes*). L'hémorrhagie cesse avant que les tumeurs aient disparu. Ces dernières peuvent persister longtemps encore, redevenant même fréquemment le siège de fluxions inflammatoires nouvelles.

Lorsque la maladie est très ancienne, à ces tumeurs tantôt dures, douloureuses et saillantes, d'autres fois à peine marquées, flasques et indolentes, succèdent des espèces de festons ou replis cutanés plus ou moins gros et durs, qu'on nomme *marisques*, lesquels résultent d'hémorroïdes guéries par adhésion des parois veineuses. Il est des hémorroïdes anciennes qui entretiennent un écoulement muqueux, quelquefois un suintement sanguin par l'anus ou même des hémorrhagies qui peuvent produire, à la longue, l'anémie, l'amaigrissement, le dépérissement et compromettre la santé. Par contre, dans certains cas aussi, elles produisent un effet favorable sur la constitution générale.

Les conditions d'existence qui prédisposent aux hémorroïdes sont l'âge mûr, le tempérament bilieux, hypocondriaque, la vie sédentaire, l'intempérance, la constipation, l'équitation, l'abus des purgatifs, l'hérédité, un état rhumatismal diathésique.

C. Traitement. — Dès que l'on reconnaît les signes de la fluxion hémorroïdale, il faut avoir soin de vider le rectum au moyen de *lavements* ou d'un *laxatif* (huile de ricin) ; prescrire l'usage de *boissons rafraîchissantes* (eau d'orge ou de chiendent miellée, limonade, etc). Et si les tumeurs se dessinent, on a recours aux applications de liquides *émollients*, froids, aux *bains* entiers ou de siège, etc. On essaie de faire rentrer les tumeurs étranglées, mais si l'on ne réussit pas et que la douleur et l'inflammation augmentent, appliquez bon nombre de *sangsues*, ou, ce qui vaut mieux, pratiquez avec la lancette des *mouchetures* dont on favorisera le dégorgement au moyen de cataplasmes ou de bains de siège. La *pommade belladonée*, l'*onguent populéum* conviennent dans les cas de douleur vive et d'étranglement modéré : on en barbouille les tumeurs et, autant que possible, l'intérieur de l'anus. Quand il existe un écoulement chronique entretenu par des érosions, des ulcérations, des tumeurs (*leucorrhée anale*), on peut toucher ces parties une ou plusieurs fois, à quelques jours d'intervalle, avec le crayon de nitrate d'argent.

Mais tout cela ne met pas toujours à l'abri des retours fluxionnaires. Il faut alors l'intervention chirurgicale, dont les procédés sont : l'*excision*, la *cautérisation*, la *ligature*, la *dilatation forcée* du sphincter de l'anus, l'*écrasement linéaire* des tumeurs, opérations sérieuses, tant par l'hémorrhagie que par la phlébite qu'elles peuvent occasionner. — Nous ne parlons pas du flux hémorroïdal, parce que le traitement en est tout à fait expectant.

D. Les chirurgiens de l'École antimicrobienne ne voient qu'opérations à pratiquer, sans s'inquiéter des résultats lointains que la suppression d'un flux habituel peut amener. L'opération réussit chirurgicalement, cela suffit ; mais de combien d'années l'existence de l'opéré en sera-t-elle peut-être abrégée ? L'auteur de ces lignes compte quatre-vingt-quatre ans ; sa santé est robuste, il lit sans lunettes, conserve ses cheveux, ses dents, sa faculté auditive, et pourtant depuis l'âge de trente ans, il macule horriblement la pièce vestimentale intime. M. Reclus nous dit : « Pour peu que les hémorroïdes soient gênantes, ayez recours à la dilatation ; vous la compléterez par l'excision suivie de suture, si les varices procidentes sont très volumineuses. » Merci ! Vous êtes orfèvre, monsieur Josse ! Nous disons au contraire : Ne faites rien que ce qu'enseignent la prophylaxie et la médication interne.

E. La *prophylaxie*, c'est-à-dire le traitement préventif, consiste à éviter la constipation, les aliments échauffants, les longs voyages, les travaux de cabinet trop longtemps prolongés, à diminuer la pléthore abdominale au moyen de sangsues appliquées à l'anus de temps en temps. Une préparation laxative très efficace est celle ci : crème de tartre, 30 ; fleur de soufre, 15 ; on prend une cuillerée à café de cette poudre une ou deux fois par jour pendant quelques jours, de manière à obtenir une ou deux selles molles ; on peut l'employer comme curative et prophylactique. Le poivre long (*capsicum annuum*) a été préconisé contre les hémorroïdes récentes et leurs tumeurs à l'état d'exacerbation. Il s'administre en poudre (75 centigr. à 1 ou 2 gram. par jour), ou en extrait aqueux (60 à 80 centigr. moitié le matin et moitié le soir).

Il est quelquefois nécessaire de rappeler le flux supprimé : on y parvient au moyen d'une application de *sangsues* à l'anus, de fumigations chaudes, de suppositoires excitants, etc.

Un grand nombre de formules ont été préconisées, qui ne sont que des palliatifs. — Le mieux est de vivre avec son mal tant qu'il ne produit ni anémie ni épuisement bien marqués de nature inquiétante.

Fistule à l'anus. — Abcès stercoraux.

A. La *fistule à l'anus* est ordinairement l'effet d'abcès formés autour de la partie inférieure du rectum. Il convient donc d'en parler tout d'abord.

Les *abcès de la marge de l'anus*, dits *stercoraux*, sont assez fréquents ; il y a à cela plusieurs raisons : d'abord position déclive de la région, puis abondance et richesse vasculaire du tissu cellulaire entourant le rectum, violences extérieures et irritation auxquelles ces parties sont exposées, fluxions hémorroïdales, causes diverses de l'inflammation. En outre, il est certains états diathésiques de l'économie qui prédisposent aux abcès à l'anus, comme, par exemple, l'altération des humeurs par le vice syphilitique, la phtisie pulmonaire, tuberculose, etc.

Les abcès à l'anus sont divisés en : *a.* simples ou phlegmoneux, *b.* *stercoraux*, *c.* par *congestion*. Il ne sera question ici que des deux premières espèces, la troisième se rapportant au mal de Pott.

B. Symptômes. — L'abcès *phlegmoneux* de la marge de l'anus est dû à l'inflammation du tissu cellulaire qui unit le rectum aux parties environnantes, sans qu'il existe de communication entre l'intestin et le foyer purulent. L'inflammation affecte une marche rapide dans ce tissu très vasculaire, et elle se termine promptement par suppuration, après avoir été escortée par les symptômes locaux et généraux du phlegmon. L'abcès se fait jour ordinairement au dehors à travers la peau; toutefois il vaut mieux n'en pas attendre l'ouverture spontanée et faire une ponction dès que se manifeste la collection purulente, afin d'éviter que celle-ci s'étende et décolle l'intestin. L'ouverture étant faite par quel mode que ce soit, de deux choses l'une : ou le foyer s'absterge rapidement, se vide et se cicatrise, dans ce cas on n'a eu affaire qu'à un abcès phlegmoneux simple, superficiel, qui sera suivi d'une guérison complète; ou bien, pour des raisons précédemment exposées, le foyer ne se cicatrise pas, il se transforme en une caverne qui ne cesse de fournir du pus ou un suintement séro-sanguinolent, et dans cet autre cas une fistule externe s'établit. S'ouvrant à la peau, sans communiquer avec l'intérieur de l'intestin rectum, cette fistule est dite *borgne*. Mais il arrive souvent que l'inflammation phlegmoneuse détermine l'ulcération de l'intestin; alors l'abcès s'étant ouvert dans la cavité de celui-ci, le pus s'écoule par l'anus et l'on a une *fistule interne*. Si l'abcès s'ouvre en même temps et dans le rectum et à travers la peau du pourtour anale, la fistule est à la fois interne et externe et dénommée *fistule complète*.

C. L'épanchement de matières fécales à travers une crevasse de l'intestin dans le tissu cellulaire environnant constitue l'*abcès stercoral*. Cet épanchement donne lieu à une inflammation très vive, rapide dans sa marche, et qui a cela de particulier qu'elle se termine promptement par la mortification des tissus : aussi est-il très important d'ouvrir ce genre d'abcès le plus tôt possible, afin d'éviter de tels décollements et délabrements. Comme ils ont deux ouvertures, l'une dans l'intestin ou *interne*, l'autre à la peau ou *externe*, que celle-ci soit due à l'art ou à la nature, la fistule est alors dite *complète*.

D. Tel est le mécanisme de la *fistule cutanée borgne* et celui de la *fistule anale complète*. Lorsqu'on découvre au voisinage de l'anus un ou plusieurs pertuis, généralement très petits, cachés dans les plis de la peau et d'où suinte une matière sanieuse ou purulente, on conclut à une fistule *borgne*; on n'est certain qu'il existe une fistule *complète* que quand on fait pénétrer par ces ouvertures peu visibles un stylet, qui accuse une cavité plus ou moins profonde, étendue et qui, dirigé du côté du rectum, pénètre aussi dans l'intérieur de cet intestin. On s'assure que le stylet a pénétré dans l'intestin au moyen du doigt indicateur introduit par l'anus jusqu'à la hauteur voulue.

Quand le stylet n'arrive point dans le rectum, on prononce fistule *borgne externe*, avec cette réserve que ce stylet a pu ne pas rencontrer la fissure intestinale par laquelle il devait passer. Lorsqu'il n'existe qu'une ouverture interne faisant communiquer l'intestin avec le foyer de l'abcès, c'est la *fistule interne;* mais cette dernière ne tarde pas à devenir complète par suite de formation et ouverture d'un abcès à la marge de l'anus. Il n'existe ordinairement qu'une seule ouverture à l'intestin ; mais, nous le répétons, plusieurs pertuis peuvent se montrer à l'extérieur, entourés de callosités, de tissus durs, altérés, qui font que la marge de l'anus offre l'aspect d'une masse solide, lardacée d'où s'écoulent, comme à travers un arrosoir, des humidités purulentes et stercorales.

E. La phtisie pulmonaire, avons-nous dit, prédispose à la fistule anale ; nous devons ajouter que la maladie de poitrine, d'abord cause, trouve souvent dans l'abcès anal une circonstance favorable au ralentissement de sa marche.

F. Traitement. — La fistule à l'anus *complète* ne peut guérir que par une *opération.* Celle-ci consiste à pratiquer une incision qui fasse communiquer le trajet fistuleux dans toute sa longueur avec la cavité du rectum. Cette opération est généralement facile. On introduit par l'orifice fistuleux externe une sonde cannelée, on fait pénétrer cette sonde dans le rectum par l'ouverture interne, puis, à l'aide de l'indicateur gauche introduit dans cet intestin, l'on ramène à l'extérieur l'extrémité supérieure de ladite sonde. Alors, faisant glisser la pointe du bistouri dans la rainure de celle-ci, on divise les tissus qu'elle soulève. L'incision faite, on introduit une mèche de charpie qui, en remplissant la plaie, favorise sa cicatrisation, comme dans les plaies suppurantes. — L'*écraseur linéaire* est préférable au bistouri quand la fistule remonte très haut.

Chaque jour on renouvelle la mèche de charpie enduite de cérat ; son volume sera diminué au fur et à mesure que la plaie se rétrécit.

Avant l'opération, il est bon d'administrer un laxatif; après, on prescrit la diète, ou seulement des bouillons, dans le but d'éviter les garde-robes durant les huit premiers jours du pansement.

La fistule anale des sujets affectés de phtisie pulmonaire doit être respectée, elle paraît faire chez eux l'office d'un émonctoire, dont la suppression ne tarderait pas à être suivie d'une recrudescence des symptômes. — La fistule borgne *externe*, quand elle n'est qu'un simple abcès idiopathique, peut guérir sans opération.

L'opération de la fistule à l'anus expose à des accidents secondaires, tels qu'hémorrhagie, abcès du petit bassin, infection purulente, etc.; mais ces accidents sont rares heureusement, et puis l'antisepsie externe les prévient.

Prolapsus ou chute du rectum.

A. « Sous le nom de *chute du rectum*, on comprend deux choses aujourd'hui bien distinctes, quoique autrefois confondues : 1° la simple procidence de la muqueuse à travers le sphincter; 2° le renversement de toutes les tuniques du rectum et même d'une portion du côlon et leur protrusion par l'anus. »

a. Chute de la muqueuse rectale. — Toute cause d'atonie de l'appareil de la défécation prédispose à ce prolapsus, qui est plus fréquent chez les enfants et les vieillards qu'à tout autre âge. — Les efforts de défécation, la fréquence des selles, la dysenterie, la constipation, etc., telles en sont les causes déterminantes.

La maladie se présente sous l'aspect d'un bourrelet circum-anal, rouge, mou, peu douloureux au toucher, offrant une ouverture ou dépression centrale. Cette tumeur ne se produit pas tout d'un coup : elle apparaît après chaque effort de défécation, pour rentrer ensuite d'elle-même; plus tard elle ne peut plus être réduite que par une compression méthodique; puis sa réapparition devient de plus en plus facile au moment des garde-robes.

Le pronostic est sans gravité, à moins que la maladie chez un vieillard ne se complique d'hémorroïdes, de polypes ou d'affection de voies urinaires, toujours sérieuse.

b. Chute ou *invagination.* — Le rectum forme dans sa partie supérieure comme une espèce d'infundibulum; dans celui-ci est reçu le gros intestin; or, le premier entraîne dans sa chute le second, qui est assez mobile. La portion intestinale qui fait saillie à l'extérieur est en général peu considérable, pyriforme; elle présente à son extrémité inférieure une ouverture froncée, tandis que la supérieure est resserrée dans l'anus. On distinguera ce prolapsus du précédent par la facilité de circonscrire la tumeur avec le doigt indicateur introduit jusqu'à plusieurs pouces d'élévation dans le rectum. Le pronostic est assez sérieux, d'abord à cause de l'infirmité considérée en elle-même, puis des accidents qui peuvent survenir, comme étranglement, mortification, gangrène.

B. Traitement. — L'enfant affecté de chute de la muqueuse rectale par *atonie* sera soumis à l'usage des *toniques* à l'intérieur : avec cela bon régime, amers, ferrugineux. A l'extérieur, ce sont des lotions ou autres topiques, faits avec la *décoction de quinquina* ou d'écorce de chêne, avec une solution d'alun ou de sulfate de fer, ou avec du *gros vin rouge*, etc. Les bains froids conviennent pour rendre aux tissus relâchés leur ressort. Quelquefois cependant l'irritation et l'engorgement douloureux des parties commandent l'emploi des émollients. Mais si la *réduction*, aidée de la *compression* et des *toniques-astringents*, ne suffit pas à amener la cure radicale, la chirurgie a recours à l'*excision des plis rayonnés de l'anus*, laquelle a pour but, en rétrécissant cet orifice, de mettre obstacle à la chute du rectum.

Quant au traitement de l'*invagination*, il consiste aussi dans la *réduction*, qui n'est que palliative ; on agit avec les doigts sur l'orifice inférieur, et l'on cherche à faire remonter l'intestin dans sa propre cavité.

§ VII. — Maladies dans lesquelles les diverses parties du canal intestinal sont entreprises.

Dans ce chapitre, nous avons à étudier les *fièvres*, les *empoisonnements*, les *vers* intestinaux, les *hernies*.

Fièvre. — Fièvres.

Si la *fièvre* représente une lutte entre les propriétés vitales et un principe destructeur, il y a à supputer les chances probables entre les combattants (II, p. 290).

A. Toute fièvre est caractérisée par l'accélération de la circulation, l'élévation de la chaleur du corps et une surexcitation du mouvement vital. Ces troubles peuvent être localisés dans une partie, un organe, c'est ce que l'on nomme *fièvre locale*. Mais pour peu que l'organe soit important, et que la cause excitatrice soit intense, ces phénomènes s'étendent à l'économie tout entière, et alors les grands systèmes se révoltent, et voilà que la fièvre générale, fièvre proprement dite, expression des efforts de l'organisme pour se débarrasser de la cause qui en trouble les fonctions, se caractérise.

Lorsque la cause du trouble est légère, elle peut être vaincue après avoir provoqué la réaction générale ; mais est-elle plus puissante, elle force l'économie à user de toutes ses ressources et alors apparaît le cortège des *symptômes généraux* de réaction. Quand cette cause est tellement active, puissante, que la vie soit dans l'impossibilité de se défendre, la mort en est fatalement la conséquence.

La fièvre est dite *symptomatique* lorsqu'elle est causée par une lésion matérielle agissant sur le principe vital par voie d'actions réflexes. Par opposition, la ou les *fièvres essentielles* seraient celles ne dépendant d'aucune altération de ce genre. Or leur règne est passé, elles n'existent pas, du moins par elles-mêmes, primitivement.

Broussais, le premier, les a attaquées avec force. Médecin *solidiste*, il plaçait le siège des maladies non pas dans les humeurs, comme le faisaient trop exclusivement les *humoristes*, mais dans les tissus, les solides ; il ne concevait pas de fièvre sans altération d'organe, d'autant que, rencontrant presque toujours des lésions au canal intestinal chez les individus morts de *fièvre continue*, il en concluait naturellement que ces maladies étaient des inflammations d'intestins, des *gastro-entérites*, comme il les appelait. Broussais n'avait ni tort ni raison ; il n'avait pas tort, parce qu'effectivement les autopsies des sujets qui succombent aux fièvres prétendues essentielles font voir qu'il existe des altérations organiques, dans l'intestin grêle particulièrement, mais il avait tort en ce sens que ces altérations, au lieu de précéder le mouvement fébrile, viennent à sa suite par l'effet du trouble général. Comment s'explique donc cette fièvre, enfin ? Nous l'avons déjà dit, elle trouve sa raison d'être dans une altération primitive des humeurs. Celles-ci sont attaquées par des principes miasmatiques, des germes pathogènes (bactéries) ennemis de la vie ; l'organisme en est bientôt troublé, il se révolte et, dans la lutte qui s'engage, diverses lésions matérielles et fonctionnelles se produisent, comme autant de blessures reçues dans le duel ; c'est de cette manière qu'on explique les *fièvres continues*, les simples comme les graves, les *fièvres éruptives*, la *fièvre intermittente*, la *fièvre rhumatismale*, toutes se manifestant ordinairement avant localisation apparente de la maladie, bien que le modificateur du sang diffère pour chacune d'elles.

Or, ce modificateur consiste dans la présence de *microbes* dans l'organisme vivant.

Concluons de tout ceci que les fièvres *continues*, les *prétendues fièvres essentielles*, sont consécutives à des altérations du sang, lors même que les lésions matérielles manquent pour les expliquer.

B. Remarque très importante au point de vue pratique : Un mouvement fébrile plus ou moins prononcé survient chez un individu qui paraissait jouir d'une bonne santé, quelle en est la signification, qu'annonce-t-il ? Est-ce une fièvre simple, éphémère, ou le commencement d'une fièvre typhoïde ? est-ce le début d'une rougeole, d'une scarlatine ou d'une variole ? est-ce le premier accès d'une fièvre intermittente ? s'agit-il plutôt d'une réaction symptomatique de quelque inflammation, latente ou appréciable, etc.? Le diagnostic, la détermination du cas n'est pas toujours facile; impossible même de se prononcer avec certitude dans les premières vingt-quatre heures. Mais au deuxième ou troisième jour on peut savoir à quoi s'en tenir. En effet, au bout de ce temps, le calme est à peu près complet s'il s'agit d'une fièvre éphémère, sauf un de ces cas, d'ailleurs nombreux, où le mouvement fébrile dure plusieurs jours au même degré. — S'il s'agit d'une fièvre inflammatoire ou d'une fièvre typhoïde (la première précède ordinairement l'autre), la réaction continue avec intensité, la physionomie du malade n'a plus son expression naturelle, il y a diarrhée, bruit de *gargouillement* dans le flanc droit, parfois saignement de nez, etc.— Serait-ce une fièvre périodique qui commence, alors les accès se dessinent, il y a intermittence des symptômes. — Quant aux fièvres éruptives, on les devine à leurs prodromes, si déjà un commencement d'éruption ne s'est manifesté. — Enfin, quand il s'agit de fièvre symptomatique, on découvre facilement le siège de la phlegmasie, qui est le plus souvent aux poumons, aux plèvres, au cerveau, ou aux jointures dans le cas de rhumatisme aigu, etc.

On distinguait les *fièvres continues* en *éphémère*, *inflammatoire*, *typhoïde*, *typhus*, *fièvre jaune* et *peste*. Conservons cette classification.

Fièvre éphémère.

A. Est dit *éphémère* l'état fébrile plus ou moins prononcé, quelquefois intense, mais paraissant indépendant d'aucune lésion quelconque, et qu'il faut considérer comme étant une réaction simple devant se terminer par le retour à la santé. On se l'explique en le rapportant à une modification miasmatique ou autre du sang, assez marquée pour donner lieu à une révolte des forces vitales (II, p. 202), mais trop faible pour que cette réaction occasionne, par contre-coup, des altérations de tissus susceptibles d'être caractérisées anatomiquement. L'*École organo-pathologique* ne se contente pas de cette interprétation, elle veut que cette fièvre soit due à une *phlegmasie* plus ou moins évidente de quelque organe, le plus souvent de l'estomac, ou bien à l'*irritation du système vasculaire sanguin* (Bouillaud). Nous répétons que la fièvre est un acte vital, naturel, inévitable, lorsque des germes miasmatiques (microbiens) se sont introduits dans l'organisme ou qu'un trouble profond y a été apporté par un exercice forcé, le *surmenage*, par exemple.

a. La fièvre éphémère est aussi fréquente que facile à se développer, surtout chez les enfants et les jeunes gens, où elle survient à la suite de fatigues corporelles, de vives émotions, d'écarts de régime, etc. ; souvent elle se manifeste sans causes connues. Le développement rapide du corps, à l'époque de l'adolescence, est encore une circonstance favorable à sa production : on l'appelle alors *fièvre de croissance*. Dans son degré le plus faible, on la nomme *fièvre de courbature*. Toutefois, l'état de malaise, de lassitude que caractérise la *courbature*, existe souvent sans mouvement fébrile.

b. La fièvre éphémère débute inopinément par un léger frisson, sans malaise précurseur. La chaleur s'élève, la face devient rouge, animée, il y a céphalalgie, douleurs vagues, contusives aux lombes et dans les membres ; soif, inappétence : langue blanche, urine rouge. On explore le ventre, la poitrine, la tête, etc., et l'on ne décèle aucune inflammation locale. Cependant chez les enfants un peu d'agitation, de délire même, peut survenir ; mais ce sont des phénomènes sympathiques qui cessent bientôt. La fièvre tombe au bout de vingt-quatre heures ou de deux ou trois jours au plus, ayant pour *crise* une sueur abondante, ou des urines sédimenteuses, quelques selles jaunes et liquides, ou encore une éruption herpétique aux lèvres.

B. Traitement. — La fièvre éphémère n'exige que le repos au lit, des *boissons délayantes* ou acidules, l'*abstinence* d'aliments. Un lavement, des cataplasmes sur le ventre ne peuvent que bien faire. Si la convalescence se fait attendre, vous pouvez administrer un *purgatif* ou un éméto-cathartique, surtout quand il y a constipation ou embarras gastrique.

Fièvre inflammatoire.

Fièvre synoque.

A. La *fièvre inflammatoire* est une réaction générale fébrile, plus intense que la précédente, ne s'accompagnant pourtant d'aucune inflammation locale bien appréciable et durant au moins un septénaire (sept jours). Cette fièvre, sorte de modification infectieuse particulière aux humeurs, est plus prononcée que dans l'éphémère, mais moins que dans la fièvre typhoïde, ci-après, dont elle est comme le point de départ.

a. Causes occasionnelles. — Cette maladie se déclare principalement chez les adultes, les personnes vigoureuses ou d'une constitution sanguine, à la suite de fatigues, d'excès de table, de suppression d'évacuations habituelles, mais souvent aussi sans cause appréciable. Elle offre le type endémique, quelquefois épidémique ; certaines localités élevées, et au printemps particulièrement, sont visitées par elle.

b. Symptômes. — La fièvre inflammatoire débute ordinairement par un frissonnement, de courte durée; par du malaise, de la courbature, céphalalgie; le pouls est dur, large, fréquent; chaleur assez élevée, mais douce, halitueuse; anorexie. La face est animée, la peau rosée, les yeux injectés, larmoyants; soif, langue blanche, bouche pâteuse, urine rare et foncée en couleur. Le malade se plaint de douleurs, de brisement de membres, d'insomnie; quelquefois au contraire il est assoupi. Ces symptômes vont en augmentant pendant deux ou trois jours, puis se dissipent peu à peu; ou bien, souvent ils sont arrêtés ou abrégés par un effort critique de l'organisme, par un saignement de nez, ou un flux hémorroïdal, l'apparition des règles chez la femme, quelquefois par des sueurs, des urines sédimenteuses, etc.

La fièvre inflammatoire peut être confondue, à son début, avec la fièvre typhoïde commençante; de fait, quand elle dure plus de sept à huit jours, il y a à craindre qu'il n'existe une inflammation dans quelque viscère, ou que ladite fièvre typhoïde ne commence. Dépourvue de complication, elle n'offre aucun danger, quoique pouvant revêtir un caractère muqueux ou bilieux.

B. Traitement. — Il n'est autre, dans les cas légers, que celui de la fièvre éphémère. Si l'on a affaire à une réaction intense, chez un malade adulte, sanguin, il peut être indiqué de pratiquer une *saignée*. On préférera les *sangsues* à l'anus chez les sujets hémorroïdaires et les femmes, en cas de suppression du flux hémorroïdal ou menstruel. Des compresses frontales trempées dans l'*oxycrat* froid, des bains de pieds sinapisés, des lavements, seront aussi très utiles, surtout contre la céphalalgie. Il peut être indiqué, pour cause d'embarras gastrique, d'administrer un *purgatif* (eau de Sedlitz ou de Pullna) ou un *vomitif* (ipéca).

C. Les fièvres continues (éphémère, inflammatoire, muqueuse) sont très fréquentes, surtout parmi les habitants de la campagne, en raison de leurs pénibles travaux. C'est par suite de ceux-ci que ces malades contractent, ou plutôt contractaient il y a moins d'un demi-siècle, l'habitude de la *saignée printanière* de précaution, habitude mauvaise, d'autant qu'elle n'abrège guère la durée de l'indisposition, tout en diminuant les forces.

D. En résumé le repos, la diète, une tisane délayante et quelques jours de patience, voilà qui conduit le malade à bon port, en l'absence du pilote, le médecin, qui trop souvent perd sa boussole.

Fièvre typhoïde.

Fièvre putride, bilieuse, muqueuse, maligne, lente-nerveuse, adynamique, ataxique (médecins anciens); gastro-entérite (Broussais); entérite folliculeuse (Cruveilhier); entéro-mésentérique (Serres); dothienentérie, fièvre éruptive intestinale (Bretonneau); fièvre typhoïde (Chomel).

A. La *fièvre typhoïde* est une maladie fébrile à type continu, caractérisée par une lésion spéciale de l'intestin grêle (*post mortem*), ainsi que nous l'expliquerons plus bas ; *physiologiquement*, par une réaction plus ou moins intense, du dévoiement, du météorisme, du délire, de la stupeur, de la prostration. Cette fièvre a reçu tour à tour diverses dénominations rappelant sa nature présumée ou son caractère dominant. Elle est de nature inflammatoire sans doute, mais cette inflammation est consécutive à un état particulier d'essence microbienne, infectieuse, de l'économie, comme cela est dans les fièvres éruptives, c'est-à-dire à une altération du sang par un germe pathogène provenant du dehors, et non, comme on l'a cru, engendré dans l'économie. Les considérations que nous avons présentées plus haut tendent à légitimer cette opinion, qu'il y a analogie entre la fièvre typhoïde et les fièvres éruptives, ce qui d'ailleurs ressortira encore mieux de l'exposé des causes, des symptômes, de la marche et du traitement.

B. Causes. — Il n'est plus douteux que la fièvre typhoïde ne soit due à une sorte d'empoisonnement microbien. Les bacilles attaquent de préférence les individus vivant rassemblés en grand nombre, ceux qui habitent depuis peu une grande ville, exposés aux privations, à l'ennui, aux travaux pénibles, au découragement, ou qui usent d'aliments et d'eaux impurs. D'un autre côté, on ne peut admettre que cette cause soit la vraie et unique, car les personnes les plus aisées de la société, celles à qui rien ne manque et tout sourit, n'en sont pas exemptes, bien qu'à la vérité elles en montrent proportionnellement beaucoup moins d'exemples. — La fièvre typhoïde atteint de préférence les sujets de dix-huit à trente ans; elle devient rare entre quarante et cinquante-cinq ans. Les enfants n'en sont pas exempts, mais elle les frappe d'autant moins souvent qu'ils sont plus jeunes. Elle n'attaque ordinairement qu'une seule fois le même individu dans le cours de sa vie, ce qui rend plus grande encore son analogie avec les fièvres éruptives.

Quant à la question de *contagion*, nous n'avons rien à ajouter à ce que nous en avons dit à propos des maladies contagieuses (II, p. 167). La fièvre typhoïde est infectieuse et contagieuse, il n'est guère permis d'élever des doutes à cet égard, lors même qu'elle se montre *sporadique*, c'est-à-dire sans caractère spécial de malignité. Nous conseillons donc aux familles, lorsqu'elles ont au milieu d'elles un malade atteint d'affection typhoïde, d'éloigner de celui-ci les jeunes gens et les enfants qui ne l'ont pas encore eue, et, comme prophylaxie, de veiller à la pureté de l'eau, aux soins de désinfection en général, car le bacille de la fièvre typhoïde existe dans les eaux potables; l'eau de Seine nourrit ce microbe: on a constaté que les quartiers de Paris qui s'en abreuvent offrent plus de typhoïques que ceux où se distribue l'eau de source.

C. Symptômes. — Pour suivre le développement et la marche de la fièvre typhoïde, il convient de partager les symptômes en trois périodes comme il suit.

1re *Période.* — Dans les deux tiers des cas, la fièvre typhoïde débute inopinément au milieu de la plus belle santé; dans l'autre tiers, elle est précédée par du malaise, de l'abattement, de l'anorexie, de la tristesse et un peu de diarrhée. Les premiers phénomènes morbides sont les suivants : céphalalgie, mouvement fébrile plus ou moins intense, accompagné d'une faiblesse que n'explique aucune altération bien appréciable. Les malades sont couchés sur le dos, immobiles; ils ne peuvent se tenir debout ou ont une démarche chancelante; leur physionomie est altérée, leur intelligence obtuse. Quelques-uns ont un ou plusieurs *saignements de nez*, signe regardé généralement comme prédisant un cas grave, sans doute parce qu'il dénote une fluidité, une altération plus grande du sang. La fièvre est intense (39 à 40 degrés), la peau chaude et sèche, la bouche amère, la soif vive, la langue peu humide; souvent il y a des nausées et des vomissements. L'exploration du ventre est importante, elle peut éclairer le diagnostic, qui reste fort incertain dans cette première période. La pression abdominale est plus ou moins douloureuse, et détermine un bruit obscur de *gargouillement*, se manifestant surtout au niveau de la fosse iliaque droite où précisément siège l'altération intestinale. Sur la peau de cette région on découvre, dans les cas graves principalement, une éruption de *taches rosées* qui disparaissent sous le doigt, et pâlissent bientôt pour être remplacées par de nouvelles, appelées *pétéchies*. Ces taches ne se montrent pas avant le cinquième ou le septième jour, terme où cette première période prend fin, pour faire place à la deuxième période.

2e *Période.* — Tous les symptômes ci-dessus mentionnés, la céphalalgie exceptée, sont plus marqués. La fièvre et la chaleur sont proportionnelles à leur intensité. Le thermomètre placé sous l'aisselle peut monter jusqu'à 40°, 40 1/2. Relativement à la *thermométrie médicale*, le professeur Hardy opposait aux indications qu'elle donne les signes fournis par l'examen du pouls, et qui permettent de juger avec plus de précision de la gravité d'une maladie. De nouveaux accidents apparaissent, surtout du côté du système nerveux, tels que stupeur plus prononcée, traits plus immobiles, réponses plus lentes. Souvent il y a du délire, d'autres fois c'est un état de somnolence continuelle, un peu de surdité, des soubresauts des tendons. La langue et les dents sont sèches, noirâtres, *fuligineuses;* le ventre tendu par des gaz, *météorisé*, ballonné, et diarrhée persistante. Les propriétés vitales sont opprimées; la faiblesse est à son comble. La déglutition et l'émission de l'urine sont difficiles, car les muscles pharyngiens et abdominaux participent à l'état adynamique; les selles sont involontaires, parce que le *moi* ne commande plus au sphincter de l'anus; tous les autres muscles sont dans un état de mollesse. Les parties qui supportent le poids du corps manquent de vitalité suffisante, ainsi la région du sacrum, la peau, deviennent le siège d'*eschares* gangréneuses. Des *taches lenticulaires*, des *pétéchies* et *sudamina* apparaissent sur le ventre, mais ce symptôme n'est pas constant.

3e *Période*. — Vers le quatorzième ou quinzième jour commence la troisième période. Les symptômes ou s'aggravent davantage, ou rétrogradent, suivant le mode de terminaison que la maladie devra présenter. Dans le premier cas (aggravation), la face s'altère, devient cadavéreuse, la respiration s'embarrasse, la peau se couvre d'une sueur visqueuse, et la mort est presque certaine.

D. Suivant qu'il y a prédominance de tel ou tel cortège de symptômes, la *fièvre typhoïde* est dite *inflammatoire*, *bilieuse*, *muqueuse*, *adynamique*, *ataxique*.

a. *Forme inflammatoire* (*fièvre inflammatoire*, *typhoïque*, *fièvre typhoïde* simple). Le pouls conserve de la force, la réaction est plus franche, la chaleur intense, la peau plus colorée, la face a une expression plus naturelle; la maladie, bien que pouvant être suivie d'adynamie et de prostration, est généralement moins grave que dans les cas dont suit la notation.

b. *Forme bilieuse* (*fièvre bilieuse*.) — Elle est caractérisée principalement par la prédominance des symptômes bilieux, qui se résument en ceci : Amertume de la bouche, enduit jaunâtre de la langue, nausées, céphalalgie intense, chaleur âcre de la peau, dureté du pouls, etc.

c. *Forme muqueuse* (*fièvre muqueuse*). — Face moins colorée, plutôt pâle, bouffie ; chairs molles ; bouche pâteuse, langue couverte d'un enduit blanchâtre, selles comme glaireuses. Tenir compte aussi des autres signes caractéristiques de l'affection typhoïde, comme fièvre de longue durée avec air d'hébétude, stupeur, météorisme, subdelirium, *pétéchies*.

d. Fièvre adynamique. — Cette forme se distingue par : prostration des forces, stupeur profonde, petitesse et lenteur du pouls, aspect fuligineux de la langue et des dents, formation d'eschares au sacrum et aux hanches, état presque comateux, etc.

e. Fièvre ataxique (nerveuse, maligne). — C'est la plus grave de toutes. Elle est caractérisée par une prédominance de troubles nerveux, comme délire, soubresauts des tendons, convulsions, carphologie, perversion des sens, etc. (II, p. 219).

Les cinq degrés ou formes morbides susindiquées se combinent, se compliquent de telle sorte qu'il est souvent très difficile de distinguer la dominante. Chacune d'elles est *légère* ou *grave*, distinction fort importante au point de vue du pronostic. On reconnaît le *cas bénin* à l'absence de tout phénomène indiquant un désordre fonctionnel profond. Dans les fièvres typhoïdes, comme dans toute autre, les cas légers se terminent généralement par le retour à la santé, même en dépit des traitements inopportuns qu'on dirige contre eux ; par contre, malheureusement, les *cas graves* se jouent trop souvent des efforts et de l'expérience des praticiens même les plus renommés.

E. La *durée* de la fièvre typhoïde est de quinze jours au moins, le plus souvent de trente, quarante, cinquante jours même. Lorsque la convalescence ne commence pas au troisième septénaire, c'est que des altérations consécutives entretiennent les accidents ; car la maladie, en tant que consistant en une affection à périodes d'évolution, est terminée. La mort peut survenir à une époque très éloignée du début, due alors à des *ulcérations intestinales* consécutives, à une diarrhée interminable, ou à une perforation de l'intestin, etc. ; ce dernier accident peut se produire, d'ailleurs, dans la deuxième ou la troisième période, mais toujours il cause une *péritonite* suraiguë ou une hémorrhagie mortelles.

Un phénomène qu'il faut prendre en considération pour se prononcer sur le pronostic, c'est le degré de chaleur du corps : le thermomètre le révèle ; quand il marque 40° le cas est grave. Mais l'ensemble des symptômes offre un criterium plus sûr.

Lorsque la guérison s'opère, la *convalescence* dure en proportion de la gravité de la maladie. Elle est accompagnée souvent d'œdème aux extrémités, d'une alopécie qui est toutefois momentanée, d'une surdité plus ou moins prononcée, quelquefois d'un dérangement des facultés intellectuelles, tous phénomènes qui se dissipent peu à peu à mesure que l'équilibre entre les grands systèmes de l'économie se rétablit, et que les forces reviennent.

F. Altérations ou *lésions organiques* rencontrées *post mortem* dans les fièvres graves, recherches microbiennes à part. Les plus constantes siègent aux follicules de l'intestin grêle, aux ganglions mésentériques, dans la rate et dans le sang. — 1° *Follicules intestinaux*, à la fin de la première ou au commencement de la deuxième période, ils se montrent développés, sous forme de plaques saillantes, grenues, mamelonnées ou *gaufrées*, occupant surtout les glandules de Peyer et de Brunner (I, p. 116). Du neuvième au douzième jour, ils s'ulcèrent, se gangrènent, et le travail ulcératif s'étend plus ou moins à la muqueuse, environnant les plaques : de là *ulcérations* circulaires à fond gris et bords durs. On les trouve d'autant plus nombreuses qu'on fait des recherches plus près du cœcum. Elles tendent à se cicatriser peu à peu; mais dans ce travail, elles éprouvent des difficultés, des retards, qui entretiennent le dévoiement et favorisent l'hémorrhagie intestinale. Quelquefois, ainsi qu'il vient d'être dit plus haut, l'ulcération finit par perforer l'intestin et causer la mort. — 2° *Ganglions du mésentère*. On les trouve engorgés, injectés, ramollis, en suppuration vers le vingtième jour; toutefois, celle-ci n'est pas constante. — 3° *Rate* gonflée, doublée ou triplée de volume; son tissu est ramolli et de couleur lie de vin. — 4° Quant au *sang* tiré de la veine pendant la vie, il offre un caillot moins dense; il est diffluent, moins fibrineux qu'à l'état normal; mais comme ces caractères se présentent dans une foule d'autres états morbides, ils sont peu propres à faire connaître l'altération de ce fluide dans les fièvres, malgré les progrès de la bactériologie. Car, nous le répétons, les maladies du sang sont encore peu indiquées dans les traités de pathologie, bien qu'elles soient sans doute constantes dans toute affection.

G. Traitement. — S'il est une chose à faire douter de la médecine, c'est la divergence d'opinions à l'endroit de la nature et du traitement de la fièvre typhoïde; chaque clinicien préconise une méthode spéciale. Ceux qui considèrent la maladie comme une inflammation intestinale pure (ils sont rares aujourd'hui) emploient les évacuations sanguines. Ceux qui voient en elle une sorte de fièvre éruptive font une médecine expectante, c'est-à-dire se bornent à surveiller et diriger les efforts de la nature. D'autres, se préoccupant surtout de l'état adynamique, placent leur confiance dans les toniques et les antiseptiques. Il en est qui préfèrent les purgatifs, étant imbus des doctrines de l'humorisme, et parce que la première indication pour eux est de combattre la putridité des liquides. Il en est enfin qui emploient des moyens *empiriques*, tels que le sulfate de quinine, d'autres les contro-stimulants, d'autres les bains froids, etc. De là, autant de méthodes de traitement dont aucune ne doit être exclusivement employée, vu la variété de formes, de symptômes et de complications de la maladie.

a. Les médecins judicieux, libres de toute idée systématique, acceptant ce qu'il y a de bon dans chaque méthode, traitent la fièvre typhoïde de la manière suivante. Lorsque la maladie se montre *légère*, sans prédominance symptomatique, on agit comme dans la fièvre inflammatoire simple : *délayants*, lavements, *repos* au lit et *diète*. C'est ce qui s'appelle *faire une médecine expectante*; et ce mode de traitement, le meilleur de tous dans l'immense majorité des fièvres continues et des fièvres éruptives, est celui qui fait la fortune des homéopathes, car leurs dilutions laissent agir la nature.

Quelque phénomène se montre-t-il prédominant, l'art peut intervenir d'une manière plus décidée. Si la fièvre est forte, le pouls dur, le sujet robuste, on peut, au début, pratiquer une ou deux *saignées*. Le professeur Bouillaud saignait beaucoup plus, et prétendait sinon *juguler* le mal, du moins en abréger considérablement la durée. La théorie est contraire à cette manière de faire, attendu que le sang tend déjà à perdre de sa fibrine et de ses globules, et que c'est favoriser la prostration des forces que d'en ôter. Ce médecin célèbre a pourtant expérimenté dans les hôpitaux durant de longues années et est resté convaincu de la supériorité de sa méthode sur les autres. D'où vient qu'il a pour contradicteurs aujourd'hui la presque unanimité des praticiens? Bouillaud se faisait-il illusion? ce n'est pas probable; le hasard a-t-il voulu qu'il n'ait eu affaire qu'à des cas de fièvre typhoïde à forme inflammatoire franche? ce n'est pas plus supposable, d'autant qu'il a été imité par toute une génération de médecins. Nous croyons qu'il y a quelque malentendu d'un côté ou de l'autre (II, p. 297, *B.*).

Quoi qu'il en soit, quand le ventre est très douloureux, il faut faire une forte application de *sangsues*, et tenir constamment appliqués des cataplasmes. Modérez la diarrhée au moyen de *demi-lavements émollients*, auxquels on peut ajouter 8 à 10 gouttes de laudanum.

b. Pour peu qu'il y ait des symptômes *bilieux* ou *muqueux*, un *purgatif* est indiqué. On prescrit ordinairement l'*eau de Sedlitz*. La méthode de Delaroque consistant à purger très souvent, presque tous les jours, dans toutes les périodes de la maladie, a été en vogue. Pourtant nous ne conseillons pas cette pratique, tout en reconnaissant que les *évacuants* sont une précieuse ressource.

c. Dans la forme *adynamique*, les émissions sanguines ne conviennent pas, elles augmentent la prostration. C'est aux *toniques* principalement (tisane de quinquina, vin de Bordeaux coupé) qu'il faut recourir, ainsi qu'aux onctions d'huile de camomille camphrée sur le ventre.

d. La forme *ataxique* réclame tantôt les sangsues à l'anus, les *vésicatoires* aux jambes, les affusions froides sur la tête ; tantôt les *antispasmodiques* (musc, camphre) ; tantôt les *toniques*.

Pour prévenir les *eschares*, il faut changer souvent le malade de position, le tenir très proprement, laver les parties menacées avec de l'eau-de-vie tiède. Si l'eschare se forme malgré ces précautions, on la recouvre de compresses imbibées de vin aromatique aiguisé d'eau-de-vie camphrée. Si le malade n'urine pas, on le sonde ; enfin, on pourvoit à toutes les indications qui peuvent se présenter.

Dans tous ses degrés, la fièvre typhoïde se complique de divers *accidents* qu'il est important de combattre. Ainsi, la *bronchite* et la *broncho-pneumonie* doivent être traitées par les juleps, potions, loochs diacodes, vésicatoires sur la poitrine. — Les exacerbations quotidiennes du mouvement fébrile réclament le *sulfate de quinine* (0,50 à 1 gram.). — Contre les hémorrhagies intestinales, la limonade sulfurique, l'ingestion de morceaux de glace, les lavements froids, le perchlorure de fer (10 à 20 gouttes dans un verre d'eau, par cuillerée toutes les heures).

e. La maladie étant microbienne, le *microbicide*, dira-t-on, devrait être le principal et indispensable moyen. Sans doute, malheureusement l'antisepsie interne n'est guère avancée et donne peu d'espérance.

La désinfection et les saines pratiques de l'hygiène, voilà le principal. (V. ce mot.)

Typhus.

Typhus exanthématique. — Typhus fever.

Le *typhus* est une fièvre continue grave, caractérisée par une vive céphalalgie, grande stupeur, éruption pétéchiale particulière, surdité, délire, etc. Cette maladie est à la fièvre typhoïde ce que le choléra asiatique est au choléra sporadique, c'est-à-dire l'expression la plus élevée de la cause spéciale, qui consiste, pour le typhus, en un poison miasmatique engendré par l'encombrement d'êtres humains. Une fois formé, ce toxique est transmis par l'air et devient la source d'une *infecto-contagion* très grave.

Il y a un typhus amoindri, celui des camps, un autre des prisons et des vaisseaux, enfin le *typhus fever*. Ce dernier, le plus intense, se montre spécialement en Irlande, aux États-Unis.

Symptômes. — Qu'on se représente la forme adynamique la plus prononcée de la fièvre typhoïde, avec ataxie, pétéchies, *sudamina*, l'on aura une idée du typhus ordinaire des camps. Quant au *typhus fever*, brusque dans son apparition, peu de diarrhée et de symptômes gastriques s'y montrent ; mais, au contraire, des insomnies, rêvasseries, du délire, abattement rapide des forces, éruptions de *taches* livides ne disparaissant pas sous la pression (au lieu de taches rosées lenticulaires et *sudamina* de la fièvre typhoïde). Autre caractère différentiel : aucune lésion anatomique *spéciale* ne caractérise le typhus, où cependant les désordres sont graves. Bref, le typhus fever et la fièvre typhoïde diffèrent par leurs symptômes et par leurs lésions, comme par leur gravité.

Traitement. — Éméto-cathartique au début, toniques, excitants internes, voilà la base du traitement. S'il y a rémittence des symptômes, quinquina, sulfate de quinine. Contre les accidents nerveux, camphre, musc, assa-fœtida. Mais, hélas ! tout cela est inutile.

Fièvre jaune.

Fièvre gastro-adynamique. — Vomito negro.

La *fièvre jaune* est une intoxication paludéenne caractérisée, sous le rapport anatomique, par diverses lésions des organes gastro-hépathiques, dont la plus remarquable est une décoloration, un état anémique du foie ; sous le rapport des symptômes, par une couleur jaune de la peau, des vomissements noirs, divers phénomènes communs aux fièvres graves et vive réaction générale.

Cette affection, propre aux climats chauds, est infectieuse, épidémique, produite par les miasmes maritimes, sévissant surtout dans les îles et le continent américains, dans le Sénégal et parfois en Espagne. Elle exerce ses ravages principalement sur les étrangers et les individus non acclimatés.

La fièvre jaune débute tout à coup par de la céphalalgie, des frissons suivis de chaleur, des douleurs épigastriques ; surviennent ensuite des *vomissements bilieux*, *noirâtres*, des phénomènes de stupeur, de la somnolence. A l'injection des téguments succède bientôt une teinte ictérique; puis apparaissent des pétéchies, des plaques gangréneuses, des hémorrhagies, le tout avec fièvre exacerbante ou rémittente. — La maladie est très grave.

Toniques, *antiseptiques*, *sulfate de quinine*, pour combattre l'élément intermittent ou rémittent.

Peste.

Fièvre pestilentielle.

La *peste* est une fièvre continue, épidémique, contagieuse, caractérisée par l'apparition de bubons, d'anthrax, de pétéchies gangréneuses, au milieu de phénomènes putrides, adynamiques et ataxiques, phénomènes semblables d'ailleurs à ceux des autres affections toxiques du sang.

Cette maladie passe pour être due aux émanations provenant de matières animales en décomposition, de la malpropreté, de l'incurie, de l'encombrement, en un mot de toutes les circonstances qui favorisent la condensation des miasmes propres aux affections adynamiques graves.

Comme *traitement :* à l'intérieur, les *toniques* et les *antiputrides ;* à l'extérieur, topiques de même nature sur les bubons, etc. Isolement des malades, aération, *antisepsie*, *désinfection.*

Empoisonnement.

« On nomme *empoisonnement* l'état morbide qui résulte de l'introduction dans l'économie, par une voie quelconque, d'un agent qui détruit la santé ou anéantit complètement la vie sans agir mécaniquement. Les substances capables de produire ces effets sont connues sous le nom de *poisons.* » — Les poisons peuvent être introduits dans l'organisme : 1° par le canal intestinal; 2° par les muqueuses externes et les surfaces de la peau dénudée, les piqûres, par exemple; 3° par les voies pulmonaires, sous forme de gaz, poussières, germes microbiens; 4° par les veines, au moyen d'injections. Nous ne nous occuperons que du premier mode d'empoisonnement, car le deuxième a été étudié aux mots *Absorption*, *Plaie*, le troisième devant l'être sous le titre d'*Asphyxie*, et enfin le quatrième n'étant employé que dans un but d'expérimentation physiologique ou thérapeutique.

Les poisons sont très nombreux et fournis par les trois règnes de la nature. Le règne animal donne les venins et les virus, qui ne doivent pas être étudiés dans ce chapitre. Les autres (poisons proprement dits) se tirent des minéraux et des végétaux. On les divise en quatre classes d'après leur manière d'agir : *irritants*, *narcotiques*, *narcotico-âcres*, *septiques*.

De l'empoisonnement en général.

A. Les poisons agissent de trois manières différentes : les uns *localement*, en irritant ou désorganisant les tissus ; d'autres par voie d'absorption, soit sur l'ensemble de l'organisme, soit sur certains organes plus ou moins importants ; il en est enfin qui, exerçant une *double action*, enflamment les tissus qu'ils touchent, en même temps qu'ils déterminent des désordres dans d'autres viscères (cerveau, voies génito-urinaires, sang), suivant leur nature. La plupart des substances toxiques sont donc absorbées. Orfila, que l'on peut considérer comme le créateur de la science toxicologique, a démontré cette absorption pour un grand nombre de ces substances qui étaient mal connues dans leur mode d'action, en retrouvant le poison, soit dans le sang ou dans l'urine pendant la vie, soit dans le tissu de plusieurs organes, notamment le foie, après la mort.

Les poisons manifestent généralement leurs effets par des signes *aigus ;* mais dans quelques cas, ceux-ci ont une marche *chronique*. La lenteur de leur action dépend de la faible quantité de substance toxique absorbée ; car c'est une erreur de croire qu'il existe des *poisons lents*, à l'aide desquels on pourrait occasionner la mort à une date déterminée. On a pris pour de tels empoisonnements des lésions viscérales graves, des altérations organiques développées spontanément ou à l'occasion d'une intoxication aiguë. Du reste, les symptômes de l'empoisonnement ne peuvent être indiqués d'une manière générale, tant ils sont variables suivant la nature et la dose de la substance vénéneuse. En outre, une foule d'affections abdominales ou cérébrales, comme indigestion, iléus, choléra, coliques hépathiques ou néphrétiques, névroses, tétanos, etc., peuvent produire des phénomènes qui les simulent. Il n'est donc pas toujours facile de diagnostiquer l'empoisonnement, et c'est ce qui fait que tant de crimes restent impunis. Lorsque la mort en est la conséquence, l'ouverture du cadavre, suivie ou non de l'analyse chimique des viscères et des matières excrétées, dissipe les doutes qu'on pouvait avoir.

B. Traitement. — En cas d'empoisonnement, pour porter secours, il y a deux temps à observer, deux manières d'agir, selon qu'on est appelé tout de suite ou longtemps après l'ingestion d'un poison.

La première chose à faire, l'accident *étant récent*, c'est d'expulser, détruire ou neutraliser le poison, si possible. On en débarrasse l'estomac qui l'a reçu, au moyen du *vomissement*, provoqué soit par l'ingestion d'une grande quantité d'eau tiède, pure ou mêlée à de l'huile, soit par la titillation de la luette au moyen de barbes de plume, soit par l'administration d'un vomitif (émétique ou ipécacuana), suivant les cas indiqués ci-après. La déglutition est-elle impossible, on ingérera le vomitif au moyen d'une sonde œsophagienne. Dans le cas où le poison aurait été introduit dans le rectum, on aurait recours au *lavement purgatif ;* s'il était appliqué sur une plaie, on agirait comme il a été expliqué au paragraphe *plaies envenim.* Après qu'on a expulsé tout ce qu'on a pu de substance vénéneuse, on s'efforce de *neutraliser* le reste par les *contrepoisons* ou *antidotes*, lesquels varient pour chaque espèce de poison, ainsi qu'on le verra bientôt. En principe, le contrepoison doit être administré à des doses bien plus considérables que celles chimiquement nécessaires pour la neutralisation de l'agent toxique. On combat ensuite les accidents locaux et généraux par les *antiphlogistiques* ou par les *excitants,* les toniques, suivant leur nature.

Empoisonnement *non récent.* Lorsqu'il s'est écoulé un certain temps depuis l'accident, la conduite à tenir est encore à peu près la même. Si le poison n'a pas été rejeté, on provoque son expulsion par le *vomissement ;* puis on a recours au *contrepoison* et l'on obvie aux accidents consécutifs. Deux poisons énergiques avaient-ils été ingérés à la fois, on opposerait à chacun d'eux un antidote spécial, pourvu que les médicaments ne puissent se décomposer mutuellement ; dans le cas contraire, il faudrait attaquer le poison le plus actif.

Empoisonnements spéciaux.

Ils comprennent les acides, les caustiques, les alcalis, les narcotiques et les narcotico-âcres.

1° Les *acides* sulfurique, azotique, arsénieux, sont le plus fréquemment employés dans des intentions criminelles. Introduits dans l'estomac, ils produisent une saveur chaude, âcre, brûlante à la gorge, avec sentiment de sécheresse et constriction ; coliques violentes, vomissements et évacuations alvines, en un mot tous les signes d'une vive inflammation gastro-intestinale. — En outre, les matières vomies *bouillonnent* sur le carreau et rougissent le papier de tournesol. — Au contraire, les vomissements dus aux *alcalis* rétablissent la couleur bleue de tournesol et *ne font pas effervescence.*

Dans l'empoisonnement par les *acides concentrés*, il faut se hâter de neutraliser le poison en faisant boire le plus possible de l'eau dans laquelle on délaie de la *magnésie* décarbonatée; on administre aussi de l'eau savonneuse, ou une faible *solution alcaline* de carbonate de potasse; à défaut de ces substances, on gorgerait le malade d'eau tiède, d'eau de lin. Ensuite les effets consécutifs seront combattus suivant les règles de l'art et les indications.

2° *Caustiques.* L'*arsenic* détruit la vie non seulement par son action locale caustique sur les organes digestifs, mais encore par son influence spéciale sur le cœur et le système nerveux. Ce dernier effet est le plus redoutable; il n'a pas lieu lorsque les évacuations sont très répétées, parce qu'elles entraînent le poison; aussi cette substance empoisonne moins sûrement à des doses très élevées qu'à de plus faibles. Provoquez le *vomissement* par titillation de la luette; donnez à plusieurs reprises et à de courts intervalles, 4 à 6 grammes de *peroxyde de fer hydraté* dans 50 d'eau tiède, on en gorgera le malade, qui devra en prendre en peu de temps jusqu'à un 1/2 kilog. On favorise de nouveau le vomissement. Si le poison est avalé depuis quelques heures, après qu'on a donné le peroxyde de fer, on administre un *laxatif* et des lavements pour l'expulser par en bas. Ensuite on combat les phénomènes locaux et généraux de la réaction au moyen de *sangsues*, d'émollients; ceux du collapsus et les syncopes, etc., par les *toniques* à l'intérieur, les frictions sur la peau.

Émétique. Le vomissement a lieu, dans ce cas, sans être provoqué. Administrez une forte *décoction de noix de galle* ou de *quinquina jaune.* La décoction d'écorce de chêne serait employée dans le cas où ces substances manqueraient. Combattre ensuite les accidents inflammatoires, tant locaux que généraux.

Vert-de-gris. Faites vomir par l'eau tiède ou la titillation de l'isthme du gosier; ensuite administrez de l'*eau albumineuse* (12 blancs d'œufs pour 1,100 gram. d'eau), du lait, du fer réduit par l'hydrogène (Bouchardat).

Sublimé corrosif. Administrez de suite plusieurs verres de *blancs et de jaunes d'œufs* délayés dans de l'eau (12 à 15 dans 1,000 grammes d'eau) : l'*albumine* agit comme vomitif et comme antidote. A défaut de ce moyen, gorgez le malade de *décoction de graine de lin* ou d'eau de riz.

Verre ou *émail en poudre.* Faites *avaler choux*, *panade*, *haricots* pour envelopper le poison, et puis provoquez le *vomissement.*

3° *Alcalis concentrés. Faire vomir* soit par titillation de la luette, soit au moyen d'eau tiède, puis administrer de l'*eau vinaigrée.* —

L'*eau de Javelle* est un poison souvent employé : on favorise les vomissements à l'aide de boissons mucilagineuses et albumineuses.

4° *Narcotiques.* — Cette classe de poisons, fournie par les végétaux, produit des vertiges, l'affaiblissement et la résolution des membres, la stupeur, le coma, la dilatation ou la contraction des pupilles, parfois des convulsions, une respiration difficile, stertoreuse, le tout sans vomissements ni évacuations alvines. — Le *narcotisme* est l'état que réalise l'ensemble de ces phénomènes. — L'indication générale, dans ce genre d'empoisonnement; consiste à *faire vomir* au moyen de l'émétique, et à stimuler le cerveau stupéfié par l'action du narcotique, au moyen du café.

Opium. Expulsez le poison par l'*émétique* (15 à 25 centigr. dans 60 gram. d'eau); faites avaler une forte *décoction de noix de galle*, à titre d'antidote ; *café à l'eau*, pour combattre le collapsus.

Acide prussique (hydrocyanique). Le plus actif de tous les poisons. — A très faible dose il peut tuer instantanément. — *Faire vomir* aussitôt, respirer du *chlore étendu* (chlore liquide concentré 1, eau 4), au moyen d'une éponge imbibée de ce liquide, placée sous le nez ou sur les joues. A défaut, on emploiera l'eau ammoniacale (1 partie d'ammoniaque pour 12 d'eau), qui agit comme stimulant du système nerveux. *Affusions* froides sur la tête et le rachis.

Morphine. Elle agit comme l'opium, mais plus fortement. Son emploi sous forme d'*injection hypodermique* est très répandu ; son abus a créé le *morphinisme ou morphinomanie*, sorte d'empoisonnement lent, caractérisé comme suit : peau à teinte séreuse, yeux sans éclat, sueurs abondantes, urines sucrées ou albuminales, impuissance génitale ; dans les cas avancés, mouvement fébrile, troubles intellectuels, etc.

5° *Narcotico-âcres.* — Ces poisons donnent lieu au *narcotisme* avec symptômes de phlegmasie du côté des surfaces sur lesquelles ils ont été appliqués. Le premier effet est local, puis, une fois absorbés, ils modifient le sang et agissent sur le système nerveux de façon à produire des spasmes, des convulsions, l'immobilité des muscles respirateurs, des cris, de l'agitation, du délire et le collapsus. — Faire *vomir* (émétique) ou provocation de selles par des *lavements purgatifs*, suivant que le poison a été ingéré dans l'estomac ou dans le rectum ; combattre le narcotisme par le *café;* boissons acidules, affusions froides. Obvier à l'état de congestion du cerveau par sangsues ou *saignée;* modérer les symptômes inflammatoires.

Strychnine, *noix vomique, champignons*, *fève de Saint-Ignace*, *coque du Levant*, *camphre*, *seigle ergoté*, etc. — Inutile de parler d'une manière plus spéciale de ces empoisonnements, dont nous venons d'indiquer le traitement.

Seigle ergoté. L'usage alimentaire du seigle, altéré par le champignon parasite vénéneux appelé *ergot*, cause un genre d'empoisonnement qui a reçu le nom d'*ergotisme*. Deux accidents principaux le caractérisent : *convulsions* et *gangrène*.

Considérations médico-légales relatives à l'empoisonnement.

Une suspicion d'empoisonnement donne lieu à des questions graves dont la solution importe à la justice et à la société. Il s'agit de savoir : 1° s'il y a eu empoisonnement ; 2° quelle est la nature du poison ; 3° si l'empoisonnement est l'effet d'un homicide, d'un suicide ou d'un événement fortuit.

A. Y a-t-il eu empoisonnement ? — On trouve la solution de cette question dans l'examen des symptômes pendant la vie ; dans la relation de cause à effet de ces symptômes après la mort, et dans les lésions que l'autopsie révèle.

Les symptômes des divers empoisonnements ont été indiqués dans l'abrégé toxico-pathologique que nous venons de faire. Ce sujet, ainsi qu'on le conçoit, comporterait de longs développements auxquels nous ne pouvons nous livrer.

Quant aux lésions, nous allons mentionner les principales, propres à chaque genre de poisons :

1° Les poisons *irritants* enflamment la muqueuse gastro-intestinale, qu'on trouve injectée, ramollie, parsemée de taches brunes, noires, ardoisées avec ulcérations ; quelquefois ils perforent la paroi de l'estomac ; 2° les *narcotiques* congestionnent le cerveau, dilatent la pupille, mais n'altèrent pas la muqueuse gastrique. Généralement, l'autopsie ne fournit que des renseignements vagues ; 3° les poisons *narcotico-âcres* produisent des lésions mieux caractérisées : le canal intestinal est plus ou moins enflammé, les poumons sont gorgés de sang noir, effet de la gêne de la respiration (V. *Asphyxie*). Le cerveau présente des traces d'hyperhémie et d'inflammation. — Quant aux poisons *septiques*, leur histoire appartient aux *asphyxies* ou aux *plaies venimeuses*.

Outre ces lésions, communes à tous les groupes toxiques, chaque substance vénéneuse en produit de spéciales, en rapport avec sa nature et ses propriétés. C'est ainsi que les *cantharides*, le *phosphore*, le *camphre*, irritent les voies génito-urinaires ; que la *strychnine* congestionne la moelle épinière ; que la *belladone* dilate la pupille, etc.

Toutefois, les lésions cadavériques, bien qu'étant de nature à fournir des présomptions d'empoisonnement, doivent être examinées avec la plus scrupuleuse attention et ne pas être confondues avec des altérations qui pourraient être le résultat de maladies ordinaires.

B. Quelle est la nature du poison? — Pour résoudre cette question, il faut mettre en évidence la substance toxique contenue dans l'estomac, les intestins, les tissus. Les recherches nécessaires pour cette constatation comportent une foule de questions subsidiaires relatives à l'autopsie, à la nature du terrain où le cadavre a séjourné, aux substances vénéneuses que le corps humain recèle de par la nature, ou celles qui y auraient été introduites à titre de médicament, pendant la vie ou après la mort, enfin à l'analyse chimique.

L'ouverture des cadavres (*autopsie*) se fait suivant les règles imposées par l'anatomie, mais en prenant les précautions que prescrit l'hygiène. On a soin de recueillir quelques échantillons de la terre qui entoure immédiatement le cadavre, ainsi que de la terre située à trois ou quatre mètres environnants; on scelle et on échantillonne. Le soin le plus important doit être d'enlever le canal digestif tout entier, sans que les substances qu'il contient puissent s'écouler au dehors ni passer d'une portion du canal dans l'autre, ce à quoi l'on parvient en séparant chaque partie (estomac, intestin grêle, gros intestin) par une section faite entre deux ligatures. Après avoir vidé chaque portion, en versant les matières qu'elle contient dans un bocal séparé et avoir noté leurs quantité, couleur, densité, etc., on constate l'état de la muqueuse et l'on décrit ses moindres altérations. Comme il arrive souvent que le poison ne se trouve plus dans les premières voies, on met en réserve le foie, les reins et quelques parties musculaires, où il a pu se déposer par absorption. Quelque avancée que soit la putréfaction, il faut recueillir et décrire avec le même soin le détritus que l'on trouve. Les scandales du Panama ont donné lieu à une exhumation juridique des plus fameuses par l'intérêt qu'y ont attaché les huit cent mille souscripteurs dépouillés par suite des agissements du banquier Reinach.

Il faut savoir que le terrain des cimetières contient quelquefois de l'arsenic. Donc si l'on trouve de cette substance dans les organes du cadavre qu'on retire du cercueil, celle-ci ne pourrait-elle être empruntée au sol; ou bien les eaux qui filtrent à travers la terre ne l'auraient-elles pas dissoute, entraînée et déposée dans le cadavre? Cette double question a été parfaitement élucidée par Orfila, à l'ouvrage duquel nous renvoyons le lecteur.

a. Question des poisons naturellement contenus dans le corps hu-

main. — En 1839, Couerbe, Orfila, Devergie, d'après quelques expériences, crurent que l'arsenic existait dans le corps de l'homme à l'*état normal*, notamment à propos de l'affaire Laffarge, où Raspail prétendait qu'il trouverait de l'arsenic dans le fauteuil du président des assises. Cependant des recherches ultérieures démontrèrent que c'était une erreur. Il a été reconnu toutefois qu'il existe du cuivre et du plomb dans tous les organes de l'économie, même chez les enfants nouveau-nés, mais en proportion extrêmement faible.

b. Poisons introduits à titre de médicaments. — Il se peut qu'une préparation arsénicale, cuivreuse ou plombique, etc., ait été administrée dans un but thérapeutique, et que sa découverte fasse croire à un empoisonnement; mais pour lever les doutes, il suffira de savoir à quelle époque l'individu a fait usage du médicament, car les poisons qui ont été absorbés et se sont combinés avec les tissus organiques sont éliminés par les urines, au bout de quelques jours.

c. Poisons introduits après la mort. — Pour donner le change, le criminel peut injecter dans l'estomac ou le rectum, après que la vie a cessé, une substance vénéneuse dissoute dans l'eau. Mais le poison ne produit alors aucune des altérations que nous avons mentionnées; le liquide tombe dans les parties déclives, au lieu d'être absorbé, et agit sur elles par imbibition. Si au moment de l'injection, la victime vivait encore, ou si son corps conservait un reste de chaleur et de circulation, il serait quelquefois difficile de reconnaître par l'analyse que le poison a été ingéré après la mort; mais les symptômes observés dans les derniers moments mettraient sur la voie de la vérité.

d. Analyse chimique des poisons. — Le médecin légiste est appelé à constater des effets, à déterminer la nature des accidents éprouvés par des individus soupçonnés victimes d'un empoisonnement. Quant à l'examen des produits des vomissements et des diverses substances rencontrées dans un cadavre, il incombe au chimiste, au savant, qui par ses connaissances spéciales est seul compétent pour ce genre de recherches, si difficiles quelquefois et dans lesquelles les erreurs sont si graves.

C. L'empoisonnement est-il l'effet d'un homicide ou d'un suicide? — Cette question étant en dehors des considérations pathologiques et chimiques, c'est dans l'examen du caractère et des habitudes de l'individu empoisonné et des personnes qui l'entourent qu'il faut puiser les éléments de conviction. Néanmoins, des taches observées aux mains ou aux lèvres, ou sur les vêtements (l'acide nitrique produit des taches jaunes, l'acide sulfurique des taches noires, le nitrate d'argent des taches brunes, etc.), conduiraient à penser que l'individu a préparé ou manié la substance vénéneuse, et seraient un premier indice de suicide.

Toutes ces questions ne sont pour ainsi dire que posées, nous ne pouvions qu'indiquer au lecteur la voie épineuse que le médecin et le chimiste légistes sont obligés de parcourir, en évitant les nombreux écueils semés sur leurs pas, lorsque la loi leur ordonne de faire l'expertise.

Vers intestinaux. — Helminthes.

Affections, maladies vermineuses.

A. Nous avons exposé quelques généralités sur les parasites qui se développent dans les organes de l'homme, qui y vivent d'une vie propre et indépendante et qu'on désigne sous le titre d'*entozoaires*. Les plus remarquables, les plus connus, sont ceux qu'on rencontre dans le canal intestinal, appelés *vers intestinaux*, *helminthes*. On a cru qu'ils y naissaient spontanément, s'y formaient de toutes pièces; mais c'était là une erreur : ils y sont introduits sous forme d'œufs ou de larves, avec les matières alimentaires.

Certaines conditions physiologiques et hygiéniques favorisent leur développement : telles une constitution molle et lymphatique, le jeune âge, l'usage de crudités ou d'aliments grossiers et peu nutritifs ; un certain état d'atonie du canal digestif.

Quatre espèces de vers, très distinctes par leurs caractères respectifs, se rencontrent dans le tube intestinal.

a. *Ascaride lombricoïde* ou *Ver lombric*. — Corps cylindroïde, long de 18 à 24 centimètres, lisse, luisant, d'une teinte blanche tirant sur le jaune ou rose; ses deux extrémités sont très amincies, surtout l'antérieure, qui se termine par trois tubercules formant la bouche ; l'extrémité postérieure offre une fente transversale qui est l'anus. Tout près de cette fente, chez le mâle, est le pénis, dont la forme est celle d'un petit crochet. Chez la femelle on voit, à la réunion du tiers antérieur avec les deux tiers postérieurs, une partie rétrécie sur laquelle existe l'ouverture du vagin.

Le lombric habite l'intestin grêle; mais quelquefois il remonte jusque dans l'estomac et même dans l'œsophage, d'où il est bientôt expulsé par la bouche ou même les fosses nasales. Il est rarement solitaire, presque toujours plusieurs forment groupe. Quand ils sont nombreux, ils provoquent une injection particulière à la muqueuse intestinale, parfois une véritable inflammation, amènent même une ulcération qui perfore l'intestin, d'où formation de certains *abcès vermineux*. Ces perforations toutefois sont très rares, et d'ailleurs ordinairement produites par une cause étrangère aux helminthes.

Les signes physiologiques de leur présence sont peu certains (voir plus bas les symptômes). Les enfants qui en sont affectés ont le teint pâle, les yeux ternes, les pupilles dilatées, des démangeaisons au nez, à l'anus, parfois des convulsions, une cécité passagère intermittente, le ventre ballonné, etc. Pas de fièvre ou très rarement. — Pronostic peu grave. — Traitement comme ci-après.

b. Ver solitaire, Tænia armé. — Ver plat, long de 6 à 7 mètres, sorte de ruban formé de pièces articulées et dont le bout supérieur offre une partie plus rétrécie à laquelle s'attache la tête. Celle-ci, examinée au microscope, offre quatre mamelons arrondis, au centre desquels est l'ouverture de la bouche garnie d'une rangée de très petits crochets à l'aide desquels l'animal peut se cramponner avec force à la muqueuse intestinale. Ce ver est ovipare et hermaphrodite. Habituellement il est seul chez le même sujet, il vit dans l'intestin grêle.

Il y a un autre ver solitaire, le *botryocéphale*, non pourvu de crochets à la bouche (*tænia inerme*). Il paraît avoir pour origine l'alimentation par viande de bœuf ladre, tandis que le tænia armé naîtrait du *cysticerque*, qui, lui, pénètre dans l'intestin de l'homme avec la viande de porc ladre. Le botryocéphale est moins fréquent, du moins en France, que le tænia.

c. Trichocéphale. — Ver linéaire, de 3 à 6 centimètres de longueur; les deux tiers du corps sont capillaires, et la tête se trouve à l'extrémité amincie (Muller). Il est rare chez l'homme; il habite le gros intestin, surtout le cœcum, où il se forme quelquefois en masses assez grosses.

d. Oxyure vermiculaire, Ascaride. — Ver très petit, existant toujours en nombre plus ou moins grand. Corps linéaire, blanc, élastique, obtus à sa partie antérieure, légèrement renflé et contourné en spirale à son extrémité postérieure; longueur de 3 à 4 millimètres seulement. On trouve ordinairement les ascarides dans le gros intestin, particulièrement dans le rectum, où ils causent les accidents que nous allons signaler.

B. Symptômes. — Les signes auxquels donne lieu l'existence des vers dans le canal digestif sont peu sûrs, les troubles qu'on leur attribue pouvant se montrer dans bien d'autres circonstances. Assurément, lorsque quelques vers sont expulsés, on ne peut douter de eur présence, mais cela ne veut pas dire qu'on a affaire à une *affection vermineuse*. On a d'ailleurs exagéré beaucoup les accidents causés par les helminthes ; ces animaux ne déterminent souvent aucun trouble appréciable. Quoi qu'il en soit, la pâleur du visage, la dilatation des pupilles, des *coliques sans diarrhée*, des démangeaisons à l'anus et aux narines, des vomissements, des convulsions chez les jeunes enfants, divers accidents nerveux, comme troubles de la vue, céphalalgie, douleurs épigastriques, épilepsie, hystérie, paralysies partielles, aphonie, etc., sont les symptômes de l'*affection vermineuse*, laquelle, nous le répétons, est peu commune, dans les villes surtout, où les enfants mangent moins de crudités.

Outre ces phénomènes, communs à tous ces parasites, chaque espèce de ver en produit de spéciaux. Ainsi, un ou plusieurs *lombrics* sont ordinairement expulsés par l'anus, quelquefois par la bouche.— Le *ver solitaire* produit des pincements, des coliques persistantes *sans diarrhée*, une faim insatiable, de l'amaigrissement, et des portions plus ou moins considérables de l'animal sont presque toujours expulsées par les selles. — Les *oxyures* causent de vives démangeaisons au rectum ; ils s'introduisent quelquefois dans les parties génitales des petites filles, y produisent du prurit, de l'irritation, un écoulement leucorrhéique. — Le *trichocéphale* ne paraît déterminer aucun accident.

C. Traitement. — Faire périr ou expulser les vers ; prévenir la génération de nouveaux individus : tel il est. On remplit les premières indications en administrant une ou plusieurs substances dites *anthelmintiques*. Le vermifuge n'est pas le même pour chaque espèce.

a. Ainsi contre les *lombrics :* semen-contra en poudre, mousse de Corse en infusion ou en poudre, absinthe, etc. Une foule de préparations dites *vermifuges* et destinées à rendre ces substances plus agréables (biscuits, dragées, pastilles, chocolats) se trouvent dans toutes les pharmacies. — Le *semen-contra* est l'anthelmintique le plus sûr : on l'administre seul (infusion ou poudre), ou associé à d'autres substances (semen-contra, 4; jalap, 0,8; calomel, 0,1); faire trois paquets de ce mélange, en administrer un demi matin et soir à un enfant de six ans, et continuer pendant trois jours. — L'infusion de *mousse de Corse* dans le lait est acceptée par les enfants de trois à quatre ans à la dose de 3 à 4 gram. par 200 gram. de lait sucré et aromatisé avec la fleur d'oranger. Après l'administration des anthelmintiques le *calomel* est donné à dose laxative. Le calomel tout seul peut réussir.

b. Le *tænia* se montre très rebelle à ces divers médicaments. On réussit mieux à s'en débarrasser en employant la *fougère mâle* en poudre ou en extrait. On peut la donner alternativement avec l'huile de ricin, pendant plusieurs jours. La *racine fraîche de grenadier* jouit d'une faveur méritée; on l'administre en décoction que l'on prépare comme il suit : faire macérer pendant vingt-quatre heures 60 grammes de racine concassée dans 1 kilogramme d'eau, faire ensuite bouillir le liquide jusqu'à réduction à 500 grammes, puis diviser en trois doses que vous prenez de demi-heure en demi-heure. On revient au remède plusieurs fois.

Le *remède de Mme Nouffer* est composé de 12 gram. de racine de fougère en poudre, dans 190 gram. de tisane de fougère; deux heures après, un bol composé de calomel, de scammonée et de gomme-gutte. Le *remède de Darbon*, dont on ignore la composition, paraît, comme le précédent, être efficace : on donne ce dernier à la dose de 250 à 312 grammes à jeun.

Mais le tæniafuge par excellence est le *kousso* (20 grammes de fleurs en infusion pendant un quart d'heure dans 250 grammes d'eau tiède); on avale le mélange sans rien laisser, et au bout d'une heure commencent, sans coliques, les évacuations alvines qui doivent entraîner le ver.

c. Les *oxyures* seront attaqués au moyen de lavements avec l'infusion de *tanaisie*, d'absinthe, de sauge ou d'armoise, avec une décoction d'ail, ou simplement avec de l'*eau salée* ou contenant un peu d'huile de Chabert (30 gram.). Des onctions avec *onguent mercuriel* faites avec le doigt doivent être préférées lorsque les oxyures se cachent dans les replis de l'anus.

d. Le *Dragonneau (Filaire de Médine)* est un ver nématoïde qui se fixe sous la peau, particulièrement aux membres inférieurs, où il se tient enroulé sur lui-même. Il provoque d'abord du prurit, puis vient une tumeur qui s'ulcère, et au milieu du pus on voit apparaître la tête du ver. C'est ordinairement la femelle, car le mâle est peu connu. Sa longueur est de 50 centimètres à 4 mètres. — Il faut saisir la tête avec une pince et précaution et enrouler le ver autour d'un petit cylindre de toile; éviter de rompre l'animal; si cela a lieu, recommencer l'opération jusqu'à ce qu'il n'en reste plus rien dans la plaie.

De la hernie en général.

Le mot *hernie* s'emploie pour désigner tout déplacement d'organes échappés, en masse ou partiellement, de leurs cavités naturelles par une ouverture, accidentelle ou naturelle, et faisant saillie en dehors. Les hernies sont de plusieurs espèces, désignées par un nom spécial rappelant celui de l'organe déplacé et de la désinence *cèle*, qui signifie tumeur. Ainsi, *encéphalocèle* veut dire hernie du cerveau; *hépatocèle*, hernie du foie; *cystocèle*, hernie de la vessie; *entérocèle*, hernie des intestins. Il y a aussi des hernies de l'iris à travers la cornée, etc.

Hernie intestinale.

C'est celle qui intéresse l'intestin, et qui se fait habituellement par le canal inguinal, moins souvent par le canal crural, plus rarement encore sur d'autres points de l'abdomen (ombilic, ligne blanche, etc.).

A. Hernie inguinale. — Pour saisir son mode de formation, il faut de toute nécessité avoir une connaissance parfaite : du canal inguinal (I, p. 67), des pressions exercées sur la masse intestinale par les muscles abdominaux et le diaphragme, pendant les efforts soutenus et violents (I, p. 371); ainsi que des rapports des intestins, épiploons et péritoine entre eux (I, p. 118).

Dans un ouvrage du cadre de celui-ci, il est impossible d'étudier d'une façon complète les hernies, sujet difficile et important du domaine de la chirurgie. Nous croyons cependant pouvoir atteindre le seul but que nous nous proposons, qui est de faire comprendre le mécanisme de ces déplacements et apprendre à prévoir et à prévenir les accidents qui en résultent.

B. Causes. — Tout ce qui peut diminuer la résistance des parties contenantes, ou augmenter les efforts des organes contenus, comme plaies, distensions des parois des cavités, efforts, contractions musculaires forçant les viscères de s'engager dans les points qui offrent soit ouverture naturelle, soit une résistance amoindrie. Les hommes sont plus exposés que les femmes aux hernies inguinales, tandis que les hernies crurales sont plus fréquentes chez le sexe féminin.

C. Les viscères du bas-ventre, intestins, épiploons, etc., obéissant à la force expulsive musculaire, poussent au devant d'eux le péritoine tapissant l'ouverture qui va leur livrer passage; ils s'en forment comme une enveloppe, appelée *sac herniaire;* celui-ci a une forme oblongue à fond évasé et à orifice étroit au niveau du canal de sortie; or cet orifice est ce que l'on nomme *col du sac.* Sa face interne, lubrifiée par une sérosité plus ou moins abondante, est en contact avec les viscères déplacés; par sa face externe il adhère au tissu cellulaire sous-cutané au milieu duquel il est plongé. — Le sac herniaire joue un rôle des plus importants dans les accidents auxquels donnent lieu les hernies.

D. Symptômes. — La hernie se reconnaît à une tumeur plus ou moins volumineuse située au niveau de quelqu'une des ouvertures normales ou accidentelles de l'abdomen ; cette tumeur se forme ou peu à peu sous l'influence d'efforts répétés, de quintes de toux, ou subitement. Elle est indolente, sans changement de couleur à la peau ; et devient plus tendue et plus volumineuse quand le malade tousse, éternue ou fait quelque effort d'expiration ; elle se montre au contraire moins grosse, quelquefois même disparaît tout à fait quand le patient prend une position horizontale. La hernie est tantôt réductible, c'est-à-dire susceptible de rentrer dans l'abdomen sous une pression méthodique, appelée *taxis ;* tantôt, au contraire, elle ne peut être réduite ; dans ce dernier cas la cause en est à l'inflammation, aux adhérences des tissus herniés, engouement ou étranglement opérés.

E. On appelle 1° *engouement* l'accumulation ou arrêt des matières alimentaires ou stercorales dans une anse d'intestin sortie du ventre ; 2° *étranglement* la constriction exercée sur les parties herniées par les bords de l'ouverture du canal qui leur livre passage (1), ou par le *collet du sac herniaire.* — Dans l'un comme dans l'autre cas, des coliques, des borborygmes, une tension du ventre, se manifestent ; la tumeur devient dure, tendue, douloureuse ; le passage des matières étant interrompu, il survient des coliques, des hoquets, des nausées, puis des vomissements muqueux, bilieux, qui finissent par être stercoraux. L'anse intestinale, comprimée ou étranglée par l'anneau inguinal (chez l'homme) ou le crural (chez la femme), ou simplement par le collet du sac, s'enflamme et contracte des adhérences. A partir de ce moment, non seulement la tumeur ne peut plus être réduite, devient *irréductible,* mais l'intestin tend à se gangréner. Cet accident une fois arrivé, un épanchement de matières stercorales se produit dans le péritoine, cas mortel, ou bien un *anus contre nature* s'établit.

F. Traitement. — Lorsqu'on s'aperçoit qu'une tumeur peu volumineuse s'est engagée dans le canal *inguinal* par exemple, et fait saillie quand le sujet est debout, qu'il tousse ou éternue, et si cette tumeur disparaît dans la position horizontale et le repos, on doit s'opposer à ses progrès, puisqu'elle n'est pas encore parvenue à franchir l'anneau ; et prévenir sa réapparition si, déjà sortie, elle est actuellement rentrée. Or cela se fait au moyen de l'*application d'un bandage* approprié ; et le malade ne devra plus quitter celui-ci, à moins

(1) Le canal inguinal (t. I, p. 67) est la voie la plus commune et la plus facile offerte à la hernie, d'où *hernie inguinale ;* après lui vient le canal crural chez la femme où se font les *hernies crurales.* (Voir même page 67 et atlas, pl. IV.)

de demeurer dans le repos le plus complet. S'agit-il d'une hernie qui ne rentre pas, on cherche à la *réduire* par le *taxis* d'abord, lequel consiste à pousser les parties herniées dans la direction de l'ouverture qui leur livre passage. Pour faciliter la réduction, on met les muscles abdominaux dans le plus grand relâchement en faisant coucher le malade sur le dos, le tronc demi-fléchi en avant, les jambes demi-fléchies aussi; puis on l'engage à ne faire aucun effort, et, si besoin est, on le soumet à l'action anesthésique du *chloroforme*, qui offre le double avantage de mettre tous les tissus dans un état de relâchement et d'éviter la douleur.

Lorsque la hernie est récente, on parvient assez facilement à la réduire; mais quand elle se complique d'inflammation, d'engouement ou d'étranglement, l'opération est plus difficile. On a recours alors à tous les moyens capables d'aplanir ces obstacles, tels que *sangsues* sur le siège de l'étranglement, *bains tièdes* prolongés, onctions sur la tumeur et l'anneau avec une *pommade belladonée* ou l'extrait de belladone pur; lavements, cataplasmes émollients et narcotiques, etc. Lorsqu'on suppose l'effet de ces remèdes produit, on revient aux tentatives de réduction. Si l'on échoue encore, surtout s'il y a des vomissements, que le ventre se ballonne et la fièvre s'allume, alors sans plus tarder on procédera à une opération sanglante qui consiste à ouvrir le sac herniaire et à porter le bistouri sous l'*anneau* constricteur en vue d'agrandir l'ouverture qui leur a livré passage.

G. La *réduction* opérée, on veille à ce que la hernie ne sorte pas de nouveau; un *bandage à pelote convexe* est appliqué. Il y a des hernies anciennes, qui, quoique étant irréductibles, ne causent aucun accident; c'est que dans ces cas le *sac* est adhérent aux parties qui lui sont externes, qu'il reste au *collet* une ouverture assez large pour que les intestins ne soient point comprimés et que les matières suivent leur libre cours. D'ailleurs les hernies très volumineuses sont formées, en général, plutôt par l'*épiploon* que par les intestins. On se contente de soutenir les *épiplocèles*, plus ou moins énormes, au moyen d'un *bandage à pelote concave* qui n'exerce qu'une pression douce et continue.

Après ces courtes explications, il n'est personne, je pense, qui puisse croire à l'efficacité d'aucun remède interne pouvant guérir radicalement les hernies, c'est-à-dire fermer l'ouverture par laquelle elles se font.

Hernies de la ligne blanche.

On nomme ainsi la sortie des intestins qui s'opère en un point de *la ligne blanche*, c'est-à-dire à travers une éraillure de l'aponévrose, ou par une sorte de fissure longitudinale dans laquelle les viscères font saillie *(éventration)*, ce qui survient quelquefois à la suite d'un effort. Ces hernies se montrent au-dessus de l'ombilic. Elles sont quelquefois purement *graisseuses*. Celles formées par les *instestins* peuvent s'étrangler. La *grossesse* en est une cause fréquente. — Il faut réduire ces hernies et les maintenir au moyen d'une ceinture élastique appropriée. Il n'y a pas à s'occuper des hernies graisseuses.

Hernie ombilicale.

Cette espèce de hernie doit être distinguée suivant qu'elle se montre chez l'adulte ou chez l'enfant.

Les *hernies ombilicales des adultes* se font au niveau de la cicatrice ombilicale ou en un point de la ligne blanche. Toute tumeur située sur cette cicatrice, qui est multilobée, quelquefois trilobée, saillante, sonore, réductible, apparaissant après des efforts ou après une ou plusieurs grossesses, est une hernie ombilicale intestinale. — Il faut la réduire et maintenir avec un bandage à ressort.

La *hernie ombilicale des enfants* se présente dès la naissance, ou plus ou moins longtemps après. Dans le premier cas, une portion d'intestin s'est engagée dans un diverticule de la base du cordon; cela se reconnaît à une sorte d'érection, de gonflement que subit le cordon près du ventre pendant les efforts. — Dans le second cas, la hernie se développe dans les deux ou six premiers mois de la vie. Elle forme une saillie globuleuse au nombril, s'allongeant en forme de doigt de gant pendant les cris et les efforts. Cette hernie peut guérir spontanément, mais il ne faut pas négliger de la traiter, au moyen d'une bande de toile tenant au centre une pelote de crin, ou d'une bande de diachylon large de 5 à 10 centimètres et qui maintient une petite compresse plate appliquée sur la hernie.

CHAP. III. — PATHOLOGIE DES ORGANES ACCESSOIRES DU CANAL INTESTINAL.

Ces parties sont le péritoine, le mésentère, l'épiploon (I, p. 118). Considérées sous le rapport pathologique, elles offrent à notre étude la *péritonite* (inflammation), l'*ascite* (hydropisie péritonéale), la hernie épiploïque, l'*épiploïtite* (inflammation de l'épiploon), et sa hernie.

L'inflammation du péritoine affecte diverses formes qui sont l'*ordinaire*, la *puerpérale*, l'*infantile*. Toutes présentent une grande gravité, surtout dans certaines conditions d'âge, de fonctions, d'état constitutionnel, etc.

Péritonite ordinaire.

A. Il s'agit de l'inflammation du péritoine, franche, fibrineuse, adhésive, et dont les *causes* sont d'ordre extérieur, comme refroidissement, violences extérieures, plaie pénétrante, hernie avec étranglement, etc.; tandis qu'il y a des péritonites par influences microbiennes et infectieuses, ainsi que nous le verrons. Ajoutons cependant que la péritonite simple peut dépendre d'une affection des reins, du cœcum, de la matrice, de la vessie.

B. Symptômes. — La péritonite est aiguë ou chronique. L'inflammation *aiguë* du péritoine débute par un frisson plus ou moins fort et prolongé; une *douleur vive*, lancinante, ordinairement limitée à une région du ventre, se fait sentir aussitôt, s'étendant avec rapidité. Cette douleur est augmentée dans les mouvements du tronc, et par la moindre pression abdominale. Elle s'accompagne de mal de cœur, hoquets, nausées, *vomissements*. Elle devient si vive qu'elle arrache des cris au malade, qui ne peut même supporter le poids des couvertures du lit, ni respirer sans l'exaspérer. Le faciès exprime les angoisses les plus cruelles; pouls plein, dur, fréquent, quelquefois au contraire petit, concentré et comme enchaîné par la violence du mal. Il y a de la constipation, des vomissements opiniâtres de matières vertes, porracées.

Comme toute membrane séreuse, le péritoine enflammé ne tarde pas à exhaler un liquide séreux ou séro-purulent plus ou moins abondant (II, p. 295), à moins qu'on ne soit parvenu à maîtriser la phlegmasie à son début par un traitement énergique. Il se forme donc bientôt dans la cavité du péritoine un épanchement séreux ou plutôt purulent, mêlé de fausses membranes. Cet épanchement est plus ou moins considérable ou circonscrit, suivant l'étendue de la péritonite et suivant les limites que des adhérences contractées par les deux feuillets de la séreuse enflammée peuvent lui assigner.

L'épanchement une fois formé, les symptômes diminuent d'intensité, comme si cet épanchement servait de crise à la maladie. Mais il y a eu combat qui a exigé des efforts inouïs et a produit un effet terrible sur le principe vital, qui y succombe. En effet, dès cet instant, le pouls devient petit, d'une fréquence extrême; les vomissements reparaissent; la face se grippe davantage, les yeux s'excavent; puis de la diarrhée, du hoquet, des sueurs froides annoncent la mort, qui frappe le malade dans toute sa connaissance.

La péritonite aiguë, quand elle succède à une perforation intestinale, laquelle est toujours suivie d'épanchement stercoral, est d'une rapidité de marche extrême et inévitablement mortelle. Mais elle peut avoir une heureuse issue, dans certaines circonstances favorables, malgré l'épanchement séro-purulent, celui-ci se résorbant alors lentement. Toutefois, les malades guéris restent sujets à des tiraillements, des pincements dans le ventre, effet des adhérences qui se sont établies entre les anses intestinales, lesquelles peuvent devenir cause d'*iléus*.

C. Péritonite latente. — Il existe une péritonite dans laquelle la *douleur manque*, bien qu'on observe le développement du ventre, la décomposition des traits, des vomissements, la petitesse et la fréquence du pouls. C'est ici l'infection purulente propre à la *fièvre puerpérale*, ci-après. La péritonite par perforation intestinale, nous le répétons, est la plus grave de toutes; elle survient dans le cours de la fièvre typhoïde, de la phtisie, de la dysenterie, de l'iléus, etc.

Péritonite chronique. — On a vu cette forme succéder à l'aiguë, mais plus souvent elle se montre *primitive*. Masturbation, propagation d'une phlegmasie abdominale au péritoine; surtout présence de tubercules dans cette membrane *(péritonite tuberculeuse)*, telles sont ses causes.

D. Symptômes. — Début obscur, presque latent. Les malades se plaignent de douleurs de ventre, de coliques, avec diarrhée ou constipation; ils maigrissent, ont des vomissements. Le ventre grossit, se déforme; on y constate un épanchement qui augmente ou diminue suivant les progrès du mal. Une fièvre lente consume le malade, dont les digestions sont profondément troublées, etc. Cet état peut durer de deux mois à deux ans, mais il se termine presque toujours par la mort, précédée ou non de perforation intestinale ou de symptômes de péritonite aiguë.

Le *diagnostic* de la péritonite est généralement facile. Pourtant nous devons dire que certaines tympanites nerveuses, la gastrite, l'entérite, le rhumatisme des muscles abdominaux, les coliques néphrétiques, etc., peuvent la simuler. Ce diagnostic peut encore être obscur dans les *péritonites partielles*, circonscrites par des brides, des adhérences du péritoine avec les parois abdominales.

E. Traitement. — Celui de la péritonite *aiguë*, franche, sera essentiellement *antiphlogistique* et des plus actifs. On débutera par une ou deux *saignées*, selon l'état du pouls; on couvre en même temps de *sangsues* la région douloureuse. Le malade sera plongé dans un *bain tiède* où on le laissera aussi longtemps qu'il peut le supporter.

On reprendra les *fomentations* sur le ventre, les *lavements* quotidiens; on donnera des boissons douces, froides, *glacées*, en petite quantité à la fois, pour calmer les vomissements. Aussitôt les sangsues tombées, recourez aux *onctions mercurielles* à hautes doses (20 ou 40 gram. d'onguent napolitain deux fois par jour); calomel à doses fractionnées (0,03 de deux en deux heures, jusqu'à production de salivation). Il est des péritonites avec symptômes bilieux, dans lesquelles l'*ipécacuana*, au début, produit de bons effets. Dans les cas extrêmes, quand tout a été épuisé, on n'a plus que la faible ressource d'un vaste *vésicatoire* sur le ventre.

a. La péritonite peut être franche, phlegmoneuse, au début, mais passant à la période de suppuration, elle devient microbienne.

b. La péritonite *symptomatique* réclame le traitement de l'affection primitive, en même temps que les symptômes locaux sont combattus par les moyens appropriés. L'*opium* à haute dose est conseillé, mais sans succès, lorsqu'il existe une perforation intestinale.

c. Dans la péritonite *chronique*, on fait la médecine des symptômes : on combat l'inflammation, la diarrhée, les vomissements par les moyens convenables : cataplasmes, lavements, *opium*. Plus tard, *frictions mercurielles* ou iodées; eaux minérales alcalines ou sulfureuses; exutoires puissants sur le ventre en vue de favoriser la résorption de l'épanchement. Le régime des convalescents doit être surveillé. On sustentera les forces des malades épuisés.

Péritonite puerpérale.

Métro-péritonite. — Fièvre puerpérale.

A. Sous le nom de *péritonite puerpérale*, on a confondu deux espèces morbides qui doivent être distinguées : l'inflammation simple du péritoine, survenant après l'accouchement ; et l'affection décrite sous le nom de *fièvre puerpérale*, dans laquelle la lésion du péritoine n'est qu'un phénomène secondaire d'une *infection purulente*.

Il n'est question dans cet article que de la première espèce, désignée quelquefois sous le nom de *fièvre puerpérale à forme inflammatoire*. — Une imprudence, un refroidissement, des manœuvres obstétricales trop violentes ou mal dirigées, peuvent la produire, en dehors de la prédisposition à la fièvre puerpérale proprement dite.

B. Les *symptômes* sont ceux de la péritonite ordinaire, fibrineuse, avec diminution ou suppression des lochies et de la sécrétion laiteuse. Frisson au début, *douleurs* abdominales aiguës, *vomissements*, développement considérable du ventre; fièvre intense, pouls très fréquent, petit, filiforme, irrégulier; agitation extrême; langue fuligineuse, etc. Mais la phlegmasie péritonéale a une tendance à la suppuration, tendance très grande dans l'état puerpéral. En tout cas, après la mort, on trouve du pus non seulement dans le péritoine, mais dans le petit bassin, autour de l'utérus, dans ses annexes, etc., pus contenant des millions de vibrions.

C. Le *traitement* de la forme inflammatoire ne diffère pas de celui qui convient dans la péritonite aiguë ordinaire. C'est contre elle surtout que l'ipécacuana, au début, a paru produire d'heureux résultats. L'antisepsie interne est impuissante contre la collection purulente péritonéale.

Péritonite des nouveau-nés.

Un enfant peut être atteint de péritonite avant sa naissance, bien que ce soit très rare.

Après la naissance, cette phlegmasie peut survenir sous l'influence du froid, du manque de soins, ou même d'une sorte de disposition spéciale analogue à celle qui cause la *fièvre puerpérale*, car celle-ci n'épargne pas l'enfance, avec cette différence toutefois que chez celui-ci une phlébite ou un érysipèle à la base du cordon en est le point de départ, tandis que chez la nouvelle accouchée, c'est de l'utérus, dont la surface interne est dans une sorte d'état traumatique, que dérive la maladie.

Quoi qu'il en soit, le ventre de l'enfant est tendu, ballonné, douloureux; sa respiration courte, incomplète; il y a fièvre, constipation; la mort est inévitable. La péritonite des nouveau-nés est le plus souvent compliquée de tubercules dans le mésentère, qui en est comme criblé.

On peut faire des *onctions mercurielles* sur le ventre. Combattre la constipation avec *calomel* (5 à 10 cent.), ou le sirop de chicorée, etc., mais sans grand espoir.

Ascite.

Hydropisie de bas-ventre.

On appelle *ascite* (de *ascos*, outre, à cause de la forme du ventre) l'accumulation de sérosité dans la cavité du péritoine. C'est une *hydropisie* dont le mécanisme est tout à fait analogue à celui que nous avons expliqué précédemment. (II, p. 310.)

A. Causes. — Sans parler de celles qui ont été déjà étudiées dans l'article indiqué (p. 179), nous dirons simplement que cet état pathologique trahit un manque d'équilibre entre l'exhalation et l'absorption des surfaces péritonéales; que ce défaut d'équilibre est *idiopathique*, s'il est dû à une augmentation de la sécrétion séreuse, à une hyperdiacrisie; ou *symptomatique* s'il dépend d'un obstacle à l'absorption séreuse, obstacle qui a son siège dans les vaisseaux lymphatiques, ou dans la circulation sanguine de la veine porte. Cette dernière cause est de beaucoup la plus fréquente. (V. *Obstructions, Hépatite chronique.*)

En résumé, l'ascite peut se diviser étiologiquement comme suit : *a.* par irritation sécrétoire du péritoine; *b.* par obstacle à la circulation veineuse; *c.* par modification morbide des qualités du sang.

B. Symptômes. — Ils sont de deux ordres, suivant qu'ils se rapportent à la collection séreuse ou à l'affection organique dont cette collection n'est que la conséquence. Voici pour les premiers : Le ventre augmente peu à peu de volume, au fur et à mesure que la sérosité s'épanche dans le péritoine; l'épanchement se déplace suivant les positions du corps, gagnant toujours les parties déclives, déformant le ventre proportionnellement à son abondance. On peut en constater la présence, non seulement à simple vue, mais encore par la palpation abdominale, qui détermine un mouvement de *fluctuation*, étant exercée de façon à produire ce phénomène spécial, et aussi par la percussion, qui accuse de la matité dans les points correspondants à la collection. Lorsque l'ascite est considérable, la peau du ventre devient lisse, tendue, parfois sillonnée de veines dilatées indiquant l'établissement d'une circulation collatérale superficielle. L'épanchement gêne par son volume les fonctions des organes voisins, particulièrement celles des poumons, du cœur et de l'estomac, en refoulant le diaphragme : de là résultent de la dyspnée, des palpitations, de l'œdème aux membres inférieurs, des digestions difficiles.

Les symptômes du second ordre se rapportent à l'altération, l'appauvrissement du sang, l'hépatite chronique, l'albuminurie, la péritonite chronique. Nous renvoyons en conséquence le lecteur à l'histoire de ces affections, en faisant remarquer que l'épanchement, dedans la péritonite chronique, contient du pus mêlé à la sérosité.

Dans tous les cas d'ascite, la face est pâle, altérée, bouffie ou très amaigrie, la peau sèche, aride, rugueuse, l'urine rare. Il n'y a pas de fièvre, à moins que la lésion primitive ne la produise, ce qui d'ailleurs est très commun dans les affections du foie.

Le *pronostic*, généralement grave, varie en raison de l'altération organique. Il va sans dire que l'ascite par simple irritation péritonéale ou par appauvrissement du sang peut guérir, même spontanément ; mais celle qui dérive de l'hépatite ou d'altérations organiques du foie, des reins, etc., est tôt ou tard suivie de mort. Quelquefois, lors même qu'il est sous la dépendance d'une lésion permanente, l'épanchement décroît, disparaît même complètement, pour revenir plus tard, et ce n'est qu'après avoir subi ces différentes phases qu'il reste permanent.

C. Traitement. — Il repose sur les principes déjà posés. L'ascite *idiopathique*, par irritation sécrétoire du péritoine, cas le moins fréquent du reste et le moins sérieux, réclame les *antiphlogistiques, sangsues, fomentations* sur le ventre. Si l'hydropisie est *passive*, due à l'anémie, par exemple, il faut employer au contraire les *ferrugineux* et les toniques, comme dans l'anémie.

Malheureusement, nous le répétons, ces cas ne sont pas les plus ordinaires; presque toujours on a affaire à une ascite *symptomatique*, qui suit le sort de la lésion principale. (V. *Obstructions, Albuminurie*, etc.)

En tout état de cause, on doit attaquer l'épanchement par les *diurétiques* (eau de chiendent avec sirop des cinq-racines, ou infusion légère de feuilles de digitale; ou trois fois par jour, 30 à 60 gouttes du mélange suivant : huile de genièvre 2, teinture de digitale 4, éther nitrique 8). La *teinture de digitale* en frictions, ou un mélange d'essence de térébenthine 60, vinaigre scillitique 60, esp. de serpolet 90. Onctions mercurielles sur le ventre. Observez la diète en vue d'affamer les vaisseaux absorbants. Laxatifs ou légers purgatifs. Un *hydrogogue* fait quelquefois disparaître un épanchement chronique. Quand celui-ci trouble la circulation, la digestion, etc., par son abondance, la *ponction* est la ressource ; elle produit un soulagement immédiat ; mais l'ascite se reproduit si les causes anatomiques persistent. (V. *Hydropisie*.)

Epiploïte.

L'inflammation de l'épiploon est celle qui occupe les couches celluleuses qui séparent les feuillets du péritoine les uns des autres (I, p. 118). Rare, elle se manifeste par une tumeur de nature phlegmoneuse, se terminant le plus souvent par une suppuration qui se fait jour dans l'intestin ou au dehors à travers la peau.

Epiplocèle.

C'est une hernie d'une portion de l'épiploon, soit une tumeur herniaire contenant tantôt de l'épiploon seul, tantôt une partie de ce corps avec des anses intestinales.

Mésentérite.

L'inflammation du mésentère n'exprime ici qu'une affection compliquée de la présence de tubercules ou carreau. (V. ce mot.)

CHAPITRE IV. — PATHOLOGIE DES ORGANES D'ABSORPTION.

Cette branche de la Pathologie comprend : 1° les maladies des vaisseaux absorbants; 2° les maladies des ganglions lymphatiques ; 3° les altérations de la lymphe.

§ Ier. — Maladies des vaisseaux absorbants ou lymphatiques.

L'histoire pathologique de ces organes (I, p. 134) se borne à l'inflammation des vaisseaux lymphatiques (lymphangite) et à leurs dégénérescences (adénites, scrofulisme), dont les symptômes sont souvent identiques les uns et les autres.

Lymphangite ou angioleucite.

L'inflammation des vaisseaux lymphatiques a été bien étudiée par Velpeau.

A. Étiologie. — Outre les circonstances de causaltié communes à toute inflammation (II, p. 288), il faut ici noter tout particulièrement le point de départ de la maladie, qui se trouve dans une écorchure, une petite plaie, une excoriation, en un mot dans toute solution de continuité de la peau, exposant par conséquent les vaisseaux absorbants à puiser une humeur ou germe hétérogène. Et voilà ce qui explique, en effet, comment un léger bobo au doigt ou à l'orteil devient l'origine d'une angioleucite du bras ou de la jambe, par suite une adénite à l'aisselle ou à l'aine. Voilà comment l'ulcère syphilitique (chancre) cause l'inflammation des ganglions de l'aine ; comment se forment les ganglions indolents du cou, par suite d'irritation de leurs vaisseaux afférents, comment s'expliquent enfin les engorgements blancs, etc. Mais il est une autre espèce de causes, celles-ci plutôt internes qu'externes, dont la nature est demeurée inconnue jusqu'à la découverte du microbisme.

B. Symptomatologie. — La lymphangite est dite *superficielle* quand c'est le plan superficiel des vaisseaux lymphatiques qui est atteint ; *profonde* dans l'autre cas. Dans le premier, se dessinent à la surface de la peau des stries, rubans ou simples plaques, qui varient comme couleur du rouge vineux au violacé, lignes tortueuses qui suivent le trajet des lymphatiques enflammés, lesquels se dessinent souvent sous la peau comme des nodosités ou des cordes, et vont aboutir à des ganglions douloureux et gonflés : c'est là une espèce d'*érythème*, avec plaques érysipélateuses. La partie malade est le siège d'une douleur brûlante que la pression exaspère. Il n'y a d'abord que peu de gonflement, mais bientôt, par l'effet du trouble de la circulation lymphatique, survient une tuméfaction œdémateuse.

Lorsque l'inflammation atteint le *plan profond* des lymphatiques, le symptôme qui fixe tout d'abord l'attention est la douleur ; elle est pongitive, lancinante, disséminée en foyers divers, et la pression l'augmente. Manquent, il est vrai, dans la lymphangite profonde, les stries rouges superficielles, mais la sensation de corde tendue le long du trajet des lymphatiques est souvent assez manifeste. Un gonflement œdémateux s'empare de toute la partie ; la peau est tendue, luisante.

C. En même temps que se manifestent ces symptômes locaux, il se déclare des frissons, de la fièvre, avec soif, nausées. Les vaisseaux lymphatiques puisent-ils dans une plaie ou un foyer purulent quelque part du pus ou quelque principe délétère, survient alors la prostration, du délire ; fréquence et faiblesse extrême du pouls, en un mot les phénomènes de la *résorption purulente*, comme dans la phlébite, avec cette différence toutefois que ces accidents sont plus rares et moins rapides dans leur marche dans la lymphangite. C'est à celle-ci, quand ce n'est pas à la phlébite, que les terribles effets des piqûres venimeuses sont dus.

L'inflammation des lymphatiques, superficielle et peu étendue, se termine par résolution ; dans les autres cas s'établit la suppuration.

Mais l'angioleucite passe rapidement à l'état chronique ; état dont l'histoire n'est point encore bien écrite, quoiqu'on lui attribue les scrofules, l'éléphantiasis, certains engorgements indolents, etc.

D. Traitement. — On doit attaquer la lymphangite aiguë par les *antiphlogistiques* (sangsues, bains, cataplasmes émollients et *onctions mercurielles*). Celles-ci conviennent surtout lorsque l'inflammation occupe les vaisseaux profonds, cas qui du reste peut réclamer la saignée. — La *compression*, méthodiquement exercée au moyen du bandage roulé, est avantageuse contre l'angioleucite superficielle dès le début. Lorsque ni résolution ni suppuration ne se décide franchement, on conseille l'application d'un *large vésicatoire* (Velpeau). On doit ouvrir l'abcès de bonne heure, favoriser sa détersion au moyen de cataplasmes. Vers la fin, frictions résolutives sur les engorgements chroniques avec les *pommades iodées* ou *mercurielles*.

L'angioleucite joue un rôle important dans l'*érysipèle*, la *fièvre purulente*, la *morve*; or on sait que ce sont des maladies infectieuses, microbiennes.

§ II. — Maladies des ganglions lymphatiques.

Nous trouvons ici l'*adénite*, les *scrofules* et le *carreau*.

Adénite.

Glandes, scrofules, adénopathie, engorgements lymphatiques.

A. L'*adénite* (de *aden*, glande) est l'inflammation des ganglions lymphatiques. — *Causes*. — Ce sont celles de l'angioleucite précitées. On comprend, en effet, que ce qui est propre à enflammer les vaisseaux lymphatiques produise le même effet sur leurs ganglions, puisqu'ils ne sont que des agglomérations de ces vaisseaux entortillés. Il ne faut pas croire pourtant que ces vaisseaux soient nécessairement affectés parce que les ganglions le sont; on remarque au contraire que très souvent le principe irritant entraîné par la lymphe n'exerce son action que sur les ganglions, lesquels se montrent; après la mort, engorgés, rougeâtres, indurés ou en suppuration. L'adénite est donc presque toujours consécutive à une irritation du système lymphatique, laquelle a sa source dans une région plus ou moins éloignée.

Les ganglions des parties latérales du cou *(glandes)*, les ganglions sous-maxillaires dérivent soit de gourmes, d'une fluxion, d'un érysipèle, d'une angine ou d'une dentition difficile, etc. ; de même, les ganglions de l'aisselle, ceux de l'aine, se tuméfient et s'enflamment à la suite d'une piqûre faite aux mains ou aux pieds, d'une plaie, du cancer au sein, d'un ulcère de la jambe, etc.

B. Il y a même des *adénites par cause interne :* le lymphatisme, la syphilis, le scrofulisme, la peste, la morve, etc., en montrent des exemples très nombreux.

C. Symptômes. — L'adénite se montre aiguë ou chronique. Dans la forme *aiguë* les ganglions se gonflent, s'échauffent, deviennent douloureux, bosselés. L'inflammation s'étend au tissu cellulaire environnant, et l'on sait en effet que ce tissu, comme dans le phlegmon, passe rapidement à suppuration. Dès lors un ou plusieurs abcès se forment, tantôt bornés au tissu cellulaire, tantôt siégeant en même temps dans les ganglions eux-mêmes. Mais si la phlegmasie n'occupe que ces derniers, la suppuration est plus rare et la maladie se termine par résolution ou par induration chronique.

D. L'adénite *chronique* est celle qui débute de prime abord sous cette forme chez les sujets lymphatiques, scrofuleux, chez les enfants surtout, sous l'influence du froid, de la malpropreté, des privations, ou bien à la suite de maux de tête ou d'oreilles, d'excoriations, de gourmes. Les ganglions engorgés sont durs, indolents, roulants, gros comme une amande ou une noix, formant quelquefois, par leur réunion et l'engorgement du tissu cellulaire, des tumeurs susceptibles de s'enflammer. Le vulgaire nomme *glandes* ces engorgements ganglionnaires. Leur durée est plus ou moins longue : ils ne disparaissent que lorsque le mal extérieur qui leur a donné naissance ou qui les entretient a cessé, ou que les liquides de l'économie se sont modifiés par le régime, la thérapeutique ou les efforts de la nature.

Certains organes internes (bronches, poumons, etc.) sont entourés de petits vaisseaux lymphatiques, de ganglions minuscules, qui s'engorgent chez les enfants à constitution molle, à l'occasion d'une irritation de la poitrine. C'est un état chronique fréquent.

E. Traitement. — L'adénite *aiguë* réclame, comme le phlegmon, les *sangsues*, les *cataplasmes*. L'abcès sera ouvert de bonne heure. Vers la fin, on favorise la résolution des ganglions engorgés au moyen de *pommades résolutives*, soit mercurielles ou iodées. — C'est encore aux *fondants* et aux *résolutifs* qu'il faut recourir en cas d'adénite *chronique*.

Les engorgements des ganglions apparents du cou chez les enfants dépendent très souvent d'ulcérations ou de croûtes siégeant au cuir chevelu : il faut examiner cela, et en tout cas tenir la tête dans la plus grande propreté. Quand on a affaire à un sujet scrofuleux, on combat sa mauvaise constitution à l'aide de moyens indiqués dans l'article ci-après.

Il n'est pas rare de rencontrer des ganglions *anciens*, volumineux, que rien ne peut faire disparaître, sauf que le chirurgien les enlève avec l'instrument tranchant ; mais cette *opération* est toujours délicate, à cause des vaisseaux sanguins entourant ordinairement la tumeur, et qu'il faut ménager.

Scrofules. — Scrofulose. — Scrofulisme.

Affection strumeuse.

A. L'*affection scrofuleuse*, nous l'avons dit déjà, consiste dans une altération particulière des liquides blancs, avec engorgement chronique des ganglions lymphatiques (II, p. 340). Le *scrofulisme* consiste dans une sorte de diathèse caractérisée par une faible vitalité des liquides et des solides, une aptitude particulière aux maladies cutanées, muqueuses, ganglionnaires, osseuses, etc.

Sous l'influence de cette constitution diathésique, soit congénitale, soit acquise, aggravée par les privations de toutes sortes et dont les effets sont plus ou moins *latents* ou *apparents*, le système lymphatique entier devient malade. Çà et là apparaissent des engorgements dans les ganglions lymphatiques, aux parties latérales du cou, à la mâchoire inférieure : ils sont d'abord petits, sortes de tumeurs ovalaires, indolentes, mobiles *(glandes)*, qui restent longtemps stationnaires, mais qui, bientôt, s'accroissent, se réunissent et finissent par former des masses plus ou moins considérables, doublant quelquefois le diamètre transversal du cou. Dans cet état, elles peuvent rester plusieurs années sans faire de nouveaux progrès, sans s'enflammer. Pourtant, la plupart deviennent douloureuses, s'échauffent et donnent lieu à des abcès : la peau qui recouvre ceux-ci s'amincit, passe à la teinte bleuâtre et s'ulcère, donnant issue à un pus séreux mêlé à des *grumeaux d'une matière caséeuse propre à la scrofule, et dont la nature, comparée à celle des tubercules, n'est point encore bien connue*, si ce n'est que le même bacille leur est commun. La suppuration s'entretient et dure longtemps, avec ou sans trajets fistuleux. Un nouvel abcès se forme, se referme et se rouvre à diverses reprises. Enfin une *cicatrice* se fait ayant pour caractère d'être rugueuse, blanche, irrégulière, *indélébile*. De pareils accidents peuvent se développer à l'aisselle, à l'aine, partout enfin où les ganglions lymphatiques sont nombreux ; ils peuvent se développer à plusieurs reprises et à des intervalles plus ou moins éloignés, cesser plus ou moins, se transformer vers l'âge de puberté, ou disparaître, ce qui est plus rare.

Néanmoins, comme la constitution du malade ne change pas complètement, le mal reparaît encore sous diverses formes et noms, ceux d'eczéma, d'impétigo, lupus, blépharite, carreau, carie, tuberculose. Aussi distingue-t-on la scrofule en primitive, latente, secondaire, tertiaire. Cette dernière engendre la diathèse tuberculeuse. (II, p. 337.)

B. Traitement. — Comme nous avons exposé le traitement *antiscrofuleux* considéré en général, nous n'avons à nous occuper en ce moment que des *moyens locaux*, de ce qu'il convient de faire contre les tumeurs et les inflammations strumeuses. Or, ces moyens consistent en applications de : *cataplasmes;* quelquefois sangsues, pour combattre l'inflammation ; ouverture des abcès faite de bonne-heure ; pansement des ulcères scrofuleux avec des topiques excitants (décoction de quinquina ou de feuilles de noyer, styrax, onguent digestif). Les lambeaux de peau décollée seront excisés, et l'on emploiera les *pommades résolutives* contre les engorgements chroniques (iode, onguent mercuriel, etc.) Le malade sera soumis en même temps à l'usage interne des *amers*, des *iodures* de fer ou de potasse, de l'*huile de foie de morue*, d'un *bon régime;* il respirera un bon air, etc.

Nous ne parlons pas de la scrofulose des os, ni des caries, tumeurs blanches, abcès fistuleux, décollements, car ils réclament des soins chirurgicaux spéciaux.

Carreau.

Phtisie mésentérique.

A. Le mot *carreau* est une expression métaphorique employée pour désigner la dureté, la résistance de certaines tumeurs situées dans le mésentère (I, p. 116). Cette maladie consiste dans un *engorgement tuberculeux* ou *scrofuleux des ganglions mésentériques* (II, p. 336 et 340).

Causes. — A en croire le vulgaire, cette affection serait très fréquente, mais en réalité elle est assez rare, en tant que relevant de la tuberculose. Celle-ci ne se développe guère que chez les enfants de trois à huit ans. Son étiologie ressort de celle des *tubercules* et des *scrofules*. Les ganglions mésentériques étant traversés ou même constitués par les vaisseaux chylifères, cela explique comment l'usage de mauvais aliments peut contribuer directement à leur développement morbide, à leur engorgement chronique, etc.

B. Symptômes. — Certains enfants présentent un ventre très développé et dur sans que, pour cela, ils aient un engorgement des ganglions mésentériques quelconque. C'est leur intestin qui est dilaté par des flatuosités, des aliments grossiers, voilà tout ; ils n'ont pas le carreau. Il en est d'autres qui offrent réellement un engorgement ganglionnaire, mais celui-ci est l'effet d'une entérite chronique, sans tuberculisation. Quant au *carreau proprement dit*, ce ne sont que les enfants de constitution scrofuleuse qui en sont atteints.

C. Symptômes. — Débute par des troubles variés, alternatifs des fonctions digestives, comme boulimie ou anorexie, diarrhée, constipation, etc. Après un laps de temps plus ou moins long, le ventre se développe peu à peu, en même temps que le corps maigrit ; l'abdomen durcit et donne, par la palpation, la sensation de tumeurs, de nodosités inégales, profondes. L'affection peut rester stationnaire pendant plusieurs mois, l'appétit se conservant assez bien ; d'autres fois, une diarrhée continue se manifeste, résistant à tout. Le gonflement du ventre augmente, une fièvre hectique mine le petit malade, et la mort ne tarde pas à terminer la scène. A l'autopsie, les ganglions mésentériques se montrent gros, bosselés, infiltrés de pus, de grumeaux, de matières tuberculeuses, disséminés ou réunis en masses plus ou moins considérables ; souvent des ulcérations intestinales existent.

Le carreau peut rester *latent*, non soupçonné même, durant toute l'existence ; la présence de tubercules dans le mésentère n'est pas non plus toujours facilement reconnue. Quant au pronostic, il ne paraît pas que la maladie soit d'une gravité aussi absolue que le sont les autres affections tuberculeuses.

D. Traitement. — Aux enfants dont le ventre s'est développé sous l'influence d'aliments grossiers, peu nourrissants, tels que choux, haricots, fruits verts, etc., il faut procurer une alimentation mieux appropriée, les soumettre à une *bonne hygiène*, etc. — Ceux qui sont atteints de gonflement inflammatoire du mésentère (*entérite chronique*) doivent être soumis au traitement de cette phlegmasie. Quant au *carreau* vrai, il réclame les *antiscrofuleux*, les ferrugineux, l'*huile de foie de morue*, le *café de glands de chêne ;* les *antituberculeux*, s'il en existe (II, p. 339). Ajoutons les bains salés, aromatiques ou *iodés* (iode, 4 grammes ; iodure de potassium, 12 ; eau, 30 litres) ; les *frictions iodées* sur le ventre, l'insolation ; une alimentation substantielle et choisie. Toutefois, la distinction entre les trois espèces d'engorgements ne peut être bien saisie que par le praticien exercé et judicieux.

§ III. — Maladies ou altérations de la lymphe.

Au temps où régnaient d'une façon exclusive les doctrines humorales, on se livrait à des discussions sans fin sur le rôle de la lymphe et de ses altérations dans la production des maladies. De tout cela il n'est rien resté de précis. Il n'est pas douteux, assurément, que les liquides de l'économie sont modifiés, altérés d'une façon quelconque, mais on méconnaît, dans le plus grand nombre de cas, la nature de l'altération, surtout quand ce sont des influences miasmatiques, toxiques, virulentes ou microbiennes, qui l'ont produite. La lymphe n'est pas dans son état de pureté lorsque le virus syphilitique empoisonne l'économie, et pourtant on n'y découvre aucun principe hétérogène ; elle ne l'est pas non plus quand l'élément scrofuleux, tuberculeux ou cancéreux circule avec elle ; pourtant on y cherche vainement le principe diathésique, à moins que celui-ci ne soit constitué par des microbes. Il est tout aussi difficile de saisir les principes miasmatiques, les germes introduits dans l'économie, bien qu'il faille faire exception pour les micro-organismes.

Il est certain toutefois que la lymphe, comme le sang, peut charrier du pus, de la bile, du lait peut-être, substances que l'analyse chimique et le microscope rendent appréciables. Mais c'est quand des troubles profonds, des lésions matérielles surviennent, qu'on est conduit à soupçonner ces diverses altérations humorales, dont le *lymphatisme*, les *cachexies*, la *tuberculose*, etc., sont les effets plus ou moins lointains.

CHAP. V. — PATHOLOGIE DES ORGANES DE RESPIRATION.

L'appareil respiratoire joue le premier rôle dans l'acte vital et de rénovation organique. Ses maladies sont, par suite, des plus dignes d'études et d'attention ; car elles menacent encore plus directement que les autres l'existence de l'individu. Or, voici comment nous diviserons ce sujet : 1° maladies du thorax ; 2° maladies des bronches ; 3° maladies des poumons ; 4° maladies des plèvres.

§ 1er. — Maladies du thorax.

Quoique composée, comme une charpente, d'os assemblés, la *cage thoracique* prend trop de part au mécanisme de la respiration pour que nous passions sous silence les divers états morbides qui l'atteignent, encore que ceux-ci soient d'ordre chirurgical. Ce sont des *contusions*, des *fractures*, des *plaies*.

Contusions. — Fractures de côtes.

A la poitrine, les *contusions* n'offrent rien de particulier, si elles n'intéressent que les parties molles ; mais quand les viscères contenus dans cette cavité en éprouvent lésion, celle-ci peut avoir des suites graves. Quand les poumons, le cœur, les gros vaisseaux sont lésés, outre la vive douleur au point frappé, il survient des ecchymoses, des épanchements de sang, des inflammations qui peuvent entraîner la mort. Mais il importe de savoir que ces phénomènes internes peuvent se produire sans que les parties molles, ni les os offrent des signes extérieurs, des désordres.

Il faut donc se tenir prêt, en cas de violente contusion au thorax, à les combattre par la *saignée*, les *sangsues*, les *ventouses scarifiées*, le repos. En tout état de cause, l'application d'un *bandage de corps* est une précaution à ne point négliger.

La *fracture de côte* n'est généralement suivie d'aucun accident grave, à moins qu'un des fragments n'ait été enfoncé de façon à léser le tissu pulmonaire. Dans ce dernier cas, il peut survenir un crachement de sang et tous les phénomènes des plaies pénétrantes de la poitrine, comme nous l'allons voir ci-dessous. Dans les cas *simples*, la côte fracturée reste en place, maintenue qu'elle est par ses voisines et par les muscles intercostaux ; aussi, pour tout traitement, le *bandage de corps* et le *repos* suffisent.

Plaies de la poitrine.

Les *plaies faites à la poitrine* doivent être distinguées suivant qu'elles sont pénétrantes ou non pénétrantes. Il ne peut être question que des premières, car les secondes n'offrent rien de particulier qui n'ait été mentionné à l'article *Plaies* en général. (II, p. 355.)

A. Les *plaies pénétrantes* sont produites par des instruments piquants : épée, poignard, couteau, etc. On reconnaît qu'une plaie pénètre dans la cavité thoracique, lorsque l'air entre et sort par la solution de continuité externe lors du mouvement des côtes et du jeu des parois pectorales. En sortant, l'air chasse le sang et le rend écumeux. S'il se produit un *crachement sanguin*, cela indique que le poumon est blessé ; toutefois, il faut savoir que des lésions peuvent intéresser profondément le parenchyme pulmonaire sans donner lieu à l'expectoration sanguinolente, surtout quand ces lésions sont produites par des instruments très acérés. Lorsque les symptômes sont insuffisants pour fixer le diagnostic et affirmer que la plaie est ou n'est pas pénétrante, on se gardera de se livrer à des recherches en vue d'en acquérir la certitude ; on n'aura égard alors qu'aux phénomènes apparents du mal.

B. Complications. — Les plaies pénétrantes de poitrine se compliquent presque toujours d'accidents divers et graves, tels que lésion pulmonaire, hémorrhagie, hernie du poumon, emphysème, épanchement, inflammation.

a. Plaie du poumon. — Elle est toujours accompagnée d'hémorrhagie : ou le sang s'écoule au dehors, ou il s'accumule dans la cavité pectorale ; dans le premier cas, il est rejeté *écumeux* par la plaie ; dans le second cas, il s'infiltre dans les tissus, ou forme épanchement donnant lieu à de la dyspnée, de la suffocation. Cependant une partie de ce liquide sort par la plaie ou est expectorée. Dans le cas de blessure par arme à feu, il peut ne se produire aucune hémorrhagie, alors même que le poumon a été traversé de part en part par une balle, attendu que les projectiles lancés par la poudre à canon mortifient les tissus et que la rapidité de leur passage forme de petites eschares qui bouchent les vaisseaux divisés. Aussi il n'est pas très rare que des individus blessés survivent alors même qu'un gros vaisseau a été atteint.

b. Hémorrhagie. — Comme il vient d'être dit, elle provient de la lésion du poumon ; mais elle peut dépendre aussi de celle de l'artère intercostale. Aussi il est difficile quelquefois de connaître la véritable source du sang ; cependant cela est nécessaire ; car si l'hémorrhagie provient du tissu pulmonaire, il faudra fermer la plaie et combattre l'épanchement sanguin interne et ses effets par les moyens ordinaires, suivant la nature des accidents. Dans le cas où le sang serait fourni par l'artère intercostale, il faudrait oblitérer ce vaisseau volumineux, soit en le comprimant, soit en le tordant, ce qui est affaire à la chirurgie.

c. Hernie du poumon, c'est-à-dire la portion du poumon sortant par la plaie, doit être refoulée dans la poitrine.

d. Emphysème. — En chirurgie c'est l'infiltration de l'air dans le tissu cellulaire des parois pectorales. Cet accident des plaies pénétrantes de la poitrine est dû à la lésion pulmonaire, qui permet au fluide introduit par les voies naturelles, les bronches, de s'échapper par les vésicules atteintes. Or, comme la plaie extérieure n'offre pas une libre issue à l'air, celui-ci s'épanche dans le tissu cellulaire ; il s'y propage de proche en proche, à mesure que le jeu des côtes ou les mouvements d'inspiration et d'expiration en poussent une nouvelle quantité. De ces lésions il résulte que l'emphysème peut devenir très étendu, voire même général, comme celui de l'animal injecté d'air par le boucher après sa mort. A ce degré, il cause de l'oppression, une dyspnée extrême, dues à la gêne de la respiration, et devient très grave. — L'emphysème du tissu cellulaire se reconnaît à une tuméfaction *élastique*, *crépitante*, *indolente*, des parties emphysémateuses.

c. Épanchements. — Les plaies de poitrine occasionnent des épanchements de sang ou de pus dans cette cavité. L'épanchement *sanguin* s'opère tout de suite et de la manière indiquée ci-dessus; le *purulent* peut survenir plus tard, par suite de l'inflammation de la plèvre. (V. *Pleurésie.*) Dans l'un comme dans l'autre cas, cette complication a pour effet constant de gêner plus ou moins la respiration en occupant la place du poumon qu'il comprime nécessairement, et de troubler les fonctions du cœur par le même mode d'action.

Il y a un emphysème *essentiel* des poumons qui n'a de commun avec l'emphysème *symptomatique* ou chirurgical que de gêner la respiration. Il sera décrit plus loin.

C. Traitement. — Les règles à suivre dans le traitement des plaies de la poitrine ne peuvent être indiquées dans cet ouvrage. Nous renvoyons le lecteur aux *Traités de chirurgie.* — Toutefois, sur les parties emphysémateuses, il convient de faire des frictions *aromatiques*, excitantes, d'exercer une *compression* modérée, voire de pratiquer à la peau des *mouchetures* destinées à ouvrir une porte de dégagement à l'air infiltré.

§ II. — Maladies des bronches.

Les maladies des bronches font souvent cause commune avec celles des poumons; c'est qu'en effet leurs dernières ramifications se perdent dans les vésicules pulmonaires et s'identifient avec elles (I, p. 120). Mais il n'est pas moins fréquent de les rencontrer isolées, distinctes, surtout quand elles occupent les gros tuyaux bronchiques. Ces maladies, quoique graves, le sont infiniment moins que celles des poumons; elles méritent cependant une sérieuse attention, parce que la phlegmasie établie dans ces canaux affecte une grande tendance à s'étendre au parenchyme pulmonaire, et que, d'autre part, l'état chronique épuise les malades à constitution déprimée, les vieillards surtout.

Nous avons à étudier : la *bronchite* (inflammation catarrhale des bronches); la *bronchite capillaire* (inflammation des capillaires bronchiques); la *bronchorrhée* (irritation sécrétoire de la muqueuse); la *grippe* (catarrhe épidémique); la *dilatation* des bronches.

Bronchite.

Catarrhe pulmonaire, rhume.

La *bronchite* se montre à l'état aigu ou à l'état chronique. Quand elle affecte les bronches de calibre moyen, c'est la bronchite *simple commune ;* occupant les dernières ramifications bronchiques, c'est la bronchite *capillaire ;* en outre, elle se montre sous diverses formes : sporadique, épidémique, essentielle, symptomatique, etc. Il n'est question, dans le présent article, que de la *bronchite aiguë* simple.

A. Causes. — L'action du froid sur le corps en sueur, les variations atmosphériques, etc., telles sont les causes communes de la bronchite. Mais cette affection survient très souvent d'une manière spontanée, sans cause apparente du moins, par l'effet d'une *prédisposition* particulière. En effet, certaines personnes ont la poitrine tellement irritable qu'elles contractent un rhume quoique étant placées dans des conditions hygiéniques des plus favorables ; ce sont principalement celles à constitution molle et lymphatique.

La bronchite est fréquente aussi, comme symptôme ou complication dans la rougeole, la scarlatine, la variole, la fièvre typhoïde et beaucoup d'autres états morbides, tels que constitution goutteuse, hystérie, etc. ; mais il s'agit alors de complications microbiennes imprimant à la bronchite une physionomie spéciale. Or, répétons-le, ce n'est pas de ces formes infectieuses qu'il s'agit en ce moment.

B. Symptômes. — Ils varient selon le degré de l'inflammation. Dans la forme *bénigne*, il n'y a que de la toux, avec expectoration muqueuse : c'est le simple *rhume* sans fièvre ; il disparaît au bout de quelques jours. A un degré plus *intense*, la maladie débute par du malaise, du coryza, de la céphalalgie, des horripilations, un peu de fièvre (*fièvre catarrhale*). Bientôt se manifeste une douleur obtuse, un sentiment de pesanteur dans la poitrine ; en même temps de la toux, précédée de picotements, de chatouillements vers la partie supérieure de la trachée. Cette toux revient par *quintes*, plus ou moins fréquentes, causant de la céphalalgie, l'injection du visage, des douleurs déchirantes le long des bronches et aux attaches du diaphragme. Sèche dans les premiers jours (période de *crudité*), cette toux devient plus humide (*grasse*, selon l'expression vulgaire) quand diminue l'inflammation, et alors les crachats sont expectorés plus épais, jaunâtres ou verdâtres (période de *coction*). Le malade a un peu de fièvre, la peau chaude et moite ; soif, anorexie presque complète. Si l'on ausculte la poitrine en arrière, et c'est un devoir, on trouve le bruit respiratoire affaibli, et un râle muqueux ou sibilant qui se fait entendre le long des canaux bronchiques.

Les caractères d'ordre anatomique *post mortem* consistent dans une injection de la muqueuse bronchique disposée en arborisation, plaques ou piqueté ; cette membrane est à peine augmentée d'épaisseur, plutôt ramollie. Les bronches contiennent un mucus blanc, visqueux, aéré, ou opaque et purulent, qui les *obstrue* plus ou moins.

C. Terminaison, pronostic. — La bronchite se termine par résolution ou passe à l'état chronique, décrit ci-après. Elle peut se propager jusqu'aux plus petites ramifications capillaires des bronches (V. *Bronchite capillaire*), et même aux vésicules pulmonaires (V. *Pneumonie*) ; son pronostic revêt alors un caractère de gravité particulier. Chez les vieillards, lorsque les forces ne suffisent pas à l'expulsion des mucosités abondantes, elle menace la vie par *obstruction* des bronches (*catarrhe suffocant*), ou par sa longue durée. Elle peut se compliquer de fausses membranes (*bronchite diphthérique*). Enfin elle affecte quelquefois un caractère spasmodique (*spasme des bronches et du diaphragme*). Il ne faudrait pas attribuer à une bronchite ces toux *rauques*, ces sortes d'enrouements fatigants qui appartiennent plutôt à la *laryngo-trachoïte* qu'à la bronchite et dont le pronostic est favorable, malgré la douleur et l'anxiété causées par les quintes. Dans ces toux, pas de fièvre, tandis que la bronchite est presque toujours plus ou moins fébrile.

La bronchite aiguë *simple*, sans complication, n'offre pas de gravité. Sa durée est très variable, mais toujours plus courte l'été que l'hiver. Elle récidive facilement.

Traitement. — Repos, *silence*, séjour à la chambre, *diète*, quelque *tisane adoucissante* (mauve, violette, coquelicot, quatre-fleurs). La saignée, les sangsues sont rarement nécessaires. On rend quelquefois les tisanes plus calmantes en y ajoutant du sirop diacode ou du sirop d'opium (15 à 30 gram.) ; les juleps béchiques, loochs et pâtes pectorales, sont d'un usage populaire. L'oxyde blanc d'antimoine (2 à 6 gr.), le kermès (10 à 30 centigr.) sont aussi usités.

Au début de la bronchite un *vomitif* est donné avec succès ; il agit à la fois comme antiphlogistique, contro-stimulant et agent mécanique provoquant le rejet des mucosités qui obstruent les bronches. Ce moyen est surtout utile dans le catarrhe suffocant : on peut y recourir plusieurs fois. Les *purgatifs* sont aussi d'un secours efficace. Néanmoins, c'est sur le *temps* qu'il faut compter le plus. La maladie parcourt ses périodes quoi qu'on fasse : on ne fait que rendre leur évolution moins pénible.

On a abandonné le traitement perturbateur au *vin chaud*, que Laënnec a employé avec succès.

Bronchite chronique.

Catarrhe, état catarrheux.

A. L'*inflammation chronique des bronches* est très fréquente à tous les âges; mais elle l'est surtout chez les vieillards et les individus de constitution molle. Elle succède à la forme aiguë, ou elle débute chroniquement.

Ses *symptômes* sont : Toux humide plutôt que sèche, plus ou moins rare ou fréquente, suivie d'une expectoration facile ou quinteuse, de crachats plus ou moins épais, colorés, offrant des caractères très variables. Dans les cas simples, pas de réaction fébrile; la respiration n'est ordinairement point accélérée; quelques malades, cependant, lorsque la muqueuse bronchique est épaissie, éprouvent les accidents qui rappellent ceux de l'asthme. Car cette membrane subit diverses altérations, se montrant, après la mort, violacée, ardoisée, boursouflée, parfois comme œdématiée; boursouflement qui augmente par les temps humide et cause des *accès de dyspnée* simulant ou compliquant l'asthme.

Dilatation des bronches. — Elle se produit dans certains cas anciens en un ou plusieurs points, et alors les crachats se montrent purulents, comme dans la phtisie pulmonaire. Ce genre de lésion entretient, perpétue la sécrétion muqueuse, qui, par son abondance, fait maigrir et épuise le malade.

B. Pronostic. — La bronchite chronique peut se terminer par résolution, mais quand elle commence avec l'hiver, elle ne cède qu'au retour des chaleurs; elle peut durer indéfiniment lorsque les bronches sont épaissies ou dilatées. (V. *Dilatation des bronches.*) Elle se complique souvent de tubercules aux poumons. Quand, pendant sa durée la fièvre s'allume, la poitrine doit être explorée, car il y a à craindre une *pneumonie intercurrente*.

C. Toute bronchite qui n'est point accompagnée de mouvement fébrile doit, en général, inspirer moins d'inquiétude qu'un rhume en apparence léger, mais auquel se joint de la fièvre. Dans ce dernier cas, de grandes précautions sont conseillées par la prudence, parce qu'il se peut que la réaction soit un effet ou la cause d'une phlegmasie des capillaires (*bronchite capillaire*) ou du tissu pulmonaire lui-même (*pneumonie*).

On pourrait confondre le catarrhe pulmonaire chronique avec la phtisie, la bronchorrhée, la dilatation des bronches, voire l'asthme (v. ces mots), mais au point de vue du traitement, l'erreur serait sans grand inconvénient.

D. Traitement. — Calmer l'irritation broncho-pulmonaire ou l'exciter légèrement selon le cas; donner quelques narcotiques; appliquer des révulsifs cutanés; recourir aux expectorants, aux eaux sulfureuses, au changement d'air et de climat, c'est à peu près tout. Mais passons en revue les moyens d'action. Ce sont : *Infusions* de fleurs pectorales, bouillon-blanc, fruits béchiques, contre l'élément inflammatoire, un vomitif ou un purgatif en cas d'embarras gastrique (5 à 10 cent. de tartre stibié; ou 50 cent. à 1 gr. de poudre d'ipéca). Comme *révulsifs* cutanés : teinture d'iode, vésicatoire, huile de croton; application sur le devant de la poitrine d'un emplâtre de thapsia, de poix, ou plastron de papier chimique. Un *narcotique* (sirop diacode, sirop de thridace, sirop de codéine, sirop d'opium). — Dans d'autres cas les *expectorants* (lichen d'Islande, ipéca à petite dose, pastilles de soufre, kermès, oxymel scillitique contre l'obstruction des bronches; Eaux-Bonnes, Montdore, Cauterets, Ems. Le choix des armes est grand comme on voit.

E. Il est une *bronchite chronique* ou plutôt une *bronchorrhée* qui s'observe souvent, comme phénomène secondaire, dans le cours des maladies organiques du cœur, telles que : hypertrophie, rétrécissement ou insuffisance de la valvule mitrale ou des sigmoïdes. Or, dans ces cas, comme la toux et l'expectoration dépendent d'une congestion mécanique, passive des poumons et des bronches, il faut recourir aux moyens suivants : *digitale* à l'intérieur pour combattre les troubles du cœur; nitrate de potasse, comme diurétique; *expectorants* (oymel scillitique, pilules de Morton, ipéca, polygala); *balsamiques* (sirop de Tolu, eau de goudron, pilules ou perles de térébenthine, etc.).

Quand les bronches sont le siège d'altération organique ancienne, la maladie ne peut être que *palliée*, cela se comprend. C'est alors que sont proposés par leurs inventeurs, pâtes, sirops, pilules, etc., pectoraux, lesquels ne sont ni meilleurs ni moins bons que les simples boissons pectorales douces et mucilagineuses qu'on peut se procurer partout à peu de frais.

Bronchite capillaire.

Catarrhe suffocant.

A. La *bronchite capillaire* est l'inflammation des dernières ramifications bronchiques. C'est une bronchite ordinaire, qui dégénère en bronchite capillaire par son extension aux poumons, ou bien c'est une maladie survenant d'emblée avec tous ses caractères. Elle affecte plus souvent l'enfance que l'âge adulte. Elle complique fréquemment les fièvres soit éruptives, soit continues.

B. Symptômes. — Ils participent de ceux de la bronchite ordinaire et de la pneumonie, car l'affection se trouve sur la limite où l'une finit et l'autre commence. La dyspnée et la difficulté de l'expectoration distinguent tout particulièrement la bronchite capillaire. Ces phénomènes s'expliquent par le siège où se forme le mucus bronchique, par l'adhérence de celui-ci aux parois des canaux et par l'obstacle que les mucosités apportent au passage de l'air dans les divisions bronchiques capillaires. D'où il résulte que les malades sont dans des angoisses cruelles; ils font des efforts inouïs pour respirer, or de là stase sanguine, teinte violacée du visage (I, p. 357).

L'auscultation thoracique révèle l'existence de râles ronflants, sibilants, muqueux, sous-crépitants (II, p. 226), en même temps que la percussion *ne rend qu'un son mat* comme dans la pneumonie. Par conséquent il ne ressort de ces deux modes d'exploration aucun symptôme caractéristique constant. La fièvre est plus ou moins accentuée; le pouls fréquent, faible, irrégulier. La difficulté de respirer est telle quelquefois qu'elle amène une *asphyxie lente* véritable. — La maladie est donc assez grave : surtout chez les sujets faibles, les enfants, ou lorsqu'elle occupe une grande surface pulmonaire.

C. Traitement. — Les expectorants, les vomitifs et les révulsifs en font la base. On *saigne* (disons plutôt *on saignait*) l'adulte d'après l'état du pouls et des forces; on applique des *sangsues* chez les enfants. Toutefois, il faut être prudent dans l'emploi de la saignée; elle ne réussit pas aussi bien dans la bronchite capillaire que dans la pneumonie, encore que dans celle-ci la lancette soit de moins en moins employée.

Un julep ou un *looch hermétisé* est toujours avantageux. Toutes les fois que la difficulté de respirer est considérable, on doit recourir au *vomitif;* sur ce point tout le monde est d'accord. On peut revenir à l'émétique ou à l'ipécacuana même chaque jour, si cela est nécessaire, quel que soit l'âge du malade. L'émétique est encore souvent employé avec réserve, à *dose contro-stimulante* (20 à 30 centigr. dans 60 gr. de véhicule). Les *vésicatoires* sont aussi d'une utilité reconnue. — On administrera des *toniques aux vieillards* affaiblis, aux sujets débilités. — Les *balsamiques*, la décoction de baies de genièvre ou de bourgeons de sapin, édulcorée avec le sirop de tolu, est très-propre à diminuer la sécrétion muqueuse : on doit donc ne pas négliger ce moyen, tout en remplissant les autres indications.

En somme, émissions sanguines au début; vomitifs; puis expectorants et vésicatoires. Chez les enfants l'ipéca *répété* et les révulsifs externes sont les meilleurs moyens à employer.

Bronchorrhée.

Catarrhe pituiteux, pituite.

A. La *bronchorrhée* est une maladie caractérisée par l'expectoration d'un mucus incolore, filant, abondant, qui provient d'une hypersécrétion de la muqueuse bronchique, sans inflammation notable. Elle se manifeste surtout chez les vieillards, les hommes replets, à tempérament lymphatique. Elle débute d'emblée ou plus souvent succède au catarrhe broncho-pulmonaire.

La bronchorrhée est pour ainsi dire d'essence *chronique*. Elle produit un état de malaise, de la dyspnée habituelle, *des bruits de râle*, avec toux quinteuse et expectoration muco-albumineuse semblable à du blanc d'œuf délayé. Les accès simulent l'asthme. Elle offre divers degrés : 1° État d'abord à peine remarqué (le vulgaire l'appelle *poitrine grasse*); 2° bronchorrhée *aiguë*, produisant une gêne extrême de la respiration et 3° *catarrhe suffocant*, lorsque le mucus n'est point expectoré; dans cette troisième forme ce sont comme des accès auxquels l'expulsion des mucosités met fin, mais qui se renouvellent (récidives), tout cela cependant sans accompagnement de fièvre.

B. Le *traitement* est à peu près le même, soit qu'il s'agisse de telle ou telle forme de la maladie. Contre la bronchorrhée *chronique*, affection d'ailleurs très rebelle, précautions hygiéniques; eaux minérales sulfureuses; *balsamiques* (eau de goudron, infusion de bourgeons de sapin, sirop de Tolu); *expectorants*, exutoires, *toniques*. Dans les accès, on a recours aux pédiluves et manuluves irritants, à la *saignée* même si le sujet est jeune et robuste; aux purgatifs, et surtout au *vomitif*. Faire *vomir* c'est, nous le répétons, la première chose à exécuter en cas de dyspnée intense; quand celle-ci amène l'engorgement des veines du cou, la saignée est de rigueur.

Dilatation des bronches.

Les bronches peuvent être atteintes de *dilatation;* cela se produit au cours d'une inflammation ayant duré très longtemps, ou de la coqueluche, l'une et l'autre ayant causé une difficulté d'expulsion du mucus bronchique. Cette affection constitue une espèce particulière de bronchorrhée ; quelquefois grâce à l'auscultation, on la prend pour une phtisie avec *cavernes* pulmonaires (1).

La dilatation bronchique n'existe ordinairement que sur un point, près la base du lobe supérieur du poumon ; elle renferme des mucosités plus ou moins abondantes. L'expectoration est épaisse, abondante, *puriforme*, parfois fétide et comme gangréneuse.

La dilatation des bronches, nous le répétons, est souvent confondue avec la phtisie pulmonaire au deuxième degré ; seulement dans celle-ci il y a des sueurs, des hémoptysies, amaigrissement, fièvre, avec une égale continuité d'expectoration, qui n'existent pas dans la broncho-ectasie. « Dans les crachats de la dilatation des bronches, il n'y a jamais que du muco-pus, tandis que dans les crachats d'une caverne tuberculeuse, le microscope permet souvent de découvrir des fibres du tissu élastique des bronches, dont la présence révèle sûrement une ulcération du poumon. »

Le *traitement* se compose de *balsamiques* (goudron, térébenthine, tolu), de *sulfureux* et d'*expectorants*. (V. *Bronchite chronique.*)

Bronchite épidémique.

Grippe, Influenza.

La *grippe* est une affection multiforme, consistant principalement dans un catarrhe bronchique ou une angine bénigne, plus des douleurs musculaires, un affaissement des forces nullement en rapport avec l'état anatomo-pathologique, bien que les muqueuses des bronches, des fosses nasales, des yeux, soient prises. Notons encore une forte céphalalgie, courbature, abattement, fièvre. — La maladie est infectieuse, épidémique, microbienne. Bouchard y a trouvé trois microbes pathogènes ; aucun n'est spécifique.

La *grippe* ne ressemble pourtant ni à l'une ni à l'autre des susdites maladies, car elle est précédée et accompagnée de douleurs contusives dans les membres, de phénomènes nerveux particuliers (affaiblissement très grand et divers troubles du côté du ventre ou de la poitrine), dont ne rend pas compte l'exploration physique. C'est donc là une *fièvre* particulière, un état général plutôt qu'une phlegmasie déterminée locale.

Symptomatologie. — On distingue une *grippe à forme catarrhale*,

(1) On sait que le diagnostic différentiel repose sur ce fait, savoir que la matière expectorée ne dénote la phtisie que si on n'y trouve nul bacille pathogène de cette dernière.

dans laquelle la toux et l'expectoration spumeuse indiquent une bronchite; celle-ci se révèle d'ailleurs par des *râles* sibilant, ronflant, muqueux et sous-crépitant disséminés dans les deux côtés de la poitrine. Il y a aussi la grippe à forme *nerveuse*, où les quintes de toux priment l'expectoration. Il n'y a ordinairement rien de grave dans tout cela. Mais pourtant la maladie *peut se compliquer de pneumonie*, et celle-ci être insidieuse, latente, ce qui la rend d'autant plus à craindre, car l'état des forces s'oppose à l'emploi des émissions sanguines. La phtisie pulmonaire succède aussi à la grippe chez les sujets prédisposés. La convalescence est généralement lente, à cause de la faiblesse persistante.

Dans l'hiver de 1889-1890, il a régné à Paris une grippe venant du Nord sous le nom de *Dangue*. C'était une épidémie d'*influenza*. Elle a coûté la vie à beaucoup de personnes parmi les plus délicates de constitution. Cette affection a reparu dans l'hiver de 1891-1892 et celui de 1892-1893.

Traitement. — Il n'y a rien de fixe; car il varie suivant les symptômes; mais on s'accorde à regarder les émissions sanguines comme contre-indiquées. Se tenir chaudement, provoquer la transpiration au moyen de *boissons pectorales* chaudes; calmer la toux avec de petites doses d'*opium;* opposer à la céphalalgie des *pédiluves sinapisés;* aux douleurs musculaires des *cataplasmes* laudanisés; vers la fin, donner de l'extrait de quinquina ou du sulfate de quinine pour obvier à la faiblesse ou aux exacerbations, etc., tels sont les moyens ordinaires de traitement. — Si la fièvre était intense, le pouls résistant chez un sujet d'ailleurs fort, robuste, on trouverait avantage à pratiquer une *saignée*, qui serait d'ailleurs le moyen d'éviter la pneumonie. Quant à celle-ci, elle réclame les *contro-stimulants*, les *vésicatoires*, l'état des forces ne permettant pas d'ouvrir la veine. Le médecin doit être attentif aux complications broncho-pulmonaires latentes, car c'est à elles que dans l'influenza la mort est due.

Bronchite. — Fièvre de foin.

Asthme de foin.

Cette affection est-elle une bronchite, un coryza ou un asthme? Tout cela en bloc, sans caractère individuel. Ce qu'il y a de sûr, c'est que certaines personnes, du sexe masculin plutôt que féminin, vivant dans l'aisance plutôt que pauvres, sont prises au mois de mai ou juin, à l'époque de la fenaison, d'un coryza particulier, sorte de bronchite catarrhale avec dyspnée, petit mouvement fébrile, phénomène inconstant. Ces syptômes sont rapportés à l'influence de l'arome des fleurs ou de leur pollen, ou plutôt à une condition météorologique spéciale.

Cela commence par des éternuements, des picotements aux paupières, du larmoiement, et cela dure un mois environ, Tout disparaît pour se renouveler l'année suivante. Traitement non décrit. Prendre les précautions hygiéniques ordinaires.

§ III. — Maladies des poumons ou des voies pulmonaires.

Des organes qui, dans le système général de l'économie animale, exécutent une fonction aussi active que la respiration et aussi capitale que l'hématose, sont par cela même et vu leur richesse en vaisseaux et nerfs, exposés à de nombreuses et fréquentes maladies; et ces maladies doivent produire un trouble profond, une réaction proportionnelle, outre que leur gravité est très grande, comme nous le démontrera leur histoire.

Les maladies des voies pulmonaires se distinguent en celles du tissu propre des poumons, et celles de la plèvre.

Maladies des poumons.

Les affections propres aux poumons sont : la *pneumonie* (inflammation), l'*hémoptysie* et l'*apoplexie pulmonaire* (hémorrhagie) ; la *phtisie pulmonaire* (tuberculose); l'*emphysème* (dilatation des vésicules); l'*œdème* (infiltration séreuse) ; les affections nerveuses : *asthme*, *coqueluche*, *angine de poitrine* (qui peuvent tout aussi bien se rapporter aux bronches, au cœur ou au diaphragme); enfin l'*asphyxie* (défaut de respiration par manque d'air).

Pneumonie.

Broncho-pneumonie, fluxion de poitrine.

A. La *pneumonie* est l'inflammation pulmonaire; elle frappe un seul ou les deux poumons; c'est la *fluxion de poitrine* des anciens, celle aussi du public actuel, peu difficile sur la valeur des mots. L'inflammation pulmonaire est aiguë ou chronique, franche ou anomale; elle se distingue encore suivant qu'elle frappe l'adulte ou l'enfant. Elle complique diverses maladies, etc.

B. Causes. — La pneumonie est de tous les âges; mais plus fréquente chez l'adulte que chez le vieillard, tout en faisant plus de victimes dans l'âge avancé que dans l'enfance. L'homme est plus souvent atteint que la femme. Sa cause efficiente ordinaire est un refroidissement. Quelquefois elle semble être spontanée, c'est-à-dire due uniquement à une prédisposition; dans ce cas, elle se déclare sourdement, même chez l'individu placé dans les meilleures conditions hygiéniques. D'autres fois, elle a pour point de départ la bronchite (*broncho-pneumonie*), la grippe, une fièvre continue, etc. Elle règne surtout au printemps et à l'automne, saisons fatales à beaucoup d'individus, à cause des variations de température. Elle peut se montrer infectieuse, microbienne, épidémique. Elle se déclare fréquemment comme maladie intercurrente, dans les fièvres éruptives et autres, dans les brûlures, dont elle aggrave le pronostic, etc., car les poumons ont en effet une grande tendance à s'enflammer dans le cours de toute espèce de maladie aiguë ou chronique (*pneumonie secondaire*), surtout chez les enfants et les vieillards. Chez ces derniers, le simple décubitus dorsal, prolongé, suffit pour produire l'*engouement* pulmonaire, qui est comme le premier degré de la maladie, ou une pneumonie sub-inflammatoire (*pneumonie-hypostatique*).

C. Le parenchyme du poumon jouit d'une vitalité si grande que la phlegmasie ne s'y manifeste pour ainsi dire qu'à l'état aigu. Elle parcourt si rapidement ses périodes qu'elle disparaît ou tue dans un laps de temps assez court. Nous voulons parler surtout de la *pneumonie franche*, fibrineuse, car nous verrons qu'il n'en est pas de même dans les *pneumonies anomales*.

D. Le type de l'inflammation dite fibrineuse a de tout temps été rapporté à la pneumonie de forme normale; c'est celle des sujets sains et bien portants d'habitude. Il n'en est pas de même lorsque règne certaine constitution atmosphérique, comme celle qui a vu naître par exemple le règne du microbisme où les microorganismes pathogènes se révèlent dans presque toutes les phlegmasies, d'autant que leurs germes paraissent sommeiller, rester inactifs durant des années pour, rencontrant certaines conditions de milieu favorables, sortir de leur torpeur et obéir à une sorte de reviviscence.

E. *Pneumonie aiguë franche*. — Cette phlegmasie parcourt trois périodes ou degrés dont nous allons indiquer les caractères anatomiques et physiologiques.

1er *degré* (*Engouement*). — Comme caractères anatomiques le tissu pulmonaire est gorgé de sang, d'un rouge violacé, friable, moins crépitant et moins léger qu'à l'état sain; incisé, on en exprime un liquide trouble, rougeâtre, spumeux, etc.

L'inflammation débute ordinairement d'une manière subite par un frisson plus ou moins fort et prolongé. Puis se déclarent une douleur de côté, gêne de la respiration, de la toux et une fièvre plus ou moins intense. La douleur n'est pas constante, étant due à la phlegmasie concomitante de la plèvre (*pleuro-pneumonie*) qui manque souvent; mais quand elle est vive, pongitive (*pleurésie*), la dyspnée et l'accélération des mouvements respiratoires sont d'autant plus prononcées que les parties des poumons sont enflammées dans une plus grande étendue, ou que le *point de côté* est plus intense. L'auscultation révèle du *râle crépitant* dans les points malades, et un bruit respiratoire exagéré dans les parties restées saines (II, p. 226). A la percussion, la poitrine rend un son mat au niveau de l'engouement, car l'air ne pénètre point dans le parenchyme pulmonaire. La toux est constante, mais non continue ni quinteuse comme dans la bronchite; elle provoque l'expulsion de *crachats visqueux*, très adhérents au vase où on les recueille, *colorés* en rouge, en jaune, en vert tendre, suivant la quantité de sang mêlé à eux. Ces crachats sont le plus souvent *rouillés* (II, p. 216, *D*), et ce caractère précieux vaut à lui seul ceux fournis par l'auscultation. La fièvre se montre plus ou moins prononcée suivant l'étendue de la pneumonie : le pouls est plein, fort, développé, fréquent. Chaleur du corps à 39°.

2e *degré* (*Hépatisation rouge*). — Voici les caractères anatomiques (révélés à l'autopsie). Le poumon enflammé est tout à fait imperméable à l'air; ne crépite plus par conséquent; immergé, il ne surnage plus, parce que son tissu est devenu spécifiquement plus lourd. Incisé ou déchiré, il se montre d'un rouge foncé, hérissé de granulations dures, obrondes, qui ne sont autre chose que les vésicules pulmonaires transformées en corps solides par l'oblitération de leurs cavités et l'épaississement de leurs parois.

Dans cette deuxième période, tantôt la douleur est persistante, tantôt elle cède; la gêne de la respiration est plus grande; les crachats plus visqueux, toujours colorés, moins caractéristiques toutefois. A l'auscultation, on ne perçoit plus de râle crépitant, parce que l'air ne pénètre plus dans les vésicules pulmonaires; mais circulant avec beaucoup plus de force dans les tuyaux bronchiques, il produit le bruit de *souffle* (appelé *souffle tubaire, respiration bronchique*). La voix résonne fortement aussi, et donne lieu au phénomène connu sous le nom de *bronchophonie* (II, p. 216). La percussion rend un son plus mat. Ces divers phénomènes se manifestent au niveau des points où siège l'hépatisation pulmonaire. La fièvre est toujours intense; le pouls est plus fréquent, moins plein que dans la première période. A ce moment la réaction paraît faiblir, la vie s'épuiser et succomber à l'intensité du mal.

3e degré (*Hépatisation grise*). — Le poumon devient encore plus imperméable à l'air. Sa couleur rouge est remplacée par une teinte grise; son tissu est plus friable, plus mou, infiltré de pus (*période de suppuration*). Quelquefois ce sont des noyaux suppurés (*pneumonie lobulaire*), autour desquels on trouve les deux autres degrés de l'inflammation. — La dyspnée augmente encore; le pouls faiblit davantage, la respiration devient plus fréquente, embarrassée, l'expectoration plus difficile, composée de crachats qui ressemblent à du *jus de pruneaux* ou *de réglisse*; la langue se dessèche, la mort est proche. Mais les facultés intellectuelles restent intactes jusqu'au dernier moment.

F. Tels sont les phénomènes les plus ordinaires qui se produisent dans les trois périodes de la pneumonie *franche*. Le premier degré peut être enrayé dans sa marche par un traitement actif, bien ordonné; cependant il passe le plus souvent au second, et cela rapidement en général. Lorsque la maladie doit se terminer favorablement, l'inflammation rétrograde; alors le premier degré reparaît, retour signalé par la réapparition du *râle crépitant*. Quant au troisième degré, il est presque inévitablement mortel. Il faut toutefois tenir compte de l'étendue de l'inflammation, car le premier degré, quand il occupe les deux poumons (*pneumonie double*), est plus dangereux que le troisième, borné à un point très circonscrit. L'inflammation se termine quelquefois, mais très rarement, par gangrène ou par l'état chronique.

Pneumonie chronique. — Elle est très rare. Elle donne lieu aux phénomènes d'auscultation et de percussion du deuxième degré, avec fièvre hectique, phénomènes de phtisie pulmonaire.

G. Pneumonies anomales. — Dans certains cas l'inflammation du poumon est *latente*, et l'auscultation en tire des signes peu concluants, car la douleur et les crachats manquent. D'autres fois l'inflammation est *intercurrente*, c'est-à-dire survenant dans le cours d'une maladie aiguë, et ses symptômes ne sont ni constants ni fixes dans leur marche.

Distinguons aussi la *pneumonie des vieillards*, qui, elle, naît souvent d'une manière insidieuse et se complique d'adynamie et d'ataxie.

Quant à la *pneumonie des enfants*, elle se montre ordinairement partielle, *lobulaire*, constituée par des noyaux d'hépatisation, disséminés, dans laquelle il faut voir le rôle de la *bronchite capillaire* qui la complique ou la constitue. — Citons enfin la *pneumonie bilieuse* : celle-ci se complique d'un état gastrique ou bilieux, avec forme typhoïde ou maligne; la *pneumonie épidémique*, forme présentant un cachet particulier, variable suivant la constitution épidémique régnante. Notons que le caractère microbien est démontré pour toutes ces formes.

H. Pronostic. — Considérée en général, la pneumonie est une maladie grave; le danger varie en raison de l'âge du malade, de son état de santé habituel, et suivant le siège, l'étendue, le caractère primitif ou secondaire de l'inflammation, etc. La mortalité est des neuf dixièmes chez les enfants à la mamelle; d'un quatorzième, de seize à trente ans; d'un septième, entre trente et quarante; d'un sixième, entre quarante et cinquante; d'un cinquième, entre cinquante et soixante; des huit dixièmes après soixante-dix ans; plus grande aux deux extrêmes de la vie qu'à la période moyenne. Ce sont des estimations antérieures aux récents progrès hygiéni-médicaux. (Voir aussi l'alinéa *F*, ci-contre.)

I. Traitement. — On est (nous devrions dire : *on était*) généralement d'accord sur la nécessité de la saignée dans la pneumonie, pour peu que le pouls fût fort, la réaction franche. Cependant ce moyen, qui a toujours paru héroïque, est presque tout à fait abandonné. D'où vient que tout a changé à cet égard ? Le sang, principal agent dans l'inflammation, a-t-il perdu de sa qualité excitante depuis la découverte des microbes? Comme s'ils n'avaient pas toujours existé !

Non, la saignée ne doit point être abandonnée dans la pneumonie. Donc, nous persistons dans cette méthode de pratiquer une ou même deux saignées dans les vingt-quatre heures, au 1er et au 2e degré de la pneumonie, pourvu que l'on ait affaire à un sujet vigoureux, dans la force de l'âge, et que la réaction soit franche, intense. Elle est moins utile, elle pourrait même être nuisible chez les individus affaiblis, les vieillards, dans les pneumonies *secondaires* et les *anomales*, toutes les fois enfin que le pouls est mou, fuyant, ou que la réaction languit. C'est en exagérant peut-être le sens de ce précepte qu'à Paris, où les malades manquent de cette réaction vive qui est l'indice d'une bonne constitution, on ne saigne plus du tout, pour ainsi dire. — La douleur de côté réclame des applications de *sangsues* ou de *ventouses scarifiées ;* ces moyens peuvent en tout cas être employés sans inconvénient. Il va sans dire qu'il en est de même à l'égard des *infusions pectorales* et de la diète.

J. Soit que la maladie ne cède pas aux évacuations sanguines, soit qu'on ne puisse recourir à celles-ci, les moyens de traitement qui se présentent alors sont les *contro-stimulants* et les *révulsifs*. Parmi les premiers, l'émétique à haute dose est ou a été le médicament le plus employé; on le donne à la dose de 10 à 15 centig. aux enfants au-dessus de trois ans, de 25, 30 à 40 aux adultes et vieillards, dans une potion gommeuse ou un looch, dont une cuillerée d'heure en heure ou de deux en deux heures, suivant la *tolérance* du sujet. Les premières cuillerées produisent ordinairement de la diarrhée ou des vomissements, mais l'économie ne tarde pas à s'accoutumer au remède, qui bientôt agit spécialement sur la nutrition interstitielle de l'organe enflammé. Quelquefois, cependant, il entretient des purgations qui obligent à en cesser l'emploi ou à en diminuer la dose. L'*oxyde blanc d'antimoine* a été très usité dans les mêmes circonstances, mais il ne mérite pas la même confiance. Il n'en est pas de même du *kermès*, qui, bien que cédant le pas à l'émétique dans la médication contro-stimulante, trouve encore un fréquent emploi.

K. Dans certaines inflammations pulmonaires à complication bilieuse, il y a lieu de combattre ce dernier élément par un *éméto-catarthique*. Dans l'*état ataxique*, on a recours aux révulsifs ; le *musc* (10 à 50 centigr. en pilules de 5 centig. données à une heure de distance) est alors le remède de prédilection.

Le *vomitif* convient dans la pneumonie des enfants ; c'est même, avec le *vésicatoire* très large, le moyen principal de combattre chez eux cette maladie, comme aussi la bronchite capillaire.

Le bain froid a été employé dans la pneumonie *grave*, *infectieuse*, mais cette médication, exigeant tact et prudence de la part du praticien, ne peut être employée que dans les hôpitaux.

Si la direction du traitement de la pneumonie ne peut appartenir qu'au médecin, les préceptes que nous venons d'exposer sont d'une utilité générale, faisant comprendre le danger des temporisations et la nécessité de recourir à l'homme de l'art, et en cas d'absence de celui-ci, aux sangsues et vésicatoires.

Mais que devient, dans tout cela, le microbe pathogène, et où sont les antiseptiques, les microbicides internes? Ne devraient-ils pas être les premiers en tête des moyens de traitement? Sans doute; seulement ceux qui ont été proposés sont insuffisants ou ne peuvent être employés à cause de leur action nocive sur l'économie.

Hémoptysie.

Crachement de sang, hémorrhagie broncho-pulmonaire.

A. Hémoptysie (de *aïma*, sang, et *ptuô*, je crache) est l'hémorrhagie par la membrane muqueuse des bronches, particulièrement aux dernières ramifications bronchiques. On peut lui reconnaître toutes les formes applicables à l'hémorrhagie en général, à l'histoire de laquelle nous renvoyons tout d'abord le lecteur (II, p. 300). Nous devons dire, toutefois, que l'hémoptysie est plus souvent *symptomatique* qu'idiopathique.

Pour les gens du monde, le *crachement de sang* a quelque chose de terrifiant : quelques stries sanguines seulement, aperçues sur leur mouchoir, après un accès de toux, les plongent dans le désespoir. Qu'ils se rassurent, ces taches sanguines n'ont rien de commun avec l'hémoptysie, rien de sérieux.

B. Causes. — L'hémoptysie, neuf fois sur dix, se rattache à la présence de tubercules dans les poumons. (V. *Phtisie.*) La tuberculose provoque dans le parenchyme pulmonaire une irritation, un état de congestion qui détermine l'exhalation sanguine. Toutefois cette hémorrhagie, dans certains cas (1 fois sur 10), par exemple, peut être *idiopathique*, c'est-à-dire due à un simple état de pléthore locale ; quelquefois aussi elle se montre *supplémentaire*, c'est-à-dire remplaçant les menstrues irrégulières chez certaines femmes. Dans d'autres cas, c'est la rupture d'un vaisseau qui la produit, rupture spontanée, ou consécutive à une fonte tuberculeuse, à une plaie pénétrante. Les efforts, la fatigue, les maladies du cœur, les coups portés sur le thorax, les professions qui obligent à tenir la poitrine inclinée sur le ventre, etc., favorisent le crachement de sang.

C. Symptômes. — Tantôt l'hémoptysie débute subitement, tantôt elle est précédée par des frissonnements, un sentiment de chaleur à la poitrine, de l'oppression, une petite toux sèche, avec ou sans goût de sang dans la bouche ; puis le sang est craché. Ce sang est rouge, *mêlé d'écume et d'air*, en quantité très variable ; quand il est en grande abondance, il obstrue les canaux bronchiques, est rejeté avec force, non seulement par expectoration, mais par un effort de vomissement, s'échappant quelquefois, même, par les fosses nasales. Provient-il de la partie supérieure des bronches (en petite quantité dans ce cas), il sort, par expuition, sans provoquer de toux ; mais toujours rouge vermeil, *écumeux*, grâce à son mélange avec l'air, et ce caractère le distingue du sang qui n'appartient pas aux voies respiratoires.

Des phénomènes généraux se manifestent dans les cas d'hémoptysie considérable, comme frissons, pâleur, refroidissement, accablement ; il faut savoir toutefois que quelques-uns de ces symptômes peuvent dépendre de la frayeur qu'inspire la vue du sang. Peu ou pas de fièvre, à moins qu'il n'existe une complication de phtisie ou de pneumonie, etc.

D. L'hémoptysie peut ne se manifester qu'une seule fois, mais le plus souvent elle se reproduit à quelques jours ou quelques mois de distance; durée variable. Elle est grave, moins par elle-même, quoiqu'elle puisse causer l'asphyxie par obstruction sanguine des bronches, ou la mort par la perte du sang, que parce qu'elle est un symptôme de tubercules pulmonaires ou d'altérations du cœur.

Il y a des hémoptysies *essentielles*, avons-nous dit; il y en a aussi de *critiques*, de *succédanées*, de *pléthoriques*; elles n'offrent généralement pas de danger.

On ne confondra pas la *gastrorrhragie* avec l'*épistaxis*, ni avec l'hémoptysie, si on étudie bien leurs symptômes respectifs.

E. Traitement. — Observer le silence, le repos, le calme de l'esprit, ce sont précautions toujours ordonnées aux individus prédisposés à l'hémoptysie. Aussitôt que du sang est expectoré, il faut, si le pouls est fort, pratiquer une *saignée;* on la renouvelle si l'hémorrhagie persiste et si les forces se soutiennent; ou bien sangsues à l'anus. Prescrivez en même temps des *boissons froides* émulsionnées, des *révulsifs* aux extrémités. Le sang continue-t-il d'être rejeté, on rend les boissons acidules, *froides*, *glacées* même; on a recours aux *astringents* : tannin, extrait de monésia, eau de Rabel, extrait de ratanhia (4, 8 à 12 gram. de cet extrait suspendu dans un julep gommeux); petit lait aluné (lait de vache, 750; alun cru, 2 gr., faire bouillir, passer et ajouter sirop de cannelle, 30), une demi-tasse à prendre toutes les heures. Promenez des sinapismes sur les jambes. Dans les cas très graves, appliquez de la glace sur le thorax. L'*opium* est utile pour modérer les quintes de toux; le *vomitif* pour dissiper des symptômes bilieux.

Il n'y a rien à opposer à l'hémoptysie *foudroyante* par rupture de vaisseau ou d'anévrisme; la mort dans ce cas est prompte, elle peut être même instantanée.

Enfin quand l'hémorrhagie a cessé, restent les *tubercules;* le traitement de ces derniers est indiqué à l'article *Phtisie*.

Apoplexie pulmonaire.

Épanchement de sang produit brusquement dans un ou plusieurs lobes pulmonaires, sans que le sang provienne d'une rupture de vaisseau. Il s'agit là d'une exhalation sanguine fournie par les veines; le sang est plutôt *infiltré* qu'*épanché*.

Causes : Des efforts, des coups sur la poitrine, une maladie organique du cœur, telles elles seraient pendant la vie.

Symptômes. — Les principaux sont ceux d'une hémoptysie intense ou foudroyante : crachement d'un sang plutôt noir que rutilant ; oppression, étouffement, suffocation, altération des traits, mort. L'auscultation et la percussion n'ont donné aucun renseignement précis, vu la diversité de siège du foyer apoplectique. Il doit y avoir le plus souvent matité du son et absence de bruit respiratoire, car le tissu pulmonaire est ordinairement *induré* dans une ou plusieurs de ses parties.

Traitement. — C'est celui de l'hémoptysie, rendu plus actif encore par le moyen des *saignées* et *révulsifs*.

Phtisie. — Phtisie pulmonaire.

Tuberculose, maladie de poitrine, tuberculisation, etc.

On entend par *tuberculose* la diathèse productive des tubercules, quel qu'en soit le siège (II, p. 336). Lorsque les tubercules se développent dans les poumons, qui sont leur siège préféré, on a la *phtisie pulmonaire*, dont voici l'histoire pathologique, résumée dans ses trois points classiques : causes, symptômes, traitement.

A. Causes. — La phtisie pulmonaire se développe à tout âge, plus souvent chez la femme que chez l'homme, dans les villes que dans les campagnes. Très souvent son point de départ remonte à un catarrhe plus ou moins ancien, chronique ; puis vient la prédisposition à subir l'action du principe microbien, prédisposition d'ailleurs très souvent héréditaire. Ce n'est pas que l'enfant apporte en naissant le germe de la tuberculose, c'est seulement l'aptitude à la contracter, c'est-à-dire que son organisme offre comme un terrain favorable au développement du germe. D'où l'importance d'éviter l'entrée des bacilles des tubercules par les voies respiratoires, gastriques ou cutanées. Il faut savoir enfin que lesdits bacilles peuvent émaner des crachats des phtisiques, desséchés ou non.

On a remarqué que la phtisie est moins répandue dans les contrées où règnent les fièvres marécageuses sporadiques que dans les autres lieux.

B. Symptômes. — La phtisie a pour caractères anatomiques la tuberculisation, c'est-à-dire la présence de la matière tuberculeuse, révélée après la mort. Cette matière se présente sous divers états, et elle cause, pendant la vie, divers phénomènes symptomatiques, suivant les périodes de leur développement.

Ils sont au nombre de quatre, comme il suit :

Tubercules crus. — La matière tuberculeuse, au premier degré de la phtisie, se présente sous forme de *granulations miliaires* plus ou moins nombreuses, isolées ou réunies en groupes séparés, occupant principalement le sommet du poumon, qui en est quelquefois comme criblé, farci. A un degré un peu plus avancé, ces granulations étant incisées, offrent à leur centre un point jaune et opaque, qui s'agrandit de plus en plus; la matière en est grisâtre, concrète. Tels sont les *tubercules proprement dits* à la période de *crudité*. Puis ils grossissent, se confondent, pour former des masses de matière d'aspect caséeux qui irritent, compriment le tissu pulmonaire, au milieu duquel elles existent soit circonscrites, soit infiltrées et diffuses.

C. Tubercules ramollis. — Une fois formés, les tubercules acquièrent un certain volume, demeurent quelque temps stationnaires, puis se ramollissent. Le ramollissement commence plus ou moins tôt ou tard par le centre de chaque masse tuberculeuse, pour s'étendre vers la périphérie. Le sommet du poumon est le premier à devenir le siège de cette altération.

D. Cavernes pulmonaires. — « Les tubercules ramollis, transformés en bouillie jaunâtre ou en matière puriforme, usent, perforent les tuyaux bronchiques environnants, et s'évacuent au dehors; à la place du tubercule existe alors une excavation qu'on nomme généralement *une caverne*. Les cavernes varient pour la grandeur, depuis le volume d'une noisette jusqu'à celui du poing; elles sont arrondies ou inégales et anfractueuses; leur face interne est tapissée par une fausse membrane muqueuse qui sécrète ou exhale en grande partie le liquide ultérieurement expectoré; autour d'elles le tissu pulmonaire est induré, infiltré de matière tuberculeuse à l'état de ramollissement ou de granulations, imperméable à l'air. »

Ajoutons que les tubercules subissent souvent la *transformation crétacée* ou calcaire, indice des efforts que fait la nature pour opérer la guérison de la maladie. Les cavernes pulmonaires sont susceptibles de cicatrisation; car on trouve quelquefois au sommet des poumons de personnes mortes d'autres affections, des cicatrices qu'on ne peut raisonnablement attribuer à aucune autre diathèse. — Le pronostic n'est donc pas absolument désespérant.

La matière tuberculeuse est remplie de bacilles; ils sont tout à la fois cause et produit de la maladie.

E. Caractères physiologiques. — La phtisie pulmonaire offre dans sa marche des différences à signaler, suivant le degré de la tuberculisation.

1er et 2e *degrés.* Les tubercules peuvent exister pendant de longues années à l'*état latent*, sans causer de troubles notables ; le plus souvent, cependant, ils donnent lieu à une toux sèche ou humide, de l'amaigrissement, des sueurs nocturnes bornées à la poitrine ou à la tête, de l'oppression. Les malades croient généralement n'avoir qu'un simple rhume. Beaucoup ont des crachements de sang *(hémoptysie)*, éprouvent des douleurs dans le dos. Chez les femmes, les règles diminuent ou se suppriment. A l'auscultation de la poitrine, pratiquée au-dessous des clavicules, on trouve le bruit respiratoire moins prononcé que dans l'état normal ; par contre, l'expiration est plus prolongée et s'entend mieux. La percussion donne un son plus obscur. C'est au sommet du poumon affecté, aux régions sus et sous-clavières, sous l'aisselle, dans la fosse sus-épineuse, que ces phénomènes sont le plus accentués. En général, les malades conservent jusque-là de l'appétit. Beaucoup ont de la diarrhée de temps en temps, et un léger mouvement fébrile le soir.

3e *degré*. Lorsque les tubercules passent à l'état de *ramollissement*, les accidents se dessinent davantage. La toux, plus fréquente, incommode, éloigne le sommeil. Les crachats deviennent opaques, verdâtres, striés de lignes jaunes, quelquefois grumeleux ; plus tard ils sont homogènes, arrondis, lourds, flottants dans une sorte de pituite claire diffluente. Ils sont rendus en plus ou moins grande quantité. Quand ils sont expulsés tout à coup en abondance, ils constituent ce qu'on nomme *vomique*. La dyspnée et l'oppression augmentent ; les douleurs de poitrine (non constantes) sont plus vives, plus persistantes, l'amaigrissement fait des progrès, etc.

A l'auscultation, on trouve, au niveau des points où les tubercules se ramollissent (presque toujours au-dessous des clavicules), un *râle humide*, muqueux, très prononcé, surtout dans les fortes inspirations et les efforts de toux ; plus tard, ce râle prend la forme de *gargouillement*. Pour que ces bruits de râle soient bien distincts, il faut que la caverne où ils se forment ne soit pas entièrement remplie de matière tuberculeuse ramollie, et qu'elle soit en communication avec les bronches, vu que c'est à l'agitation de cette matière par l'air qu'ils sont dus. La voix présente aussi des modifications que nous avons déjà signalées (II, p. 215). Le thorax rend un son obscur, mat ; mais quand existe une vaste caverne vide, le son est clair au niveau de cette cavité. A cette période, si la fièvre n'a pas encore paru (c'est rare), elle va se déclarer ; si elle existe déjà, elle redouble. L'état du malade s'aggrave énormément ; la diarrhée augmente, devient *colliquative*, ainsi que les sueurs : de là affaiblissement, épuisement des sujets, intoxication par le germe morbide *(cachexie tuberculeuse)*, aspect cadavéreux, et la mort surprend le malade dans le dernier état de marasme, alors qu'il se berce encore de l'espoir de guérir et fait de riants projets d'avenir.

F. Durée et *Marche.* — La phtisie pulmonaire évolue d'une façon très variable. Presque toujours chronique, elle est lente à sa première période, mais sa marche devient plus rapide dans la seconde. Elle se montre quelquefois *aiguë,* c'est-à-dire qu'au lieu de durer un, deux, quatre, dix ans, elle se termine en deux ou trois mois (*phtisie galopante*). La forme aiguë est la plus fréquente chez les enfants. La mort est l'issue presque constante; pourtant, ainsi que le prouvent les cicatrices mentionnées ci-dessus, elle n'est pas absolument inévitable, surtout quand la diathèse est faible, et qu'il y a tendance des tubercules à se pétrifier (*phtisie calculeuse,* de Bayle).

G. Outre les lésions anatomiques déjà décrites, nous devons signaler, à titre de complications diathésiques, des ulcérations au larynx (*Phtisie laryngée*) et aux bronches; des tubercules dans le péritoine, l'arachnoïde, le mésentère; des adénites broncho-pulmonaires, des ulcérations dans les intestins, le côlon surtout; la transformation graisseuse du foie, l'appauvrissement du sang; beaucoup d'autres altérations qu'on rencontre dans les organes des individus morts de phtisie bien caractérisée : partout des micro-organiques.

H. Traitement. — Ayant exposé déjà le traitement infructueux de la tuberculose (II, p. 338), il nous reste peu de chose à ajouter, sauf en ce qui concerne la conduite à tenir pour prolonger, adoucir l'existence des phtisiques. D'abord on essaiera de modifier la constitution prédisposant à l'affection tuberculeuse par une *hygiène* bien ordonnée, des *toniques*, des ferrugineux, des *antiscrofuleux*, des iodures (*huile de foie de morue)*, des amers, etc. En s'y prenant de bonne heure, il est possible de détruire le germe du mal, tout au moins d'éloigner le terme de son éclosion.

a. Ces mêmes moyens conviennent encore lorsque la maladie s'est déclarée, à moins qu'ils n'augmentent l'état d'irritation de la poitrine. Cette irritation exige souvent, en effet, l'emploi des adoucissants, et même quelques émissions sanguines. La plupart des malades se trouvent mieux du *régime lacté* et mucilagineux que des analeptiques et corroborants. Pourtant ce sont ces derniers qui sont le mieux appropriés à l'état général; aussi se trouve-t-on dans un cercle vicieux. Que faire donc? Hélas! rien de bon. Malgré tisanes, loochs, juleps, sirops réputés *pectoraux*, *calmants;* malgré les *vésicatoires*, cautères, moxas, qui font plus de mal que de bien, car ils épuisent encore l'économie; malgré l'*iode*, l'iodure de potassium, l'*huile de foie de morue*, la créosote et autres balsamiques, les *eaux sulfureuses*, etc., la matière tuberculeuse doit se ramollir, être éliminée, et ce processus est suivi de lésions pulmonaires qui entraînent presque inévitablement la mort.

b. On ne peut donc employer qu'un *traitement palliatif :* repos, silence, usage des boissons *adoucissantes* (mauve, violette, coquelicot), ou *expectorantes* (lichen, capillaire, lierre terrestre); pour aliments, *laitage* (lait d'ânesse particulièrement) lorsqu'il y a de la fièvre; nourriture plus réparatrice au besoin. *Eaux sulfureuses* d'Enghien, de Bonnes, coupées avec une tisane de violette, de lichen ou de fucus crispus; le soir, pour calmer la toux et procurer du sommeil, quelque préparation *opiacée* (julep diacodé, extrait d'opium en potion ou en pilule, ou une pilule de cynoglosse), etc.

c. Contre l'hémoptysie, petite saignée révulsive. Contre les douleurs thoraciques, ventouses, vésicatoires volants, antipyrine; contre la diarrhée, astringents-calmants (diascordium, riz gommé et diacodé), acétate de plomb (acétate de plomb 0,2, eau distillée 30, extr. d'opium 0,1) dont une cuillerée toutes les deux heures; contre les sueurs excessives, agaric blanc (25 à 30 centigram.).

En résumé, au début et le plus longtemps possible, toniques, analeptiques, pepto-fer, huile de foie de morue, etc.; plus tard, pour remplir des indications secondaires ou accidentelles, tantôt calmants de toutes sortes, ou expectorants, tantôt astringents, selon les cas.

Inspirations d'*eau phéniquée* au 2 millième; aspirations d'éther ou de vapeurs d'iode; *vapeurs de goudron* répandues dans la chambre des malades, surtout la *créosote* en injections sous-cutanées, l'huile de foie de morue, le grand air à la campagne, selon les cas.

On sait l'importance des progrès accomplis en hygiène générale, en hygiène préventive, antisepsie, etc., par suite des récentes études bactériologiques. Les mots asepsie, antisepsie, injections sous-cutanées, désinfection, etc. (V. *Dict. thér.*), peuvent en témoigner. Malheureusement, en ce qui concerne la tuberculose, on n'en est encore qu'aux tâtonnements. L'antisepsie interne est naturellement indiquée, mais la difficulté consiste à trouver un antibacillaire qui tue le microbe sans nuire aux organes ni à la constitution du malade. On sait le bruit que fit la fameuse découverte de Koch et son complet insuccès. Depuis lors, bien d'autres essais, toujours sous forme d'injections sous-cutanées, ont été tentés sans plus de réussite. Cependant la créosote, le naphtol, le gaïacol paraissent être, jusqu'à ce jour, les meilleurs microbicides de la phtisie pulmonaire.

Nous faut-il citer les essais de Lannelongue avec sa *méthode sclérogène*, visant à former un tissu dense et définitif, qui enveloppe et isole la matière tuberculeuse ? Cette pratique peut réussir dans les cas de tubercules limités, comme ceux des testicules par exemple; mais dans la phtisie pulmonaire, la maladie étant générale on peut dire, les bacilles, une fois détruits par hypothèse dans les poumons, reparaîtraient bientôt dans d'autres viscères.

Œdème des poumons.

A. Une infiltration de sérosité peut s'opérer dans le tissu pulmonaire comme dans tout autre et arriver à un degré tel que ces organes ainsi comprimés deviennent presque imperméables à l'air. Cet œdème est *idiopathique* ou *symptomatique*, *actif* ou *passif;* le plus souvent il dérive d'une affection du cœur, d'un embarras de respiration.

Rarement l'œdème occupe tout un poumon; il est ordinairement borné à un lobe, l'inférieur de préférence, qui devient plus lourd, plus dense, d'un tissu moins crépitant; on en exprime la sérosité, après la mort, en le pressant. Cette affection est presque toujours consécutive à divers états morbides, comme le sont d'ailleurs les autres hydropisies; la gêne du cœur vient d'être signalée comme cause ordinaire.

B. Les *symptômes* de l'œdème pulmonaire sont obscurs, non qu'ils manquent, mais parce qu'ils sont communs avec ceux des diverses affections des poumons. Il y a gêne de la respiration ; la percussion donne matité de son, l'auscultation obscurité ou absence de bruit respiratoire, quelquefois râle humide; mais notez l'absence de fièvre, de crachats rouillés et de signes d'épanchement pleurétique. Le *pronostic* n'a rien de grave, à moins que, ce qui est très rare, il ne s'agisse d'un œdème *aigu* subit, très étendu.

C. Traitement. — L'œdème pulmonaire subordonne ses moyens de traitement à ceux de la maladie primitive. Quand il y a affection du cœur avec pléthore, une *saignée* peut être utile; dans le cas d'atonie, d'anémie, c'est aux toniques et aux *ferrugineux* qu'il faut recourir. Comme dans toute autre hydropisie, l'infiltration sera combattue par les *purgatifs* et les *diurétiques*.

Les excitants broncho-pulmonaires, tels que les *balsamiques*, l'*oxymel* simple ou scillitique, les *expectorants*, les *toniques*, le *vésicatoire*, sont particulièrement utiles dans la maladie qui nous occupe.

Emphysème pulmonaire.

Vent court, asthme, étouffement.

A. Le mot *emphysème* (de *emphusaëin*, souffler dedans) s'applique à toute infiltration d'air dans le tissu cellulaire. Nous avons déjà parlé de ce genre de maladie dans l'article consacré aux plaies de poitrine. Le tissu cellulaire qui entre dans la composition du parenchyme pulmonaire et unit les lobes entre eux (tissu interlobaire), peut s'infiltrer d'air par l'effet d'une violente inspiration ou expiration, d'un effort de voix, de toux, produisant la déchirure d'une ou plusieurs vésicules pulmonaires, sans qu'il y ait plaie à l'extérieur. Mais ce n'est pas de cet emphysème-là, qui d'ailleurs n'est jamais reconnu au cours de la vie, qu'il est question en ce moment.

B. L'*emphysème pulmonaire* consiste dans une dilatation idiopathique des vésicules mêmes des poumons. Cette dilatation est le plus souvent congénitale, héréditaire, mais tout ce qui tend à surmonter l'élasticité des cellules aériennes, comme efforts, quintes de toux, rhumes répétés et anciens, gêne habituelle de la respiration, etc., peuvent la produire dans toutes à la fois sans qu'il y ait rupture d'aucune d'elles.

C. Symptômes. — Les personnes atteintes d'emphysème pulmonaire ont la respiration courte, haletante au moindre exercice, avec une toux plus ou moins humide mais point fatigante. A l'auscultation, le bruit respiratoire s'accuse très faible; à la percussion, la poitrine est plus sonore que d'habitude; il y a des palpitations de cœur, et le thorax paraît quelquefois comme déformé. Point de fièvre.

Voici le mécanisme ou la raison d'être de ces phénomènes. La gêne de la respiration s'explique par la compression des vésicules saines par les vésicules dilatées, par l'emphysème interlobulaire concomitant, par le défaut d'élasticité du poumon, qui ne revient pas sur lui-même (1). La diminution ou l'absence du bruit respiratoire résulte de l'inertie, du manque d'élasticité des vésicules dilatées. La sonorité de la poitrine dépend précisément de la dilatation aérienne presque permanente des vésicules. La déformation du thorax est la conséquence, peu commune du reste, des efforts habituels de respiration

(1) La *pousse*, chez le cheval, consiste dans un emphysème pulmonaire; les poumons ayant perdu la faculté de revenir sur eux-mêmes après l'inspiration, l'expiration exige que l'animal contracte ses muscles abdominaux avec force pour chasser l'air de la poitrine : aussi est-ce aux mouvements prononcés des flancs, chez le cheval poussif, qu'on reconnaît cette maladie.

et de la force expansive des poumons; les palpitations sont dues à la gêne des fonctions du cœur.

L'emphysème pulmonaire n'est pas grave, mais très incommode à cause de la dyspnée permanente, qui augmente encore sous l'influence des émotions, des fatigues, des vicissitudes atmosphériques. Il donne lieu à des exacerbations (accès), le plus souvent nocturnes, qui constituent une variété d'*asthme*. Cette affection s'accompagne ordinairement de catarrhe pulmonaire chronique, d'où le râle muqueux ou sibilant qu'on entend et qui fait dire vulgairement que c'est une *poitrine grasse*. L'emphysème pulmonaire s'accompagne souvent de quelque affection du cœur, palpitations, etc., dont il est parfois la cause, comme il peut aussi en être l'effet.

D. Traitement. — Ce n'est guère que pendant les accès (V. *Asthme*) qu'on a recours à la thérapeutique. Lorsque la dyspnée est médiocre, on se borne aux *boissons pectorales*, *pédiluves* sinapisés; si elle est plus prononcée, on administre en même temps un purgatif. Des *sangsues* à l'anus opèrent une dérivation sanguine qui soulage les individus robustes. Si la gêne de la respiration était poussée très loin, on aurait recours à la saignée, aux rubéfiants sur les extrémités. Un *vomitif* est particulièrement utile lorsqu'il y a catarrhe pulmonaire avec sécrétion muqueuse abondante, expectoration embarrassée. Si le malade est âgé et affecté d'un ancien catarrhe, on préférera les boissons *expectorantes*, aromatiques. L'*opium* est indiqué lorsque la dyspnée dépend d'un élément nerveux plutôt que de l'embarras des bronches : un *julep diacodé*, ou une potion avec 5 ou 10 centigr. d'extrait d'opium, la calme merveilleusement. On doit éviter les changements brusques de température.

Asthme.

A. Le mot *asthme* (de *aô*, j'aspire) est un mot banal, vulgaire, qui s'applique à toute difficulté de respiration revenant sous forme d'*accès*. Les médecins eux-mêmes ne sont pas d'accord sur ce que l'on doit entendre par cette appellation. Si l'on veut qu'elle désigne une dyspnée *essentielle*, une difficulté de respiration purement nerveuse, sans lésion des organes de la respiration ou de la circulation, elle sera rarement applicable; si, au contraire, on l'applique à des dyspnées *symptomatiques* d'affections du cœur ou des poumons, rien de plus naturel et de plus juste; examinons donc l'asthme sous ces deux points de vue.

B. Causes. — L'asthme *essentiel* serait dû à l'excessive sensibilité nerveuse des poumons ou des bronches, à des influences morales, l'hérédité, et serait indépendant de toute lésion appréciable des organes de la respiration et de la circulation. Mais cela est-il ?

Quant à l'asthme *symptomatique*, il se rattache à la bronchite chronique, aux maladies du cœur, au vice goutteux ou rhumatismal, et ses manifestations alternent avec celles de ces affections. Mais neuf fois sur dix il est un symptôme de l'*emphysème pulmonaire* ci-dessus décrit. Quelle qu'en soit la nature ou l'origine, ses accès sont le plus souvent provoqués par les variations atmosphériques, l'influence des poussières, des vents, etc.

C. Symptômes. — L'asthme (accès) débute ordinairement au milieu de la nuit par une gêne extrême de la respiration, qui va en augmentant, souvent inopiné, quelquefois précédé de malaise, de bâillements, etc. Le malade se réveille en sursaut; il demande de l'air, fait ouvrir toutes les fenêtres dans l'espoir de respirer plus librement. Soit que l'état nerveux des poumons s'oppose à leur expansion, soit que les tuyaux bronchiques se resserrent spasmodiquement, ou que la membrane muqueuse qui les tapisse se gonfle et en rétrécisse le calibre, soit enfin que les muscles inspirateurs ne jouissent pas de toute leur liberté d'action, toujours est-il que la poitrine ne se dilate pas. L'asthmatique se livre à de vains efforts de respiration; il se lève sur son séant, se cramponne aux corps environnants; sa figure est pâle, livide, bleuâtre, couverte de sueur; la voix brève, le pouls petit, serré, à peine fréquent; l'anxiété est extrême. Au bout d'une ou deux heures, ou plus, à l'approche du jour, le calme revient peu à peu, annoncé par une toux humide, une expectoration plus facile, et suivi quelquefois d'une sécrétion d'urines abondantes, claires ou rougeâtres.

L'inspiration est surtout pénible, l'expiration prolongée, sifflante. Au plus fort de l'accès les joues s'injectent, les yeux semblent sortir de leur orbite; la voix est obscure, éteinte. Alors la sonorité de la poitrine, à la percussion, est presque toujours augmentée dans tous les points; mais le bruit respiratoire est diminué.

D. Plusieurs accès se suivent ordinairement, et cela constitue une *attaque*. Les attaques d'asthme ne se répètent d'abord qu'à de longs intervalles, après plusieurs mois d'une santé parfaite; mais les rémissions tendent à devenir moins complètes. Chez l'asthmatique, l'haleine est plus courte que chez les autres sujets ; à la longue, la poitrine reste dilatée, déformée parfois, phénomènes dus à l'*emphysème pulmonaire*, car celui-ci est tantôt cause, tantôt effet de la dyspnée. Des palpitations, de l'œdème aux membres inférieurs, surviennent, rendant plus graves les accès, au milieu desquels peut survenir la mort par asphyxie.

L'asthme essentiel n'est pas grave, mais l'asthme consécutif l'est beaucoup, surtout chez les vieillards catarrheux. Cette maladie, en tout état de cause, est considérée comme à peu près incurable, mais l'art possède des moyens de la calmer.

E. Traitement. — Il s'agit d'abord de *combattre* l'accès, puis de le *prévenir*. Pour remplir la première indication, on a recours aux *antispasmodiques* (éther, valériane, assa-fœtida, eau distillée de laurier-cerise, etc.); aux *narcotiques* (opium, belladone, digitale, jusquiame, datura, stramonium); ou tout simplement à une infusion de tilleul additionnée de laudanum (20 gouttes), ou de sirop diacode (30 gram.); on élève la dose du narcotique s'il le faut. On a recours en même temps aux *révulsifs* (pédiluves et manuluves *sinapisés*), au lavement purgatif, etc. C'est le cas de fumer des *cigarettes* de belladone, de stramonium, voire même celles contenant de l'*arsenic*. La *saignée* est généralement inutile; elle *soulage* pourtant lorsque l'oppression est extrême. Si des mucosités obstruaient les bronches, il faudrait recourir au vomissement par l'*ipéca*. (V. *Bronchite chronique* et *Emphysème pulmonaire*.) Boissons pectorales, rendues expectorantes à la fin de l'accès.

L'asthmatique peut prévenir le retour de ses accès en ayant soin d'éviter le froid, les brouillards, les poussières, les odeurs fortes ou désagréables, les secousses corporelles et morales; quelquefois en appliquant des sangsues à l'anus; en gardant le silence, une position convenable; en changeant d'habitation, etc.

La goutte métastatique, qui est souvent cause de dyspnée asthmatique et même d'angine de poitrine, sera traitée en conséquence.

Angine de poitrine.

A. L'*angine de poitrine* est une névrose cardiaque caractérisée par une douleur vive, anxieuse, située derrière le sternum, s'étendant vers le cou et le bras du côté gauche, accompagnée de gêne de la respiration, d'un état d'angoisse inexprimable, et revenant à des intervalles irréguliers.

Névrose ou névralgie des poumons ou du cœur, cette affection est peu connue dans ses *causes* et ses caractères anatomiques. Cependant elle se montre le plus souvent *symptomatique* de certaines lésions, telles que l'hypertrophie ou l'état graisseux du cœur, l'ossification des artères coronaires, l'anévrisme de l'aorte, etc. Elle peut être pourtant *essentielle*, idiopathique, alors très probablement due à un principe rhumatismal ou goutteux. Les hommes en montrent plus de cas que les femmes, ceux de cinquante à soixante-dix ans principalement et doués d'embonpoint. Les vicissitudes atmosphériques, les émotions, les efforts, les digestions pénibles, paraissent avoir une grande influence sur le retour des accès.

B. Symptômes. — L'angine de poitrine débute tout à coup par une douleur vive, déchirante, constrictive, qui, de la partie inférieure du sternum, se propage au cou et au bras du côté gauche. Elle n'augmente ni par les mouvements ni par la pression; mais s'accompagne d'un sentiment d'angoisse indicible. Le malade éprouve comme une barre qui lui serre la poitrine, quoique celle-ci se dilate et que le cœur batte régulièrement. Le patient est pâle, comme saisi d'épouvante et prévoyant sa fin prochaine; quelquefois il éprouve des syncopes. Ces phénomènes se dissipent au bout de quelques minutes, un quart d'heure; s'ils durent davantage, c'est avec une moindre intensité ou des rémissions.

Les accès sont suivis d'éructations, de courbature, et le malade revient à son état de santé ordinaire. D'autres fois il conserve une douleur sternale qui rend la marche pénible, surtout après le repas. Les fonctions digestives restent intactes; la circulation est normale, même dans les douleurs les plus fortes, à moins qu'il n'existe des lésions du côté du cœur. Ces accès sont plus ou moins éloignés ou fréquents; ils finissent tout de même par emporter le malade, après s'être montrés progressivement plus longs et plus violents. Lorsqu'au contraire ils deviennent plus rares, on peut espérer que la guérison s'opérera. Néanmoins le *pronostic* est généralement *très grave*. La mort est comme foudroyante, dans certains cas intenses.

C. Traitement. — L'angine de poitrine est une des maladies contre lesquelles on a proposé, essayé les plus divers moyens de traitement. Choisissons. On a eu recours d'abord aux *sangsues*, aux *ventouses scarifiées* sur le thorax, surtout quand la douleur est vive, déchirante; aux *révulsifs* externes (cataplasmes sinapisés, frictions avec le liniment ammoniacal); aux *frictions laudanisées* sur les régions sternale et cardiaque; à l'opium à l'intérieur, au sulfate de quinine, à l'antipyrine, etc., etc.

La *nitroglycérine* a été vantée comme modérateur de la vaso-motilité, de la tension vasculaire (eau dist., 330; solut. alco. de nitroglycérine au 100e, 30 gouttes), 3 cuill. à dessert, augmenter progressivement jusqu'à 3 cuill. à potage (Huchard).

Prophylaxie. — Pour prévenir les accès, on conseille les *purgatifs* répétés, les *narcotiques ;* le *sulfate de quinine* quand il y a intermittence ; les *exutoires*, l'*électricité* sous toutes les formes, etc. ; mais par-dessus tout, les *précautions hygiéniques*, l'abstinence de tout excitant, la continence, la marche en sens contraire au vent.

Si la goutte ou la syphilis joue un rôle dans cette maladie, il va de soi qu'on doit attaquer cette cause par tous les moyens dont dispose la thérapeutique, de même qu'on dirigerait tous ses efforts contre la lésion, toujours incertaine avant l'autopsie, qui serait considérée comme ayant déterminé l'affection.

Coqueluche.

A. La *coqueluche* (de *coqueluchon*, espèce de capuchon dont se couvraient les malades) est caractérisée par des accès d'une toux convulsive, dans laquelle se produisent plusieurs mouvements d'expiration bruyante, suivis d'une inspiration pénible et sonore, avec injection et aspect vultueux de la face, vomissement et pâmoison. Cette maladie est une névrose de la respiration, dans laquelle paraissent compromis bronches, muqueuse pulmonaire, diaphragme, nerf pneumogastrique, plexus pulmonaire, quoique le siège précis de l'affection ne puisse être déterminé, vu l'absence de caractères anatomiques.

B. La *cause* efficiente de la coqueluche est un bacille, supposé plutôt que démontré ; en tout cas, la maladie est infectieuse et contagieuse, cela est acquis. Elle atteint de préférence les enfants d'un à sept ans, sans épargner les adultes. Elle n'attaque qu'une seule fois le même individu.

C. *Symptômes*. — La coqueluche affecte trois périodes. La première (*prodromique*) est marquée par les phénomènes d'un simple catarrhe pulmonaire : enrouement, toux, râle sibilant, etc. — Quelques jours après (*periode spasmodique*) apparaît le caractère quinteux, convulsif de la toux, lequel se manifeste même quelquefois dès le début. Cette toux est opiniâtre, anxieuse, et produit des secousses qui provoquent parfois le vomissement. L'accès est souvent précédé d'un peu d'oppression, de chatouillement au larynx, d'anxiété ; puis tout à coup l'enfant se dresse sur son séant, s'accroche à un corps résistant s'il en trouve un à sa portée, et subit la quinte qu'il pressent. Pendant les secousses répétées auxquelles il ne peut échapper, sa face se congestionne, bleuit ; ses yeux deviennent saillants, larmoyants ; ses veines se distendent, tout enfin dénote une grande gêne de la respiration et fait craindre une véritable suffocation. De petites inspirations saccadées interrompent la continuité de la toux, ce qui permet une inspiration longue, *sifflante*, caractéristique. — *Déclin.* La toux et des efforts de vomissement rendent un liquide filant, albumineux, plus ou moins abondant, et l'accès cesse enfin. L'enfant reprend ses jeux.

Dans les intervalles des quintes la santé ne paraît pas troublée, à moins qu'il n'existe quelque complication, par exemple une bronchite simple ou capillaire, une pneumonie, etc. Il est plusieurs autres maladies intercurrentes qui peuvent traverser la coqueluche ou en déranger la marche; comme aussi la violence des quintes peut causer l'épistaxis, l'hémoptysie, l'emphysème pulmonaire. On doit craindre que ces complications, qui aggravent singulièrement le pronostic, n'existent lorsque de la fièvre se manifeste. Dans ces cas l'auscultation et la percussion fixeront le diagnostic. Mais heureusement tout se passe sans accident dans la très grande majorité des cas.

La période spasmodique de la toux dure généralement de 15 à 40 jours.

« Si l'on vous dit qu'un enfant tousse beaucoup, et qu'il y a au frein de la langue une petite ulcération, dites : cet enfant a la coqueluche. » (Bouchut.)

D. Traitement. — La coqueluche est rebelle à la thérapeutique; c'est à cause de cela que la plupart du temps les cas légers sont abandonnés à eux-mêmes. Il faut cependant exercer une surveillance active crainte des complications qui peuvent survenir du côté des poumons. Il faut aussi agir, car si on ne peut pas toujours abréger la durée de la maladie, au moins est-il possible d'en diminuer l'intensité. Dans la première période il est permis de se borner aux *boissons pectorales* et aux précautions hygiéniques, parmi lesquelles le changement d'air tient la première place. — Dans la seconde, on agit d'une façon qui doit différer suivant le cas. S'agit-il d'un jeune enfant, mettez-le sur son séant aussitôt que les quintes arrivent; et si des mucosités abondantes obstruent les bronches, provoquez le *vomissement* (sirop ou poudre d'ipécacuana); et l'on revient plusieurs fois à ce moyen, si besoin est. Un *laxatif* est utile quand il y a constipation.

On modère les quintes de toux à l'aide d'un *narcotique*, principalement la *belladone* en poudre récente, à la dose de 1 à 5 centigr. et plus, progressivement jusqu'à ce que les pupilles se dilatent sous l'influence du médicament; la ciguë, l'oxyde de zinc, séparément ou mieux associés à la belladone par parties égales (5 à 10 centigr. du mélange). Les fleurs de soufre lavées (15 centigr. deux ou trois fois par jour), prises dans du lait ou du sirop, ont été préconisées, ainsi que beaucoup d'autres remèdes, tels que le *sirop de Desessart*, le sirop de café, le succin, le chloroforme, l'assa-fœtida, etc. Néanmoins les narcotiques rendent encore plus de services que ces divers médicaments.

Lorsqu'il y a chaleur, vive irritation, pléthore, on applique quelques sangsues sur le thorax. Les antispasmodiques sont généralement peu utiles. Les *vésicatoires*, les frictions avec la *pommade d'Autenrieth* le sont davantage. — Il faudrait un volume pour enregistrer tous les essais thérapeutiques. La coqueluche parcourt ses périodes, *quoi qu'on fasse;* quand elle reste bénigne et sans complication aucune, il n'y a aucun médicament actif à employer.

Dans un travail paru dans la *Gazette des hôpitaux* (n° 44, 1893), le docteur Comby a relevé les divers traitements ou formules proposés contre la coqueluche et ayant pour base les bromures, l'antipyrine, la belladone, l'arsenic, la caséine, etc. Ils ne sont pas à un nombre moindre de soixante (comptés); certes ! on en trouverait le double et plus si l'on voulait chercher.

Qu'on s'étonne, après cela, de la variété des prescriptions et formules dont les ordonnances des médecins font preuve chaque jour !

Asphyxie.

A. Le mot *asphyxie* (de *a* et *sphuxis*, pulsation) signifie proprement absence de pouls. C'est un état de *mort apparente* dû à la suspension des actes de la respiration. Les *causes* en sont très diverses; mais toutes amènent une suspension de l'hématose. C'est pourquoi nous les rapporterons à quatre chefs :

1° Obstruction des tuyaux aérifères (trachée, larynx, bronches) par des mucosités, du sang, des productions morbides ou des corps étrangers;

2° Diminution, altération ou impuissance des surfaces respiratoires causées par l'inflammation du parenchyme pulmonaire, par les tubercules, les vastes épanchements dans la poitrine ;

3° Suspension des actions musculaires respiratoires par suite d'un trouble nerveux profond, d'une maladie du cerveau ou de la moelle allongée ;

4° Enfin, manque d'air respirable.

Les asphyxies afférentes à ce quatrième ordre de causes sont les seules qui doivent nous occuper, attendu que les autres se rattachent comme symptômes aux états pathologiques dont elles dépendent.

B. Symptomatologie. — L'asphyxie (mot générique) donne lieu à des troubles *communs* à toutes les espèces, quelles qu'en soient les origines. C'est d'abord un sentiment d'angoisse et de constriction vers le sternum ; bientôt surviennent des bâillements, de la pesanteur de tête, des vertiges, des tintements d'oreilles ; l'intelligence s'affaiblit, les sensations deviennent obtuses, se suspendent, et les contractions musculaires cessent. La face est tuméfiée, bleuâtre, les yeux saillants ; les veines jugulaires se gonflent ; toute la peau revêt une *teinte cyanosée.* Les battements de cœur, inégaux et forts dans le commencement, s'affaiblissent, deviennent imperceptibles. Enfin la respiration se suspend, et l'individu est comme mort, sauf que la chaleur et la souplesse des membres se conservent. Si de prompts secours ne sont apportés, la vie ne tarde pas à s'éteindre.

Le sujet est-il rappelé à l'existence, quelques mouvements du cœur, obscurs, profonds, se manifestent ; ils deviennent de plus en plus sensibles, réguliers ; la chaleur renaît, la cyanose disparaît, le pouls se relève, et bientôt se manifeste une *réaction* vitale plus ou moins vive. Cette réaction peut déterminer une congestion ou inflammation dans quelque viscère.

C'est à l'action propre du sang veineux (non hématosé) sur le cerveau, et nullement à l'arrêt de la circulation, qu'il faut attribuer la suspension des fonctions cérébrales ; celle-ci apparaît d'ailleurs bien avant que les pulsations artérielles aient cessé d'agiter la masse sanguine.

C. Il y a des symptômes *spéciaux* à chaque espèce d'asphyxie. Deux cas se présentent : ou l'air a manqué, purement et simplement ; ou l'air respiré est impropre à l'hématose. Au premier appartiennent les asphyxies par submersion et par strangulation ; au second les asphyxies par les gaz azote, protoxyde d'azote, hydrogène ; et par les gaz ammoniaque, sulfureux, arsenicaux qui sont toxiques. On sait que ces derniers proviennent des mines, des fosses d'aisances, des fours à chaux, du charbon en combustion, etc.

D. Thérapeutique. — Dans toute asphyxie il y a trois indications fondamentales à remplir : *a.* soustraire l'asphyxié à l'influence de la cause ; *b.* rétablir la circulation et la respiration ; *c.* combattre les accidents consécutifs. — On remplit la première indication à l'aide de moyens qui varient nécessairement suivant la cause (comme il est dit ci-après). Quant à la seconde, on débarrasse le malade de ses vêtements, on l'expose au grand air, on exerce des pressions alternatives sur la poitrine et l'abdomen, afin d'exciter les mouvements du diaphragme et des autres muscles respirateurs ; on stimule la peau par des frictions, la flagellation, des moxas; on passe de l'ammoniaque sous le nez; on insuffle même de l'air dans les poumons à l'aide d'une sonde introduite dans le larynx (*tubage*) ou même de bouche à bouche; enfin, on a recours à l'électricité. — Tout serait à souligner dans ce passage.

Lorsque l'asphyxié revient à lui, on lui fait avaler quelques cuillerées d'un vin généreux ou d'une potion cordiale. Plus tard on combat les accidents inflammatoires au moyen des antiphlogistiques.

Il faut beaucoup de persévérance dans l'administration des secours qu'on donne aux asphyxiés; *on doit insister très longtemps sur l'emploi des divers moyens proposés*, et n'abandonner le malade que lorsqu'il n'est plus possible de douter de la mort.

E. Voici maintenant comment traiter chaque espèce :

a. Asphyxie par submersion. — Commencez par débarrasser le noyé de ses vêtements, l'essuyer avec des linges chauds, le frictionner, le réchauffer, le placer de façon qu'il ait la tête un peu élevée et inclinée sur un des côtés pour faciliter la sortie des liquides contenus dans la bouche et les voies aériennes. Puis arrivez à l'emploi de tous les moyens indiqués ci-dessus.

b. Asphyxie par strangulation. — Coupez le nœud, et faites une *saignée* pour dégorger le cerveau : appliquez des révulsifs aux extrémités; puis, employez le traitement général qui vient d'être exposé.

c. Asphyxie par la vapeur du charbon. — L'acide carbonique et le gaz oxyde de carbone la causent fréquemment, le premier comme instrument de suicide, le second en s'échappant des poêles mobiles. Les premiers phénomènes symptomatiques sont : pesanteur de tête, vertiges, bourdonnements d'oreilles, propension au sommeil. Puis surviennent des nausées, quelquefois des vomissements, le ralentissement de la respiration, des battements de cœur ou plus forts ou plus lents, un état comateux pouvant durer plusieurs heures avant que la vie soit éteinte. Enfin apparaissent les autres phénomènes susindiqués. — Le traitement ne diffère pas non plus de celui que nous avons décrit. Comme la mort peut n'arriver que fort longtemps après l'accident, il ne faut pas cesser de frictionner, remuer le malade, le stimuler par tous les moyens possibles jusqu'à certitude que la vie a cessé.

d. Asphyxie des fosses d'aisances. — Elle est due aux gaz acide hydrosulfurique, hydrosulfate d'ammoniaque et azote, gaz très toxiques réunis ou isolés. C'est au gaz ammoniacal qu'il faut attribuer cette espèce d'ophthalmie et de coryza auxquels sont exposés les vidangeurs, et qu'on appelle *mitte*. On nomme *plomb* l'asphyxie produite par les gaz hydrosulfurique et hydrosulfate d'ammoniaque; elle est caractérisée par une douleur vive à l'estomac, des nausées, des défaillances, des angoisses, du délire, une respiration convulsive; la mort souvent immédiate. — Employez le traitement général, et faites *respirer* prudemment *du chlore*.

e. Asphyxie des égouts. — L'hydrogène sulfuré qui, s'il était respiré pur, pourrait tuer instantanément parce qu'il décompose le sang en le rendant noir et diffluent, est l'agent de cette asphyxie. — Faites respirer avec prudence et ménagement de l'acide hydrosulfurique et du *chlore*.

f. Asphyxies des celliers, fruitiers, puits, etc. — Partout où il y a fermentation alcoolique de substances végétales ou animales, il se dégage du gaz acide carbonique qui, au milieu d'un air non renouvelé, peut produire une véritable asphyxie, dont les phénomènes ne diffèrent pas essentiellement de ceux de l'asphyxie par le charbon.

Asphyxie des nouveau-nés.

Souvent, au moment de sa naissance, l'enfant paraît plongé dans un *état de mort apparente*, qui ne manque pas d'effrayer les personnes ignorant cette particularité. Il s'agit là d'une asphyxie produite par *suspension de la circulation fœtale*, due soit aux pertes sanguines qu'a éprouvées la mère pendant le travail, soit au décollement prématuré du placenta, soit enfin à la compression que le cordon ombilical a subie dans le travail de l'enfantement. Comme dans l'apoplexie à laquelle il est également exposé, le nouveau-né n'offre ni respiration ni circulation sensibles; mais bien différents sont ces deux états. En effet, l'apoplexie est une congestion au cerveau et de là peau rouge, vultueuse; l'asphyxie, au contraire, dit que le cerveau manque de sang; partant, peau pâle, décolorée.

Le *traitement* diffère naturellement dans les deux cas. S'il y a apoplexie, on laissera sortir un peu de sang du cordon promptement coupé. Y a-t-il asphyxie au contraire, on pratiquera une ligature sur le cordon avant d'en opérer la section. Un enfant né en état d'asphyxie doit être plongé dans un bain un peu chaud, animé d'eau-de-vie; excitez les mouvements du diaphragme et de la poitrine en exerçant sur celle-ci des *pressions* modérées et répétées; faites des *frictions* stimulantes; agitez le petit être inanimé, et ne l'abandonnez que quand on a tout employé, jusqu'à *insufflation* d'air de bouche à bouche, emploi de l'*électricité* et du *galvanisme*. Ce n'est quelquefois qu'après quinze, vingt, quarante minutes de soins continus que le premier indice de vie se manifeste.

Il a été question ailleurs des signes au moyen desquels on reconnaît, à l'autopsie, si l'enfant a ou n'a pas respiré (II, p. 54).

Considérations médico-légales sur l'asphyxie.

Les asphyxies prêtent sujet à des considérations fort importantes au point de vue de la médecine judiciaire. Il s'agit en effet de décider si tel individu est mort asphyxié ou de toute autre manière; dans l'affirmative, si, pour certains cas, comme la submersion et la pendaison, l'accident a été le résultat d'un suicide ou d'un homicide.

A. Parmi les *signes cadavériques* qui indiquent que la vie a cessé par manque d'air respirable, il y en a de généraux, de communs à tous les cas, et de spéciaux à chaque espèce d'asphyxie. Les premiers, les plus importants, sont ceux-ci : téguments rosés ou d'un rouge plus ou moins vif; face et lèvres bleuâtres, tuméfiées, yeux saillants; les poumons, le foie, les reins, la rate sont gorgés d'un sang noir, souvent épais, rarement coagulé, qui semble accumulé dans le système capillaire et dans les veines. Le système artériel, au contraire, est vide ou ne contient que très peu de sang, ce qui s'explique par la suspension de l'hématose dans les derniers instants de la vie. Ajoutons que, dans l'asphyxie, la chaleur animale s'éteint plus lentement, et la rigidité cadavérique persiste plus longtemps qu'après les autres genres de mort.

B. Quant aux signes cadavériques propres à chaque genre d'asphyxie, voici : Asphyxie par le *charbon :* le système veineux se montre plus gorgé de sang noir, épais; il s'écoule des cavités droites du cœur et des gros vaisseaux lentement et ne s'y présente que rarement à l'état de caillots; le cadavre conserve longtemps de la chaleur, et la putréfaction est lente à se manifester.

C. *Asphyxie des fours à chaux*, *fruitiers*, *celliers*, etc., mêmes lésions. — Dans le méphitisme des *fosses d'aisances*, outre les caractères anatomiques que nous venons d'indiquer, le cerveau présente des traces d'une congestion plus ou moins prononcée, intense même. — Quant à l'asphyxie des *égouts*, elle altère profondément le tissu des organes et la composition du sang; ce liquide est rendu plus noir, peu coagulable. Toutes les parties molles du cadavre sont flasques et se putréfient rapidement.

D. L'asphyxie par *submersion* donne lieu à plusieurs questions dont la solution est aussi difficile qu'importante. Voici les trois principales :

a. La mort est-elle due à la submersion? Les nombreux signes anatomiques qu'on invoque pour décider ce point de médecine légale n'ont rien de certain, surtout quand ils sont isolés. Les plus sérieux, et qu'il faut noter d'une manière spéciale, sont les suivants : pâleur de la peau, sauf le cas de putréfaction commençante ou avancée ; excoriations aux doigts du noyé, sous les ongles duquel se trouve de la terre, de la vase ou du sable; présence d'un liquide écumeux dans les bronches, la trachée, le larynx, la bouche ; mousse blanche due à l'eau et à l'air avalés et mélangés; présence dans l'estomac d'un peu de liquide de même nature que celui dans lequel la submersion a eu lieu ; engorgement du système veineux (signe commun à tous les genres d'asphyxie) et engorgement des veines du cerveau.

De tous ces caractères, le plus important, le plus sûr est *l'écume dans les voies aériennes*, quoique pourtant il puisse manquer. Il peut manquer, en effet, lorsque la mort a eu lieu par syncope, et qu'il n'y a pas eu de respiration pendant la submersion ; mais dans ce cas, il y a souvent un peu d'eau dans l'estomac, un peu d'écume dans la trachée-artère, et plus de sang dans les cavités droites du cœur que dans les gauches.

Si le cadavre retiré de l'eau ne présente aucun de ces signes, c'est qu'il n'a pas été noyé, c'est qu'il a été *submergé après la cessation de la vie*. Reste à décider à quel genre de mort il a succombé. (V. *Plaies*, *Empoisonnements*, etc.)

b. Le noyé est-il tombé dans l'eau par accident, s'y est-il précipité de lui-même ou a-t-il été victime d'un homicide? L'examen des phénomènes cadavériques dus à la submersion ne suffit pas pour résoudre cette triple question : il faut rechercher les traces de violence qui peuvent mettre sur la voie de la vérité. On a à déterminer ensuite si ces traces ont pu dépendre de la volonté, ou si elles ont été subies, conséquemment, s'il y a eu *suicide* ou *homicide*.

c. Combien de temps le cadavre est-il resté dans l'eau ou à quelle date remonte l'homicide ou le suicide ? C'est à la décomposition cadavérique de répondre dans ce cas; or, rien n'est variable comme les phénomènes qu'elle présente chez les noyés, suivant les diverses circonstances d'âge, de tempérament, de sexe, d'état de santé habituel de l'individu, comme aussi de la nature et de la température du milieu, etc. Un fait d'une grande importance, c'est que quelques heures d'exposition à l'air suffisent pour changer complètement l'aspect que présente un cadavre au moment où on le retire de l'eau. Aussi, selon Devergie, il faut s'attacher particulièrement à constater l'état de la face, de la région sternale, des mains, des pieds et les changements que subit l'épiderme de ces dernières parties, pour trouver plus sûrement l'indication de la durée de la submersion. Ainsi l'épiderme des mains commence à blanchir du 3e au 4e jour en hiver, et du 4e au 8e il est très blanc; à la face dorsale, c'est du 8e au 12e qu'il commence à blanchir; au 15e jour, il est blanc aux mains et aux pieds, de plus la face est bouffie, rouge par places. Au bout d'un mois de submersion, les paupières et les lèvres sont vertes, la face rouge et bleuâtre, l'épiderme des pieds et des mains est très blanc et plissé comme par des cataplasmes. A deux mois l'épiderme est détaché, la face et les lèvres sont tuméfiées, la région sternale offre une teinte brune verdâtre, etc. Ces phénomènes *se développent beaucoup plus tôt en été qu'en hiver.*

Les asphyxies par suspension *(pendaison)* et par suffocation méritent chacune un chapitre à part.

E. Mort par *suspension* ou *pendaison.* — Les *signes anatomiques* de ce genre de mort se rapportent les uns à la congestion cérébrale, d'autres à l'asphyxie, car c'est à l'une ou à l'autre, le plus souvent à toutes les deux, que la cessation de la vie est due. Lorsque la compression du cou a été incomplète, que l'air a pu continuer de s'introduire dans la poitrine, les signes de congestion (injection des vaisseaux du cerveau et des méninges, lividité et bouffissure de la face, saillie du globe de l'œil) prédominent; si au contraire le lien a comprimé fortement et subitement, c'est ceux de l'asphyxie, c'est-à-dire l'accumulation du sang à la fois dans les poumons qui en même temps sont distendus par l'air, et dans les cavités droites du cœur, et par opposition, c'est la vacuité des cavités gauches. On trouve aussi sur le cou des pendus des ecchymoses, des infiltrations de sang dans le tissu cellulaire sous-cutané, mais ce signe n'est pas constant. Il ne faut pas confondre la couleur brunâtre de la peau du sillon produit par la constriction avec l'ecchymose; cette teinte noirâtre peut manquer aussi, car, examiné aussitôt après la mort, le sillon ne présente souvent aucun changement de couleur, mais un peu plus tard la peau devient brune, sèche et comme parcheminée. L'injection, la coloration violacée des bords du sillon auraient plus de valeur, suivant Devergie, qui les explique par le reflux du sang contenu dans les tissus comprimés au-dessus et au-dessous du lien constricteur; mais Orfila fait remarquer que ce phénomène pourrait se produire dans une suspension opérée aussitôt après la mort, la circulation capillaire n'ayant pas encore entièrement cessé.

La saillie de la langue, la flexion des doigts, l'éjaculation du sperme, avec ou sans érection, sont encore des signes de pendaison qui ne sont pas plus concluants que les précédents. Cependant il est rare qu'on ne puisse asseoir son jugement sur l'ensemble des phénomènes cadavériques observés. — Reste à savoir ceci :

a. La suspension est-elle le résultat du suicide ou d'un homicide? « En général, dans le cas de suicide par suspension, c'est à la partie supérieure du cou que le lien est placé, et au lieu de l'étreindre circulairement, d'imprimer par conséquent un sillon circulaire, le lien se dirige plus ou moins obliquement d'avant en arrière et de bas en haut. Le plus souvent aussi ce sillon est unique et remonte latéralement derrière les angles de la mâchoire. Toutes les fois que le lien a été placé à la partie inférieure du cou et que sa direction ou celle du sillon qu'il a produite est horizontale, il y a de fortes présomptions d'assassinat. » On conçoit qu'il est une foule de particularités à noter résultant de l'examen du lien, de sa position, du nombre de circulaires autour du cou, de l'état moral de la personne, etc. « Lorsqu'un individu est trouvé pendu, le suicide est plus probable que l'homicide, car l'homicide par suspension exigerait presque toujours le concours de plusieurs individus; et dans ce cas même, il est difficile que les violences exercées pour vaincre la résistance opposée par la victime ne laissent point de traces sur quelque autre partie du corps. » Ces traces sont des ecchymoses, des meurtrissures, la luxation des premières vertèbres, les déchirures des muscles et des ligaments cervicaux, etc. Leur absence ne doit pas éloigner l'idée d'un assassinat, car il se peut que la victime ait été assaillie à l'improviste pendant son sommeil par le meurtrier, qui lui aurait jeté un lacs autour du cou et l'aurait étranglée sans qu'il lui ait été possible d'opposer la moindre résistance.

En résumé, le médecin légiste doit mentionner, dans son rapport, la position de chaque partie du corps, le nombre et la direction des circulaires, la nature du lien constricteur, le point fixe auquel il a été attaché ; il doit décrire la pièce où se trouve le cadavre, indiquer les meubles ou objets restés debout ou renversés ; il doit dire si la face du cadavre est pâle ou bouffie et gonflée, si elle est calme ou si elle exprime la terreur ; s'il s'écoule de la bouche une sérosité sanguinolente ; si la langue est sortie, gonflée, livide ; s'il y a des traces de violences sur la surface du corps, si les doigts sont contractés ; quel est le degré d'érection ou de flaccidité du pénis ; s'il y a des traces de sperme et de zoospermes dans l'urèthre, etc. ?

b. *La suspension a-t-elle eu lieu pendant la vie?* On en a la presque certitude quand il y a des ecchymoses dans la région du cou, alors que le cadavre ne présente aucune trace de violence sur d'autres parties; quand l'on constate les caractères de la mort par asphyxie ou par apoplexie, ou par ces deux causes réunies, surtout lorsqu'on remarque en même temps les indices tirés de la langue, la contraction des doigts, l'érection et l'éjaculation spermatique. — *Tout porte à croire* qu'il y a eu *suicide* par suspension, lorsque, à défaut d'ecchymoses, la peau du sillon ou des sillons est brune et comme parcheminée, que les bords de ce sillon sont gonflés, d'une couleur violacée, et que les autres signes que nous venons d'indiquer existent.

c. *Probabilité de l'homicide.* Elle prend quelque consistance quand aux susdits signes de mort par suspension se joignent des fractures soit de l'os hyoïde, soit d'un ou plusieurs des cartilages du larynx. — *Cette probabilité se convertit presque en certitude* s'il y a des luxations ou des fractures de vertèbres, avec ou sans autre lésion du cou, et s'il existe des signes non équivoques de mort par asphyxie ou par apoplexie, avec ou sans traces de violences aux autres parties.

F. Strangulation. — Comme la suspension n'est qu'un mode de strangulation, tout ce que nous venons de dire de la première s'applique à la seconde. Nous ferons remarquer seulement que la strangulation est beaucoup plus souvent l'effet d'un homicide que d'un suicide. Soit qu'elle ait été produite par les mains violemment appliquées sur le cou ou par un lien, il existe ordinairement sur la région cervicale et sur quelques autres parties du corps des traces de violence, parce qu'il y a eu lutte. Le 21 juin 1843, Marie R.... est trouvée morte dans son lit. Au moment de l'ensevelir on aperçoit des ecchymoses à la partie latérale gauche du cou. Le caractère de cette jeune fille fait croire d'abord qu'elle s'est pendue, et que son père, pour éviter à sa famille le scandale d'un suicide, l'avait couchée dans son lit. Un examen plus attentif fait reconnaître que ces traces de violence ne sont pas celles de la suspension, car le larynx avait toutes ses parties déviées, affaissées ou fracturées, comme elles auraient pu l'être par une compression énergique et prolongée pendant plusieurs minutes. Le beau-frère de la victime finit par avouer qu'il était l'auteur de la mort de Marie, mais l'auteur involontaire; qu'il s'était introduit pendant la nuit dans la chambre de sa belle-sœur; que celle-ci ayant opposé à ses désirs une résistance opiniâtre, il s'était efforcé d'étouffer sa voix en lui serrant le cou, et qu'il l'avait sentie mourir sous sa main. La gravité des lésions observées ne permit pas d'admettre que l'homicide eût été involontaire : l'accusé fut condamné aux travaux forcés à perpétuité. (*Gazette des Trib.*)

Cependant, de ce qu'il n'y a pas de traces de violences manifestes, il ne faudrait pas conclure qu'il n'y a pas eu strangulation, car, d'une part, une pression modérée avec un corps à large surface peut intercepter l'entrée de l'air dans les poumons ; d'autre part, si la victime était dans l'ivresse, dans le narcotisme ou la syncope au moment de l'attentat, il suffirait d'une constriction peu forte pour produire la mort.

G. Suffocation. — Asphyxie causée par la présence d'un corps étranger solide qui obstrue l'arrière-bouche ; asphyxie déterminée par l'occlusion complète de la bouche et des narines. Des assassins peuvent faire périr leur victime par ce genre de mort : mais c'est particulièrement dans les cas d'infanticide qu'on le rencontre. Outre les symptômes d'asphyxie, on constaterait les lésions déterminées dans la gorge par le corps étranger qui y aurait été introduit. Il se pourrait qu'une angine tonsillaire ou couenneuse eût fait périr l'enfant, mais l'autopsie éclaircirait le fait. Si la mort était due à l'occlusion simultanée du nez et de la bouche, l'asphyxie serait constatée par ses signes ordinaires, mais il serait difficile de prouver l'homicide ou l'infanticide par l'examen du cadavre. Heureusement pour la justice, l'ensemble des circonstances vient presque toujours fournir une somme de présomption équivalente à la preuve matérielle, qui manque trop souvent.

§ IV. — **Maladies des plèvres.**

L'enveloppe séreuse des poumons offre à l'étude du pathologiste : la *pleurésie* (inflammation), l'*hydrothorax* (hydropisie), le *pneumothorax* (épanchement gazeux).

Pleurite. — Pleurésie.

Fluxion de poitrine.

A. La *pleurésie* est l'inflammation de la membrane séreuse qui enveloppe les poumons (I, p. 121). Elle est encore désignée sous le nom de *fluxion de poitrine* (comme la pneumonie), dénomination impropre, puisqu'elle s'applique à deux maladies différentes. Elle conviendrait mieux toutefois à la pleurésie comportant *flux* de sérosité ou de pus dans la cavité des plèvres. Quoi qu'il en soit, la pleurésie se montre dans les deux plèvres (pleurésie *double*), ou dans un point limité de l'une d'elles (pleurésie *partielle*). Elle est ou *essentielle*, spontanée, primitive, ou *symptomatique* d'une affection tuberculeuse, d'une pneumonie ou métastatique, d'un rhumatisme. En outre, elle est *franche*, *simple* ou *compliquée* de pneumonie (*pleuro-pneumonie*) ; *aiguë* ou *chronique*.

Toute douleur vive, pongitive, en un point de la poitrine, a été, pendant des siècles, taxée de pleurésie : c'est là une erreur. L'inflammation de la plèvre a été aussi confondue très longtemps avec la pneumonie. Les progrès accomplis en anatomie pathologique ont mis chaque chose à sa véritable place.

a. Pleurésie aiguë. — D'abord ce que nous avons dit touchant l'étiologie de la pneumonie peut s'appliquer à la pleurésie. Celle-ci, d'autre part, est due aux contusions du thorax, au refroidissement, à l'ingestion d'une boisson froide pendant que le corps est en sueur ; sans compter que la plupart du temps les influences productrices sont inconnues. Fréquente à tous les âges, elle se montre de préférence chez les jeunes gens du sexe masculin. Elle se manifeste aussi très souvent, à titre de complication ou d'affection secondaire, dans le cours de plusieurs maladies aiguës, telles que le rhumatisme, la rougeole, le croup. Elle complique surtout la phtisie pulmonaire (*pleurésie tuberculeuse*).

b. La pleurésie est une inflammation ordinairement franche, *fibrineuse* ; d'autres fois elle se montre infectieuse, *microbienne*, essentiellement purulente : c'est un point de clinique d'autant plus important que dans le premier cas la guérison est facile, tandis qu'il n'y faut guère compter dans le second.

B. Symptômes. — La pleurésie débute par une douleur de côté (*point pleurétique*, *point de côté*), précédée ou non par un frisson. Cette douleur siège à la région mammaire ; elle est vive, lancinante, pongitive, fixe, gênant la respiration et les mouvements du tronc ; elle s'exaspère dans la toux, qui est ordinairement sèche, quelquefois avec expectoration spumeuse. Une réaction vive a lieu : il y a fièvre, soif, inappétence. Pour peu que l'inflammation pleurale dure à l'état aigu, elle détermine une exsudation séro-albumineuse, et celle-ci gagne les parties déclives de la cavité de la plèvre envahie. Or, suivant que l'épanchement est plus ou moins abondant, qu'il augmente ou diminue, il donne lieu à divers phénomènes d'auscultation et de percussion dont les principaux sont les suivants :

a. Dès le début le bruit respiratoire est affaibli, la douleur rendant impossible une respiration complète. Bientôt il cesse, parce que l'épanchement qui se forme de bas en haut met obstacle à sa transmission à l'oreille auscultant. Alors c'est le son vocal qui est caractéristique; l'égophonie se produit (II, p. 216), où ce phénomène cesse lui-même lorsque l'épanchement devient très considérable, pour reparaître quand celui-ci diminue. Quand la cavité pleurale se remplit de liquide (pus, sérosité ou sang), le poumon comprimé par lui ne peut plus suffire à l'acte respiratoire, et l'oppression devient considérable. La pleurésie est-elle double, ce qui est rare heureusement, la gêne de la respiration est extrême et la mort survient par asphyxie.

b. Il va sans dire qu'à la percussion la matité du son est d'autant plus grande et étendue que l'épanchement pleural est plus considérable; que quand cet épanchement diminue, le bruit respiratoire et la sonorité de la cage thoracique se rétablissent, en commençant par le haut; et quand il a disparu, on entend un *bruit de frottement* dû au glissement des deux feuillets de la plèvre dépolis et parsemés de fausses membranes. Ces phénomènes ne sont point constants.

La réaction est intense, la chaleur du corps, dans la fièvre pleurétique, peut s'élever à 40°.

c. Du reste, la pleurésie est plus ou moins étendue ou circonscrite. Elle est quelquefois limitée par des adhérences fibrineuses qui emprisonnent le liquide séro-purulent. Il n'y a même quelquefois dans la pleurésie qu'une simple exsudation fibrineuse, sans épanchement de liquide : c'est ce qui constitue la *pleurésie sèche;* on la reconnait au frottement pleurétique qui accompagne une douleur de côté. L'épanchement peut être résorbé, surtout s'il n'est que séreux; plus rarement, il est évacué par les bronches, ce qui constitue une espèce de *vomique*, laquelle est différente de celle de la tuberculisation (v. *Phtisie*). La maladie est sérieuse en général; cependant lorsqu'elle existe sans complication de pneumonie, de phtisie, d'état cachectique de l'économie, elle se termine heureusement sous l'influence des soins médicaux et hygiéniques.

C. Pleurésie chronique. — Cette forme se déclare tantôt comme terminaison de la pleurésie aiguë, tantôt comme maladie primitive ou *spontanée*. Celle-ci est causée par une prédisposition interne, particulière, la tuberculose des poumons ou des plèvres, par exemple, ou par une métastase rhumatismale, etc. Son début est insidieux, souvent inaperçu et sans forte réaction : l'on dit alors que la pleurésie est *latente*, forme assez fréquente, qui cause peu de douleur, à peine de la fièvre, mais dont l'épanchement s'opère sourdement, donnant lieu à la plupart des signes physiques ci-dessus fournis par l'auscultation et la percussion. Le côté du thorax, s'il n'y en a qu'un de pris, où existe le liquide épanché, paraît immobile dans l'acte de la respiration; souvent il est déformé, bombé. Le malade se sent oppressé dès qu'il remue, il se tient couché sur le dos ou sur le côté malade, toute autre position lui étant impossible; il est tourmenté par une toux sèche, quinteuse. Il maigrit, pâlit, perd ses forces et meurt dans la fièvre hectique après une durée très variable. A l'autopsie, c'est du pus dans les plèvres que l'on trouve, et ce pus contient des millions de microbes.

Quand cette forme de pleurésie doit avoir une issue favorable, l'épanchement se résorbe peu à peu, ce que constatent les phénomènes d'auscultation et de percussion; le poumon qui a été comprimé et comme ratatiné par ledit épanchement durant un temps plus ou moins long, ne peut reprendre son volume primitif, alors les côtes se rapprochent de lui comme pour combler ainsi le vide que le liquide a laissé après sa résorption : c'est ce qui explique le rétrécissement du côté thoracique qui avait été dilaté auparavant.

On a vu l'épanchement se faire jour à travers les bronches *(vomique)*, et même à travers les parois de la poitrine à la faveur d'un abcès formé dans leur épaisseur.

D. Traitement de la pleurésie aiguë. — Il n'y a pas de maladie qui réclame plus impérieusement les *émisssions sanguines* que celle-ci. L'auteur a vu ses maîtres pratiquer une, deux, jusqu'à trois saignées. Lui-même a agi de pareille manière, il y a cinquante ans à la vérité, et il n'a eu qu'à s'en louer. Il va sans dire que l'âge, la force et le pouls des sujets plaidaient en faveur de cette pratique. Aujourd'hui on se borne aux ventouses scarifiées, aux sangsues même avec une sorte d'hésitation, mais elles n'étaient pas négligées non plus dans l'ancienne méthode. Il faudrait pourtant savoir si la névropathie générale peut affaiblir à ce point les constitutions, alors que les travailleurs n'ont jamais été aussi bien nourris qu'à présent. On administre un *laxatif* (calomel, huile de ricin) en vue de combattre la constipation. Repos, diète et *boissons adoucissantes.*

Lorsque la maladie a perdu son caractère aigu et que la fièvre est tombée, il reste épanché dans la cavité pleurale le liquide dont on doit hâter la résorption. Pour cela faire, activez les sécrétions en employant particulièrement les *diurétiques* (digitale en poudre ou en infusion, chiendent nitré, acétate de potasse); les *purgatifs* (calomel, eau de Sedlitz, de Pullna), ou plutôt encore les *hydragogues.* Il est d'usage aussi d'appliquer un *large vésicatoire* sur le côté malade. — Il y a des pleurésies avec phénomènes *bilieux :* le *vomitif* fait merveille dans ces cas.

a. Dans la *pleurésie chronique* il est rarement nécessaire de recourir à la phlébotomie. Cependant une petite *saignée révulsive* peut tre indiquée. En tous cas les *ventouses scarifiées*, les *exutoires* sur la poitrine (vésicatoires, cautères, moxas), les *diurétiques* et les *purgatifs* ne doivent point être négligés. Il faut soutenir le malade par une alimentation légère, douce, analeptique et le placer dans des conditions hygiéniques convenables.

b. Que la pleurésie soit aiguë ou chronique, lorsque l'épanchement, loin de diminuer, continue de faire des progrès et menace le malade d'asphyxie ou de suffocation, on doit donner issue par l'opération de l'*empyème* ou *thoracentèse*, c'est-à-dire en pratiquant une ponction à travers les parois pectorales avec le trocart, dont la canule sert de canal à l'écoulement de l'épanchement. Cette opération est rarement suivie de succès, soit que la piqûre aggrave l'état de la plèvre, soit que le poumon, bridé par les adhérences et ratatiné depuis longtemps, se refuse à se laisser pénétrer par l'air et à remplir le rôle qui lui est dévolu.

La pleurésie chronique à caractère insidieux, avec épanchement purulent, certainement microbien alors, réclamerait spécialement les *antiseptiques*. Mais comment se servir efficacement de ceux-ci?

L'opération de l'empyème a provoqué, à l'Académie de médecine, une longue discussion à l'effet de savoir s'il ne vaudrait pas mieux s'en abstenir à cause des incertitudes de son résultat et du danger de l'infection purulente que peut occasionner la ponction même.

Hydrothorax.

Hydropisie de poitrine.

A. L'*hydrothorax* est l'accumulation de sérosité dans l'une ou dans les deux plèvres. Cet épanchement est différent de celui de la pleurésie, car il n'est ni séro-purulent ni tout à fait purulent, mais simplement séreux, étant dû non pas à l'inflammation de la plèvre, mais à une simple *exhalation hyperdiacrisique*. Toutefois, l'hydropisie de poitrine est rarement primitive; le plus souvent, au contraire, elle dérive soit d'une maladie du cœur ou du foie, ou d'un trouble quelconque de la circulation, soit de l'anémie, d'un appauvrissement du sang. (V. *Hydropisie.*)

B. Symptômes. — L'hydrothorax ne détermine ni douleur ni fièvre; ce qui le caractérise, c'est la dyspnée, l'essoufflement, une oppression proportionnée à la quantité du liquide épanché, plus les phénomènes d'auscultation et de percussion signalés dans les cas d'épanchement pleurétique. Seulement, comme la plèvre ne contracte pas d'adhérence, vu qu'elle n'est pas enflammée, on peut, dans l'hydrothorax, faire varier le siège de la collection séreuse, celui de la matité, du souffle tubaire et de l'égophonie, en faisant changer le malade de position.

Le *pronostic* de l'hydrothorax *essentiel* et peu abondant n'est pas grave. Mais si l'hydropisie est *symptomatique* d'une lésion organique du cœur ou du foie, il n'en est plus de même, ainsi que nous l'avons vu. Celle du côté gauche, refoulant le cœur à droite, sous le sternum, est beaucoup plus grave que l'hydrothorax du côté droit, car elle expose à la mort subite (Monneret). Il faut distinguer surtout l'hydrothorax de la pleurésie chronique, laquelle est d'ailleurs beaucoup plus fréquente.

C. Traitement. — Voir d'abord celui de l'hydropisie (II, p. 312, *F*). Émollients dans le cas d'irritation sécrétoire des plèvres; traitement de l'affection qui a pu causer l'épanchement (II, p. 308, *D*). En tout cas, *diurétiques*, *purgatifs*, *vésicatoires*. La ponction (*thoracentèse*) réussit dans l'hydrothorax plus souvent que dans la pleurésie, parce que la plèvre n'est point aussi malade et que le poumon est alors susceptible d'expansion.

Pneumothorax. — Hydro-pneumothorax.

A. Par *pneumothorax* on entend une accumulation de gaz dans la cavité des plèvres, gaz de nature diverse. Quand, en même temps, s'y trouvent des liquides, la maladie prend le nom d'*hydro-pneumothorax*. D'où provient le fluide gazeux? Il provient soit d'une simple exhalation de la séreuse (pneumoth. *essentiel*), cas très rare; soit d'une perforation du feuillet de la plèvre contigu au poumon ou feuillet contigu à la paroi thoracique ou au diaphragme. Dans ce dernier cas, cette perforation est due à un abcès antérieurement formé dans le ventre et qui s'est ouvert; dans l'autre cas une communication directe entre le poumon et la plèvre s'est opérée, et la perforation, effet de phtisie ou de pleurésie chronique, a permis à l'air de passer tout droit des tuyaux bronchiques dans la cavité pleurale, où il trouve des liquides purulents épanchés (*hydro-pneumothorax*). Ces liquides sont en quantité très variable; ils occupent les parties déclives, et y précèdent les gaz auxquels souvent ils donnent naissance en se décomposant; mais les gaz peuvent aussi les précéder, étant alors occasionnés par l'inflammation qu'ils ont provoquée dans la cavité pleurale.

B. Quoi qu'il en soit, l'épanchement aéro-liquide comprime le poumon; il l'affaisse et le ratatine en proportion de son abondance; et quand cet épanchement est très considérable, les parois du thorax se distendent, les côtes s'écartent, le diaphragme est abaissé. Il va sans dire que la *dyspnée* est proportionnée à ces phénomènes. La difficulté de respiration est d'autant plus prononcée que l'épanchement s'est opéré plus promptement; or l'on comprend que ce résultat soit fréquent, car le poumon et la plèvre s'ulcèrent facilement soit par tuberculisation, soit par inflammation, d'où facilité à l'air qu'on respire de passer librement dans la cavité pleurale.

C. L'exploration de la poitrine aide puissamment au *diagnostic :* la percussion donne son clair, résonance tympanique, surtout au haut de la poitrine; à l'auscultation, murmure respiratoire nul, mais quelquefois petit bruit semblable à celui qu'on produit en frappant avec une épingle une coupe de métal, bruit qu'on désigne par le mot *tintement métallique;* si l'on imprime une secousse brusque à la poitrine, on entend parfois un *bruit de fluctuation*, résultant de la collision du liquide et de l'air épanchés; joignez à ces symptômes la *respiration amphorique*, qui remplace le bruit respiratoire naturel, comme dans les cas de vastes cavernes pulmonaires (II. p. 227), lesquelles sont en effet le point de départ le plus fréquent du pneumothorax. Enfin le côté du thorax affecté demeure presque immobile dans l'acte respiratoire.

D. Traitement. — Le pneumothorax n'a pas de traitement qui lui soit propre, spécial. Le point de départ étant au poumon et à la plèvre, c'est cet état pathologique qu'il faudrait guérir. La chose n'étant pas possible; la mort est fatale.

CHAP. VI. — PATHOLOGIE DES ORGANES DE LA CIRCULATION.

Cette branche de la pathologie se subdivise de la manière suivante : 1° maladies du cœur; 2° maladies de l'aorte; 3° maladies des artères; 4° maladies des vaisseaux capillaires; 5° maladies des veines; 6° maladies du sang ou nosohémies.

Pour suivre avec fruit l'histoire de ces affections, il faut connaître l'anatomie et la physiologie du système circulatoire, et préalablement se reporter aux parties de cet ouvrage qui traitent de ces matières.

§ 1er. — **Maladies du cœur.**

L'importance des fonctions du cœur fait préjuger la gravité des maladies de cet organe. Le cœur ne doit pas être considéré ici comme affecté dans sa totalité; car chacun de ses divers tissus et cavités, tels que : endocarde, péricarde, tissu musculeux, valvules, etc., offre des maladies ayant leurs caractères propres.

Néanmoins, dans ce même chapitre nous englobons : la *cardite* (inflammation du tissu musculeux du cœur; l'*endocardite* (inflammation de l'endocarde); les *altérations des valvules et oreillets;* la *péricardite* (inflam. du péricarde) ; l'*hydropéricarde* (hydropisie du cœur) ; les *anévrismes* (hypertrophie, atrophie) ; les *palpitations* (battements cardiaques désordonnés) ; la *cyanose* (communication anormale des cavités droites avec celles de gauche).

Cardite. — Myocardite.

La *cardite* ou inflammation du cœur est un mot vague, car s'il s'agit du tissu musculaire de l'organe, le nom de *myocardite* convient mieux. De même a-t-on séparé l'inflammation de l'endocarde de celle du péricarde, distinction fondée en principe et exigée par l'anatomie, mais assez difficile à baser sur des symptômes spéciaux, pathognomoniques, attendu que les mêmes phénomènes, ou à peu près, se présentent dans les divers états pathologiques de l'organe central de la circulation.

Endocardite. — Cardite interne.

A. L'*endocardite* est l'inflammation de la membrane séreuse interne du cœur. Cette affection est rarement primitive; car généralement c'est dans le cours d'un rhumatisme articulaire aigu qu'elle se manifeste, à titre de complication. Or, à Bouillaud revient l'honneur de l'avoir signalée, décrite et d'avoir établi la loi de coïncidence de cette affection avec le rhumatisme. L'endocardite complique aussi quelquefois la pneumonie et la pleurésie. Elle peut être franchement inflammatoire au début; mais elle se dénature facilement et devient microbienne. Quant aux *causes* communes, ce sont celles de toute inflammation en général, et en premier lieu l'hérédité, la prédisposition.

B. Symptômes. — En voici le résumé : sentiment de gêne, douleur sourde et profonde au cœur; elle n'est toutefois jamais vive comme dans la péricardite, et même souvent manque tout à fait; oppressions, palpitations. Si l'on ausculte la région cardiaque, on perçoit de fortes impulsions; les battements du cœur sont superficiels, et leur timbre est ou plus sourd ou plus clair; une oreille exercée perçoit presque toujours le bruit de *soufflet*, de *scie* ou de *râpe*, dont nous avons expliqué déjà le mécanisme (II. p. 234). Le pouls est accéléré, irrégulier, fort, résistant, inégal; dyspnée très prononcée. De l'œdème, des hydropisies se manifestent lorsque des altérations valvulaires et des concrétions albumino-fibrineuses embarrassent les orifices du cœur et troublent la circulation. Ces concrétions, entraînées par le sang, peuvent boucher un gros vaisseau et devenir ainsi cause de grangrène. (V. *Embolie.*)

L'endocardite se termine par résolution quand le traitement a été convenablement dirigé; souvent elle passe à l'état chronique (voir l'article suivant). Dans certains cas, la mort en est la conséquence plus ou moins prompte. Souvent une péricardite marche de conserve avec l'endocardite.

Mais il ne faut pas oublier de signaler les *caractères anatomo-pathologiques* révélés à l'autopsie. 1° L'état aigu offre comme lésions : rougeur, épaississement, ramollissement, purulence, concrétions pseudo-membraneuses, granulations et végétations de formes variées affectant l'endocarde ou les valvules du cœur; 2° dans l'état *chronique :* végétations, ossification des orifices auriculo-ventriculaires, adhérences des valvules du cœur aux parois de cet organe.

C. Traitement. — Celui de l'état *aigu* repose sur la saignée, les *sangsues*, les *ventouses scarifiées* appliquées sur la région précordiale; la *digitale* à l'intérieur, *boissons* douces et *nitrées; révulsifs* aux extrémités, quelques *purgatifs.* Lorsque les symptômes aigus ont cédé, un *large vésicatoire* appliqué sur la région du cœur fait bon effet.

Dans l'endocardite *chronique*, *régime doux*, lacté; frictions mercurielles; vésicatoires; *calomel* à l'intérieur avec ou sans *opium* ou *digitale*, etc. Le traitement doit être aidé des précautions hygiéniques et d'une vie calme, etc.

Altérations des orifices et valvules du cœur.

Cardiopathie chronique.

Nous venons de mentionner les principales lésions cardiaques occasionnées par l'inflammation de l'endocarde. Mais il en est, et beaucoup, qui ont le rhumatisme pour point de départ. En outre, certains rétrécissements des orifices du cœur, l'insuffisance des valvules, résultent d'influences ignorées, prédisposition ou vieillesse.

A. Rétrécissements des orifices du cœur. — Il s'agit moins de véritables rétrécissements que d'épaississement des bords de ces orifices. Une matière cartilagineuse ou calcaire envahit les valvules, principalement à leur base; dès lors ces sortes d'altérations, diminuant le diamètre des orifices du cœur, gênent la circulation dans cet organe, d'où dyspnée, palpitations permanentes; pouls inégal, irrégulier, intermittent. Appliquée sur la région du cœur, l'oreille perçoit des bruits de *scie*, de *râpe*, de *lime*, de *soufflet*. Comme il existe très souvent en même temps une hypertrophie du cœur avec dilatation de ses cavités, à ce phénomène s'ajoutent ceux appartenant à cette dernière lésion.

Le rétrécissement de l'orifice auriculo-ventriculaire droit cause des infiltrations séreuses, des hydropisies.

Le *pronostic* de ces affections est grave. Cependant elles permettent une longue existence, puisqu'on les rencontre quelquefois chez des sujets très âgés.

B. Insuffisance des valvules du cœur. — C'est-à-dire que les valvules, remplissant incomplètement leur office de soupape, permettent au sang de rétrograder dans la cavité qu'il vient de quitter. Ces valvules sont devenues cartilagineuses, se sont déformées; or soit atrophie de ces clapets, soit dilatation exagérée de l'orifice cardiaque qu'elles doivent fermer, l'*insuffisance* n'en est pas moins proclamée. Elle est donc *simple* ou accompagnée de *rétrécissement* de l'orifice où elle se montre, ou avec *hypertrophie* du cœur. Ces divers états organiques causent de la dyspnée, des palpitations, des bruits anormaux à la région précordiale, un frémissement vibratoire par suite des congestions sanguines et séreuses, etc.

Les pathologistes signalent des symptômes différentiels suivant que l'insuffisance affecte les *valvules sigmoïdes* ou la *valvule mitrale* : mais ce sont là des signes délicats, difficiles à préciser. Certains malades parcourent une longue carrière, beaucoup meurent prématurément; chez d'autres la vie cesse subitement, par rupture cardiaque ou par embolie, etc.

C. Les rétrécissements cardiaques sont beaucoup plus fréquents que les insuffisances valvulaires; leur pronostic est aussi plus grave. Le *bruit de souffle* qu'ils produisent est plus rude, moins doux que celui qui dépend de l'insuffisance. Le rétrécissement de l'orifice ventriculo-aortique, cause, par suite de la non-liberté du passage du sang, un reflux de ce liquide qui, de proche en proche, amène une stase veineuse, et comme conséquence, de l'œdème aux extrémités. Le rétrécissement de l'artère pulmonaire cause de la cyanose et l'insuffisance de l'orifice auriculo-ventriculaire droit a pour conséquence *le pouls veineux*, la cyanose de la face, etc.

Les diverses altérations du cœur précitées sont généralement dues soit à l'endocardite, soit aux progrès de l'âge, soit à la diathèse arthritique, goutteuse ou athéromateuse, etc.

Le *pronostic* est grave en général; car les altérations chroniques des valvules sont indestructibles; elles durent autant que la vie de ceux qui les portent, quelque traitement qu'on emploie. Les palliatifs, c'est tout.

D. Traitement. — Les maladies organiques du cœur sont au-dessus des ressources de l'art. On ne peut que modérer leur marche. On emploie bien les *petites saignées* ou les *sangsues à l'anus*, la *digitale*, les *cardiaques*, le sirop de pointes d'asperges, les *purgatifs* aloétiques, combinés suivant les circonstances ; on ordonne surtout aux malades de cesser leurs occupations pénibles, d'éviter les fatigues corporelles, les émotions, le froid, les aliments et boissons doués de propriétés excitantes, mais hélas ! encore une fois, ce ne sont que des *palliatifs !*

a. La *saignée* et la *digitale* conviennent dans les cas d'*hypertrophie du cœur*, avec force et fréquence du pouls; mais s'agit-il d'un vieillard dont le cœur est dilaté et bat mollement, il faut remplacer ces moyens par les *toniques*, les amers, les *ferrugineux*, les *cardiaques*.

b. La digitale est encore moins indiquée dans le cas d'*insuffisance valvulaire*, car en ralentissant les battements du cœur, elle favorise le reflux du sang et l'engorgement des veines, conséquence du manque de force dans les contractions du cœur.

Péricardite.

La *péricardite* est l'inflammation de l'enveloppe externe fibro-séreuse du cœur. On la distingue en aiguë et en chronique.

A. La péricardite *aiguë*, si on la considère comme *primitive*, est peu connue dans ses *causes;* aussi plus fréquemment elle survient, comme *complication*, dans le cours du rhumatisme articulaire aigu, de l'endocardite, de la pneumonie, de la pleurésie. Elle se montre assez fréquente dans la chorée (Sée); chez les aliénés (Calmeil), etc.

B. Symptômes. — Ils ont une grande analogie avec ceux de plusieurs autres maladies des organes de la respiration et de la circulation : frisson initial, mais qui n'est pas constant toutefois; douleur aiguë, lancinante, située dans la région du cœur; battements de cœur inégaux, tumultueux; palpitations violentes, oppression. Joignez à cela une réaction fébrile plus ou moins vive, un pouls fréquent et serré. Si la phlegmasie persiste intense, il se forme bientôt, dans la cavité du péricarde, un *épanchement* séro-purulent ou séro-sanguinolent (hydropéricarde); et à partir de ce moment la percussion de la région précordiale rend un son mat; l'auscultation fait constater une diminution dans l'intensité des battements du cœur, lesquels semblent se produire dans une région profonde, lointaine, et un *bruit* de *souffle* ou de *frottement*, dû à l'embarras de la circulation ou au frottement mutuel des surfaces séreuses péricardiques dépolies ou couvertes de fausses membranes.

La péricardite aiguë débute souvent brusquement et sa marche est rapide; d'autres fois, au contraire, elle se développe d'une manière *insidieuse* au cours de l'endocardite; c'est dans ce cas surtout que le diagnostic peut offrir des difficultés.

Le *pronostic* de la péricardite n'est pas absolument grave, pourvu que le traitement soit actif, bien ordonné. Les malades guérissent au bout d'un temps variable, en conservant soit une dyspnée habituelle, qui finit par disparaître elle-même, soit une lésion organique du cœur, consistant en une sorte de plaque pseudo-membraneuse qui enveloppe cet organe, nonobstant les altérations dues à l'endocardite survenue comme complication.

C. Péricardite chronique. — Elle peut être primitive; mais le plus souvent elle succède à la forme aiguë. Ses *symptômes* sont ceux de cette dernière, moins l'acuité; seulement elle donne lieu aux effets des maladies organiques du cœur (dyspnée, oppression, palpitations, œdème, anasarque), lesquels sont causés par l'épanchement intra-péricardique et par des adhérences du péricarde et du cœur; celui-ci, étant longtemps comprimé par le liquide épanché, subit une diminution de volume et des transformations successives (ce sont des plaques cartilagineuses, osseuses, etc.), produites par l'inflammation. Durée longue; *pronostic* fâcheux, surtout lorsque la maladie affecte, dès le début, une marche chronique.

D. Traitement. — La péricardite *aiguë* doit être traitée très activement. *Saignée* générale ou sangsues sur la région précordiale, cataplasmes, *onctions mercurielles;* diète et boissons délayantes. Il faut surtout ne pas marchander les évacuations sanguines, car il *importe de juguler* la phlegmasie avant qu'elle ait donné lieu à l'épanchement. — Après que la fièvre a cédé, ou lorsque l'état *chronique* succède à l'aigu, on a recours aux *révulsifs* (vésicatoires), aux *fondants* (frictions avec l'onguent mercuriel), aux *diurétiques* (digitale), etc., tout cela aidé de quelques laxatifs, du repos et de la diète. Les *vésicatoires* et les *diurétiques* sont les moyens les plus employés dans la péricardite chronique. Hygiène bien ordonnée.

Hydropéricarde.

Hydropisie du péricarde.

L'*hydropéricarde* est un épanchement de sérosité dans la membrane fibroséreuse qui enveloppe le cœur (I, p. 124). Son histoire offre une grande analogie avec l'*hydrothorax*, sauf la différence de siège. L'hydropéricarde peut donc être primitive ; mais presque toujours elle est consécutive aux affections cardiaques, qui produisent l'anasarque et autres hydropisies. Les *symptômes* sont ceux des affections susdites, plus ceux fournis par l'auscultation et la percussion, lesquels ne diffèrent presque pas des symptômes de l'épanchement péricardique.

Le *traitement* est celui de l'hydrothorax. — On a pratiqué la *paracentèse* du péricarde, opération qui, paraît-il, a réussi, même lorsqu'elle a été suivie d'une injection de teinture d'iode dans le péricarde. Mais les objections faites à l'*empyème* (p. 238) ont ici toute leur force.

Maladies trophiques du cœur.

Ce sont celles consistant en des modifications de nutrition en plus ou en moins portant sur les parois cardiaques. L'appellation *anévrisme* leur est commune.

Anévrisme.

Les anévrismes cardiaques sont presque toujours l'effet de l'*hypertrophie* ou de l'*atrophie* des parois du cœur.

On rencontre assez souvent une dilatation *partielle* d'une des cavités cardiaques, et c'est elle qui seule mériterait le nom d'anévrisme (*anévrisme vrai*).

Hypertrophie du cœur.

Anévrisme actif.

A. On nomme ainsi un état d'épaississement des parois du cœur sans altération proprement dite de sa texture. Elle est *limitée* à une partie plus ou moins étendue de l'organe, mais celui-ci peut être atteint dans sa totalité; plus fréquemment l'hypertrophie se montre au ventricule gauche, de préférence au droit. Dans l'un comme dans l'autre cas, la cavité cardiaque affectée conserve sa capacité normale, ou bien est diminuée ou enfin augmentée ; de là les distinctions suivantes : hypertrophie *simple,* hypertrophie *concentrique*, hypertrophie *excentrique.*

a. La forme la plus fréquente est l'hypertrophie avec dilatation (*h. excentrique*); c'est l'*anévrisme actif* des auteurs. Elle donne lieu à des palpipations fortes, des battements de cœur intenses, plus ou moins sourds et obscurs, mais qui ne s'accompagnent pas de ces *bruits de souffle* que donnent les *rétrécissements* (p. 302) des orifices. Quelquefois on remarque comme une sorte de voussure de la région précordiale ; la percussion rend un son mat, etc.

b. Il est possible de déterminer le siège de l'hypertrophie, de savoir si elle occupe le ventricule gauche ou le droit. Ainsi, quand il s'agit de l'*hypertrophie du ventricule gauche*, les battements (systole) sont plus profonds, plus sourds, et *s'entendent davantage du côté gauche;* le pouls est vibrant, dur, la face colorée ; il y a souvent de la céphalalgie, des étourdissements, des rêves pénibles, des saignements de nez, des crachements de sang, parce que le sang arrivant aux parties supérieures reçoit plus directement l'impulsion du ventricule malade.

c. Quant à l'*hypertrophie du ventricule droit*, elle produit une gène plus grande de la respiration, car les poumons recevant trop de sang noir dans un temps donné, il en résulte une réplétion des veines jugulaires, d'où le *pouls veineux* (p. 243, *C.*). Lorsque la dyspnée est très prononcée, il y a coloration bleuâtre de la face interne des lèvres et des joues, et les battements de cœur se *font sentir vers la partie inférieure du sternum.*

B. Les *causes* de l'hypertrophie du cœur sont peu appréciables. On n'ignore pas que tout ce qui tend à activer l'action de ce viscère (endocardite, pléthore, émotions vives), ou à y accumuler le sang (rétrécissements, insuffisances valvulaires, efforts, etc.), favorise le développement de cette affection ; mais combien de fois ne la rencontre-t-on pas chez des individus qui n'ont pas été soumis à de telles influences ! Il faut donc encore admettre ici une prédisposition particulière, individuelle, ou avouer notre ignorance, ce qui est tout un, du reste.

a. Le cœur se montre assez fréquemment hypertrophié chez les enfants, mais cela paraît ne consister qu'en un manque d'équilibre, de proportion entre le développement de ce viscère et celui des autres organes. Communément, au fur et à mesure que l'âge établit plus d'harmonie entre tous les systèmes de l'économie, cette disproportion disparaît.

b. Le *diagnostic* des altérations des cavités du cœur se déduit des symptômes que nous venons de récapituler, aidés des signes fournis par la percussion, qui rend un son mat dans une étendue plus ou moins grande, suivant le volume du cœur. Mais il ne faut pas croire que ce diagnostic soit facile, même pour le médecin exercé, d'autant que les *palpitations* (phénomène des plus communs), peuvent exister sans altération organique de l'organe central de la circulation; aussi nous ne saurions trop prémunir les personnes pusillanimes et disposées à s'exagérer leurs sensations internes, contre la tendance qu'elles ont à se croire atteintes de toutes les maladies dont elles lisent l'histoire. Dans l'article suivant, au reste, nous nous proposons d'établir le diagnostic différentiel des palpitations.

c. A un degré peu prononcé, l'hypertrophie du cœur n'est pas une affection très grave, surtout chez les malades d'un âge peu avancé; mais dans les circonstances opposées, elle est au-dessus des ressources de l'art, quoique sa marche soit souvent très lente et sa durée indéfinie. On conçoit qu'une foule de causes hygiéniques et pathologiques puissent hâter ou retarder les progrès de cette maladie.

C. *Traitement*. — Toutes les maladies du cœur exigent le repos, l'éloignement de causes d'excitation interne, de fatigue et d'émotion; pas d'excès en quoi que ce soit; il faut aussi éviter la constipation, les efforts de défécation, les repas copieux, les aliments de haut goût, etc.

Mais l'*hypertrophie* réclame en sus *saignée* ou les *sangsues à l'anus* : elles diminuent la dyspnée, les palpitations, produisent un prompt soulagement. Les *purgatifs* sont également très avantageux; on y aura recours de temps en temps, et l'aloès sera le plus convenable. Viennent ensuite les *sédatifs de la circulation*, digitale, laurier-cerise, sirop de pointes d'asperges. La *digitale*, surtout, est efficace en ce qu'elle ralentit les battements du cœur et qu'elle agit comme diurétique, ce qui contribue à retarder l'apparition des hydropisies consécutives : on donne la préférence à la poudre fraîche (à la dose de 1 centigr. à 1 décigr. aux enfants; de 5 centigr. à 1 gramme progressivement aux adultes.

Atrophie du cœur.

Anévrisme passif.

Cela consiste dans une diminution de volume et de poids de l'organe, générale ou partielle, *simple* ou avec *dilatation* des cavités. Cette espèce d'anévrisme, qu'on nomme *passif*, donne lieu à des battements de cœur petits, faibles, à impulsion molle, et dont les bruits sont clairs plutôt que sourds ; pouls sans résistance. La dilatation des cavités du cœur droit offre, comme phénomènes de diagnostic, la teinte bleuâtre des lèvres, une sorte de bouffissure du visage, de l'œdème aux malléoles et plus tard des hydropisies, effets de gêne dans la circulation veineuse. — Le *traitement* de l'atrophie cardiaque avec dilatation repousse les débilitants et les sédatifs. On les remplacera par les *amers*, les *ferrugineux*, les *cardiaques*, les bains salés ou sulfureux. Cependant quelques sangsues à l'anus de temps en temps, ainsi que des *laxatifs* et des boissons diurétiques, amènent du soulagement.

Palpitations.

Palpitations de cœur.

Les *palpitations* consistent dans des battements de cœur plus forts, plus étendus, plus fréquents et moins réguliers qu'à l'état normal. — Il y en a d'essentielles, d'autres sont symptomatiques.

A. Les palpitations *essentielles* sont celles qui, ne dépendant d'aucune maladie trophique du cœur, se rattachent à certaines conditions physiques, vitales ou morales qui troublent d'une manière plus ou moins passagère ou durable l'action de l'organe central de la circulation. Ainsi, il y a des palpitations dues aux efforts, à l'exercice exagéré, etc., elles cessent avec la cause qui les produit. Il y a des palpitations par *trouble nerveux* du cœur, survenant sans motif extérieur : ce sont des mouvements irréguliers qui font éprouver une sensation particulière comme si le cœur remontait, mouvements occasionnés soit par une émotion, soit par la distension de l'estomac après un repas trop copieux. Il y a des palpitations produites par un *état de pléthore* ou de sur-animalisation du sang ; au contraire, il y a des palpitations causées par un appauvrissement de ce liquide, par un *état chlorotique* ou anémique (ce sont les plus fréquentes, peut-être), par une faiblesse générale, comme dans la convalescence. Enfin il y a les palpitations *purement nerveuses* auxquelles sont sujets les hypocondriaques, les hystériques, les individus fatigués ou surexcités par les veilles, les travaux de cabinet, les excès de tous genres.

B. Quant aux palpitations *symptomatiques*, elles dépendent de quelque lésion du cœur, comme hypertrophie ou atrophie de l'une des cavités cardiaques, rétrécissement d'un des orifices auriculo-ventriculaires, insuffisance des valvules, états auxquels nous renvoyons le lecteur. Les enfants, depuis sept jusqu'à quinze ou dix-sept ans, sont souvent atteints de palpitations; elles sont l'effet d'une prédominance du cœur sur les autres systèmes encore imparfaitement développés; elles se dissipent au moment de la puberté, où l'organisme s'équilibre.

C. Il résulte de l'énumération rapide des diverses conditions vitales et pathologiques dans lesquelles se produisent les palpitations, que celles-ci ne peuvent constituer qu'un symptôme, non une maladie. Seulement, ce symptôme est d'une valeur et d'un pronostic très différents, suivant les cas. Ainsi, toutes les fois que les palpitations sont intermittentes, passagères, on doit exclure l'idée d'une affection organique du cœur, laquelle d'ailleurs se révèle par d'autres signes que nous n'avons pas à rappeler ici. Quant à préciser la lésion qui les reproduit, on y parvient au moyen de procédés ordinaires de diagnostic, basés sur la connaissance des diverses affections cardiaques, dont nous avons esquissé les gros traits.

D. Traitement. — Puisque les palpitations ne constituent pas une maladie distincte, autonome, c'est aux conditions pathogéniques premières qu'il faut s'en prendre pour les combattre : les moyens varient suivant les cas. Aux palpitations *nerveuses*, opposez les *antispasmodiques*, une infusion de tilleul ou de feuilles d'oranger, par exemple, additionnée de quelques gouttes d'éther. — A celles par *pléthore*, une *saignée* et les délayants. — A celles des individus anémiques ou *chlorotiques* (de beaucoup les plus fréquentes), l'emploi longtemps continué des toniques, des analeptiques, des *ferrugineux*. — Quant aux palpitations dues aux lésions organiques du cœur, (rétrécissements, insuffisances, *anévrismes*), c'est aux sangsues à l'anus, aux purgatifs, à la *digitale*, etc., qu'il faut recourir. La saignée même peut être indiquée.

Répétons que les palpitations ne sont sérieuses que lorsqu'elles dépendent d'altérations organiques du cœur, des gros vaisseaux ou des poumons, encore que dans l'hypertrophie cardiaque légère, elles ne doivent pas inquiéter, si l'on se soumet aux précautions ordonnées en pareil cas.

Cyanose.

A. La *cyanose* (de *cuanos*, bleu, et *nosos*, maladie) consiste dans une teinte bleue des téguments de la face, des lèvres, des doigts, etc., résultant du mélange du sang noir et du sang rouge, par suite d'une communication directe entre le cœur droit et le gauche (I, p. 477, *C.*).

Nous ne parlons donc point de cette teinte cyanosée que prennent les téguments externes dans le cours des maladies du cœur décrites plus haut, lesquelles troublent profondément la circulation générale.

La cyanose est donc considérée comme une maladie autonome, du moment qu'elle dépend d'une communication directe entre les cavités droites et les cavités gauches du cœur par suite de la non-oblitération du trou de Botal après la naissance, ou entre l'artère pulmonaire et l'aorte par suite de la non-oblitération du canal artériel.

B. La cyanose se manifeste peu de temps après la naissance. Le petit malade présente une coloration bleuâtre, violacée, noirâtre, livide, de la peau, plus prononcée à la face qu'aux autres parties. Il y a de la dyspnée, de l'oppression, peu de chaleur propre, petitesse du pouls. A l'auscultation, bruit de souffle, de frémissement. Le malade succombe promptement, ou il traîne une existence languissante pendant quelques années, étant continuellement exposé aux syncopes et aux lipothymies. On a vu cependant des sujets vivre jusqu'à 20, 30, 40 ans et davantage, quoique ayant une communication anormale entre les cavités du cœur, mais ces cas sont très rares.

C. Le *traitement* n'est que palliatif. Il consiste à éviter tout ce qui peut troubler l'action du cœur, le froid particulièrement, et à employer les révulsifs cutanés dans les accès de suffocation, quelques petites saignées dérivatives de temps à autre, etc.

§ II. — Maladies de l'aorte.

L'aorte est susceptible de diverses altérations. L'inflammation peut s'y montrer; elle peut se rétrécir, se dilater, donner lieu à des battements nerveux, mais ces diverses affections sont assez rares, d'un diagnostic obscur et d'un pronostic généralement sérieux.

A. L'*aortite* ne se reconnaît à aucun signe certain pendant la vie, il est donc inutile d'en parler. Il suffit de dire que c'est une maladie grave, qui peut amener l'hypertrophie du cœur, l'anévrisme de l'aorte, l'angine de poitrine, l'embolie, etc.

B. Nous en dirons autant du *rétrécissement aortique*, affection rare que dénoncent une douleur locale, un bruit de souffle permanent, le développement du pouls dans les artères nées entre le cœur et le rétrécissement, la force moins grande des pulsations des artères nées au-dessous, des fourmillements et des élancements aux extrémités, etc.

C. Quant aux *anévrismes de l'aorte*, leur diagnostic est également incertain. Ils peuvent occuper des points différents de cette grosse artère, par exemple la crosse, l'aorte pectorale ou l'aorte abdominale. L'anévrisme aortique est plus fréquent à la crosse qu'à toute autre région, parce que l'artère y supporte le plus grand effort du sang. Il se termine par la mort, tantôt subitement, sans avoir été reconnu ni même soupçonné, tantôt après avoir causé des troubles plus ou moins considérables, tels que battements, palpitations, oppression, phénomènes intermittents d'angine de poitrine, lesquels phénomènes sont dus à une compression du cœur, des gros vaisseaux, des nerfs des organes voisins par la tumeur anévrismale. — Le *traitement* est palliatif, comme dans les maladies du cœur.

Battements nerveux.

Ils se passent dans l'aorte abdominale ; ce sont des pulsations énergiques, visibles à l'œil, perceptibles à la main à la région de l'estomac. Ces *battements épigastriques* sont parfois tellement prononcés qu'on les a pris pour un anévrisme. Laënnec lui-même commit cette erreur. A cause de leur coïncidence fréquente avec la gastralgie, l'hypocondrie, l'hystérie, la grossesse, etc., on les rattache à un élément nerveux, quoique leur explication véritable ne soit point encore trouvée. Ils constituent plutôt une incommodité qu'une maladie. Ces battements au creux de l'estomac coïncident souvent aussi avec une gastrite chronique.

§ III. — Maladies des artères.

La pathologie artérielle doit être distinguée suivant que les vaisseaux affectés sont d'un calibre très appréciable, ou plus petits, jusqu'aux capillaires. Commençant par les premiers, nous avons à étudier l'*artérite* (inflammation), les *anévrismes*, l'*embolie*, la *sclérose artérielle*.

Quant aux artères capillaires, nous en confondons la pathologie avec celle des capillaires veineux.

Artérite.

L'*artérite* est l'inflammation artérielle, la tunique interne de ces vaisseaux étant particulièrement affectée. Selon quelques pathologistes, elle serait assez fréquente ; selon d'autres, très rare ; son histoire, en tout cas, est assez obscure, ainsi que son diagnostic pendant la vie. Elle occupe une longueur plus ou moins étendue ou limitée du vaisseau. Un sentiment de douleur, de rigidité, d'empâtement le long de celui-ci, s'il est d'un certain volume, accuse son existence. Les battements de ce vaisseau sont plus forts ; en y appliquant l'oreille, on perçoit un bruissement particulier dû au frottement de la colonne sanguine contre les parois artérielles rendues inégales et resserrées par la phlegmasie de la tunique interne qui provoque une exsudation de lymphe coagulable, laquelle peut oblitérer le canal et empêcher le sang de passer : aussi divers accidents, dont le plus redoutable est la *gangrène* des parties nourries par l'artère oblitérée, en sont-ils des conséquences. (V. *Embolie.*)

La *gangrène sénile*, nous l'avons déjà dit, est considérée comme un effet soit de l'inflammation chronique d'une artère à rôle principal, soit de sa transformation cartilagineuse ou de son occlusion.

B. Traitement. — Saignées, sangsues, cataplasmes, bains prolongés. Ces moyens n'arrêtent pas toujours les progrès de l'inflammation artérielle.

Selon quelques pathologistes, Bouillaud en tête, la *fièvre inflammatoire* (*fièvre angioténique*) serait due à l'irritation du système artériel général. Cette opinion n'est point généralement reçue.

Battements nerveux des artères.

Nous nous bornons à ce que nous avons dit des *battements de l'aorte* ventrale.

Anévrisme artériel. — Anévrisme vrai.

Nous avons dit précédemment que le mot *anévrisme* s'applique à la dilatation de parois artérielles (*anévrisme vrai*) ; ajoutons qu'il résulte aussi d'une tumeur due à du sang épanché dans le tissu cellulaire à la suite d'une plaie faite aux tuniques interne et moyenne de ces artères (*anévrisme faux*).

A. L'anévrisme vrai, dit *spontané*, est celui dont nous avons à nous occuper. Il n'est provoqué par aucune cause externe, comme contusion, effort, blessure, etc. On l'attribue à une inflammation particulière ayant pour effet de ramollir ses parois artérielles et de les rendre friables, de façon que le point le moins résistant du petit canal cède aux efforts incessants du sang. Alors les tuniques interne et moyenne, par suite du progrès de leur dilatation, s'érodent, se rompent ; il ne reste bientôt plus que la tunique externe ou celluleuse, qui forme une sorte de poche, anévrisme (*faux*), et s'oppose ainsi à l'extravasation du sang dans les tissus. Mais tôt ou tard, cette tunique externe se rompt à son tour, et alors la tumeur se vide soit dans une cavité ou l'intérieur d'un parenchyme, soit dans le tissu sous-cutané. Dans ce dernier cas, le plus fréquent, la peau qui recouvre la collection sanguine s'enflamme, s'amincit peu à peu sous l'influence des progrès de la maladie, et finit par se rompre à la manière d'un abcès.

B. Voici à quels signes on peut reconnaître l'anévrisme d'une artère. La tumeur est située sur le trajet du vaisseau. Il faut dire que ce sont les plus gros, comme l'aorte, les sous-clavières, les carotides, la poplitée, qui en sont le plus fréquemment le siège. La tumeur est indolente, sans changement de couleur à la peau ; son volume est en rapport avec le calibre de l'artère, d'autant plus fort que le cas est plus ancien ; elle diminue sous la pression, et reparaît aussitôt après : des *battements isochrones* à ceux du pouls s'y font sentir ; ils cessent lorsqu'on comprime l'artère entre le cœur et l'anévrisme pour intercepter la circulation. L'auscultation, elle, fait entendre un *bruit de souffle*, dû au mouvement d'entrée et de sortie du sang dans l'intérieur de la tumeur. Mais ces phénomènes sont rarement réunis ; souvent même aucun n'est franchement dessiné, ni propre à asseoir un diagnostic certain, attendu que les abcès, les kystes, les tumeurs de différentes sortes, peuvent simuler l'anévrisme et induire en erreur le médecin peu attentif.

C. Quoi qu'il en soit, la tumeur anévrismale augmente peu à peu de volume, déplaçant, distendant, désorganisant même les parties qui lui font résistance ou qui se trouvent en rapport avec elle : de là diverses lésions fonctionnelles qu'il nous est impossible de signaler. Le sang contenu dans la poche anévrismale est en partie liquide, en partie coagulé ; les caillots qui se trouvent le plus près de la périphérie de la tumeur sont les premiers formés et les plus fermes. Enfin, comme il vient d'être dit déjà, la tumeur finit tôt ou tard par s'enflammer, s'ouvrir et par suite occasionner les graves accidents des hémorrhagies traumatiques.

D. Traitement. — L'anévrisme artériel est une maladie sérieuse ; elle l'est d'abord par elle-même, puis à cause de l'opération chirurgicale (ligature) qu'elle exige, et qui consiste à intercepter le cours du sang dans le vaisseau malade. La ligature offre elle-même des dangers à cause de la plaie qu'on est obligé de faire, des accidents qui peuvent la compliquer (accidents conjurés maintenant par l'antisepsie), et des conséquences que peut avoir l'oblitération du canal principal chargé de porter le sang aux organes, et qui se résument en ce mot : *gangrène*.

La gangrène est imminente, en effet, dans une partie où la circulation sanguine est interrompue ; mais ce qui fait qu'après la ligature d'une artère cet accident n'a pas toujours lieu, c'est que la nature, toujours vigilante, trouve moyen de rétablir la circulation par les petits vaisseaux d'anastomoses nés au-dessus de la ligature, et qui prennent alors un développement extraordinaire. Certains anévrismes des artères peuvent être guéris par la *galvano-puncture*, par la *compression directe* faite au-dessus de la dilatation pour amener la coagulation du sang dans le sac anévrismal, ou par les injections au *perchlorure de fer* quand il s'agit de petites artères.

Anévrisme traumatique.

A. Ce que nous avons désigné plus haut sous le nom d'anévrisme *faux* est l'anévrisme *traumatique*, c'est-à-dire : tumeur formée par du sang échappé par une ouverture artérielle, laquelle est due à une blessure, un effort, un accident quelconque. Lorsque cette tumeur s'étale au milieu de tissus qui se prêtent à l'infiltration sanguine, l'anévrisme est appelé *diffus*. Si la cause vulnérante n'a divisé que la tunique externe, ou avec elle la tunique moyenne, sans intéresser l'interne, celle-ci fait hernie à travers l'ouverture des deux autres, en forme de poche remplie de sang, et dans ce cas l'anévrisme est dit *circonscrit*. — La *ligature* de l'artère faite au-dessus de la lésion est encore le seul remède à employer.

B. *L'anévrisme faux* a été quelquefois dû à une *saignée malheureuse* dans laquelle l'artère a été lésée sans ménagement d'aucune de ses trois tuniques. — Cet accident est annoncé par un *jet saccadé* d'un sang rouge, rutilant, bien différent du sang que donne l'ouverture de la veine, lequel est plus foncé en couleur et s'échappe *en jet continu* ou en bavant. La seule chose à faire dans ce cas, c'est d'exercer une *compression* sur la plaie au moyen d'une compresse épaisse et de tours de bande. Mais comme on ne saigne plus, plus de souci à ce sujet.

C. Dans les *blessures artérielles* la plaie cutanée se cicatrise ; mais celle du vaisseau lui-même reste ouverte. Elle ne se guérit point à cause : 1° de l'effort continuel du sang contre les parois du vaisseau ; 2° de la texture cartilagineuse de la membrane moyenne, qui, douée de peu de vitalité, n'a que peu de tendance à la cicatrisation. Le sang s'infiltre donc dans les tissus et forme une *tumeur anévrismale*. On reconnaît la nature de celle-ci aux pulsations et au bruissement obscur qui s'y manifestent. Le sang se coagule en partie, et agit comme corps étranger; provoquant de l'irritation, il devient cause d'abcès dont l'ouverture, qui ne peut tarder à se faire, offre des dangers que nous connaissons. En sorte que, pour obtenir la guérison, il faut nécessairement pratiquer la *ligature* de l'artère lésée ou celle du tronc artériel qui lui donne naissance.

Anévrisme variqueux.

Cette espèce d'anévrisme résulte d'une double plaie faite à une veine et à une artère contiguës, plaie permettant au sang de passer directement d'un de ces vaisseaux dans l'autre, sans s'épancher dans les parties voisines. Il peut se faire aussi une tumeur anévrismale par infiltration de sang dans le tissu environnant. Cette lésion était encore assez souvent la conséquence d'une saignée mal faite. On ne s'aperçoit pas de l'accident au moment de la blessure : la plaie cutanée et l'ouverture de la paroi veineuse qui lui est contiguë se cicatrisent ; mais la double blessure qui fait communiquer l'artère avec la veine reste béante. Cet anévrisme donne lieu à peu près aux mêmes symptômes que le précédent; seulement il est beaucoup moins sérieux, car il peut rester stationnaire. — *Traitement* chirurgical.

Embolie.

Un caillot sanguin qui se forme dans une artère et circule avec le sang jusqu'à ce qu'il soit arrêté dans une artère d'un trop petit calibre pour lui livrer passage, voilà l'*embolie*. Il y a des embolies artérielles et des veineuses.

Embolie artérielle ou *fibrineuse*. — Elle peut partir soit du cœur affecté d'endocardite, soit de l'aorte ou des grosses artères devenues athéromateuses (V. *Sclérose artérielle*), soit enfin d'un point quelconque de l'intérieur d'un vaisseau secondaire. Le caillot voyageur, parti de la carotide, peut aller au cerveau en obstruer un vaisseau nourricier, et causer, par suite, un accident grave, mortel même. S'il part de l'aorte descendante pour s'arrêter à la jambe ou au pied, il causera une *gangrène*, d'une fétidité caractéristique. En un mot, les accidents dus aux embolies sont relatifs aux divers sièges que peut occuper l'*embolus* dans les artères plus ou moins volumineuses ou fines. L'amaurose elle-même peut être occasionnée par obstruction embolique de l'artère centrale de la rétine (Wirchow).

Les embolies fibrineuses passent pour être rares, mais bien des morts subites peuvent leur être attribuées. Si dans le cours d'une endocardite, par exemple, une hémiplégie se produit tout à coup, il y a lieu de craindre qu'une embolie de quelque artère cérébrale n'ait déterminé un ramollissement partiel du cerveau.

Embolies veineuses. — Elles sont plus rares et s'expliquent moins bien, puisque, à l'inverse des artères qui deviennent de plus en plus petites, les veines qui ramènent le sang au cœur se succèdent de plus en plus volumineuses.

Remarquons toutefois que cette loi est renversée au cœur droit, car l'artère pulmonaire, se rendant aux poumons et s'y distribuant, se divise en rameaux de plus en plus fins, mais c'est le lieu de remarquer que l'artère pulmonaire est mal dénommée puisqu'elle charrie du sang veineux (I, p. 123). Quoi qu'il en soit, c'est principalement dans cette artère pulmonaire que s'opèrent les *embolies veineuses.*

Celles-ci se montrent encore dans les cas de varices, de phlegmasie blanche, etc. Le caillot, une fois détaché, suit le cours du sang; il arrive dans la veine cave, est versé dans l'oreillette droite, laquelle le verse dans le ventricule droit, et celui-ci le pousse à son tour dans l'artère pulmonaire. Il finit par être arrêté dans les divisions pulmonaires de ladite artère, où l'embolus détermine une apoplexie pulmonaire, des noyaux gangréneux ou une pneumonie lobulaire.

Quand un individu affecté de varices, ou une femme atteinte de *phlegmasia alba dolens*, meurt subitement ou offre des symptômes d'apoplexie pulmonaire, on peut supposer qu'un caillot d'embolie veineuse est venu oblitérer une ou deux divisions de l'artère pulmonaire.

Sclérose artérielle.

Les artères sont exposées à certains troubles de nutrition produisant un état d'incrustation calcaire, d'athéromatose, d'ossification même, troubles amenés par les progrès de l'âge, la diathèse goutteuse ou par l'artérite chronique. Cela commence par des espèces de granulations graisseuses de la membrane interne, du vaisseau, au milieu desquelles se déposent des sels de phosphate et de carbonate de chaux, qui rendent les parois artérielles dures. Ainsi imprégnées, les artères (les petites le sont plus difficilement que les grosses) perdent leur élasticité, s'ulcèrent. De là troubles de la circulation, anévrisme, rupture suivie d'hémorrhagie, apoplexie si l'accident se passe dans le crâne; de là aussi embolie, produisant même effet qu'une apoplexie foudroyante.

Il y a là une succession de phénomènes qui montre l'importance du diagnostic de l'artérite en face des conséquences de celle-ci et de la sclérose artérielle. Voici, par exemple, un malade présentant un anévrisme de l'artère crurale, tel autre un ramollissement cérébral, chez tel autre encore une anasarque. L'artérite du premier, en affaiblissant la paroi du vaisseau, provoque la dilatation anévrismale ; le ramollissement cérébral du deuxième malade aura eu pour origine l'état athéromateux artériel du cerveau ; l'anasarque du troisième sera rapportée à l'entrave subie par la circulation du sang par ce même état athéromateux des artères.

Le *traitement* est simple : combattre la phlegmasie artérielle ; opposer à la diathèse soupçonnée la sobriété, la vie calme, l'exercice, etc.

Sclérose valvulaire du cœur. — Cet état grave a été signalé à l'article *Endocardite*. La valvule mitrale en est souvent le siège (I, 122, *d*).

§ IV. — Maladies des vaisseaux capillaires artériels et veineux.

Puisqu'il n'existe pas de ligne de démarcation entre le point où se terminent les artères et celui où les veines commencent ; puisque les vaisseaux capillaires des unes et des autres se confondent, on peut englober leurs maladies dans un même article. Elles sont peu nombreuses, d'ailleurs ce sont : les *nævi* (taches de naissance) ; les *tumeurs érectiles* et les *embolies*. Les capillaires sont peut-être exposés à quelque affection pathologique, lorsque la nutrition est altérée ; mais ces troubles de nutrition, désignés par hypertrophie, atrophie, maigreur, obésité, ne leur sont point attribués spécialement.

Nævi materni.

Nous avons rangé cette affection au nombre des *taches cutanées*.

Tumeurs érectiles.

Envies, varices de la peau.

Il s'agit de tumeurs d'un volume variable, petites en général, tantôt saillantes, tantôt à peine élevées au-dessus de la peau, d'une couleur bleuâtre, lie de vin, *formées par un tissu vasculaire ou spongieux* analogue au tissu érectile. Elles ont pour siège le réseau capillaire dont les dernières ramifications artérielles ou les premières radicules des veines forment comme de petits anévrismes. Pouvant se laisser pénétrer par une grande quantité de sang, ces vaisseaux se dilatent, éprouvant comme une sorte d'*érection*, de gonflement, sous l'influence de tout ce qui active la circulation artérielle ou retarde la circulation veineuse.

Les tumeurs sanguines *érectiles* sont ordinairement congénitales; cependant elles peuvent se développer spontanément après la naissance. Elles se montrent le plus souvent aux régions du corps où la peau est pourvue de vaisseaux capillaires abondants, comme aux lèvres (*envies*), à la face, au cuir chevelu par exemple. Il y en a d'artérielles, de veineuses, de mixtes, suivant l'élément cutané où elles siègent.

A. Tumeurs érectiles artérielles. — Formées principalement par des capillaires où le sang *rouge* prédomine sur le sang noir, elles offrent une coloration vive, se gonflent principalement après un exercice un peu fort; et lorsqu'elles renferment des vaisseaux assez volumineux, elles donnent lieu à des *pulsations* isochrones aux battements du cœur; pulsations qui cessent quand on exerce, entre le cœur et la tumeur, une compression sur l'artère principale à laquelle appartiennent les vaisseaux dilatés.

B. Tumeurs érectiles veineuses. — Dues aux veines plutôt qu'aux artères, leur coloration est *violacée*, livide, brunâtre; elles sont aussi plus molles, bosselées, *dépourvues de battements.* Lorsqu'elles se trouvent dans une position déclive par rapport au cœur, ou lorsqu'il existe une gêne de la circulation ou de la respiration, elles se gonflent et deviennent plus foncées en couleur, parce que les vaisseaux veineux s'engorgent du centre vers la périphérie, tandis que c'est l'inverse pour les artères.

C. Tumeurs mixtes. — Elles se composent d'éléments anatomiques communs aux deux espèces précédentes; elles en présentent aussi les caractères réunis et confondus.

D. Caractères généraux des tumeurs érectiles. — Quelle que soit leur nature, leurs forme et volume sont très variables. En effet, ce n'est souvent qu'une *tache* (vulgairement *envie, tache de vin*), un *nævus* qui apparaît, à la naissance ou peu de temps après; cette tache s'étend, se développe, se colore et prend une teinte plus ou moins rougeâtre, suivant qu'elle est artérielle ou veineuse. Dans d'autres cas, l'affection se manifeste de prime abord par une tumeur tantôt à peine saillante, tantôt plus ou moins manifeste, présentant souvent des bosselures, des granulations rappelant la *fraise*, la *mûre*; cette tumeur est quelquefois couverte de poils. Quand on la comprime, elle s'affaisse; mais dès qu'on cesse la compression, elle reprend ses dimensions ordinaires. Si on l'incise, un sang abondant s'écoule en nappe, et l'hémorrhagie est difficile à arrêter.

E. Traitement. — Si la tumeur reste stationnaire, on doit la respecter. On se gardera d'y toucher, d'abord parce que ce serait tenter une opération incertaine dans ses résultats, ensuite parce que l'on s'exposerait à faire dégénérer le mal en cancer; car, malheureusement, le tissu érectile pathologique a une fâcheuse tendance à devenir cancéreux. Toutefois, s'il arrive que ce tissu continue de se développer, comme il finirait, tôt ou tard, par ulcérer la peau et donner lieu à des hémorrhagies graves, il faut songer à en débarrasser le malade.

Or les moyens qu'on emploie dans ce but sont exclusivement chirurgicaux. C'est : 1° *compression*, qui ne convient que dans les cas où la tumeur est plus étendue et lorsqu'elle repose sur une base solide ; 2° *inoculation du virus vaccin*, en vue de faire naître une inflammation adhésive dans les vaisseaux dilatés et de les oblitérer; elle n'est praticable que dans les cas de tumeur très circonscrite; 3° *cautérisation*, soit partielle ou totale avec la pâte de Vienne, la potasse caustique ou la pâte Canquoin, etc. ; 4° *ligature*, appliquée sur le pédicule de la tumeur, si celle-ci en a un, ou sur l'artère principale qui y porte le sang ; 5° *excision* ; 6° *séton*, traversant le tissu anormal pour en oblitérer les cellules. (V. les *Traités de médec. opérat.*)

§ V. — Maladies des veines.

Toute inflammation des vaisseaux sanguins est chose sérieuse : mais il y a des différences remarquables entre celle des veines et celle des artères. Pour le prouver, faisons un court parallèle entre les blessures, les inflammations et les dilatations des deux ordres de canaux.

1° Les *blessures des artères* sont graves, à cause du peu de tendance de ces vaisseaux de parois dures et fibreuses à se cicatriser, et du choc continuel de la colonne sanguine poussée par le ventricule gauche. Au contraire, les blessures *des veines* se cicatrisent facilement, conséquence non seulement de leur contexture molle, mais encore de ce que l'écoulement du sang noir qu'elles fournissent n'est point sous l'influence directe des impulsions du cœur; exceptons pourtant le cas où le vaisseau serait très volumineux. Si les blessures veineuses se sont montrées quelquefois dangereuses, c'est qu'elles ont été suivies de *phlébite*. (V. ci-après.)

2° *Inflammation*. Celle *des artères*, d'ailleurs rare, est d'un pronostic sérieux, parce que le vaisseau peut s'oblitérer et priver de nourriture des organes qui bientôt seront frappés de gangrène (V. *Embolie*) ; au contraire, la *phlegmasie des veines*, plus fréquente et mieux étudiée, est très redoutable, en raison de la suppuration qui se forme dans l'intérieur de ces vaisseaux et empoisonne l'économie. Les veines peuvent aussi s'oblitérer, mais de cet accident il ne résulte qu'un œdème plus ou moins étendu, la circulation étant d'ailleurs facilement rétablie par les autres veines, à moins que l'oblitération n'existe dans un tronc commun, comme la veine cave ou la veine porte.

3° *Dilatation des artères*. Elles finissent tôt ou tard par céder au choc du sang, et leur rupture est favorisée par la nature du tissu artériel ; les *dilatations des veines* ne sont pas suivies de rupture, elles ne causent que de la gêne, qu'on peut diminuer d'ailleurs en comprimant les vaisseaux dilatés (V. *Anévrisme*, *Varices*).

Après ces généralités, il nous reste à étudier : la *phlébite* (inflammation des veines) ; les *varices* (dilatations) ; l'*embolie veineuse*, déjà étudiée, p. 257.

Phlébite.

La *phlébite* est l'inflammation des veines. Elle affecte la membrane externe ou la membrane interne de ces vaisseaux, le plus souvent cette dernière ; elle est plus ou moins étendue ; elle occupe le plan superficiel, ou le plan profond du système veineux. Ces distinctions sont importantes dans la pratique.

Phlébite externe. — L'inflammation de la membrane externe des veines accompagne ou complique le *phlegmon ;* leurs symptômes se confondent.

A. Phlébite interne. — Cette forme est due à plusieurs genres de *causes*, telles que contusions, excoriations, déchirures ; piqûres avec des instruments imprégnés de matières putrides ; saignée faite avec une lancette en mauvais état ; grandes plaies, qui, lorsqu'elles s'enflamment, fournissent un pus de mauvaise nature, irritant les bouches veineuses et enflammant ces canaux ; accouchement récent (*phlébite utérine*) ; inoculation du virus de la morve et du farcin, infection purulente, etc.

B. Les *symptômes* de la phlébite, par plaie ou traumatique (c'est toujours de phlébite interne qu'il est question) doivent être distingués en *locaux* et en *généraux*. Pour les premiers : douleur le long de la veine enflammée, et, si celle-ci est superficielle, rougeur, tension, sensation de cordon dur, douloureux, inégal, le long de son trajet. La partie malade (le membre par exemple) se meut difficilement, devient œdémateux ; il y a du malaise, de la céphalalgie, de la fièvre : tout cela plus ou moins accentué, suivant l'importance et le nombre des veines entreprises. — Mais lorsque la phlébite atteint le *plan profond* des veines, on ne reconnaît alors la maladie que par les accidents généraux de l'*infection purulente.*

Le premier effet de la phlébite interne est la *coagulation* du sang avec adhérence du caillot aux parois du vaisseau, ou formation de fausses membranes interceptant le passage du liquide. L'oblitération de la veine occasionne une infiltration séreuse dans les parties où cette veine prend naissance, à moins que la circulation ne se rétablisse par les anastomoses ou les veines collatérales. Cette oblitération n'est point une chose malheureuse quand elle oppose une barrière au pus qui se forme très aisément dans le vaisseau enflammé, pus qui, se mêlant au sang, occasionne les accidents dont nous allons parler. Mais dans beaucoup de cas arrive une de ces deux choses : ou la phlébite se montre primitivement *suppurative*, sous l'influence de la prédisposition individuelle ou de l'action microbienne, au lieu d'être *adhésive*, *obturatrice*, *fibrineuse ;* ou le caillot obturateur d'abord formé se rompt, se détruit, et alors le pus est entraîné, circule avec le sang et empoisonne l'économie en déterminant les phénomènes mortels de l'*infection purulente.*

Que ce soit par phlébite suppurative ou par infection ou résorption purulentes que succombent les malades affectés de fractures compliquées de plaie, les blessés, les amputés, les nouvelles accouchées, etc., dans tous les cas l'on constate la présence de *bactéries* dans le pus, et c'est à ces micro-organismes qu'il faut attribuer la propriété infectieuse et toxique de cette situation pathologique.

L'infection purulente pouvant se déclarer à l'occasion des plus légères comme des plus grandes blessures et opérations, et devenant presque fatalement mortelle, on doit considérer comme *chose toujours sérieuse l'action de l'instrument tranchant* sur les tissus vivants, lors même qu'il s'agit des plus petites opérations à pratiquer. Mais heureusement aujourd'hui les progrès de l'*antisepsie* rendent bien faibles les mauvaises chances de tels accidents, autrefois si communs.

C. Lorsque l'inflammation veineuse ne dépasse pas le degré favorable à la coagulation du sang et à l'adhésion du caillot, le pronostic se montre bénin, comme celui de la phlébite *adhésive* des veines capillaires lésées dans les opérations suivies de guérison. Quand la phlegmasie occupe des vaisseaux un peu volumineux, surtout si elle se développe sous l'influence d'un état général mauvais, ou de l'absorption d'une matière putride ou purulente, elle devient *suppurative*, et c'est alors que naissent tous les accidents de l'infection purulente, dans les humeurs de laquelle on trouve des millions de microbes.

Traitement. — A sa première période, la phlébite doit être traitée par les *antiphlogistiques :* sangsues sur le trajet de la veine enflammée, si elle est superficielle ; frictions mercurielles, cataplasmes et bains. S'il se forme un *abcès* dans le tissu cellulaire environnant, on doit l'*ouvrir* de bonne heure et largement, en prenant toutes les précautions antiseptiques recommandées. On conseille de comprimer la veine au-dessus du point malade pour empêcher que le pus qui se forme dans sa cavité ne passe dans le torrent de la circulation ; mais malgré cette précaution, l'infection du sang s'opère souvent par les veines collatérales. Afin d'éviter cet accident, dans les cas de plaies chirurgicales, de blessures venimeuses, on doit prendre les précautions que nous avons indiquées aux articles *Plaies*, *Abcès par congestion*, *Antisepsie*.

Dès que les symptômes de l'infection purulente commencent à se manifester, on peut dire que le malade est voué à une mort certaine. Ces symptômes sont d'autant plus graves qu'ils se développent d'une manière insidieuse et sans manifestation d'inflammation locale, comme dans la *morve*, la *pyémie*, la *fièvre puerpuérale*, etc. — On a essayé de les combattre par le *sulfate de quinine*, l'*arnica*, les *antiseptiques*, la *teinture d'aconit*, l'*acide phénique*, etc., mais le bon remède est encore à trouver.

Varices.

Phlébectasie.

Les *varices* (de *variare*, varier, parce que les vaisseaux variqueux font des sinuosités) sont des dilatations permanentes des veines, devenues plus longues et qui sont repliées sur elles-mêmes. Toutes les veines peuvent devenir le siège de varices ; mais les veines externes ou superficielles des membres inférieurs sont le plus souvent atteintes ; et c'est d'elles qu'il est ici question spécialement.

A. Causes. — Tout ce qui gêne la circulation veineuse devient cause de varices. Les jambes sont plus exposées à cette maladie que les autres parties, parce que le sang est obligé de progresser dans un sens contraire aux lois de la pesanteur et que ce liquide est complètement soustrait à l'impulsion du cœur, les mouvements des muscles ayant d'ailleurs peu d'action sur les veines superficielles. Si l'on ajoute à ces causes physiologiques la compression exercée par les jarretières, les tumeurs, l'utérus gravide chez la femme, les matières fécales accumulées dans le rectum, la station prolongée qu'exigent certaines professions, etc., on ne sera plus étonné de la fréquence des dilatations veineuses aux membres inférieurs. Néanmoins, ces causes sont impuissantes sans une prédisposition particulière.

B. Symptômes. — Les varices se montrent sous diverses formes : ce sont ou des dilatations veineuses uniformes, ou plus fréquemment des dilatations partielles, inégales, ou enfin des tumeurs molles, livides et bleuâtres. En tout cas, pas ou peu de douleur. Les veines se dessinent en trajets sinueux plus ou moins apparents; elles sont simplement dilatées, élargies ; d'autres fois leurs parois sont en même temps épaissies ou amincies, ou transformées en tissu caverneux ou fongueux. Le membre est le siège de pesanteur et d'engourdissement; il se gonfle, s'infiltre de sérosité, devient œdémateux. Par suite d'un séjour longtemps prolongé dans les vaisseaux dilatés, le sang se coagule, forme un caillot qui devient de plus en plus ferme et gros. L'irritation que produit ce caillot, jointe à la fatigue, aux travaux ordinaires auxquels les malades continuent de se livrer, finit par enflammer le vaisseau, le tissu cellulaire, la peau, et un *ulcère variqueux* se produit. Dans d'autres cas, c'est l'inflammation veineuse (*phlébite variqueuse*) qui précède et cause l'oblitération de la veine. Quoi qu'il en soit, lorsque la peau s'excorie, s'ulcère; quand le membre est le siège d'un engorgement chronique, dû ou non aux varices, l'ulcération, quoique ayant une certaine tendance à la guérison, demeure sans se fermer, ou même le plus souvent s'aggrave et persiste aussi longtemps que durent les causes qui l'ont occasionnée.

Comme complication, on a attribué des sciatiques cruelles au développement variqueux de petites veines de la jambe qui serpentent entre les gaines fibreuses du nerf fémoro-poplité.

Traitement. — Les varices ne constituent qu'une infirmité incommode qu'il est toujours possible sinon de guérir, du moins de pallier. Les varices récentes, peu prononcées, peuvent disparaître avec la cause qui les entretient : c'est ce qui a lieu pour celles que produit la grossesse, par exemple. Quelquefois l'inflammation ou la coagulation du sang amène une guérison spontanée en transformant les canaux dilatés en cordons durs, imperméables. Mais ordinairement l'art intervient, soit pour soulager, soit pour guérir. On soulage au moyen de la *compression*, exercée méthodiquement autour du membre et d'une manière uniforme, permanente à l'aide du bandage roulé ou du *bas lacé*, du bas *élastique*, par exemple, et qui s'oppose à l'accroissement de la dilatation veineuse, à la tuméfaction œdémateuse des parties et à l'action des violences extérieures, toujours à craindre d'autant que les plaies qui en résultent se cicatrisent difficilement. La *compression* est le moyen le plus inoffensif et le plus employé à juste titre. On peut aussi appliquer sur la tumeur variqueuse des corps très froids, des compresses imbibées de vinaigre ou d'eau à la glace, de la glace pilée, enfermée dans une vessie.

L'*incision* de la veine, la *ligature*, l'*excision*, la *cautérisation*, opérations que l'on pratique pour obtenir une guérison radicale, sont quelquefois suivies de graves accidents inflammatoires, de *phlébite* par exemple, voire même d'*infection purulente*. Les *injections coagulantes au perchlorure de fer* sont infiniment moins dangereuses et plus efficaces. — Mais autant que possible vivons avec nos varices, sans faire autre chose que les comprimer et les soustraire aux contusions.

§ VI. — Maladies du sang. — Nosohémies. — Généralités.

Cet article serait, sans contredit, le plus important, le plus étendu, si les altérations que subit le sang dans les diverses conditions physiologiques et pathologiques de l'économie pouvaient être appréciées, décrites. Mais cette étude étant encore peu avancée, nous sommes obligé de rattacher à des lésions organiques manifestés ce qui dépend de modifications primitives, cachées, du sang, à moins de s'attacher exclusivement aux modifications des *globules*, des *hématies*, des *leucocytes*, du *sérum*, de la *fibrine*, etc., ce qui n'intéresse guère le praticien.

Néanmoins, voici quelques propositions aphoristiques à méditer.

A. « Toutes les altérations de quantité et de qualité du sang sont des *nosohémies*, qui donnent lieu à des symptômes plus ou moins graves. — Le sang, par les modifications de quantité, de qualité, de couleur, de composition produites par les temps et les lieux, l'âge, le sexe, le régime, révèle la constitution, le tempérament et les maladies de l'homme. — Toute maladie grave, aiguë ou chronique, est accompagnée d'une altération primitive ou secondaire dans le sang. — Ce que l'œil, le poids et la balance apprennent de positif ou de matériel sur les altérations de couleur, de densité du caillot, sur les altérations de nombre, de figures et de qualités des globules blancs et des globules rouges, sur le poids et la plasticité de la fibrine, sur le poids de la graisse, sur le chiffre des sels du sang dans les maladies, ne fournit qu'une notion générale dans l'espèce, et ne montre pas ce qu'il y a de particulier, de spécial et surtout de spécifique dans l'individu. —

En dehors des altérations du sang propres à une classe de maladies, il y a les altérations spéciales aux individus et engendrées par la résultante combinée des effets de leur âge, de leur sexe et de leur constitution, molle, robuste ou impure. Celles-là échappent toujours à l'analyse optique et chimique, et ne sont appréciées que par le raisonnement et l'induction clinique.

B. « Toutes les inflammations franches produisent l'augmentation absolue de la quantité et de la plasticité de la fibrine du sang ; c'est l'état qui caractérise l'*inflammation* plus que l'état local inflammatoire, lequel peut se retrouver dans toute autre classe de maladies, dans les *fièvres*, par exemple.

C. « Toutes les fièvres avec ou sans manifestation locale inflammatoire déterminent la dissolution du sang, c'est-à-dire la diminution ou la perte de la plasticité de la fibrine, et sa putridité, c'est-à-dire la formation de bactéries, telles qu'en engendre la putréfaction du sang à l'air libre (Davaine). — La fièvre typhoïde, la variole, la scarlatine, la diphthérie, la morve, l'infection purulente, etc., sont accompagnées de *nosohémie putride*, c'est-à-dire d'altération du sang par des *bactéries* » (Coz, Felz, Davaine).

D. Voilà qui est bien dit ; mais des éclaircissements sont ici nécessaires en ce qui concerne la *Théorie des germes*, établie par Pasteur, pour expliquer certaines nosohémies ou étiologies morbides. Cette théorie est basée sur deux faits parfaitement démontrés, savoir : 1° que dans les maladies septiques, pyémiques, virulentes, adynamiques, morveuses, etc., sang et pus contiennent des myriades de bactéries, bacilles ou vibrions ; 2° que ces infiniment petits ne sont point le produit d'une génération spontanée, qu'ils viennent du dehors, autrement dit, ne sont point effet, mais cause de maladie (II, p. 293).

E. La fièvre typhoïde, par exemple, paraît engendrée par des germes pathogènes ayant pénétré dans le sang par une voie quelconque (respiration, ou par usage d'eau impure comme boisson). Et la maladie est plus ou moins grave, suivant que ces germes ont exercé leur action avec plus ou moins de force. Quand les malades guérissent, c'est que l'organisme, aidé ou non du traitement, est parvenu à annihiler leur influence puissante.

Ce que nous disons là de la fièvre typhoïde peut s'appliquer à toutes les maladies septiques. Soit, par exemple, un abcès ouvert et dont le pus s'altère et empoisonne l'économie : cet abcès est devenu un terrain propice au développement des germes répandus dans l'atmosphère, de là les accidents de l'*infection purulente*, occasionnés par la présence de bactéries dans le sang ou les humeurs en général.

F. Les germes bactéries ou corpuscules organiques existent donc dans l'air non privé de poussières. Ils se reproduisent, se perpétuent par voie de génération ou de fissiparité : d'où cette conclusion que la *génération spontanée n'existe pas*, et que « leur origine première remonte à celle des choses » (Pasteur).

G. Dans les lignes guillemetées citées plus haut, on lit cette phrase : « La perte de la plasticité de la fibrine et sa putridité, c'est-à-dire la formation des bactéries, comme celles qu'*engendre* la putréfaction du sang à l'air libre. » Or, d'après la théorie de Pasteur, il y a là des erreurs ; ainsi ces mots « formation des bactéries » pourraient faire croire qu'il y a génération *in loco* et sans germes préexistants ; ensuite ceux-ci « telles qu'en engendre la putréfaction du sang » non seulement n'expriment rien d'exact au point de vue de l'origine des infiniment petits, mais c'est qu'au contraire le sang d'un animal atteint de morve, par exemple, sang plein de bactéries au moment où il sort de ses vaisseaux, perd lesdites bactéries au fur et à mesure qu'il se putréfie à l'air. Donc, *septicité* n'est pas même chose que *putridité*, puisque dans certains cas l'une produit des effets opposés à ceux de l'autre.

Appliquée à la pathologie, la *théorie des germes* soulève plusieurs objections dont voici les principales : la logique voudrait qu'il y eût autant d'espèces de germes ou de vibrions qu'il y a de maladies différentes dues à leur influence. On se demande aussi pourquoi certaines affections, telles que la variole, la scarlatine, la fièvre typhoïde, ne se contractent qu'une seule fois, alors que les germes continuent d'agir sur les individus qui en ont déjà subi les effets, etc.

H. Pour résoudre cette question, des recherches actives sont faites, et déjà des résultats importants ont été obtenus. Ainsi Pasteur est parvenu à préserver les gallinacés du *choléra des poules* en les *vaccinant* avec du sang virulent dont l'action a été préalablement mitigée par la *culture*, de manière à rendre les poules malades sans les faire mourir. — Toussaint, vétérinaire, vaccine les moutons pour les préserver du charbon, en leur inoculant un liquide qui n'est autre chose que le résidu du sang charbonneux, c'est-à-dire du liquide de *culture* où se trouvent les restes de la vie des bactéridies (*toxine*) : c'est un charbon mitigé, ramené à tel degré d'altération qu'il devient compatible avec la vie et donne l'immunité contre le charbon intense. — Pasteur inocule le virus atténué de la rage comme préservatif de cette maladie chez l'homme comme chez l'animal. — On inocule au lapin le virus de la tuberculose et, suivant son degré d'intensité, ce virus le tue ou lui confère l'immunité (II, p. 369, *E*).

I. « Quant au charbon, la terre, dans certaines conditions d'humidité, constitue un milieu favorable à l'entretien du charbon. Mais les spores charbonneuses, comment montent-elles à la surface du sol? Elles montent par le mécanisme de transfert d'un être vivant que M. Pasteur a fort ingénieusement et poétiquement appelé le messager du charbon : c'est le ver de terre. Que peut-on objecter à cette découverte? N'a-t-on pas là une démonstration expérimentale? Pasteur a placé dans son petit parc, situé à l'un des endroits les plus dangereux, quatre moutons vaccinés. A quelques mètres de distance il a placé dans un autre parc quatre moutons non vaccinés. Ces quatre derniers sont devenus morveux, tandis que les premiers ont résisté. Devant des faits semblables, que peuvent des argumentations qui ne reposent que sur des raisonnements ? »

Revenons aux nosohémies. Nous avons déjà traité des *fièvres* (éruptives continues, intermittentes), de la *morve*, du *farcin*, de la *fièvre puerpérale*, des *abcès par congestion*. Il nous reste à parler de l'*anémie*, du *scorbut*, de la *pyhémie*, de l'*infection purulente*, en faisant remarquer toutefois que l'anémie et le scorbut ne sont point jusqu'ici considérés comme des affections bactéridiennes. D'ailleurs, combien d'autres états anormaux du sang n'aurions-nous pas à faire intervenir, comme dans l'albuminurie, les fièvres marécageuses, les convulsions, etc., si l'on pouvait — chose impossible — apprécier le rôle du sang dans quelque affection que ce puisse être?

Anémie.

Hydrémie. — Aglobulie.

A. On entend par *anémie* la diminution de la masse du sang ; par *hydrémie*, l'augmentation du sérum ; par *aglobulie*, la diminution des globules.

Causes. — L'habitation dans un lieu sombre, le défaut d'exercice, une nourriture insuffisante, les cachexies, le travail dans les mines (*maladie des mineurs*), l'état nerveux, les diarrhées abondantes, toutes les affections morales, etc., favorisent la production de l'anémie, que déterminent plutôt encore les pertes sanguines répétées.

B. Symptômes. — Pâleur de la peau et des muqueuses, décoloration des tissus, bouffissure, mollesse des chairs; battements de cœur bruyants, éclatants; bruits de *souffle*, de *diable* dans les artères; essoufflement au moindre exercice; pouls petit, faible, parfois vif. Phénomènes nerveux divers, tels que migraine, palpitations, vapeurs, douleurs névralgiques; enfin disposition aux œdèmes, à l'anasarque, à l'albuminurie. Ces symptômes sont extrêmement variables par leurs combinaisons; si bien que leurs plus faibles expressions peuvent tromper l'observateur sur la véritable nature de l'état maladif qui, en raison de la difficulté du diagnostic précis, est taxé d'anémie, au hasard, car il y a des *anémies fausses*, celles par exemple où il y a bien pâleur, palpitations, faiblesse, mais où manquent une diminution en bloc du sang et des globules rouges (*hématies*).

La chlorose est une pseudo-anémie caractérisée par la diminution des globules. L'homme, à tout âge, peut être anémique, mais la chlorose est propre à la femme nubile.

C. Le *pronostic* de l'anémie vraie est favorable en général. Il est pourtant soumis à la nature de la cause, car l'anémie des individus cachectiques atteints de maladies chroniques est évidemment plus grave que celle qui succède à une hémorrhagie, par exemple.

D. Traitement. — Faire cesser l'action des causes; éloigner les mauvaises conditions hygiéniques; employer des *toniques* (amers, ferrugineux), des *analeptiques* (viandes rôties, vin vieux); exercice, séjour à la campagne, distractions. C'est tout, nonosbtant *spécialistes* et *spécialités*.

Scorbut.

Le mot *scorbut*, dérivé du danois ou du hollandais, signifie *déchirement*, *ulcère* de la bouche. Il désigne, depuis environ quatre siècles, une maladie caractérisée par un affaiblissement général, des hémorrhagies ayant lieu par diverses voies, des ecchymoses livides sur la peau, et par une tuméfaction fongueuse et saignement des gencives. Le sang a subi une diminution considérable de sa fibrine, d'où l'espèce de diathèse hémorrhagique qu'on observe dans cette affection.

A. Causes. — Elles sont de nature débilitante, comme privations, encombrement, humidité, mauvais aliments, fatigues, nostalgie, chagrins, etc. Elle se montre dans les grandes villes, les camps, les armées (*scorbut de terre*); plus spécialement elle sévit (elle sévissait) sur les marins et les passagers, dans les voyages maritimes de long cours (*scorbut de mer*). C'est en effet dans les vaisseaux que le scorbut éclatait avec le plus d'intensité, avant la vapeur, parce que les conditions de son développement y étaient le plus prononcées. La civilisation et l'aisance aidant ont fait que le scorbut est devenu à peu près inconnu à Paris et à Londres, où il était endémique il y a à peine un siècle et demi. Du reste, cette maladie n'a rien de spécifique, contrairement à ce que croyaient les anciens ; il est au pouvoir des gouvernements, des sociétés, des peuples, de la faire disparaître complètement.

B. Symptômes. — Le scorbut ne débute pas tout à coup ; les individus menacés d'en être atteints commencent par pâlir, perdre leurs forces, éprouver de la répugnance pour le mouvement, etc. Les gencives, premiers organes atteints, se gonflent, deviennent fongueuses, bleuâtres ; puis des taches noires ou jaunâtres se montrent à la peau ; des ecchymoses, des épanchements sanguins se forment dans les tissus, dans les muscles surtout. Se manifestent en même temps des douleurs dans les articulations et les os, des hémorrhagies par les muqueuses, des tumeurs sanguines, qui s'ulcèrent. Et quand l'affection scorbutique progresse, elle produit une faiblesse très grande, la fétidité de l'haleine et des urines, la petitesse et la fréquence du pouls ; puis dyspnée, palpitations, altération des os, etc. Les gencives tombent en détritus, les dents s'ébranlent.

Mais le scorbut n'offre pas toujours des symptômes aussi graves. Le plus souvent c'est une longue série de degrés successifs, depuis le simple *saignement des gencives* jusqu'aux désordres que nous venons de signaler, avançant, s'arrêtant, rétrogradant, recommençant plusieurs fois. Le pronostic varie donc suivant ces divers degrés. D'ailleurs nulle part la maladie n'offre une telle intensité. Le *purpura* est une sorte de scorbut secondaire.

C. Les *ulcères scorbutiques* sont caractérisés par des bords saillants, une surface fongueuse, saignante ; ils peuvent exister sans les symptômes ordinaires locaux et généraux du scorbut, chez les individus débilités par les privations, les maladies antérieures, les causes ci-dessus mentionnées.

Traitement. — Il doit être avant tout *prophylactique*, consistant à améliorer la position des malheureux, à les vêtir, les nourrir convenablement ; les *tonifier* par tous les moyens qu'indique l'hygiène publique et privée. Quant aux agents pharmaceutiques, ils comprennent les toniques amers (quinquina), les plantes dites *antiscorbutiques* (cresson, cochléaria, raifort), les *boissons acidulées*, etc. On a recours avec avantage aux *fruits acides* (oranges, citrons), le jus en est employé principalement à l'extérieur sur les gencives et sur les ulcères scorbutiques. Si l'altération gencivale est profonde, on prescrit des collutoires *astringents*, voire même *caustiques*. La dysenterie concomitante sera combattue par la *thériaque*, le diascordium. Les ulcères seront pansés avec des onguents *antiseptiques*.

Cette nosohémie est voisine de l'*anémie* à cause de la diminution des globules.

Leucémie. — Leucocythémie.

C'est un état du sang où les globules blancs sont trop nombreux par rapport à la fibrine, et où les globules rouges diminuent.

Il peut exister une faible leucocythémie, sans production de phénomènes morbides ; mais quand les globules blancs arrivent seulement au quart des globules rouges, il y a maladie. Cet état est presque toujours consécutif à une affection antérieure chronique. Il s'accompagne souvent d'hypertrophie, de désorganisation de la rate, laquelle peut se montrer alors dix, vingt fois plus volumineuse que de coutume. La leucocythémie existe encore avec des maladies des ganglions lymphatiques, celles du foie, des poumons (phtisie), etc. Elle a une marche aiguë ou chronique. Dans ce dernier cas, elle a tous les attributs extérieurs de l'anémie, doublée d'un état cachectique : pâleur, souffles vasculaires, dyspnée, œdèmes, hydropisies ou hémorrhagie.

Le *traitement* est celui de l'*anémie*, de la chlorose, du lymphatisme : Toniques, amers, ferrugineux.

Infection. — État infectieux. — Maladies infectieuses.

A. *Infection* est un mot générique qui signifie altération de l'air par des *effluves*, des *émanations miasmatiques*, *putrides*, par des *poussières animales corrompues*, etc., lesquelles ont pour effet de produire une maladie renfermant un ferment contagieux.

Telle qu'on la comprenait autrefois, l'infection doit rentrer dans la *théorie des germes*, parce qu'elle prépare l'économie à recevoir et développer lesdits germes, encore qu'elle ne soit pas née de leur développement.

Les premiers phénomènes de l'infection microbienne consistent, dans tous les cas, dans une altération des éléments liquides du sang, car les globules semblent ne s'altérer que consécutivement. Les infections, quelles que soient leurs causes, se rapprochent, à certains égards, par des caractères typhoïques communs. Elles tuent parce que le sang est devenu impropre à l'accomplissement des opérations nutritives. Dès que le sang est malade ou à cause de cela, la composition du sérum est altérée, les globules diminués, et des bactéries s'y montrent en plus ou moins grande quantité.

B. La peste, le choléra, le typhus, la fièvre typhoïde, les fièvres éruptives, les fièvres intermittentes, etc., sont des maladies *infectieuses* ou *infecto-contagieuses;* outre que leur point de départ est dans une altération du sang, celui-ci est encore empoisonné par des produits de l'économie elle-même, tels que pus, urine, matières gangréneuses, cancéreuses, tuberculeuses, créatine (*auto-infection*), etc.

Nous avons donc eu raison, en commençant l'histoire des altérations du sang, de dire que ce chapitre serait le plus étendu, ou plutôt qu'il constituerait à lui seul les deux tiers de la pathologie interne, si on y faisait entrer les maladies que nous venons d'énumérer. Ne serait-ce pas aussi le cas d'ajouter que dans l'*humorisme* des anciens il y avait une large part de vérité?

Si nous faisons une exception, si nous traitons ci-après de *l'infection purulente*, c'est que cette terrible intoxication se présente dans des conditions étiologiques encore mal connues, et avec des caractères anatomiques et physiologiques exceptionnels, qui lui ont valu l'honneur de l'autonomie pathologique. Pour être conséquent avec nous-même, nous devrions aussi traiter, dans ce même chapitre relatif aux maladies du sang, de l'*infection urineuse;* mais celle-ci se rattache directement aux maladies des organes urinaires, au lieu que l'infection purulente dépend de lésions de continuité nombreuses et diverses par leur siège, leur nature, leur étendue, etc.

Pyhémie. — Pyohémie.

La *pyhémie* ou *pyohémie* est un état du sang qui contient du pus. Ce n'est pas une affection autonome, mais un effet de diverses maladies donnant entrée aux germes microbiens ou bien passage du pus d'une plaie, d'une ulcération (phlébite non adhésive), d'une solution de continuité quelconque dans les capillaires sanguins. Ce passage ou introduction s'opère petit à petit.

Symptômes. — En effet, le début est marqué par un accès de fièvre, avec frisson plus ou moins intense, ou par des frissons erratiques qui dénotent que les vaisseaux absorbants commencent à s'emparer du pus, comme il est dit ci-après (V. *Infection purulente*). Cela est suivi d'abattement, puis un ou plusieurs autres accès de même nature se manifestent, qui sont accompagnés d'un état adynamique, au milieu duquel a lieu la mort.

Le pus circulant avec le sang va former des *abcès métastatiques* dans divers viscères, dans les poumons, le foie, par exemple, cas où souvent un ictère apparaît; il occasionne aussi des phlegmasies séreuses. Se dépose-t-il en nature dans les parties où on le trouve à l'état d'abcès métastatique, ou y arrive-t-il à l'état de *ferment* quelconque ou de microbe doué du pouvoir de proliférer? Cette dernière explication est confirmée par ce fait qu'une petite quantité de pus absorbé donne lieu à plusieurs abcès froids révélés par l'autopsie. Toutefois la première n'est pas dénuée de vérité.

On peut considérer comme affectés d'une sorte de pyhémie *chronique* les malades pâles, très amaigris, consumés par une fièvre lente, continue, *hectique*, que certaines maladies (tuberculeuse, scrofuleuse, cancéreuse) avec plaie ou gerçure quelconque, expliquent.

Le *traitement* est sans puissance. Dès le premier frisson, il faut administrer le solfate de quinine (s. de q., 2 gram.; eau de Rabel, 1 gr.; eau, 120 gr.) à prendre par cuillerées à bouche toutes les heures. On a conseillé les *mercuriaux* en frictions, le *calomel* à l'intérieur, l'alcoolature d'aconit (2 à 4 gr.), tout en vain.

Mais on peut prévenir la pyhémie chirurgicale, qui était si fréquente dans nos hôpitaux avant les progrès de la désinfection, de l'hygiène, de l'antisepsie surtout, qui, par son efficacité vraiment extraordinaire, a poussé la chirurgie jusqu'à l'audace dans ses opérations.

Résorption purulente. — Infection purulente.

A. Pour cet article nous n'avons qu'à rappeler, en quelque sorte, l'histoire de la *phlébite*, de la *pyhémie* et de la *fièvre puerpérale*, car ces états morbides ont cela de commun que les accidents qu'ils causent dépendent du mélange du pus avec le sang. Y a-t-il des pyhémies sans infection, et des abcès métastatiques sans pyhémie? Pour quelques pathologistes, les *abcès métastatiques* peuvent se développer, en vertu d'une diathèse purulente, là où existe une irritation locale. Cette diathèse expliquerait donc l'infection par cette seule circonstance qu'elle existe par elle-même, qu'elle n'a besoin que d'un travail pathologique local, comme une broncho-pneumonie, une pneumonie lobulaire, une hépatite, une splénite, etc., pour se réveiller et former du pus dans ces organes et ailleurs. Mais maintenant ce n'est point ainsi que l'on comprend la formation de ces abcès; ils sont considérés comme ayant leur source dans une solution de continuité, dans une ou plusieurs veines enflammées ou dans un foyer purulent quelconque.

B. L'infection purulente se produit donc après une phlébite capillaire suppurée, une embolie purulente, comme aussi après l'ouverture d'un abcès, au cours d'une phlegmasie viscérale suppurante, dans la période de suppuration de la variole, comme encore après l'accouchement, où tant de vaisseaux restent ouverts dans la matrice, etc. Et toujours on trouve des myriades de microbes dans le pus et les dépôts purulents.

C. Les *symptômes* sont les mêmes que ceux de la pyhémie (p. 272). Frisson au début, se répétant plusieurs fois dans la journée; pâleur, rétraction des membres; sueurs visqueuses abondantes; malaise, anxiété, petitesse et fréquence du pouls. Il y a des infections purulentes qui débutent par des sueurs profuses, sans frissons. Les traits s'altèrent; soif vive, perte absolue de l'appétit et du sommeil; souvent somnolence continue. La mort termine cette scène au bout de deux ou trois jours, dans la pyhémie aiguë; car nous avons dit plus haut que la pyhémie est quelquefois chronique, c'est-à-dire lente dans sa marche.

D. « Au début d'une infection purulente, le frisson initial indique aussi bien une pneumonie, une péritonite, un abcès, l'extension de l'inflammation qu'une absorption de pus; mais l'absence des autres signes qui caractérisent ces lésions, puis la répétition des frissons, l'abattement subit, doivent faire penser à l'infection purulente »

Le *traitement* est le même que celui de la pyhémie, p. 273.

CHAP. VII. — PATHOLOGIE DES ORGANES DE SÉCRÉTION.

Nous nous proposons de passer en revue, dans ce chapitre, les maladies qui peuvent affecter : 1° l'appareil sécréteur des larmes; 2° l'appareil sécréteur de la salive; 3° l'appareil sécréteur du fluide pancréatique; 4° l'appareil sécréteur de la bile; 5° l'appareil sécréteur de l'urine; 6° l'appareil sécréteur cutané, indiqué par *maladies de la peau*. Quant aux sécrétions spermatique et laiteuse, nous en renvoyons les maladies à la pathologie des organes de Reproduction.

Il est un organe qui, bien qu'attaché à la trachée, ne saurait être considéré comme faisant partie de l'appareil vocal : c'est le *corps thyroïde* (I, p. 119). Étant, vu son organisation et son humeur spéciale, considéré plutôt comme une glande, nous le placerons à la fin de la présente section de pathologie.

CHAP. VIII. — PATHOLOGIE DE L'APPAREIL SÉCRÉTEUR DES LARMES.

L'appareil lacrymal offre à notre étude : les maladies de la glande lacrymale ; celles des points et conduits lacrymaux ; celles du sac lacrymal et du canal nasal.

§ Ier. — Maladies de la glande lacrymale.

L'organe sécréteur des larmes est rarement atteint de maladie ; cependant il peut être le siège d'*inflammation*, d'*hypersécrétion*, de *cancer*, de *fistules*. Nous ne dirons qu'un mot de ces sujets chirurgicaux.

Inflammation de la glande lacrymale. — Elle est très rare, ou inaperçue ; Boyer déclare n'en connaître aucun exemple. Cependant on attribue à cette phlegmasie la diminution ou la suspension des larmes (*xérophthalmie*), qui survient, par exemple, dans le chagrin profond. — Si on la rencontrait, on la combattrait par des bains d'yeux émollients; plus tard, par des sternutatoires.

Irritation sécrétoire de la glande lacrymale. — Affection extrêmement fréquente. Son histoire est celle de l'*hyperdiacrisie* (II, p. 307). Son symptôme pathognomonique, unique peut-être, est le *larmoiement* (*épiphora*), c'est-à-dire une sécrétion de larmes plus considérable que les conduits lacrymaux ne peuvent en conduire dans le canal nasal. Comme, d'une part, l'inflammation de la glande est très rare, et que, d'un autre côté, elle produit plutôt la xérophthalmie que l'épiphora, il en résulte que celui-ci doit se rattacher à l'irritation sécrétoire. Or, cette irritation est pour ainsi dire un acte réflexe soit d'une affection morale triste, soit d'une phlegmasie de quelque tissu de l'œil, particulièrement de la cornée, de l'iris, de la conjonctive ou de la choroïde, soit de la présence d'un corps étranger.

Le *cancer* peut envahir la glande lacrymale ; son extirpation deviendrait nécessaire dans ce cas.

Des *blessures* peuvent atteindre la glande lacrymale.

Des *fistules* extrêmement fines ont pu, dit-on, être observées dans cette glande.

§ II. — Maladies des points et conduits lacrymaux.

A. Engorgement des conduits lacrymaux. — Il y a à distinguer l'*obstruction* par du mucus épaissi ; — le *rétrécissement* des petits canaux, suite de conjonctivite palpébrale ou effet d'une compression par une tumeur au voisinage ; — l'*ulcération* de la muqueuse, à l'entrée du point lacrymal, etc.

Ces divers états morbides sont toujours consécutifs aux irritations palpébrales. Les humeurs de l'œil (larmes, mucus conjonctival), ne pouvant suivre leur route habituelle (conduits lacrymaux), s'épanchent nécessairement sur la joue.

B. Traitement. — Pour rendre à ces conduits lacrymaux la liberté de leurs fonctions, il faut combattre, détruire la cause première, c'est-à-dire la maladie des paupières ou celle de l'œil, ce qui comporte l'emploi d'un traitement interne contre le scrofulisme, cause première le plus souvent. Lorsqu'on l'a guérie, si possible, on pousse des *injections* émollientes ou astringentes dans les points lacrymaux, au moyen d'une très petite seringue (*seringue d'Anel*), dont on introduit le siphon capillaire dans le méat supérieur ou dans l'inférieur.

Les petits canaux en question sont susceptibles d'être dilatés, paralysés ; ils peuvent être aussi le siège de calculs ; toutefois ces affections sont rares.

C. Cependant notons qu'il existe un *engorgement* chronique des *petits conduits* lacrymaux, causant une sensation de corps étranger, de piqûre, une vive démangeaison excitant le malade à se frotter la paupière comme pour chasser un poil qui irriterait le globe oculaire. — Cela est calmé par l'application de compresses imbibées d'eau bien chaude sur l'œil, fermé.

§ III. — Maladies du sac lacrymal et du canal nasal.

Deux maladies importantes : l'*inflammation du sac lacrymal ;* la *tumeur* et la *fistule lacrymales*.

Inflammation du sac lacrymal.

A. Le sac lacrymal, réservoir des larmes, s'enflamme sous l'influence du froid, de contusions, d'inflammations oculaires. Il se remplit quelquefois de liquide ; il se dilate alors de manière à constituer un état morbide, connu sous le nom de *tumeur lacrymale.* Le canal nasal et le sac lacrymal s'engorgent ou s'obstruent encore sous l'influence de causes peu connues, mais qu'on peut cependant attribuer le plus souvent soit à la propagation d'une phlegmasie de l'œil ou des fosses nasales à ces canaux, soit au vice scrofuleux. Quand cet engorgement existe, les larmes s'écoulent difficilement par les fosses nasales, contrariant la nature, se répandent en partie sur la joue, et c'est là une espèce de *larmoiement*, plus ou moins prononcé, qui n'est pas l'*épiphora* dont nous avons parlé plus haut.

Donc, éprouvant des obstacles à parcourir le canal nasal, les larmes s'accumulent dans le sac lacrymal et le distendent. Et alors apparaît au grand angle de l'œil une tumeur oblongue, molle, d'un volume très médiocre, qui se montre indolente et d'abord sans changement de couleur à la peau; si on la presse avec le doigt, on fait refluer vers les points lacrymaux une matière muqueuse jaunâtre, mêlée de larmes, et elle s'affaisse; le larmoiement cesse aussi après cette pression, jusqu'à ce que les larmes, remplissant de nouveau leur réservoir, fassent réapparaître la tumeur lacrymale.

B. Jusque-là rien de bien fâcheux, ni même de bien incommode. Tôt ou tard cependant le liquide lacrymal acquerra des propriétés irritantes; le sac s'enflammera, entrera en suppuration, et la tumeur de s'ouvrir alors comme un abcès; de ce moment, la fistule est établie, comme nous l'expliquerons tout à l'heure.

L'humidité de l'œil, le larmoiement, la présence d'une matière puriforme au grand angle des paupières, un sentiment de sécheresse dans la narine correspondante, indiquent que les larmes ne s'écoulent pas librement par le canal nasal, qu'il y a engorgement des voies lacrymales; il faut alors rechercher la cause de cet état. Si la phlegmasie a son point de départ dans la muqueuse nasale, on doit la combattre par les moyens indiqués contre le *coryza chronique;* si elle a sa source aux paupières, on traite la *blépharite;* a-t-on affaire à un sujet lymphatique, scrofuleux, ce qui est l'ordinaire, on le soumet à un traitement tonique par les *amers*, les *antiscrofuleux*, etc.

C. Lorsque la tumeur lacrymale est formée et qu'elle menace de s'enflammer, on y applique une ou deux sangsues, ou des cataplasmes émollients; on dirigera des fumigations dans la narine correspondante, etc. Est-elle indolente au contraire, frictionnez-la doucement avec une *pommade iodée* ou *mercurielle.* Mais quand l'abcès est formé, ouvert, le traitement est celui de la *fistule lacrymale.*

Tumeurs et fistules lacrymales.

Par suite de nombreuses alternatives de réplétion et de vacuité, ou par l'effet d'une phlegmasie, primitive ou symptomatique, le sac lacrymal, ainsi que nous venons de le dire dans l'article précédent, se tuméfie, s'enflamme et suppure.

La *tumeur lacrymale* apparaît au grand angle de l'orbite; au début, elle est molle, indolente; plus tard elle devient le siège d'un gonflement érysipélateux, qui s'étend aux paupières, au nez, à la joue même, produisant parfois céphalalgie, insomnie et fièvre. On lui oppose d'abord les antiphlogistiques. La peau conserve une rougeur anormale au grand angle de l'œil; elle s'amollit et s'ouvre. L'ouverture se cicatrise quelquefois après la détersion de l'abcès; mais il reste un noyau d'engorgement, présage d'une nouvelle inflammation et d'un nouvel abcès. Après une ou plusieurs récidives, la tumeur ne se referme plus. Elle se montre alors percée d'une ou plusieurs ouvertures, qui donnent issue aux larmes et qui s'entourent quelquefois de callosités. Dans les cas très anciens, des végétations fongueuses s'élèvent dans l'intérieur du sac, et les os sous-jacents eux-mêmes se dénudent et se carient.

Traitement. — L'inflammation du sac et la *tumeur lacrymale* ne sont qu'une seule et même maladie. Le traitement en a déjà été indiqué plus haut; il se résume en ceci : combattre l'obstacle à l'écoulement des larmes, obstacle consistant dans l'inflammation; ouvrir l'abcès formé au grand angle de l'œil.

Quant à la *fistule lacrymale*, son traitement est exclusivement chirurgical. Il se compose des méthodes suivantes : *a. cathétérisme* des voies lacrymales, avec injections émollientes ou astringentes poussées dans ces cavités; *b. dilatation* au moyen de fils, de mèches, clous de plomb, introduits par la tumeur dans le canal nasal; *c. cautérisation; d.* établissement d'une *voie artificielle,* en introduisant une *canule métallique* dans le canal; tout cela, bien entendu, dans le but spécial de faciliter l'écoulement des larmes par la fosse nasale.

CHAP IX. — PATHOLOGIE DE L'APPAREIL SÉCRÉTEUR DE LA SALIVE.

Dans l'appareil salivaire nous trouvons : 1° les maladies des glandes salivaires; 2° les maladies des conduits excréteurs de la salive.

§ 1er. — Maladies des glandes salivaires.

Des trois glandes qui sécrètent la salive (I, p. 137), la parotide est la seule dont les troubles soient bien connus. Nous passerons en revue la *parotidite* (inflammation); les *oreillons* (engorgement inflammatoire du tissu cellulaire qui entoure la glande); le *cancer parotidien;* les *plaies*, *kystes*, etc., de la parotide.

Quant à l'*hypersécrétion* de ces glandes, très fréquente d'ailleurs, elle est presque toujours symptomatique d'une maladie de la bouche, conséquemment c'est à la pathologie de cette dernière que nous renvoyons le lecteur, ainsi qu'aux articles *Sialorrhée*, *Ptyalisme*, *Salivation*.

Parotidite. — Parotide.

La *parotidite* est l'engorgement inflammatoire de la glande parotide; elle siège dans le tissu filamenteux qui unit les lobules de la glande. Le tissu cellulaire environnant participant à la phlegmasie, celle-ci se termine le plus souvent par suppuration. — *Antiphlogistiques;* ouvrir l'abcès de bonne heure.

On nomme *parotide* le gonflement de la glande de ce nom survenant, à titre d'épiphénomène, dans les fièvres graves, les fièvres pernicieuses. Étant lié à la nature spéciale de la maladie principale, il coïncide avec une amélioration des symptômes principaux (parot. *critique*); mais plus souvent il est suivi d'une aggravation dans l'état général, ce qui annonce une terminaison fatale de ladite maladie.

La parotide existe d'un seul ou des deux côtés; très prononcée, la tuméfaction s'étend à une partie du cou et de la face, gêne l'écartement des mâchoires et la circulation dans les vaisseaux carotidiens. Elle est dure ou pâteuse; la peau qui la recouvre est d'une teinte un peu violacée; rarement elle est suivie d'abcès. C'est une affection microbienne, partant contagieuse. — *Cataplasmes* émollients; *ouvrir l'abcès* aussitôt que la fluctuation se montre. Précautions hygiéno-prophylactiques pour enrayer l'épidémie régnante.

Oreillons.

Ourles.

A. L'*oreillon*, vulgairement *ourle*, est une tumeur douloureuse formée par l'engorgement inflammatoire de la glande parotide et du tissu cellulaire de la région parotidienne. Cette affection ne *diffère de la parotide* qu'en ce qu'elle se montre de préférence dans l'enfance et la jeunesse; qu'elle est *idiopathique*, et non l'effet critique ou acritique d'une maladie grave. Elle règne quelquefois aussi épidémiquement, revêtant dans ce cas un caractère infectieux.

B. Symptômes. — Du malaise, un mouvement fébrile précèdent souvent l'apparition de l'oreillon. Celui-ci commence par de la douleur, un sentiment de gêne au-dessous et en avant de l'oreille où se manifeste une tuméfaction d'un rouge obscur, violacé, quelquefois pourtant ayant la couleur naturelle de la peau; moins dur que la parotide, et comme pâteux. En même temps, courbature, inappétence et un peu de fièvre. La tumeur augmente pendant trois ou quatre jours, reste stationnaire le même espace de temps, et se résout. La résolution est la terminaison presque constante des ourles. La maladie peut se terminer aussi par *métastase*, se portant par exemple soit sur les testicules chez l'homme; soit sur la glande mammaire ou les grandes lèvres chez la femme, la tuméfaction elle-même de ces organes se dissipe aussi quelquefois par résolution ou par métastase. Chez les jeunes enfants, l'oreillon guérit sur place au bout de quelques jours; il n'a généralement rien de grave, quoiqu'on ait parlé de métastase au cerveau déterminant la mort.

C. Traitement. — Il suffit, dans la plupart des cas, de préserver la partie malade de l'impression du froid en la recouvrant de coton, d'un mouchoir, etc. S'il y a douleur, chaleur, menace de phlegmon, on applique des *cataplasmes* et même des *sangsues*. Chez les enfants, c'est la répercussion d'un suintement séreux au voisinage de l'oreille qui souvent a déterminé la maladie : dans ce cas, rétablissez, s'il se peut, l'écoulement supprimé au moyen d'applications émollientes chaudes. S'il s'est opéré une *métastase*, employez le même traitement à l'égard de l'organe qui vient d'être envahi. Si cette métastase avait lieu sur le cerveau, cas rare et encore douteux, il faudrait s'efforcer *de rappeler l'irritation* à son siège primitif par l'application d'un vésicatoire sur la région parotidienne. — Rien autre chose à faire en cas d'*épidémie* d'oreillons, si ce n'est combattre la ou les complications au besoin.

§ II. — Maladies des canaux salivaires.

Ces maladies consistent dans des *plaies* et des *fistules* résultant d'abcès. Laissons les plaies, qui font corps d'ailleurs avec les fistules.

Fistules salivaires.

Les *fistules salivaires* ont pour sièges la glande parotide, le canal de Sténon, la glande sous-maxillaire et le canal de Warthon (I, p. 137). Quant à cette dernière, voy. *Grenouillette*, ci-après.

Tout d'abord renvoyons le lecteur à l'article, fistules en général, (II, p. 367).

A. Fistule de la parodite. — Elle résulte d'une blessure, ou d'un abcès ouvert dans la glande et atteignant le canal de Sténon. De là écoulement permanent du liquide salivaire au dehors. Ce genre de fistule se reconnaît, à l'extérieur, à l'*ulcère* d'où suinte, au cours de la mastication, une humeur limpide (salive), et qui communique avec la parotide, ou son canal d'excrétion.

Traitement. — *Cautérisation* et *compression* sont les deux moyens à lui opposer. La première (par le nitrate d'argent) a pour but de cautériser légèrement la surface de l'ulcère et de provoquer par ainsi le développement de bourgeons cellulo-vasculaires qui doivent non seulement servir de barrière à l'écoulement anormal, mais constituer les éléments d'une cicatrisation. — Une *compression* méthodique favorise l'effet de la cautérisation.

B. Fistule du canal de Sténon. — Est causée presque toujours par une blessure à la joue. On la reconnaît à un petit pertuis placé au-devant du muscle masséter, par lequel s'échappe, pendant la mastication seulement, une humidité qui n'est autre chose que de la salive. — Si la portion du canal située entre l'ouverture pathologique externe et la cavité buccale où s'ouvre normalement ledit canal reste libre, et si l'ouverture fistuleuse est petite et ne donne passage qu'à une faible quantité de salive, on peut guérir la maladie par la *cautérisation* de la plaie extérieure et la *compression*. Mais ce moyen est le plus souvent insuffisant. Il faut alors établir une *fistule interne*, c'est-à-dire une ouverture anormale qui ouvre une issue plus large à la salive dans la bouche, et permette à l'ouverture externe de se cicatriser.

C. Fistules sous-maxillaires. — Elles sont rares. Causes, symptômes et traitement analogues à ceux des précédentes.

Grenouillette.

A. On donne le nom de *grenouillette* (par ressemblance au dos d'une grenouille) à une *tumeur* siégeant sous la partie antérieure de la langue, et qui est due à la dilatation du conduit excréteur des glandes sous-maxillaires, par suite d'obstruction du conduit de Warthon. Un calcul salivaire, ou l'inflammation, en voilà la *cause*. La salive ne pouvant être versée dans la cavité buccale, s'accumule dans le conduit de Warthon, entre le point oblitéré et la glande, et distend, élargit peu à peu ce conduit, qui offre l'aspect d'une vésicule pleine de liquide. Celle-ci augmente peu à peu de volume et acquiert la grosseur d'une noisette, d'une noix ou même d'un œuf. Dans cet état, elle gêne la prononciation, la déglutition et même la respiration en refoulant la langue en arrière. Irritée par la présence de la salive, dont les parties salines prédominent et qui acquiert des propriété irritantes, la tumeur s'enflamme, s'abcède ; s'ouvre, se referme, reparaît, s'enflamme et s'ouvre de nouveau, pour recommencer ces alternatives tant que la salive ne trouve pas moyen de s'épancher dans la cavité buccale.

B. Le *traitement* a pour but de rétablir l'écoulement salivaire normal. Pour cela on ouvre la tumeur avec un bistouri et on la vide. Mais comment maintenir la division béante? Les uns enlèvent par *excision* une grande partie des parois de la grenouillette; d'autres placent dans la solution de continuité une espèce de bouton canaliculé à deux têtes, rappelant par la forme les œillets métalliques du corset, bouton qui reste en place, fixé par le rapprochement des lèvres de la plaie sur son collet. L'opération, quelle qu'elle soit, ne réussit pas toujours.

CHAP. X. — PATHOLOGIE DE L'APPAREIL SÉCRÉTEUR DU FLUIDE PANCRÉATIQUE.

Les maladies du pancréas sont très peu connues, d'abord à cause de leur rareté, puis parce que les fonctions de cette glande sont simultanées avec celles du foie, de suc gastrique, et par là même rendues obscures. Néanmoins l'*inflammation*, le *cancer*, les *kystes*, *calculs*, etc., se montrent dans cet organe glanduleux.

Pancréatite.

La *pancréatite* est l'inflammation du pancréas. — Elle résulte quelquefois de l'usage du mercure; se montre dans le cours des fièvres graves. — Ses *symptômes* seraient (car suivant Grisolle, on ne sait rien de précis sur cette affection) : douleur fixe à l'épigastre, s'irradiant dans l'hypocondre droit, avec flux intestinal de matières filantes semblables à de la salive, tension du ventre, fièvre, inappétence; parfois vomissements, ictère. Terminaison par résolution, suppuration, ou état chronique. — Dans ce dernier mode, notez une salivation continuelle, des éructations de matière filante, jaunâtre, de l'anorexie, une gastralgie très prononcée, du pyrosis et divers troubles de fonctions gastriques, salivaires, biliaires, etc.

Traitement. — En cas de douleur et fièvre, appliquez des *sangsues* à l'épigastre, et des *cataplasmes* émollients ou laudanisés. Boissons légèrement acidules. A l'intérieur quelques légères doses d'*opium*. — Plus tard, dans la pancréatite chronique, révulsifs à l'épigastre, à l'intérieur, eaux minérales sulfureuses ou alcalines; toniques, ferrugineux. Bains, séjour à la campagne. La diète lactée toute seule est souvent préférable à tous ces moyens.

CHAP. XI. — PATHOLOGIE DE L'APPAREIL SÉCRÉTEUR DE LA BILE.

L'appareil biliaire est parmi les sécréteurs celui dont les maladies offrent le plus d'intérêt, tant sous le rapport de leur gravité que sous celui de leur fréquence et de leurs variétés. Nous étudierons donc successivement : 1° les affections du foie ; 2° les maladies des canaux biliaires ; 3° les altérations de la bile.

§ Ier. — Maladies du foie considérées en général.

A. En principe, plus un organe est de texture compliquée, plus nombreux sont ses états pathologiques. Plus son rôle est important, plus ses lésions sont graves. Or, le foie nous offre un exemple frappant de la vérité de cette loi. En effet, 1° cette glande se compose de deux tissus différents, puis ces tissus (parenchyme) sont pénétrés en tous sens par des ramifications innombrables de cinq genres de canaux qui sont : la veine porte, les artères hépatiques, les veines sushépatiques, les vaisseaux lymphatiques et les canaux biliaires. 2° Ses fonctions sont également multiples, attendu qu'elle sert tout à la fois à l'hématose, en épurant le sang veineux abdominal ; à la chylification, en fabriquant la bile ; à la nutrition générale, en formant la glycose ou sucre, etc. Aussi, combien sont nombreuses et fréquentes les maladies du foie.

Si nous les considérons à un point de vue général, nous voyons qu'il est possible d'en soumettre les causes, symptômes et traitement à des *généralités* qu'il nous semble utile d'exposer.

B. Causes. — Les maladies du foie, quoique pouvant se montrer à tout âge, sont surtout fréquentes après quarante ans ; le sexe masculin, le tempérament bilieux, les climats chauds, les chagrins y prédisposent. Eu égard à cette dernière cause, on remarquera que, comme la souffrance du foie exerce une grande influence sur les dispositions morales, il est difficile de savoir si c'est à celles-ci plutôt qu'à la maladie elle-même qu'il faut rapporter les phénomènes morbides divers qu'on remarque chez certains hypocondriaques. L'inflammation du foie peut être une conséquence de celle de l'estomac, ou d'une duodénite propagée au foie par le canal cholédoque. Bien souvent l'engorgement sanguin de ce viscère se lie à une gêne de la respiration ou de la circulation, à une maladie organique du cœur. De plus, toutes les affections hépatiques peuvent avoir pour cause une violence extérieure, un coup porté sur le côté droit, etc.

C. Symptômes. — Ils sont représentés par des modifications de sensibilité, de volume et de fonction sécrétoire de l'organe; par des troubles de la circulation générale, particulièrement de la circulation veineuse abdominale; par des troubles de la digestion et de l'état mental. En effet, le foie est plus ou moins sensible, douloureux, quand il est le siège de quelque affection aiguë; et, circonstance à noter, il s'accompagne quelquefois alors d'une douleur réflexe à l'épaule droite, pouvant être assez forte pour attirer toute l'attention et éloigner l'idée de maladie hépatique. D'autre part, le volume du foie varie extrêmement en raison de sa structure spongieuse, très vasculaire; en effet, dès qu'il souffre, le foie grossit et occupe un espace plus grand dans l'hypocondre droit; toutefois, dans certains cas il diminue, se rapetisse; étant devenu plus volumineux, il déborde les fausses côtes, où la percussion le dénonce par un son mat dans une plus grande étendue; plus petit, ce sont les phénomènes contraires qui se manifestent. — Enfin la sécrétion biliaire est le plus souvent troublée; mais il n'y a pas toujours coloration jaunâtre de la peau, coloration qui se produit alors que la bile est résorbée et passe dans le sang, ou quand les matériaux de ce liquide, ne trouvant plus de voie d'élimination dans le foie devenu impropre à ses fonctions, s'accumulent dans le sang (V. *Ictère*). La circulation générale, cela va sans dire, éprouve les troubles ordinaires d'une réaction provoquée par un état pathologique grave.

D. Le système circulatoire propre du foie est profondément altéré. Comme ses engorgements (*obstructions*) compriment ou oblitèrent le tronc principal de la veine porte, le sang stagne dans les veines aboutissant à celle-ci, abandonne sa partie séreuse et s'épanche dans le péritoine, ce qui forme l'hydropisie de bas-ventre. (V. *Ascite.*) D'un autre côté, bien que la veine cave inférieure ne traverse pas le foie, elle peut être comprimée par lui, par le volume excessif de cette glande, et alors l'infiltration séreuse se montre aussi dans les membres inférieurs. — Les fonctions digestives sont troublées tantôt par influence réflexe, tantôt par le refoulement en haut du diaphragme ou enfin par suite du trouble de la sécrétion biliaire, d'où altération de la nutrition générale, amaigrissement. — Les dispositions morales et instinctives sont souvent affectées, mais le trouble moral est plutôt effet que cause de l'affection hépatique. Les anciens pensaient ainsi, car ils attribuaient à la *bile noire* (*mélancolie*) cette forme d'aliénation mentale que caractérise une tristesse profonde, le penchant au suicide, la nosomanie, l'*hypocondrie*.

E. Traitement. — Il varie suivant le genre d'affection hépatique et ses périodes. Toutefois, il est des moyens qu'on peut employer dans presque tous les cas : c'est par exemple une application de sangsues à l'anus; l'usage des eaux minérales (Vichy, Mont-Dore, Néris, Pougues, etc.), un *laxatif*, diète lactée, etc., ce que l'on peut appeler le traitement *banal des maladies de foie*. Quant aux *désobstruants*, ce sont des médicaments sans indication bien déterminée, d'ailleurs peu efficaces, souvent plutôt nuisibles.

§ II. — Maladies du foie considérées chacune en particulier.

Ces maladies sont : *hépatite* (inflammation aiguë); *hépatite chronique* (état graisseux, tubercules, cancer, *obstructions*); *cirrhose* (hypertrophie d'un des éléments anatomiques de la glande); *apoplexie du foie* (congestion hépatique); *hépatalgie* (névralgie du foie); *kystes* et *hydatides;* sans compter les *contusions*, *plaies*, etc., dont nous n'avons pas à nous occuper.

Hépatite aiguë.

L'*hépatite* ou inflammation du foie est aiguë ou chronique, deux formes distinctes à étudier.

L'hépatite aiguë doit passer la première dans ce travail.

A. Causes. — En tant qu'*aiguë* l'inflammation du foie est rare dans nos climats européens, mais fréquente dans les contrées intertropicales, où elle atteint plus spécialement les hommes de l'âge mûr et d'un tempérament bilieux. Sous notre climat, elle paraît dépendre d'excès de table, de l'usage d'aliments excitants, de chagrins. Il va de soi que des violences extérieures, des plaies profondes, etc., peuvent causer l'inflammation du foie.

B. Symptômes. — Telle qu'elle se montre en Europe, l'hépatite offre les phénomènes suivants : d'abord douleur sourde, devenant de plus en plus intense, occupant l'hypocondre droit et plus ou moins étendue ou circonscrite; elle s'irradie et retentit parfois jusqu'à l'épaule, par l'intermédiaire du nerf phrénique (t. 1, p. 93). Elle s'exaspère dans les mouvements de respiration, de toux, etc. Il y a céphalalgie, inappétence, amertume à la bouche, soif très vive, fièvre. L'hypocondre droit se montre quelquefois comme bombé, car le foie augmente de volume, *il fait même saillie au-dessous du rebord des fausses côtes*. Très souvent surviennent des vomissements bilieux, avec teinte ictérique de la peau, effet de l'augmentation ou du trouble de la sécrétion biliaire. Réaction fébrile plus ou moins intense, et la fièvre se montre quelquefois intermittente ou rémittente. Bouche amère, langue sale; hoquet, vomissements; constipation ou diarrhée. Le diaphragme refoulé par le foie tuméfié gêne la respiration. Les malades sont ordinairement agités, sans sommeil, tourmentés quelquefois par un délire fugace. Urines rares, foncées en couleur.

C. L'hépatite présente une forme, des nuances particulières, suivant que la phlegmasie occupe la face convexe, ou la concave, ou bien l'intérieur du foie : en effet, dans le premier cas, la douleur prédomine; dans le second, c'est le vomissement et l'ictère; dans le troisième, l'affection est presque latente, et le diagnostic n'en est que plus difficile.

D. Terminaison. — L'hépatite aiguë se termine par résolution ou par suppuration, grangrène, plus souvent par l'état chronique. — La *résolution* est l'issue la plus favorable; c'est aussi la commune quand la maladie est bien traitée; elle s'annonce par une diminution graduelle des symptômes, se manifestant au bout de quelques jours. — La *suppuration* n'est pas fréquente, mais grave. L'*abcès aigu idiopathique du foie* s'ouvre diversement suivant son siège, tantôt dans le péritoine, ce qui cause la mort en peu d'heures; tantôt dans l'estomac ou le duodénum, cas moins graves parce que des adhérences péritonéales s'établissent et s'opposent à l'épanchement du pus dans la cavité abdominale; l'abcès peut encore s'ouvrir soit dans la veine porte, de là une résorption purulente mortelle; soit dans le péricarde, les plèvres, les bronches, par suite d'ulcération des tissus interposés; soit enfin directement au dehors, à travers les parois du ventre, cas le plus favorable. — La *gangrène* est très rare, heureusement, car elle est absolument mortelle.

E. Traitement. — L'*hépatite aiguë* réclame les antiphlogistiques : *saignée* générale et locale; *cataplasmes, bains*; lavements émollients, boissons douces. Des *laxatifs* (calomel, huile de ricin) secondent l'action de ces moyens, dont on combine l'emploi suivant les conditions particulières dans lesquelles se présentent et la maladie et le malade. Si un abcès tend à se faire jour du côté de la peau, on l'ouvre à l'aide du *caustique de Vienne* plutôt qu'avec le bistouri, parce que la cautérisation provoque la formation d'adhérences qui ont pour effet de s'opposer à l'épanchement de pus dans le péritoine. — L'hépatite est souvent compliquée de péritonite et d'entérite : il en faut tenir compte dans le traitement. Seulement répétons qu'elle est aussi rare à l'état aigu que fréquente sous la forme chronique.

Hépatite chronique.

Obstructions du foie.

A. Le foie devient assez facilement le siège de lésions diverses à marche chronique : on les désigne sous l'appellation commune d'*obstructions*. Ces diverses altérations ont été rapportées à l'inflammation ; mais plusieurs d'entre elles se manifestent sans phlegmasie antécédente. Pour simplifier, rattachons les principales à l'*hépatite chronique*, ce sont : le ramollissement, l'induration, l'hypertrophie, l'atrophie, l'état graisseux, le cancer. Ces lésions sont très différentes les unes des autres, mais les symptômes auxquels elles donnent lieu sont communs à toutes. Leur diagnostic différentiel est difficile, et leur traitement généralement inefficace. Indiquons pourtant sommairement leurs caractères anatomiques.

a. Le foie est un des organes dont le tissu, une fois enflammé, subit le plus fréquemment le *ramollissement ;* celui-ci est avec ou sans modification de volume, mais non sans changement de coloration de l'organe.

b. Le parenchyme hépatique passe souvent aussi à l'état d'*induration*, devenant alors plus dense et criant sous le scalpel.

c. Une lésion de nutrition fréquente consiste dans l'augmentation de volume *(hypertrophie)* qui refoule le diaphragme, d'où gêne des fonctions respiratoires. Le foie dépasse alors en bas le rebord des fausses côtes.

d. Le foie peut diminuer considérablement de volume (c'est l'*atrophie*). On l'a vu réduit à la grosseur du poing, conservant sa forme ou en revêtant une tout à fait anormale.

e. Le foie peut se transformer (*dégénérescences*). Tantôt c'est une masse homogène d'un rouge jaunâtre ou d'un blanc fauve, graissant le scalpel et le papier à la manière de l'huile (*foie gras*). Cet état ne se montre guère que chez les phtisiques et paraît n'avoir rien de commun avec l'inflammation. Ce genre d'altération est produit artificiellement chez les oies et les canards par un mode spécial de régime, pour fabriquer les pâtés de foie gras.

f. Dans la syphilis ancienne, la tuberculisation, les cachexies, le foie est endurci, rougeâtre, brillant : c'est la dégénérescence *amyloïde*.

g. Le *cancer* du foie affecte la forme squirrheuse ou la forme encéphaloïde, se montrant par masses agglomérées ou disséminées d'un volume extrêmement variable. Il existe souvent en même temps un cancer de l'estomac, qui a servi de point de départ à celui du foie.

B. Ces diverses altérations organiques du foie, sans parler des *hydatides*, de la *cirrhose*, de la *congestion* ci-après rappelés, constituent ce que les anciens appelaient *obstructions*, dénomination sans signification précise, qui s'appliquait à de prétendus engorgements des voies biliaires, et pour la guérison desquels on avait créé une classe de médicaments sous le nom de *désobstruants*.

C. Causes et symptômes. — L'hépatite chronique, qui est le point de départ fréquent des lésions englobées sous le nom d'obstructions, débute ordinairement, dans nos climats tempérés, sans être précédée par la forme aiguë. L'étiologie en est mal déterminée, mais est plutôt d'ordre interne qu'externe, prédisposante que déterminante ; elle se résume dans ce mot qui cache notre ignorance : *prédisposition*. Toutefois les violences extérieures, les calculs biliaires, les irritations gastriques et les congestions du foie peuvent être accusés de produire les maladies organiques de cette glande. Quant aux signes, il y en a de communs aux diverses formes morbides et de particuliers.

D. Symptômes communs. — « Les individus porteurs d'une des lésions qu'on attribue généralement à l'hépatite chronique éprouvent, pour la plupart, une douleur obtuse, gravative ; la percussion et la palpation font presque toujours constater une augmentation plus ou moins considérable du volume du foie qui, refoulant alors le poumon, explique la dyspnée dont beaucoup de malades se plaignent. Les digestions sont presque toujours troublées ; elles se font péniblement, s'accompagnent de douleurs et d'éructations ; il y a tantôt constipation, tantôt diarrhée ; les matières fécales ont, en général, leur couleur ; quelquefois elles sont grisâtres ; elles peuvent contenir du sang. La peau est blanchâtre, grisâtre ou d'un jaune ictérique (V. *Ictère*), et cette dernière coloration est sujette à de grandes variations ; elle manque plus souvent dans l'hépatite chronique que dans l'hépatite aiguë. On a dit aussi que dans l'hépatite chronique la peau était le siège d'un prurit incommode. Les malades sont languissants ; leur nutrition se fait mal ; ils maigrissent. Puis leur ventre se développe par suite d'un épanchement séreux qui se forme dans le péritoine. (V. *Ascite*.) Lorsque la maladie est parvenue à ce degré, la plupart des individus succombent, sans arriver néanmoins au degré de marasme qu'on rencontre dans beaucoup d'affections chroniques, notamment dans la phtisie. Quelques-uns pourtant se rétablissent lentement, mais beaucoup restent sujets à de fréquents dérangements d'estomac ; d'autres ont de temps en temps des flux sanguins par l'anus, et éprouvent quelquefois des récidives de leur mal, qui finit par les emporter. »

E. Symptômes particuliers. — Le médecin peut-il parvenir à déterminer, pendant la vie, l'espèce de lésion qu'il a à traiter, l'espèce de maladie d'abord, et, quand il a décidé que celle-ci a pour siège le foie, la nature de la lésion ou de la production morbide? Cela est fort difficile; la plupart du temps, on confond l'hypertrophie simple du foie avec la cirrhose, l'induration avec le cancer, le ramollissement avec l'atrophie. Au point de vue thérapeutique, cette incertitude est sans grande importance, car dans presque tous les cas, quoi que fassent les thérapeutes, le traitement est identique. Cependant, voici quelques symptômes différentiels :

L'*injection inflammatoire* donne lieu à de la douleur, de l'embarras à l'hypocondre, avec petite fièvre et amaigrissement, etc. — L'*engorgement simple* ne produit que de l'embarras, sans fièvre et sans dépérissement. — Le *ramollissement* ne se décèle par aucun signe particulier. — Il en est de même de l'*induration*. — Dans l'*hypertrophie*, la palpation révèle l'existence d'un foie volumineux, à surface égale, lisse, et la percussion rend un son mat : joignez à cela des digestions pénibles, de la diarrhée de temps en temps, de l'amaigrissement, mais pas ou point de douleur, ni ictère, ni ascite. — L'*atrophie* s'accompagne d'une sonorité étendue dans l'hypocondre droit, avec signes négatifs rendus par la palpation, mais c'est l'hydropisie *ascite* qui en est le principal symptôme. — La *cirrhose* a pour effet constant l'*hydropisie* du péritoine. (V. *Ascite*). — Le *cancer* du foie se reconnaît aux bosselures de la surface de l'organe, au dépérissement rapide du malade, à la teinte jaune paille de celui-ci, aux vomissements, aux douleurs lancinantes, avec ou sans ictère et ascite.

F. Pronostic des obstructions. — Il est très grave en général, car l'induration, l'atrophie, le cancer, la cirrhose (p. 291), où il y a généralement complication d'ascite, sont au-dessus des ressources de l'art. Toutefois l'hypertrophie est moins redoutable, quoique étant à peu près incurable. Les seules formes susceptibles de guérison complète sont et l'inflammation chronique pure, et l'état d'injection simple (*congestion hépatique*). L'hépatite chronique, quelle que soit sa forme, peut permettre une existence assez prolongée, quoique bien chétive, mais toujours le malade finit par succomber.

G. Traitement de l'hépatite chronique. — Si le sujet est fort, s'il existe des douleurs vives et des signes de congestion, il sera utile de recourir de temps à autre à quelque application de *sangsues* ou de ventouses scarifiées sur l'hypocondre ou à l'anus. On entretiendra la *liberté du ventre* au moyen de purgatifs salins. Si le foie est volumineux, on tâchera de résoudre l'engorgement par l'emploi de pommades, de topiques *fondants* ou *révulsifs*, tels que les emplâtres de savon, de vigo, les pommades mercurielles, les badigeonnages iodés. C'est dans le même but qu'on administre à l'intérieur le *calomel* à doses fractionnées, jusqu'à ce qu'il excite la salivation. Les *alcalins* ont été généralement préconisés, tels par exemple le savon médicinal à l'intérieur, le bicarbonate de soude en boisson, en bains, en douches sur l'hypocondre. On soumettra aussi le malade à l'usage de quelques *eaux minérales* (Vichy, Carlsbad, Néris, Pougues, Bourbon-l'Archambault, etc.). Dans les cas les plus rebelles, on appliquera sous le rebord costal un, deux ou trois *cautères* ou *moxas*. Enfin, si le malade est un habitant d'une contrée chaude, on lui conseillera d'émigrer en pays tempérés : c'est ainsi que beaucoup de créoles de nos Antilles, atteints d'hépatite chronique rebelle, même avec ascite, se rétablissent en Europe ou sur le continent américain de même latitude.

Autrefois on préconisait contre les *obstructions* les *fondants* et les *désobstruants*, dont les principaux sont les alcalins, le savon médicinal, le calomel, les extraits de pissenlit, de chélidoine, la ciguë, la rhubarbe, la saponaire, le fiel de bœuf, etc. Les pilules indiquées ci-après au traitement de l'ictère peuvent trouver ici leur emploi, pourvu qu'on prenne garde d'irriter les voies gastro-hépatiques.

H. Le traitement de l'hépatite chronique qui vient d'être formulé est celui qu'on trouve exposé dans un des ouvrages classiques les plus récents et estimés. Nous l'avons reproduit presque textuellement, afin de convaincre les gens du monde de la justesse de nos observations, à savoir : que l'important en médecine est de distinguer les cas ; que la thérapeutique est singulièrement simplifiée grâce à la classification des médicaments; que les auteurs attachent généralement peu d'importance au choix de tel ou tel agent, pourvu que celui-ci appartienne à la classe choisie, que lesdits auteurs formulent rarement un traitement ferme. Les gens méticuleux qui veulent qu'on leur dise s'ils doivent prendre du chiendent plutôt que de l'orge, aller à Vichy plutôt qu'à Bourbon-l'Archambault, se purger avec le sel Glauber plutôt qu'avec le sel duobus ; et, descendant dans de plus petits détails, s'ils doivent prendre un, deux ou quatre verres d'eau minérale, et à telles heures ; s'ils doivent se frictionner le matin plutôt que le soir ; sortir ou rester, dormir ou veiller, etc...., ces personnes-là, disons-nous, trouveront ce passage vague, incomplet. Mais qu'y faire? Les détails, les minuties de la pratique se refusent à toute description dans les livres. Il y a plus, c'est que les médecins qui instruisent les élèves par leurs écrits, qui font des praticiens à leurs cliniques, sont souvent ceux qui, dans l'exercice de leur art, réussissent le moins à inspirer la confiance, parce que, dédaignant les distinctions insignifiantes, les petits mensonges dont les *habiles* savent orner leur manière de faire, ils négligent ces mille affectations qui frappent l'esprit des malades et qui, il faut bien le dire aussi, sont fort utiles pour soutenir le courage de ceux qui souffrent.

I. Nous devons le répéter sans cesse : il est toujours facile de réussir, dans le monde, quand on pratique tant bien que mal la médecine, à laquelle la foule n'entend rien : tel médecin d'un grand savoir-faire et roulant carrosse serait bientôt *coulé* s'il se présentait devant ses pairs et disait : Voilà ce que je sais et ce que je fais, jugez-moi.

Cirrhose.

La *cirrhose* est une inflammation *chronique* du foie, sous forme d'hypertrophie de la substance jaune en même temps que la substance rouge s'atrophie, avec couleur jaune foncé de son parenchyme, aspect de *cire* (d'où lui vient son nom de *kirros*, roux), et diminution de volume, endurcissement du tissu hépatique.

Étiologie mal connue : les causes paraissent consister quelquefois dans une gêne de la circulation par maladie du cœur, par excès de table, dans l'habitude de l'ivrognerie le plus souvent. (*Cirrhose alcoolique* ou *des buveurs.*)

Symptômes obscurs, à marche lente. Le foie augmente d'abord de volume ; ce n'est que plus tard qu'il se rapetisse, phénomènes dont rend compte la percussion. Il n'y a pas d'ictère à proprement parler, c'est plutôt une teinte jaunâtre particulière de la peau qu'on observe. Mais un effet presque constant et plus grave consiste dans l'apparition d'une *hydropisie du péritoine*, avec amaigrissement et œdème aux membres inférieurs. (V. *Ascite*). Urines rares, rougeâtres, peau très sèche. Pronostic très grave, car la maladie se termine toujours, on peut dire, par la mort, après une durée très variable, du reste. On cite pourtant quelques cas rares de guérison, quand la cirrhose est peu avancée.

Quant au *traitement*, c'est le même que celui de l'hépatite chronique : diurétiques, laxatifs, fondants, eaux alcalines ; pilules bleues (1 à 4 par jour), celles-ci spécialement contre la cirrhose syphilitique ; vésicatoires, cautères.

Quant à l'hydropisie ascite, conséquence de la maladie, la *ponction* de l'abdomen peut être faite et même répétée un grand nombre de fois pour soulager le malade, qui n'en marche que plus vite, hélas! vers la mort.

Congestion. — Engorgement.

A. Rappelons d'abord que tous les organes sont susceptibles de se congestionner sous l'influence de causes vitales d'essence inconnue, ou de causes mécaniques appréciables. La congestion est partout *active* ou *passive*. Nous avons parlé de la congestion cérébrale. La rate se congestionne au cours de la première période des fièvres intermittentes, dans la course, etc. La matrice, les reins, le rectum, se gorgent de sang très souvent. Quant au rectum, le phénomène est très accusé par les hémorroïdes.

B. Les *congestions ne s'accompagnent pas d'inflammation;* elles se dissipent et reviennent à plusieurs reprises, sans offrir de danger, tant que leur répétition n'a pas altéré les tissus.

On comprend avec quelle facilité des congestions doivent se faire dans un viscère aussi vasculaire que le foie. *Actives* sont celles dues à la pléthore, à un état d'irritation ; *passives*, quand elles dépendent d'une gêne de la grande circulation, ou d'une maladie du cœur, d'une dilatation des cavités droites principalement, laquelle a pour effet de ralentir la circulation de la veine cave inférieure jusque dans les veines sus-hépatiques. (V. *Anévrisme.*)

C. Dans la *congestion active* pure, le foie n'est qu'augmenté de volume, il dépasse le rebord des fausses côtes, est le siège d'une sensibilité anormale, et occasionne quelquefois une légère réaction ; mais il n'en résulte ni ictère ni ascite, ce qui est le contraire dans les diverses lésions dues à l'hépatite chronique. (V. *Obstructions.*)

D. *Traitement*. — Une *saignée* ou plutôt une application de *sangsues à l'anus* et un *laxatif* dissipent très promptement la congestion du foie.

Quant aux *congestions passives* ou par le ralentissement de la circulation du foie, leurs symptômes sont obscurs. — Les moyens à leur opposer sont ceux à l'aide desquels on combat les causes, comme anémie, fièvre intermittente, dilatation du cœur droit, etc.

Hépatalgie.

L'*hépatalgie* est un état douloureux du foie, indépendant de toute affection calculeuse ou inflammatoire. La nature et le siège de cette affection sont indiqués par ces mots : *névralgie du plexus hépa-*

tique, maladie rare et dont beaucoup de médecins mettent en doute l'existence parce qu'ils n'en saisissent peut-être pas les symptômes propres, pouvant donner le change avec les coliques hépatiques.

L'hépatalgie serait caractérisée par une douleur plus ou moins vive, lancinante, continue ou intermittente, siégeant dans l'hypocondre droit, ne s'accompagnant d'aucun des phénomènes qui appartiennent à l'inflammation ou aux altérations organiques. Cependant elle peut occasionner de l'ictère par suite du spasme des canaux biliaires. Quoique très douloureuse, elle n'a aucune gravité, différant en cela de l'hépatite, qui, bien que causant peu de douleur, est d'un pronostic sérieux.

Bains, cataplasmes *laudanisés; laxatif doux;* juleps *calmants*.

Kystes hydatiques du foie.

Le foie contient quelquefois des *kystes* remplis de vésicules *acéphalocystes*. Ils causent de la gêne, de la pesanteur, une douleur irrégulière dans l'hypocondre, avec augmentation de volume de l'organe. Celui-ci descend parfois jusqu'à l'ombilic et sa surface est comme bosselée, rénitente, rendant, par la percussion, dans certains cas, un bruit de frémissement particulier. Rarement l'ictère et l'ascite accompagnent cette affection. — Le kyste se rompt ou s'enflamme : la mort en est la terminaison ordinaire.

§ III. — Maladies des canaux biliaires.

Ce sont divers états morbides qu'il faut distinguer les uns des autres : 1° ceux de la vésicule biliaire, tels *inflammation*, *hydropisie*, *dilatation*, *atrophie;* 2° ceux du canal cystique et du canal cholédoque, comme *calculs*, *obstructions*.

Calculs biliaires. — Coliques hépatiques.

Nous n'avons d'intéressant à étudier que les *calculs biliaires* et l'*ictère*.

Il se forme souvent dans les voies biliaires des concrétions inorganiques appelées *calculs*. On les rencontre particulièrement dans la vésicule du fiel, dans les canaux cystique et cholédoque. Tantôt il n'existe qu'un seul calcul, tantôt au contraire il y en a plusieurs; on en a compté jusqu'à des centaines chez le même individu. Leur composition varie, mais presque toujours ils sont formés de cholestrine et d'une matière colorante dans les proportions de 88 pour la première et de 12 pour la seconde (Thénard). Leurs volume et forme sont très variables, les plus petits sont comme des grains de sable, les plus gros comme un œuf; il y en a de sphériques, de très allongés, d'anguleux, de pyriformes, etc.

A. L'*étiologie* des calculs biliaires est, à proprement parler, inconnue. Rare dans la jeunesse, cette affection augmente de fréquence avec l'âge. Il n'y a rien de positif touchant l'influence des tempéraments, des aliments et autres conditions hygiéniques sur sa production. C'est d'ailleurs la même influence que celle qui préside aux affections calculeuses en général (II, p. 344), et que caractérise ce que l'on nomme *état diathésique*, ou *cachectique* pour d'autres.

B. Symptômes. — Les calculs biliaires donnent lieu à des troubles fonctionnels distingués en aigus et en chroniques. — Les accidents *aigus* consistent principalement dans une douleur vive, déchirante, atroce parfois; c'est au moment où une des concrétions renfermées dans la vésicule s'engage dans les conduits biliaires, les distend, les oblitère, les excorie, qu'elle se manifeste à l'épigastre ou à l'hypocondre droit, en s'irradiant vers les régions voisines. Elle arrache des cris aux malades les plus courageux, dont l'anxiété et l'agitation sont extrêmes, elle cause des nausées et des vomissements, avec ou sans ictère. Malgré ces douleurs déchirantes (*coliques hépatiques*), le pouls et la chaleur de la peau restent naturels, à moins qu'il n'existe une phlegmasie concomitante du foie ou de quelque viscère important.

Dès que le calcul a pénétré dans le duodénum, la douleur a presque entièrement cessé, et un ou deux jours après, le malade rend par les selles un ou plusieurs calculs. Toutefois, ce résultat n'arrive ordinairement qu'après plusieurs accès, dont la durée varie entre quelques minutes, quelques heures et plusieurs jours, et à la suite desquels il peut survenir une inflammation de la vésicule biliaire ou du foie, des abcès, une péritonite, la mort. On a vu la violence des douleurs causer à elle seule cette terminaison funeste.

C. Les calculs biliaires ne déterminent quelquefois que des accidents à marche *chronique*, qui ressemblent à ceux de l'hépatite et des obstructions (v. ces mots), tels que douleur sourde siégeant à l'hypocondre droit, lenteur des digestions, ictère, amaigrissement, etc. Toutefois, ces phénomènes sont insuffisants pour caractériser l'affection dont il est question, à moins qu'il n'y ait eu antérieurement des coliques semblables, ou qu'on ne sente, par la palpation, la vésicule biliaire distendue par les corps étrangers, chose rare, du reste. Dans les cas anciens, il existe presque toujours en même temps quelque inflammation chronique du foie et des canaux biliaires.

D. Traitement. — Trois indications se présentent : calmer l'état aigu, les douleurs; combattre les accidents inflammatoires ; s'opposer à la reproduction des calculs. On oppose aux accidents aigus les *bains*, l'application de *cataplasmes fortement laudanisés*, une potion opiacée, de l'*antipyrine*, des *lavements*. S'il y a des symptômes d'inflammation, *saignée*, ou *sangsues*, ou *ventouses*, elles sont indiquées, avant comme après la cessation des coliques.

Comme moyens *préventifs*, on a proposé divers *fondants* en vue de dissoudre les calculs, d'éviter leur reproduction. Le plus célèbre est le *remède de Durande ;* il consiste dans un mélange de trois parties d'éther sulfurique et deux d'essence de térébenthine, on l'administre à la dose de 1 à 4 grammes par jour jusqu'à ce que les malades en aient pris 500 grammes. Viennent ensuite les *eaux minérales alcalines*, le petit-lait, la limonade, les *purgatifs* répétés, l'exercice, l'équitation. Doivent être absolument proscrits : l'usage du vin pur, café, liquides fermentés ; et comme régime alimentaire, laitage, végétaux, viandes blanches, vin blanc étendu d'eau, eau de Vichy, Vals, etc.

Ictère.

Jaunisse.

On appelle *ictère* une affection caractérisée par une coloration jaune de la peau due à la présence du principe colorant de la bile dans le sang. Trois théories ont été proposées pour expliquer l'ictère. 1° le foie, étant altéré dans sa structure et ses fonctions, cesse de séparer du sang les matériaux de la bile, qu'on suppose y être tout formés ; 2° la bile est sécrétée et versée en plus grande quantité dans le duodénum, et absorbée par les lymphatiques intestinaux ; 3° la bile est résorbée dans le foie par les lymphatiques hépatiques. De ces trois explications la dernière est, sinon la seule acceptable, du moins la plus probable.

A. Causes. — Dans les conditions organiques où apparaît l'ictère, nous voyons qu'il faut admettre soit un surcroît d'action du foie, soit une suspension de la sécrétion biliaire, soit enfin un obstacle au cours de la bile. Quoi qu'il en soit, il y a introduction de ce liquide en nature ou de ses éléments dans le sang et les humeurs.

Comme la bile est sécrétée en plus grande quantité que d'habitude sous l'influence de certaines émotions vives, de certains troubles de l'économie, sans qu'il y ait spasme des conduits hépatiques ;

comme aussi, dans ce cas, la sécrétion biliaire l'emporte sur l'excrétion, on comprend la formation de l'ictère par résorption du produit sécrété. L'ictère qui survient à l'occasion d'un accès de colère ou d'une frayeur (ictère *essentiel* d'emblée) s'explique de cette manière. — C'est encore à une hypersécrétion biliaire qu'il faut attribuer la jaunisse survenant dans l'hépatite aiguë, dans l'inflammation des organes qui avoisinent le foie, et dans certains empoisonnements miasmatiques. — Quant à l'ictère qui accompagne les maladies organiques du foie (ictère *symptomatique*), il dépend soit de la suspension de la sécrétion de la glande malade, soit de la compression des canaux excréteurs de la bile par des obstructions, kyste, cancer, etc.

B. Symptômes. — L'ictère *essentiel* est ordinairement précédé par de la courbature, de l'anorexie, des nausées, etc.; quelquefois il débute subitement, quand, par exemple, il est causé par une émotion vive, une douleur violente. La couleur ictérique commence par la figure, par la conjonctive oculaire, puis elle s'étend aux ailes du nez, au front; enfin elle apparaît aux pieds, aux mains, à la poitrine, etc. Elle se montre générale ou partielle, et présente une foule de nuances qui varient depuis le jaune clair jusqu'au vert, et même au brun foncé. La peau est le siège d'un prurit incommode, dû à la présence des matériaux de la bile dans les vaisseaux capillaires. La bouche est ordinairement amère, la langue limoneuse; il y a soif, inappétence, constipation. Les urines sont moins abondantes, épaisses, jaunes ou rougeâtres. Les matières stercorales, souvent de couleur naturelle, se présentent le plus ordinairement *décolorées*, comme plâtreuses; cette décoloration indique que la bile ne passe plus dans le duodénum, et cela doit faire craindre un ictère *symptomatique*.

Celui-ci se manifeste lentement, progressivement; en sus des phénomènes susdits, il s'accompagne des troubles occasionnés par la maladie du foie dont il dépend.

C. Pronostic. — L'ictère *simple* n'est pas accompagné de fièvre. Si celle-ci se manifeste, c'est qu'il existe quelque lésion de l'appareil biliaire, une hépatite ou des obstructions (p. 287). L'ictère essentiel n'a pas une longue durée; il n'empêche pas les malades de vaquer à leurs occupations ordinaires; cependant la peau ne reprend sa teinte normale qu'au bout de quatre à cinq semaines.

L'ictère *symptomatique* est subordonné à l'affection dont il dépend, et se prolonge des mois, des années, autant que dure l'affection primitive. Lorsque la coloration ictérique persiste au delà de six semaines, on doit craindre une maladie organique du foie (p. 284), alors même que les autres symptômes manqueraient. Le *pronostic* est donc soumis à l'état de l'appareil sécréteur de la bile.

Il existe un *ictère à forme grave*, spécial, rare du reste, accompagné de syncopes répétées, délire, crampes, hémorrhagies, prostration, avec frissons, vomissements, coma, paralysies, refroidissement de la peau. La mort en est la conséquence et l'autopsie ne révèle pas d'altérations organiques constantes expliquant les accidents : toutefois l'atrophie du foie a été rencontrée. — On signale encore une forme *spasmodique*, dans laquelle l'opium réussit bien.

D. Traitement. — Il faut s'appliquer d'abord à déterminer la cause. Si la jaunisse est idiopathique, *essentielle*, c'est-à-dire due à un simple trouble nerveux, général ou local, à une simple irritation du foie et des canaux biliaires (ce qui est présumable quand elle survient chez les jeunes gens en bonne santé, à l'occasion d'une secousse physique ou morale), on prescrira les *bains*, les boissons délayantes ou acidules, des *sangsues à l'anus*; la saignée dans le cas de pléthore, un *laxatif* s'il y a constipation. L'*eau de carotte* ne doit la valeur dont elle jouit parmi le peuple qu'à l'analogie de couleur entre le mal et le remède.

Mais si l'ictère dure, se prolonge, ayez recours alors aux *alcalins intus* et *extra*, aux eaux ferrugineuses, aux amers, aux *désobstruants*. Parmi ceux-ci la *rhubarbe* et l'extrait de *pissenlit* sont en réputation. Hufeland préconisait la formule suivante : poudre de rhubarbe, extrait de pissenlit, id. de chélidoine, savon médicinal, gomme ammoniaque, de chacun, 4 gram.; aloès, 1,50 décigr.; faire des pilules de 0,10 dont on prend 12 le matin, autant à midi et le soir.

L'ictère *symptomatique* réclame le traitement qui convient à la lésion du foie; nous l'avons fait connaître plus haut (p. 286).

Ictère des nouveau-nés.

C'est une espèce d'*ictère* qui se montre généralement chez les nouveau-nés au moment de la chute du cordon, et qui n'est qu'un phénomène physiologique sans importance, lié au passage de la vie intra-utérine à la vie indépendante.

Il y a aussi chez ces faibles êtres un ictère *grave*, résultant celui-là d'une *phlébite ombilicale*.

L'*ictère bénin* guérit rapidement; le *grave* est promptement mortel si la veine ombilicale se remplit de pus. — *Bains*, frictions avec la pommade alcaline sur la région du foie; *sirop de chicorée composé* pour faire évacuer par le bas; *lavements* au miel de mercuriale, etc.

§ IV. — Altérations de la bile.

Maladies bilieuses.

La bile subit, comme toute autre humeur, des modifications dans sa composition, des altérations diverses encore indéterminées et inexpliquées. Les anciens attachaient une très grande importance à ce liquide, qui, pour les *humoristes*, jouait un très grand rôle dans les manifestations morbides, puisque celles-ci occasionnaient les *maladies bilieuses*. Aujourd'hui ce rôle est fort secondaire; et lorsqu'il se dessine tant soit peu, c'est le foie qui attire principalement l'attention. Sans doute la couleur de la bile varie extrêmement, mais de ce fait aucune induction pathologique n'est à tirer. On a dit que la bile des pestiférés, versée dans une plaie ou injectée dans les veines des animaux, les tue au bout de quelques jours, tandis que celle que l'on recueille sur des individus morts de maladies aiguës, franchement inflammatoires, ne produit aucun accident. Encore une fois, l'examen de ce liquide n'a fourni jusqu'ici aucune donnée positive au pathologiste, à moins que des micro-organismes, bacilles, etc., n'y pullulent, ce qui n'a pas été expérimenté.

CHAP. XII. — PATHOLOGIE DE L'APPAREIL SÉCRÉTEUR DE L'URINE.

Nous nous proposons d'étudier dans ce chapitre les affections qui intéressent les organes constituant l'appareil urinaire.

Ces maladies sont celles : 1° des reins; 2° des calices, bassinets et uretères; 3° de la vessie; 4° de la prostrate; 5° de l'urèthre; 6° les altérations de l'urine.

Les maladies des reins et de la vessie sont les plus graves de l'appareil urinaire. Nous commençons par les reins, la sécrétion de l'urine y prenant sa source. Notons que si leurs maladies sont du ressort de la médecine proprement dite, la pathologie du reste de l'appareil appartient plutôt à la chirurgie.

Quant aux altérations de l'urine, elles reviennent à la pathologie interne.

§ 1er. — Maladies des reins. — Généralités.

L'étude particulière des maladies des reins doit être précédée de quelques généralités, relatives aux causes, symptômes et traitement qui leur sont communs.

1° *Causes.* — Les plus fréquentes sont : le rhumatisme et la goutte ; vient ensuite l'usage immodéré des boissons diurétiques, dont l'action excitante se porte spécialement sur les glandes rénales ; enfin les influences morbides générales. Le rhumatisme et la goutte (*arthritisme*) ont pour effet de rendre l'urine riche en urée, partant très excitante, et de la charger d'une assez grande quantité de matières salines. Or, l'urée surexcite le parenchyme rénal, le prédispose à l'inflammation ; puis les sels de l'urine deviennent les premiers éléments de la gravelle et des calculs. On comprend ainsi que certaines boissons très diurétiques irritent les reins et augmentent leur action sécrétoire. Néanmoins l'étiologie des maladies de ces glandes est souvent obscure.

2° *Symptômes.* — Ils ne sont pas toujours très caractéristiques, sans doute, parce que l'organe affecté est situé très profondément. L'urine présente bien quelques modifications pouvant éclairer le diagnostic, mais elles ne sont ni constantes ni identiques dans les mêmes cas.

3° Quant au *traitement*, sans pouvoir être indiqué sous forme de proposition générale, il est généralement basé sur les antiphlogistiques énergiques, les émollients et le régime diététique.

Dans la pathologie des reins, nous trouvons : la *néphrite* (inflammation) ; l'*albuminurie* (inflammation granuleuse) ; l'*hématurie* (hémorrhagie) ; le *diabète* et la *polyurie* (hypersécrétion) ; la *néphralgie* (névralgie) ; la *gravelle* (calculs) ; les altérations organiques : *cancer*, *tubercules*, *acéphalocystes ;* enfin le *rein flottant*.

Néphrite.

La *néphrite* (de *nephros*, rein) est l'inflammation du rein. Une seule ou les deux glandes sont affectées. L'inflammation est *simple*, ou *calculeuse*, ou *albumineuse*. C'est de la première qu'il est question dans le présent article.

L'inflammation est simple, c'est-à-dire indépendante de toute cause diathésique.

A. Causes. — Violences extérieures, suppression de la transpiration, abus des diurétiques, action des cantharides, présence de graviers dans le bassinet ou les calices ; affections chroniques des voies urinaires, rétentions d'urine, telles sont les plus puissantes et les plus fréquentes.

B. Symptômes. — La néphrite est aiguë ou chronique. *Forme aiguë*, elle débute quelquefois par un frisson, suivi bientôt d'une douleur dans la région lombaire. Cette douleur, quoique profonde, est augmentée par la pression, elle s'irradie du côté des uretères, de la vessie, des testicules, en suivant le trajet du plexus spermatique. Souvent les mouvements du tronc, la secousse de la toux l'augmentent. Toutefois celle du lumbago, qui pourrait donner le change, est encore plus vive dans tout effort musculaire. La sécrétion urinaire est toujours plus ou moins troublée; elle est affaiblie, presque supprimée quand les deux reins sont enflammés. L'urine présente une couleur foncée, due sans doute à son mélange avec un peu de sang; elle est moins acide qu'à l'état normal, souvent même elle est alcaline; on y rencontre aussi des dépôts muqueux ou purulents, phénomène qui indique moins une phlegmasie des substances corticale et tubuleuse, qu'une inflammation des calices, du bassinet ou des uretères. Une réaction fébrile existe, proportionnée au degré de l'inflammation, comme aussi des nausées, des vomissements, quelquefois du délire, de la stupeur. Quand des frissons irréguliers accompagnent ces symptômes, cela indique que la maladie se termine par suppuration, et ce cas est le plus grave. Mais si ces phénomènes manquent, la résolution va s'opérer ou l'état chronique se constituer.

C. Si la néphrite passe à l'état de suppuration, alors surviennent des accidents typhoïdes (coma, prostration, fuliginosités des dents et de la langue, subdélirium, redoublements de fièvre, etc.), car alors une résorption *purulente* ou *urinaire* s'opère. C'est à des accidents de cette nature, à une *résorption urinire* (*urémie*) que succombent les malades auxquels on a fait sans succès l'opération de la lithotritie ou de la taille. L'on ne peut accuser l'opération d'être par elle-même la cause de ces accidents mortels, puisque le simple cathétérisme, employé chez des sujets jusque-là bien portants, en provoque quelquefois de semblables. Comment expliquer ces accidents? On admet alors que de petites fissures, des excoriations faites par la sonde à la muqueuse uréthro-vésicale ont ouvert en quelque sorte une porte à l'urine, et favorisé la résorption de ce liquide, si dangereux quand ses matériaux se mélangent au sang. (V. *Infection purulente.*)

D. Forme chronique. — Elle débute le plus souvent d'une façon insidieuse, latente et comme conséquence d'un rétrécissement de l'urèthre, d'un engorgement de la prostate, de la gravelle, de la rétention d'urine surtout, car dans ces diverses affections le liquide urinaire, étant difficilement excrété et séjournant trop longtemps dans son réservoir, passe à la fermentation ammoniacale; il irrite, enflamme la muqueuse vésicale, les uretères, les reins eux-mêmes, qui, à la longue, s'endurcissent ou se ramollissent, fusionnent leurs deux tissus (le cortical et le tubuleux) et s'infiltrent de pus, etc. D'autre part, la néphrite chronique donne lieu à des douleurs sourdes dans la région rénale correspondante à la glande malade, à un sentiment d'engourdissement qui s'étend à la cuisse, avec trouble des digestions, faiblesse dans les extrémités inférieures. L'urine, cela va de soi, subit des altérations, se montre purulente, neutre ou alcaline, au lieu d'être acide ; le papier réactif de tournesol met en évidence ces qualités.

Des phénomènes analogues peuvent s'observer dans la gravelle, mais ils s'y montrent passagers, comme le calcul lui-même, à moins que l'affection calculeuse ne soit permanente ; ils ne s'accompagnent pas non plus d'un malaise aussi grand ni aussi profond que dans l'inflammation chronique des reins.

E. Traitement. — A la néphrite *aiguë* on oppose la *saignée*, les *sangsues*, ou les *ventouses scarifiées* sur la région lombaire, les cataplasmes émollients, les *bains tièdes*, les boissons mucilagineuses, quelques lavements *camphrés* et laudanisés, la diète. On combat la constipation par un *laxatif* doux, l'huile de ricin, par exemple.

Dans la néphrite *chronique*, après les sangsues ou les *ventouses* (celles-ci sont préférables), ce sont principalement les *révulsifs* externes qu'il faut mettre en usage : vésicatoires volants, cautères ou moxas sur la région rénale. Le malade sera couvert de flanelle, évitera les refroidissements, aura soin de *ne pas résister aux besoins d'uriner*. En cas de rétention d'urine, il serait sondé. Régime diététique doux.

Néphrite ou pyélite calculeuse.

Lorsque l'inflammation rénale (*néphrite*) siège spécialement dans les calices et les bassinets (I, p. 143) elle porte le nom de pyélite (de *puelos*, bassin).

Dans l'une et l'autre forme, l'*étiologie* est la même, car on les confondait avant les recherches de Rayer : ce sont généralement les calculs qui la font naître.

Les *symptômes* de cet état complexe (néphrite, pyélite, coliques néphrétiques) apparaissent comme suit : l'urine contient du mucus ou du pus dans la néphrite ; elle charrie du sang, du sable ou des graviers dans la pyélite calculeuse. Il peut arriver qu'un uretère soit obstrué par un calcul ; dans ce cas, ne pouvant arriver dans la vessie, l'urine s'accumule au-dessus de l'obstacle, dilate ce petit canal ainsi que le calice et les bassinets, enflamme ces organes et détermine des abcès, la fièvre urineuse, la résorption des matériaux usés, toxiques de l'urine, cas toujours mortels. — Le *traitement* est celui de la néphrite aiguë ci-dessus exposé, de l'urémie, suivant le cas.

Néphrite albumineuse.

Maladie de Brigth.

A. La *néphrite albumineuse* (encore dite *granuleuse*) est une maladie des reins caractérisée : 1° par un état de congestion sanguine, état pointillé ou *granulé* du parenchyme avec augmentation ou diminution de volume de ces glandes ; 2° par la présence d'une notable quantité d'albumine dans les urines, et certains épanchements séreux dans diverses régions. Cette affection n'est pas connue dans sa cause anatomique depuis bien longtemps. A la vérité, on avait toujours constaté l'existence d'urines albumineuses dans certaines hydropisies, mais on n'avait su expliquer le phénomène. Or il était réservé à Bright de le rattacher à une lésion déterminée des reins.

Toutefois, une distinction est à faire entre la néphrite albumineuse, (où l'urine contient de l'albumine), et l'albuminurie qui produit le même effet : c'est que celle-ci peut se manifester sans qu'il y ait inflammation granuleuse des reins ; mais cette forme est passagère ; elle existe à titre de phénomène concomitant de certains états de l'économie, comme névroses, pyrexies, etc., et elle disparaît quand cessent ces maladies.

B. Les *causes* de la néphrite albumineuse sont obscures ; les plus actives paraissent être les refroidissements, les saisons humides, l'intempérance, l'onanisme, l'hérédité, la constitution scrofuleuse. — Les fièvres éruptives, la scarlatine en particulier, la grossesse, la disposition à l'éclampsie, beaucoup d'autres états de l'économie peuvent s'accompagner d'une *albuminurie* plus ou moins passagère, mais, nous le répétons, ce n'est pas là de la néphrite proprement dite. Celle-ci est plus grave, assez commune à l'état chronique, à Paris notamment (v. ci-après) ; elle atteint plutôt les hommes que les femmes, et son maximum de fréquence est entre trente et quarante ans.

C. Symptômes. — La néphrite albumineuse *aiguë* débute quelquefois par un frisson, suivi de fièvre. Une douleur sourde, obtuse, se manifeste dans la région rénale, qui devient sensible à la pression. L'urine est rare dans les premiers jours, rougeâtre ou sanguinolente ; elle prend ensuite une teinte citrine. Elle n'est point acide comme dans l'état normal, ou est neutre, et son odeur caractéristique est plus faible. Le trait le plus constant de la maladie consiste en ce que l'urine charrie de l'albumine. On décèle la présence de ce principe en traitant le liquide excrété par l'acide nitrique, ou en le soumettant à l'ébullition : la première épreuve consiste à verser doucement dans un verre contenant de l'urine une petite quantité d'acide, et à l'instant il se forme un *coagulum* blanc d'albumine; la seconde, à remplir une cuiller d'argent ou de fer pleine d'urine que l'on tient audessus de la flamme d'une bougie : le coagulum, s'il doit se produire, apparaît au moment où le liquide entre en ébullition.

D. L'état ou diathèse albuminurique donne bientôt lieu à des infiltrations séreuses du tissu cellulaire. C'est d'abord un simple *œdème* qui commence par la face, devenue pâle, et cette infiltration, après un temps plus ou moins long, devient générale *(anasarque)*. Dans beaucoup de cas l'œdème est fugace, il se porte d'une région dans une autre. Le sang tiré de la veine se montre couenneux, non parce qu'il y a augmentation de fibrine, mais parce qu'il y a complication phlegmasique. Le sang contient moins d'albumine qu'à l'état normal. On prétend y avoir découvert de l'urée *(urémie)*, d'où il résulterait que sang et urine font, dans cette maladie, un échange réciproque d'un de leurs éléments constituants. Souvent l'hydropisie, comme la fièvre, diminuent et reparaissent du jour au lendemain. — L'affection se termine soit par résolution, mort ou état chronique.

Néphrite albumineuse chronique.

A. C'est la forme de néphrite la plus commune, soit qu'elle débute primitivement ou succède à l'aiguë. Dans le premier cas, l'hydropisie est le premier phénomène qui attire l'attention, bien que les malades pâlissent et maigrissent longtemps à l'avance. L'infiltration commence par la face ou les membres inférieurs, et se généralise. La peau qui recouvre les parties infiltrées offre une couleur d'un blanc mat très remarquable; elle résiste plus à la pression qu'elle ne le fait dans l'anasarque par maladie du cœur. L'infiltration n'occupe pas toujours les mêmes régions : on la voit paraître et disparaître à plusieurs reprises; mais ces hydropisies instables, qui peuvent s'étendre non seulement au tissu cellulaire, mais encore aux membranes séreuses, sont toujours en rapport d'intensité avec la quantité d'albumine existant dans l'urine. Un phénomène symptomatique de l'albuminurie, signalé par Landouzy, mais rare, est l'*amaurose*.

B. « Presque toujours c'est l'hydropisie qui donne l'éveil sur l'existence d'une maladie de Bright; mais nous avons vu que dans quelques cas fort rares ce symptôme manque : la mort peut même survenir avant qu'il se soit manifesté. L'affection est alors *latente*, elle passe presque toujours inaperçue, car on ne songe pas alors à examiner les urines; les seuls troubles apparents consistent dans une diminution de l'embonpoint et des forces. C'est dans ces conditions qu'on voit ces individus être pris tout à coup de *symptômes cérébraux* ou d'affections aiguës de poitrine, auxquelles ils succombent rapidement; à l'autopsie, on découvre l'altération caractéristique des reins, ce qui explique tous les accidents observés pendant la vie. Ces faits ne sont pas rares, nous en avons nous-même observé plusieurs, et ils doivent porter le médecin, lorsqu'il recherche la cause organique qui entretient un état de malaise et de dépérissement, à interroger la sécrétion urinaire comme toutes les autres fonctions. »

Les accidents cérébraux affectent cinq formes (Lasègue) : *stupeur*, *convulsions*, *coma*, *amaurose*, *intermittence*. Ils sont dus à une suffusion séreuse au cerveau, ou peut-être à l'action toxique de l'urée qui circule dans le sang. (V. *Urémie*.)

C. La néphrite granuleuse est une maladie chronique grave dans presque tous les cas, tandis que la forme aiguë est parfois transitoire, dans la scarlatine par exemple, et n'offre alors aucun danger. On ne peut porter un pronostic favorable que quand les urines cessent d'être albumineuses. D'ailleurs l'affection récidive facilement. Une mauvaise constitution, les scrofules, la phtisie, toutes les affections intercurrentes rendent ce pronostic encore plus fâcheux.

D. *Traitement*. — Dans la forme *aiguë* de la maladie de Bright, on emploie les *antiphlogistiques* : saignée, sangsues, ou plutôt ventouses scarifiées sur la région lombaire; boissons douces; ajoutez à cela frictions, bains chauds, laxatifs, régime diététique approprié.

Dans la forme *chronique*, *ventouses*, *vésicatoires*, dérivatifs internes. Malheureusement rien ne réussit dans ces cas de néphrite ancienne : sudorifiques, diurétiques, bains de vapeur, purgatifs, ferrugineux, tisane de raifort ou de fougère, conseillée par Rayer, tout échoue. Quelquefois cependant on parvient à enrayer le marche de l'affection par une heureuse combinaison de ces moyens.

Albuminurie.

Albuminurie est un mot qui ne devrait s'appliquer qu'à l'excrétion d'urines contenant de l'albumine en dissolution. Mais il désigne aussi, improprement, la néphrite albuminurique (maladie de Brigth) dont il vient d'être question.

A. L'albuminurie n'est pas une maladie qu'on puisse traiter comme un état morbide toujours semblable à lui-même, car elle n'est qu'un symptôme de beaucoup de maladies qui, constamment ou accidentellement, produisent le passage de l'albumine dans les urines. C'est pourquoi nous revenons sur cette affection, après en avoir traité dans le précédent article.

Donc l'albuminurie n'est pas seulement un symptôme de néphrite granuleuse, elle accompagne aussi les phlegmasies vésicales, le pissement de sang, certains empoisonnements, la congestion des reins par action mécanique de l'utérus en gestation; l'éclampsie, l'asphyxie, les maladies du cœur, le choléra, le croup, le diabète, la scarlatine, les brûlures, la diphthérite, l'infection purulente, etc., et cela sans qu'on sache par quel phénomène physiologique s'opère la séparation de l'albumine du sang pour passer en nature et à l'état de dissolution dans l'urine.

Quoi qu'il en soit, dans l'albuminurie on trouve toujours, dans le dépôt des urines, examiné au microscospe, quelques globules sanguins, des cellules d'épithélium nucléaire, des tubes urinifères altérés.

L'albuminurie la plus grave est naturellement celle qui dépend de la dégénérescence graisseuse ou granuleuse des reins. Les autres formes, surtout celles dites scarlatineuses, peuvent entraîner cette dégénérescence, comme aussi elles sont susceptibles de produire l'anasarque et l'altération de la constitution. En tout cas, toute albuminurie qui accompagne des accidents morbides ou des maladies passagères, à titre d'épiphénomène, disparait avec ces maladies.

Avoir indiqué les *causes*, c'est avoir fait pressentir quel *traitement* est le plus convenable à mettre en usage.

B. Dès que l'on constate l'existence de l'albuminurie chez une femme enceinte, il faut prescrire le régime lacté exclusif et le maintenir jusqu'après l'accouchement Si, sous l'influence de ce traitement, l'albuminurie vient à disparaître, il faut cependant encore le continuer, car cette albuminurie n'est pas le danger, mais le signal du danger consistant dans une intoxication par insuffisance rénale. En effet, ce n'est pas ce qui passe au travers des reins, c'est ce qui ne passe pas, c'est-à-dire les éléments de dépuration voulue pour une sécrétion urinaire normale, qui fait le mal.

Chez toute femme enceinte, on doit faire l'analyse complète de l'urine des vingt-quatre heures et la répéter toutes les semaines; il faut absolument être fixé sur la manière dont s'effectue la dépuration organique, afin de pouvoir connaître les chances de la femme au point de vue de l'intoxication.

Polyurie.

Diabète non sucré.

La *polyurie* consiste dans d'abondantes émissions d'une urine claire, aqueuse, coïncidant avec une soif excessive. Dans cette affection, la composition de l'urine est à peu près normale ; mais la quantité du liquide excrété dépasse de beaucoup celle des boissons ingérées.

Les *causes* en sont inconnues : on observe cette affection quelquefois dans le cours de certaines névroses, de l'hystérie principalement. Elle complique souvent le diabète sucré (V. ci-après) ; mais alors, toujours très abondantes, les urines renferment une notable proportion de sucre.

Les *symptômes* se résument en ceci : urines tellement abondantes qu'elles peuvent s'élever à la quantité de cinq à quinze litres par jour ; elles sont à peine colorées, neutres ou légèrement acides, d'une densité de 1,001 à 1,006. Soif excessive, besoin de boire tellement impérieux que, faute de boissons, faute d'eau, les malades s'ingurgitent tous les liquides qu'ils peuvent se procurer. Ces malades ont la peau sèche, terreuse, le corps amaigri et tombent dans le marasme ; ils deviennent parfois phtisiques et meurent. Il y a des formes bénignes.

Le *traitement* consiste en régime fortement *animalisé* ; toniques, *ferrugineux*, air de la campagne. On a préconisé tour à tour les astringents, la valériane à haute dose, l'*opium* (5 à 25 centigr. par jour), les bains de vapeur, les bains froids, etc. La maladie, heureusement, peut permettre une assez longue suite d'années à vivre, bien qu'étant très grave et rebelle aux traitements qu'on lui oppose.

Diabète sucré.

Glycosurie. — Diabète.

Le *diabète* (de *diabaïnein*, passer à travers) est une excrétion d'urine renfermant de la glycose, c'est-à-dire du sucre non cristallisable.

A. Étiologie. — « Pour quelques personnes le diabète est une maladie des reins ; pour d'autres, au contraire, c'est une maladie du foie ; ailleurs on la considère soit comme une altération du sang, soit comme une maladie du cerveau. Mais il est encore impossible de classer convenablement cet état morbide, auquel des causes très variées peuvent donner naissance. On sait qu'il se forme dans le foie une fécule animale (matière glycogène) que les ferments du sang changent en sucre et qui passe dans les veines sus-hépatiques et dans le cœur, pour aller se détruire dans le poumon, sous l'influence de l'acte respiratoire (Cl. Bernard) ; c'est ce sucre, s'il n'est pas tout détruit, qui sort des poumons avec le sang, circule avec lui dans tous les organes, y compris les reins, et forme la glycosurie. » Bouchardat prétend que le sucre se forme dans l'estomac par l'action de la *diastase* (produit pathologique existant dans le suc gastrique) sur la fécule des aliments, et que, passant en grande quantité dans le sang, ce sucre est éliminé par les reins. D'autre part, Mialhe affirme que les aliments amylacés ne sont pas convertis en glycose, faute d'une suffisante alcalinité du sang, et qu'alors le sucre, devenu corps étranger, doit être éliminé.

Autre cause. Cl. Bernard a démontré expérimentalement que la piqûre des pneumogastriques ou de la moelle allongée à l'origine de ces nerfs, ou celle du plancher du quatrième ventricule du cerveau, crée un diabète nervo-traumatique, plus ou moins durable suivant la gravité de la blessure : ici encore il y a formation d'un excès de sucre que les poumons ne peuvent détruire par manque d'action fonctionnelle.

Quant aux *causes* d'ordre hygiénique, accusons, si l'on veut, les brouillards, le froid humide, les boissons excitantes et spiritueuses, les excès vénériens, les passions tristes, de produire le diabète.

Enfin il n'est pas jusqu'à la *contagion* qu'on n'ait invoquée comme cause du diabète, transmissible conjugalement !

B. Symptômes. — Le diabète est obscur à son début ; son apparition ne se révèle que tardivement par du malaise, quelques troubles du côté des digestions, de la faiblesse ; soif, boulimie, sécheresse de la peau, affaiblissement de la vue, fréquentes émissions d'urine, etc.

L'urine est *sucrée*, comme poisseuse, pâle, inodore, d'une densité augmentée (1,020 à 1,030 jusqu'à 1,050 à l'aréomètre) ; elle fermente soit seule, soit avec de la levure de bière, et l'on peut en extraire de l'alcool. Chauffée dans la proportion d'un quart avec la liqueur de Barreswill, elle réduit l'oxyde de cuivre sous forme de précipité jaunâtre ; avec la potasse, elle donne lieu à une coloration brune acajou caractéristique. La quantité de sucre varie de 4 à 10 0/0.

L'affection diabétique peut rester longtemps à l'état de simple trouble de sécrétion urinaire, sans occasionner d'autres phénomènes morbides que ceux que nous venons d'indiquer. Mais il arrive un moment, plus ou moins éloigné, où l'organisme se dérange profondément : les digestions, l'appétit se troublent, parfois au contraire la faim devient vorace ; soif plus ou moins vive, gonflement et ramollissement des gencives; affaiblissement de la vue (*amblyopie, amaurose glycosurique*), cataracte possible; amaigrissement progressif. Enfin surviennent de la fièvre, de la diarrhée, de la toux, des tubercules aux poumons, du marasme, la mort. Cette fâcheuse terminaison peut être aussi la conséquence d'une pneumonie intercurrente. — Comme la grangrène est souvent un effet du diabète, il faut en cas de *gangrène sénile* s'assurer de l'état de l'urine.

Cependant le diabète n'est pas fatalement mortel. Il met de quelques mois à plusieurs années à parcourir ses périodes; il peut se prolonger pendant vingt ans et plus. D'ailleurs il ne faut pas considérer comme diabétique toute personne dont l'urine contiendrait du sucre, car c'est un phénomène assez fréquent, accidentel après une violente fatigue, un accès de fièvre intermittente, dans la grossesse, au cours de la digestion, et ce diabète n'a pas de fâcheuses conséquences. Il y a un diabète *intermittent* et un diabète *continu*. Ce dernier est le plus grave. Il se complique quelquefois d'albuminurie, et son pronostic n'en est que plus fâcheux.

C. Traitement. — La meilleure manière de combattre le diabète est d'imposer le régime qui ne puisse fournir de la glycose. Commencez donc par *supprimer tous les aliments féculents et sucrés*, tels que pain, fécules, fruits, etc. Remplacez-les par du *pain de gluten, viande, lard, œufs durs, poisson*, légumes *herbacés; vin généreux* (une bouteille au moins par jour). Prescrivez, comme adjuvants, l'exercice, les vêtements de flanelle sur la peau; et comme agents pharmaceutiques les ferrugineux, l'opium, le carbonate d'ammoniaque, le sulfate de quinine, l'arséniate de soude, les eaux alcalines aux repas mêlées avec le vin (Vichy, une à deux bouteilles par jour). Bien entendu, il faut savoir choisir et doser tout cela.

Beaucoup d'autres méthodes ont été préconisées, ce qui ne prouve guère l'efficacité des unes ni des autres. Gray a obtenu sept guérisons sur vingt-huit malades en donnant de la présure (3 à 6 cuillerées par jour) une demi-heure après le repas, après quoi on prend une solution de carbonate de potasse. — On a recommandé le lait comme seules boissson et nourriture; — l'huile de morue à haute dose (un à deux verres par jour); — la teinture d'iode (5 à 10 gouttes par jour dans de l'eau sucrée). Le *régime lacté exclusif* est le plus en honneur.

On a conseillé, sans préjudice des moyens susdits, un traitement hydrothérapique bien entendu, complet, suivi pendant six semaines chaque été. — Cl. Bernard pense que le traitement du diabète devrait s'adresser au système nerveux; il faudrait alors pouvoir galvaniser le grand sympathique, dont l'influence modératrice de la sécrétion glycogénique paraît affaiblie.

Hématurie.

Pissement de sang.

L'*hématurie* est l'hémorrhagie par les voies urinaires. Le sang est expulsé par l'urèthre, mais cela ne dit pas d'où il provient précisément, car les reins, les uretères, la vessie, l'urèthre lui-même peuvent en être la source. Nous renvoyons ce sujet à la fin de la pathologie de l'appareil urinaire, où nous l'étudierons sous la dénomination de *pissement de sang*.

Il est une sorte d'hématurie où à l'analyse chimique on ne peut déceler aucun globule sanguin : c'est l'*hémoglobinurie* (Hayem). Ce n'est qu'un symptôme le plus souvent, mais quelquefois c'est un état autonome qui se manifeste par accès et est dû à l'impression du froid. Cela a toute l'apparence d'un accès de fièvre intermittente d'une durée de 1 à 3 h. Aucune gravité.

Néphralgie.

La *néphralgie* est la névralgie des reins. Les douleurs nerveuses se font sentir dans un ou les deux côtés des lombes. — L'hystérie, l'hypocondrie, le rhumatisme et la gravelle sont ses *causes* probables. — Dans son état de simplicité, la néphralgie existe sans lésion déterminée du rein ; mais le plus souvent elle est due à la présence d'un ou plusieurs calculs. Dans ce cas, le diagnostic n'est certain que quand le malade rend quelque gravier avec les urines. D'ailleurs, le doute est sans inconvénient, attendu que le *traitement*, consistant en bains, fomentations calmantes, cataplasmes narcotiques, sangsues même, est le même soit qu'il s'agisse de la néphralgie ou de la gravelle. (V. *Coliques néphrétiques.*)

Gravelle.

Colique néphrétique, calculs rénaux.

A. On entend par *gravelle* des concrétions urinaires qui se forment dans les reins, et par *colique néphrétique* les accidents qu'elles occasionnent en parcourant les canaux excréteurs de l'urine. Leur étude se rattache par tous ses points à l'histoire des calculs en général, à laquelle nous renvoyons d'abord le lecteur (II, p. 443).

Mais comme des différences notables, relatives au siège, se manifestent dans l'histoire particulière de chaque affection calculeuse, la gravelle mérite, elle, qu'on lui consacre un article spécial.

Les concrétions urinaires sont formées d'un nombre variable de substances; mais l'acide urique, les urates d'ammoniaque, de potasse, de soude et de chaux, l'oxalate de chaux, le phosphate calcaire, etc., s'y rencontrent le plus souvent. Leur couleur est variable suivant leur composition : ainsi la gravelle d'acide urique est *rouge;* celle due aux oxalates est *jaune;* celle formée par des phosphates est *blanche.* Leur volume diffère aussi considérablement depuis l'état de *poussière* ou de *sable fin* jusqu'à la grosseur d'une noisette. Les unes sont très lisses à leur surface, les autres raboteuses. Leur substance est tantôt homogène, tantôt dissemblable, etc.

B. Causes. — Ce sont généralement celles, fort peu connues du reste, des affections calculeuses. La *prédisposition individuelle* étant admise, la maladie paraît se développer sous l'influence d'un régime animal, succulent, azoté, du défaut d'exercice, de l'habitude de boire peu. L'usage immodéré de l'oseille (dans laquelle existe l'acide oxalique) peut, croit-on, développer la gravelle d'oxalate de chaux. En tout cas, la *gravelle et la goutte sont regardées comme l'expression d'un même état morbide*, la diathèse arthritique. Les hommes sont beaucoup plus souvent que les femmes atteints de cette affection, qui s'observe très rarement chez les enfants; mais par contre ceux-ci sont assez souvent atteints de calculs vésicaux.

C. Les *symptômes* demeurent latents pendant longtemps; car des concrétions urinaires peuvent se former dans les reins sans révéler leur présence par aucun phénomène morbide. Dans la plupart des cas, cependant, un sentiment de fourmillement, de douleur sourde aux lombes, des urines foncées sédimenteuses, rougeâtres, sont remarqués par un esprit observateur. Ces légers accidents se dissipent après l'expulsion d'une certaine quantité de sable rouge. Mais lorsque des calculs se déplacent dans les reins ou s'engagent dans les uretères, alors se manifestent des symptômes nouveaux, plus tranchés.

Ceux qui caractérisent la *colique néphrétique*, par exemple, consistent dans une douleur vive, continue ou exacerbante, parfois atroce, siégeant dans un côté des lombes, s'étendant vers le flanc et jusque dans la vessie, en suivant la direction de l'uretère. Elle arrache des plaintes, des cris, et ne permet aucun repos, aucune position stable; elle s'étend à la cuisse correspondante, au testicule, qui est remonté sous l'anneau inguinal. En même temps nausées, vomissements, agitation, quelquefois délire, convulsions avec ou sans fièvre. La sécrétion urinaire est plus ou moins diminuée ou suspendue ; si son excrétion manque par l'effet de l'obstruction des uretères par des calculs, il doit s'ensuivre nécessairement une *néphrite* ou une *pyélite* grave, qui sera même mortelle si les graviers demeurent dans la position vicieuse qu'ils occupent. — Ainsi l'on voit combien est grande la ressemblance symptomatique de la colique néphrétique avec la colique hépatique, sauf la différence de siège.

Heureusement, des accidents aussi redoutables constituent l'exception. Et puis, ils cessent ordinairement après quelques heures, deux ou trois jours au plus de durée, et le malade passe tout d'un coup de la souffrance la plus vive à un état de santé apparente. Que s'est-il passé alors ? l'une de ces deux choses : ou le calcul a repris sa place antérieure, ou, ce qui est plus ordinaire, il a pu continuer sa marche et descendre dans la vessie, d'où il sera expulsé bientôt, entraîné par l'urine, non sans faire encore éprouver de vives douleurs durant son passage dans le canal de l'urèthre. — Le malade devra recueillir ses urines et chercher au fond du vase les petits calculs qu'on suppose avoir été expulsés ou devoir l'être bientôt : cette précaution a le double avantage d'éclairer le diagnostic et de rendre possible l'analyse chimique des concrétions, ce qui n'est pas indifférent au point de vue de la prophylaxie et du régime à prescrire.

D. Traitement. — Calmer la colique néphrétique ; favoriser l'issue des graviers ou les dissoudre ; prévenir leur formation, tels sont les trois indications principales auxquelles il faut satisfaire. — 1° Aux tortures de la *colique néphrétique* on oppose : *calmants* de toutes sortes, *opium* en potion ou en pilules ; laudanum en frictions sur les lombes ou versé sur un cataplasme ; *piqûre* de morphine, ou dose d'antipyrine ; *bains*, lavements narcotiques, en même temps qu'on prescrit des boissons délayantes abondantes. — 2° Les accidents aigus une fois calmés, on soumet le malade au *régime végétal*, à l'usage des *eaux minérales* gazeuses (Seltz, Contrexéville, Pougues, Bussang), ou plutôt alcalines (Vichy), à un exercice modéré : tout cela dans l'intention de dissoudre les concrétions ou d'empêcher leur développement. — 3° Lorsque les calculs expulsés ont fait connaître leur composition, au régime que nous venons d'indiquer on ajoute : soit l'abstinence d'aliments azotés, s'il s'agit de la gravelle d'acide urique, soit celle de l'oseille, si la gravelle est composée d'oxalate de chaux, etc.

Dans ces quelques lignes se trouvent condensées les prescriptions familières à tout médecin, spécialiste ou non, et que chaque malade peut suivre sans lui.

Rein mobile. — Ectropie rénale.

Si l'on se rend compte de la position des reins et de leur mode de fixation (I, p. 143), on s'explique comment ces glandes peuvent se déplacer. Le *rein mobile* s'observe plus souvent chez la femme que chez l'homme. Comme *causes* on ne voit guère que les quintes de toux, les efforts de vomissement, les exercices excessifs.

La mobilité existe à un degré très variable : on peut sentir l'organe par la palpation. Le déplacement se fait par glissement, et le rein n'est nullement altéré, du moins dans la majorité des cas.

Cette affection singulière est presque toujours latente, non soupçonnée. Cependant il est des cas où le rein déplacé entraîne des troubles graves en apparence. Comment? En agissant mécaniquement sur l'estomac ou autres organes, ou sur le système nerveux par action réflexe. Ces troubles sont intermittents, comme peut l'être l'ectropie rénale elle-même, et disparaissent aussitôt que celle-ci a cessé, que le rein est revenu à sa place naturelle. — Pronostic sans gravité. — *Traitement* consistant dans l'emploi d'un bandage approprié; douches, massage, bains froids.

§ II. — Maladies des calices, du bassinet et des uretères.

Les calices, le bassinet et les uretères ne deviennent malades que consécutivement à l'affection calculeuse des reins. L'inflammation des calices et du bassinet est désignée sous le nom de *pyélite;* nous en avons déjà parlé (p. 301). — Quant à l'*uretérite*, on ne la décrit point à part, parce qu'elle est peu connue. Mais on conçoit les accidents qui doivent résulter de la présence permanente d'un gravier obstruant le canal afférent de l'urine et empêchant ce liquide d'arriver dans la vessie; ces accidents sont l'inflammation des reins, l'ulcération, la suppuration de l'uretère, une péritonite consécutive mortelle. (V. *Rétention d'urine.*)

§ III. — Maladies de la vessie. — Généralités.

A. La vessie est exposée à des altérations morbides diverses, graves.

Les connexions fonctionnelles qui lient entre elles les diverses pièces de l'appareil urinaire, dans l'état de santé, s'accentuent bien davantage encore dans l'état pathologique. Dès qu'une de ces pièces souffre, une ou plusieurs autres en ressentent le contre-coup. L'état morbide survenu par suite d'une maladie antérieurement développée dans l'appareil s'est formé par une action réflexe ou par acte purement mécanique. Dans le premier cas, le trouble nouveau se propage de haut en bas, en suivant les canaux que parcourt l'urine; dans le second cas, l'affection suit une marche inverse. En effet, l'irritation du rein, les douleurs néphrétiques cheminent le long des uretères, vers la vessie, retentissent dans la verge et jusque dans les testicules, et le calcul de la vessie détermine une sensation de démangeaison à l'extrémité du gland; au contraire, un rétrécissement de l'urèthre, un gonflement de la prostate, mettant obstacle au libre cours de l'urine et forçant ce liquide à séjourner plus longtemps qu'il ne doit dans ses canaux, deviennent causes d'inflammation à la vessie, inflammation qui, à son tour, gagne de proche en proche, de bas en haut, les uretères et jusqu'aux reins.

B. Disons ici, par anticipation, que les rétrécissements de l'urèthre chez les hommes qui s'exposent aux blennorrhagies, que les engorgements de la prostate chez les vieillards, les calculs vésicaux dans les différents âges, constituent les causes les plus fréquentes des maladies de l'appareil urinaire, celles de la vessie plus particulièrement, lesquelles font le désespoir de tant d'hommes qui expient tant d'écarts!

Quoi qu'il en soit, les maladies de la vessie sont : la *cystite* aiguë, le *catarrhe* ou cystite chronique, et l'*hématurie* (hémorrhagie); la *cystalgie* (névralgie), la *rétention* et l'*incontinence d'urine* (paralysie, etc.); les *calculs vésicaux* (concrétions pierreuses); l'*hypertrophie*, l'*atrophie*, les *polypes*, les *ulcérations*, les *fongus* (altérations organiques); sans compter les *plaies*, les *ruptures*, les *fistules*, etc., qui sont des maladies exclusivement chirurgicales.

Cystite aiguë.

On désigne par *cystite* (de *custis*, vessie) l'inflammation du réservoir de l'urine. Cette maladie doit être distinguée en aiguë et en chronique. Dans l'un et l'autre cas, elle est limitée ou générale; *superficielle*, c'est-à-dire bornée à la muqueuse, ou *profonde*, c'est-à-dire intéressant toutes les membranes composant les parois vésicales.

A. Cystite profonde aiguë. — Cette forme est presque toujours produite par quelque cause directe, comme plaie pénétrante, contusion sur l'hypogastre, chute sur les reins ou le périnée, séjour d'une sonde dans l'urèthre, cathétérisme, rétention d'urine, accouchement laborieux, présence de calculs vésicaux. L'inflammation uréthrale blennorrhagique peut s'étendre à la vessie; une métastase goutteuse peut l'atteindre aussi. L'ingestion ou l'application vésicante de cantharides détermine à la surface interne de l'organe une exsudation pseudo-membraneuse. (*Cystite cantharidienne.*)

B. Les *symptômes.* — Douleur vive, précédée ou non de frisson, se manifestant dans le bas-ventre, et que les mouvements et la pression exaspèrent. Envies fréquentes d'uriner; excrétion difficile et douloureuse d'une petite quantité d'une urine rouge, brûlante, expulsée parfois même avec efforts, et sans résultat (*ténesme vésical*). Ce ténesme indique que l'inflammation occupe particulièrement le col de la vessie (*cystite du col*). Il y a fièvre, soif ardente, nausées, constipation. Si l'on introduit une sonde dans la vessie à l'effet d'évacuer l'urine, on augmente la phlegmasie; le malade est dans l'anxiété la plus grande; son ventre se météorise et les symptômes acquièrent une intensité croissante.

C. Si le cours de l'urine ne se rétablit pas; ce liquide, en s'accumulant dans son réservoir, distend les uretères déjà irrités, et devient un élément de *résorption urineuse*, dont les effets sont terribles, car alors l'économie paraît bientôt comme infectée, le malade répand une odeur ammoniacale, est dévoré par une fièvre ardente, avec prostration, sécheresse de la langue, quelquefois délire ou coma: c'est la *fièvre urineuse.*

La cystite aiguë est donc une maladie grave, heureusement peu commune, surtout au degré d'intensité décrit. Elle se termine assez souvent par résolution; plus fréquemment elle passe à l'état chronique. La mort, quand elle survient, est la conséquence soit d'une *résorption urineuse,* soit d'un *abcès* ouvert dans le péritoine, ou d'une *rupture* de la vessie.

Cystite chronique.

A. A l'encontre de l'aiguë, l'inflammation vésicale *chronique* est assez commune; on la confond souvent avec la cystite catarrhale ci-après, mais elle en diffère totalement. Elle peut être *idiopathique,* spontanée, débutant alors d'une manière plus ou moins latente; pourtant le plus ordinairement elle succède à la forme aiguë, ou est causée par des calculs vésicaux, un rétrécissement de l'urèthre, etc.

La douleur hypogastrique est variable, faible ou accentuée, avec envies fréquentes d'uriner; les urines sont troubles, muqueuses ou muco-purulentes. Malaise général; mouvement fébrile de temps en temps; digestions difficiles, amaigrissement. L'action du froid, des aliments excitants, des boissons alcooliques, des rapports sexuels détermine une recrudescence des symptômes, qui s'amendent au contraire dans les conditions opposées. Lorsqu'ils cèdent tout à fait et que néanmoins l'urine continue de déposer un mucus filant, c'est qu'il existe un *catarrhe de vessie*, variété de la cystite chronique dont suit l'histoire.

B. Le *pronostic* de la cystite chronique est presque aussi grave que celui de la cystite aiguë. Après la mort, on trouve les parois de la vessie *hypertrophiées*, *épaissies*; la membrane muqueuse diversement colorée, souvent fongueuse, ramollie ou *ulcérée*. La capacité du réservoir est très diminuée, elle l'est d'autant plus que ses parois sont plus hypertrophiées et que la maladie date de plus longtemps.

C. Traitement. — On oppose à la cystite *aiguë* les *sangsues* appliquées sur l'hypogastre, au périnée si le col vésical est plus spécialement le siège de l'inflammation ; *saignée*, en cas de réaction fébrile marquée, *cataplasmes* émollients, *bains tièdes* prolongés; lavements et boissons *mucilagineuses*. Quand il y a rétention d'urine, le malade doit boire peu et son état réclame le *cathétérisme*.

Des indications particulières ou spéciales peuvent naître de la nature de la cause : par exemple, si la cystite est due à l'action des cantharides, on ajoutera un peu de *camphre* aux lavements; on peut même administrer cette substance à l'intérieur mêlée avec de l'opium (sel de nitre, camphre, de chacun, 1 gram. ; extrait d'opium, 15 centigr.) pour six pilules, dont une ou deux par jour. S'il s'agit d'un calcul, on songera à en débarrasser le malade par la lithotritie ou la taille. Toutefois l'opération ne doit être tentée qu'après l'extinction des accidents inflammatoires, c'est-à-dire après la guérison complète de la cystite, car celle-ci est presque toujours la cause de l'insuccès de cette opération.

D. Le même traitement convient dans la *cystite chronique*, sauf qu'on proportionne l'action des moyens thérapeutiques et du régime à l'intensité des phénomènes morbides. Le malade devra se couvrir de *flanelle*, éviter le froid, prendre des *bains de vapeur*, faire usage d'*eau de goudron*, etc. Il peut être utile d'établir une révulsion sur l'hypogastre ; pour cela on emploiera la *pommade d'Autenrieth*, plutôt que le vésicatoire, qui ferait beaucoup de mal à cause des cantharides auxquelles il doit son action vésicante. Plusieurs autres médications sont préconisées, en particulier celles qui sont basées sur les *eaux minérales*, celles d'Evian en particulier. (V. *Catarrhe de la vessie.*) — Régime doux, abstinence absolue d'alcooliques ; surtout prendre patience.

Cystite catarrhale.

Catarrhe de vessie.

A. Le *catarrhe de vessie* est une forme de *cystite chronique*, différente des deux précédentes, en ce qu'elle est caractérisée principalement par des *urines muqueuses*, que l'inflammation est bornée à la membrane interne de la vessie, au lieu de l'être en même temps à la tunique musculeuse, et que les urines sont *muqueuses* et *filantes*. Dans la cystite catarrhale la vessie conserve ordinairement sa capacité et sa texture normales ou presque; c'est le contraire dans la cystite profonde. Toutefois, il est rare que les deux formes de l'affection soient complètement indépendantes l'une de l'autre.

B. Les *causes* du catarrhe vésical sont les mêmes que celles de la cystite : mais les influences extérieures qui président au développement des affections catarrhales (II, p. 309), ont la plus grande part à son développement. Les vieillards y sont très sujets. Comme tout autre flux muqueux, le catarrhe de la vessie diminue dans les temps secs et chauds, et reparaît avec le froid, les variations atmosphériques et les écarts de régime.

C. Symptômes. — Le catarrhe vésical, à moins qu'il ne succède à la cystite, débute d'une manière sourde, latente. Les malades éprouvent de la pesanteur, de la chaleur plutôt que de la douleur à l'hypogastre; ils ont des besoins fréquents d'uriner, mais qui ne sont pas pressants ni accompagnés de *ténesme* comme dans l'inflammation vésicale proprement dite. L'urine est peu acide ; elle passe promptement à l'état alcalin, exhalant alors une *odeur ammoniacale* plus ou moins prononcée. Elle contient le produit de la sécrétion anormale de la muqueuse vésicale, produit qui se dépose au fond du vase et *file comme du blanc d'œuf* lorsqu'on opère le transvasement du liquide. Ce *dépôt muqueux* est plus ou moins abondant, suivant l'état d'humidité ou de sécheresse de l'atmosphère et le degré d'irritation vésicale. La maladie ne s'accompagne pas de réaction fébrile, du moins dans la plupart des cas; la nutrition s'altère plus généralement; d'autres fois cependant les malades pâlissent, maigrissent, perdent leurs forces. — Durée généralement longue, et guérison jamais radicale.

Dans les cas rebelles, il peut survenir des altérations graves, telles que végétations, ulcérations de la membrane muqueuse vésicale, cancer, polypes de la vessie. C'est donc une affection assez sérieuse.

D. Traitement. — Il est rare qu'on n'ait affaire qu'à un simple catarrhe vésical ou hypersécrétion muqueuse ; presque toujours au contraire se présente en même temps ou l'élément inflammatoire ou le calcul qu'il faut d'abord combattre. Nous venons d'exposer le traitement de la *cystite chronique* ; quant à la *cystite catarrhale*, c'est principalement aux *précautions hygiéniques* qu'il convient de s'adresser : éviter le froid, les vicissitudes atmosphériques ; se couvrir de flanelle, stimuler les fonctions de la peau au moyen des frictions, des bains de vapeur ; user d'une alimentation saine, tonique sans être excitante, telles sont ces précautions.

On emploie avec avantage les *balsamiques* (goudron, térébenthine cuite, baumes de copahu, du Pérou, de la Mecque) en potion ou en bols (térébenthine de Venise, 1 à 3 gram., jaune d'œuf et poudre de réglisse pour un bol) : en prendre deux par jour. On préconise aussi les *eaux minérales* (Spa, Bonnes, Barèges, Enghien, Evian) qu'on administre tant à l'intérieur qu'en injections dans la vessie, quand il y a indication de tonifier la constitution et l'organe malade. Lallemand a proposé et mis en usage la *cautérisation superficielle* de la muqueuse à l'aide d'une solution de nitrate d'argent injectée dans la vessie, préalablement vidée de son urine, au moyen d'une sonde imaginée par cet habile médecin.

Ainsi donc le traitement de la cystite catarrhale est presque tout hygiénique, il est en tout cas d'une simplicité thérapeutique qui le met à la portée de tous. Néanmoins cette affection, à cause de sa fréquence et de sa ténacité, fera toujours la fortune des *spécialistes*.

Hématurie vésicale.

Pissement de sang.

L'*hémorrhagie* de la *vessie* sera étudiée, pour des motifs déjà énoncés, à la fin de la pathologie de l'appareil urinaire.

Cystalgie.

La *cystalgie* est la névralgie de la vessie. Cette affection est rare, en tant qu'*essentielle*. Elle est plutôt *symptomatique* de quelque autre état morbide, mais alors elle s'efface devant les phénomènes de la maladie primitive, qui est ou une *cystite* ou un *calcul vésical*.

Quoi qu'il en soit, la cystalgie purement nerveuse se comporte comme les autres névralgies. Simple, essentielle, elle paraît se rattacher à une métastase rhumatismale (*rhumatisme vésical*), à un refroidissement ; elle se manifeste par des douleurs plus ou moins aiguës, qui rayonnent au loin ; par des envies fréquentes d'uriner, des épreintes, du ténesme, ou même par une rétention complète, sans qu'il existe ni fièvre, ni urines bourbeuses, ni dépérissement comme dans la cystite et les rétrécissements.

La cystalgie est celle du corps ou celle du col de la vessie. Mais cette distinction est peu importanre.

Le *traitement* consiste en tout cas en *bains*, fomentations *narcotiques*, injections et lavements calmants ; au besoin l'*opium*, les pilules de Méglin, l'*antipyrine*. — Répétons encore que cette affection, en tant que considérée comme isolée de toute altération de l'appareil urinaire, s'observe assez rarement, et que le plus souvent, grâce à un examen attentif et bien dirigé, on peut découvrir la cause (inflammation ou calcul) qui occasionne la vive sensibilité de la vessie.

Paralysie de la vessie.

A. Composée d'un tissu externe fibreux dans lequel existent des fibres charnues, la vessie jouit de la faculté de se contracter pour chasser l'urine qu'elle contient. Sa contractilité peut donc s'exalter, comme aussi diminuer de force, cesser même tout à fait, ce qui est la paralysie.

a. La *paralysie de la vessie* doit être distinguée suivant qu'elle atteint le corps ou le col de l'organe ; dans le premier cas, il en résulte une *rétention d'urine*, dans le second cas l'*incontinence* (voir ci-après).

Mais la rétention comme aussi l'incontinence reconnaissent d'autres causes que cette paralysie, et c'est pour cela que nous en traitons spécialement à la suite des maladies des organes urinaires.

b. La paralysie de la vessie (abolition des contractions vésicales) dépend soit d'une affection des nerfs vésicaux, soit d'une maladie de la moelle épinière, soit d'un trouble de l'innervation générale. Dans toute paralysie quelconque c'est le même mécanisme : l'affection est nerveuse, idiopathique ou symptomatique.

c. La paralysie de la vessie, qu'elle soit symptomatique d'une lésion des nerfs, ou qu'elle résulte d'un simple trouble de l'innervation, suppose l'existence de tumeurs ou d'abcès qui compriment, altèrent ces nerfs, ou bien est l'effet soit de la vieillesse qui affaiblit la contractilité musculaire, soit d'une distension exagérée de la vessie, par suite d'oubli ou d'impossibilité d'évacuer l'urine quand le moment de cette évacuation est arrivé.

d. La paralysie de la vessie due à une *affection de la moelle* épinière résulte d'une simple commotion ou lésion matérielle de ce gros cordon nerveux. La *myélite* simple est souvent cause de cette paralysie, comme elle l'est de la rétention d'urine, d'une constipation opiniâtre, etc.

e. Etant sous l'empire des nerfs du plexus sacré, lesquels sont soumis à la moelle, qui elle-même obéit à l'action du cerveau, la vessie, on le comprend, peut être paralysée par suite d'une affection cérébrale, d'une commotion ou lésion matérielle à l'encéphale, mais dans ce cas, la paralysie vésicale est un phénomène secondaire, puisque l'affection du cerveau doit attirer avant tout l'attention du praticien.

f. Enfin, dans les états adynamiques, fièvres graves, fièvre typhoïde, par exemple, alors que toutes les forces vitales sont dans la prostration, la vessie devenue aussi incapable de se contracter, retient l'urine. Dans ces cas divers le corps et le col de l'organe sont frappés de paralysie. Celle *du col*, en particulier, peut être due à un simple état anémique, sans autre maladie déterminée, comme cela s'observe chez certains enfants qui pissent au lit jusqu'à l'âge de puberté.

B. Dans la paralysie de la vessie, il y a tantôt rétention, tantôt incontinence d'urine, suivant que c'est le corps ou le col de l'organe qui est affecté. Pour saisir cette distinction, rappelons la disposition des fibres musculaires du réservoir de l'urine, et le mécanisme de l'excrétion urinaire. Les fibres du *col* forment comme une espèce de muscle sphincter qui resserre l'entrée de la vessie ou le commencement de l'urèthre, empêchant ainsi l'urine de sortir ; celles du *corps*, au contraire, ont pour fonction, en se contractant, de chasser le liquide ; si bien que ces deux puissances sont antagonistes. Par conséquent, si le corps de la vessie est paralysé, il doit en résulter la *rétention;* si c'est le col, c'est l'*incontinence.* Rétention et incontinence peuvent exister simultanément, mais le plus souvent elles sont isolées et plus ou moins accentuées, suivant la cause. Nous reviendrons sur ces phénomènes, puisqu'ils dépendent aussi des *maladies de la prostate.*

C. Le *traitement* de la paralysie de la vessie varie nécessairement suivant la nature de la lésion morbide. Considérée en général, toute paralysie n'est le plus souvent qu'un symptôme, et c'est surtout celle de la vessie qui démontre ce fait. On prétend cependant que la paralysie vésicale peut être essentielle, indépendante de toute lésion de la vessie ou du système nerveux, qu'elle peut résulter d'une *faiblesse générale* due au progrès de l'âge. Ces cas sont peu communs; mais quand ils existent, le traitement doit consister dans l'emploi des *toniques* et des *excitants* généraux et locaux, tels que frictions sur l'hypogastre avec les teintures de noix vomique, de cantharides; bains froids, injections d'eau de Barèges, de Balaruc dans la vessie; *strychnine* à l'intérieur; *vésicatoire* sur l'hypogastre. Ce dernier moyen doit être employé avec prudence à cause de l'action cantharidienne.

Quand, au contraire, l'atonie de la vessie dépend d'un *état inflammatoire* (cas le plus commun), il faut employer les *antiphlogistiques* bains, sangsues, cataplasmes, fomentations, etc. (V. *Cystite.*) Est-elle l'effet d'une affection de la moelle ou du cerveau, c'est cette dernière qui réclame toute l'attention. (V. *Myélite* et *Encéphalite.*) Dans tous les cas, il faut obvier 1° à la rétention d'urine au moyen du *cathétérisme*, 2° aux inconvénients de l'incontinence, en prenant les plus grandes *précautions de propreté.*

Calculs de la vessie.

Concrétions urinaires, pierre, lithiase.

La *pierre!* Tel est le nom sous lequel on entend communément les *concrétions urinaires* qui se forment dans la vessie. C'est l'affection lithiasique la plus fréquente. Ses causes, ses symptômes et même son traitement sont indiqués dans ce que nous avons exposé sur les calculs et la gravelle considérés en général.

Composition chimique. — Elle varie suivant que les calculs sont formés d'acide urique (ce sont les plus fréquents), d'urate d'ammoniaque, de phosphate ammoniaco-magnésien, d'oxalate de chaux.

A. Ils se forment, le plus souvent, sous l'influence de la *prédisposition héréditaire;* d'autres circonstances, déjà signalées, en amènent aussi le développement. Un petit calcul descendu du rein dans la vessie devient souvent le noyau d'une *pierre.* Les affections goutteuse et rhumatismale (diathèses) passent pour avoir une grande action dans la production de ces concrétions, et cependant l'enfance et la vieillesse sont les âges où se rencontrent le plus souvent la pierre et le plus rarement le rhumatisme et la goutte. Les diverses substances qui composent les calculs proviennent de l'urine, à l'exception du phosphate de chaux, qui est dû plutôt au mucus vésical altéré dans la cystite chronique.

B. Symptômes. — Ce sont divers troubles de la vessie relatifs à sa sensibilité et à sa vitalité, certaines altérations de l'urine et certains signes physiques révélés par le cathétérisme. Une douleur se manifeste plus ou moins dans la région hypogastrique; il y a toutefois des personnes qui portent des calculs plus ou moins nombreux et volumineux sans presque s'en apercevoir. La douleur est variable, obtuse ou vive, ressemblant parfois à celle de la cystalgie; dans d'autres cas elle consiste en une sorte de prurit à l'extrémité de la verge. La vessie est toujours plus ou moins irritée; elle est le siège d'une *inflammation* (*cystite chronique*) qui en altère la muqueuse, la rend épaisse, molle, fongueuse, etc. L'urine est trouble, filante ou même purulente, rendue tantôt avec facilité, tantôt avec ténesme (*dysurie*); et quand le calcul est appliqué sur le col, il peut en résulter une *rétention* complète. Ces divers symptômes, toutefois, n'ont rien de constant, ni de pathognomonique.

On n'est sûr de l'existence de concrétions urinaires dans la vessie que lorsqu'on les touche avec le cathéter introduit par le canal de l'urèthre; encore cet examen, qui est facile et réussit fort bien quand il s'agit d'une grosse pierre ou de plusieurs calculs, est-il dans quelques cas trompeur, attendu que le corps étranger, s'il est petit, peut se cacher dans les plis de la muqueuse vésicale, dans ces espèces de poches formées par les parois hypertrophiées. Bien plus, il peut arriver qu'on croie sentir une pierre alors qu'il n'en existe point. Les plus grands chirurgiens ont commis des erreurs pareilles, et nous avons entendu Roux déclarer, avec la franchise qui caractérise le vrai mérite, qu'il avait *taillé* un malade, dans la vessie duquel il n'avait rien trouvé : heureusement, l'opération n'eut pas de suites fâcheuses.

C. Traitement. — Le traitement *général* des affections calculeuses est tout à fait applicable ici. Il faut essayer d'abord de dissoudre ou diminuer le volume du calcul au moyen de *boissons alcalines :* l'eau de Vichy, le carbonate de soude (3 décigr. à 2 gram. dissous dans 1,000 gram. de liquide); le bicarbonate (dose double); le borate de soude agissent efficacement dans ce but. Leur usage ne doit pas être trop prolongé, attendu que les alcalins, en neutralisant les acides libres de l'urine, favorisent la précipitation des phosphates et des carbonates de chaux, partant la formation de calculs nouveaux. Au reste, ces boissons conviennent mieux dans la gravelle que quand il s'agit des grosses pierres, comme bien l'on pense.

La thérapeutique la plus efficace fait partie du domaine de la chirurgie. La *lithotritie*, c'est-à-dire le broiement de la pierre dans la vessie, et la *lithotomie* (*taille*) ou extraction du calcul par une incision faite aux parties molles, telles sont les deux méthodes opératoires qu'on emploie; chacune d'elles convient plus particulièrement dans certains cas déterminés. (V. les *Traitements de médecine opératoire.*)

§ IV. — Maladies organiques de la vessie.

Nous avons à dire un mot de l'anatomie pathologique de la vessie, c'est-à-dire des altérations que subit ce réservoir par l'effet de l'inflammation répétée (rétentions d'urine, rétrécissements de l'urèthre, maladies de la prostate, calculs); elles se manifestent aussi quelquefois sous l'influence de conditions organiques inconnues et des progrès de l'âge. Ces altérations sont les suivantes.

Hypertrophie de la vessie.

A l'état normal, les plans musculeux, cellulaire et muqueux de la vessie composent une membrane qui n'a pas plus de deux millimètres d'épaisseur; mais lorsque ses composants viennent à s'hypertrophier, cette épaisseur augmente considérablement et peut atteindre même jusqu'à un centimètre et demi. En même temps, la capacité de l'organe diminue, rarement elle augmente. Les causes de ce changement d'état sont, comme il vient d'être dit, l'inflammation chronique et les obstacles au cours de l'urine. L'hypertrophie porte principalement sur la tunique musculeuse, en raison des efforts que celle-ci fait continuellement pour chasser l'urine et vaincre l'obstacle au cours de ce liquide.

L'hypertrophie est souvent partielle, régionale; il en résulte des espèces de colonnes, des *cloisons* entre lesquelles le calcul se cache et se soustrait aux recherches du chirurgien. Quant à la membrane interne vésicale (muqueuse), elle est aussi le siège fréquent d'hypertrophie avec altération de couleur et de consistance. — Le diagnostic respectif de ces lésions est difficile pendant la vie.

Le *traitement* n'est que palliatif; il consiste principalement à calmer l'inflammation et à détruire, s'il est possible, l'obstacle qui gêne le libre cours de l'urine. (V. *Cystite*, *Calculs*, *Malad. de la prostate et de l'urèthre.*)

Polypes, fongus de la vessie.

Ce sont des productions pathologiques intra-vésicales naissant de la membrane muqueuse; excroissances charnues, à surface lisse ou raboteuse, sessiles ou pédiculées, qui dégénèrent ordinairement en *cancer*, si même elles ne sont pas primitivement cancéreuses. Elles ne se développent guère que dans la vieillesse. Le *diagnostic* en est obscur; elles donnent bien lieu à des *pissements de sang* (*hématurie*), à des dérangements dans l'excrétion urinaire, au dépérissement, à des urines troubles, aux symptômee de la cystite, mais ces phénomènes appartiennent à tant de lésions différentes!

Le *traitement* n'est d'ailleurs que palliatif : usage d'un régime doux, entretenir la liberté du ventre, uriner souvent, voilà à peu près tout ce qu'il y a à faire, en attendant une mort inévitable, quoique lente à venir quelquefois.

La vessie est sujette au *cancer;* les fongosités cancéreuses sont fréquentes, mais le cancer proprement dit et affectant l'ensemble des tuniques du réservoir est rare. Dans tous les cas, il s'agit d'une maladie mortelle, contre laquelle ni médecine ni chirurgie ne peuvent absolument rien.

§ V. — Maladies de la prostate.

Étant dans une position déclive, et participant à la formation du canal de l'urèthre, qui est très exposé aux inflammations, la prostate est par cela même assez fréquemment malade; d'autre part, en raison de sa nature fibro-musculeuse, ses phlegmasies sont rarement aiguës. Mais comme elle s'hypertrophie aisément sous l'influence d'une irritation chronique, et comme elle embrasse un canal important qui doit toujours rester parfaitement libre, ses états morbides deviennent graves, parce qu'ils ont pour effet d'obstruer, de déformer, de rétrécir l'urèthre, par conséquent de mettre obstacle au libre cours de l'urine.

Les maladies de la prostate sont : la *prostatite* (inflammation); l'*hypertrophie;* les *calculs*, les *plaies*. Nous ne parlerons point de ces deux dernières, qui sont rares, ni du *cancer*, ni des *tubercules*, très rarement observés et d'ailleurs chirurgicaux.

Protatite aiguë.

L'inflammation de la prostate a pour causes : violentes contusions au périnée, équitation, excès vénériens, masturbation, blennorrhagie. Ajoutons que si elle est rare à l'état aigu, c'est tout le contraire à l'état chronique, comme il est dit ci-après.

La prostatite *aiguë* se manifeste par un sentiment de douleur au périnée, de chaleur, de pesanteur, siégeant profondément et provoquant des envies fréquentes d'aller à la garde-robe. Si on introduit le doigt explorateur dans le rectum, on sent que la prostate est dure, tuméfiée, chaude, faisant une saillie plus ou moins prononcée. L'inflammation ne tarde pas à se propager au col de la vessie, et alors se manifestent des envies répétées d'uriner, suivies d'une miction difficile et douloureuse d'un liquide rouge, brûlant. Il peut survenir une rétention d'urine complète par compression du canal uréthral. Si l'on cherche à introduire la sonde dans la vessie, on cause de vives douleurs, ou même on ne peut y parvenir. Cette maladie néanmoins ne développe par elle-même que peu de réaction; mais, lorsque la vessie participe à la phlegmasie, les accidents de la *cystite* peuvent se manifester (p. 314).

La prostatite se termine par résolution, suppuration ou état chronique. La suppuration est annoncée par une modification dans la douleur, qui devient gravative, pulsative, et par la *formation d'un abcès*. Cet abcès se fait jour du côté de la peau ; mais il peut s'ouvrir dans l'urèthre, dans la vessie ou dans le rectum. Le pus, fusant entre les aponévroses pelvienne et moyenne du périnée, peut s'étendre au loin dans le tissu cellulaire et décoller largement les téguments.

Traitement. — On oppose à la prostatite aiguë les *sangsues* au périnée; *bains* et demi-bains, *lavements*, boissons adoucissantes, diète et position horizontale. Il faut insister sur l'emploi de tous ces moyens.

Prostatite chronique. — Tumeurs de la prostate.

La prostatite débute de prime abord à l'état chronique chez les vieillards; or, c'est de cette forme spécialement qu'il est question, bien qu'elle soit aussi la conséquence de l'état aigu. — *Symptômes* obscurs, longtemps méconnus; mais peu à peu il se développe soit une hypertrophie, soit des tuméfactions chroniques (*tumeur de la prostate*), dont le pronostic est sérieux,

A. L'*hypertrophie* est la lésion qu'on observe le plus souvent à la prostate. Elle est générale ou partielle. Pour bien comprendre les phénomènes graves qui surviennent, comme conséquence de cette affection, au point de vue de l'émission de l'urine, il importe de connaître la position, la forme et la structure de la prostate. (I, p. 148.)

L'hypertrophie de la prostate en bloc est une maladie due aux causes de la cystite, au progrès de l'âge, à la vieillesse. Elle se produit sourdement, s'accroît lentement et d'une manière latente, sans produire de gêne. Mais tout à coup, après un excès de table, de fatigue ou d'amour, survient une *rétention d'urine*. L'exploration par le doigt introduit dans le rectum fait sentir une tumeur globuleuse, régulière, sans bosselures. Le malade n'éprouve guère qu'un sentiment de gêne, de pesanteur sur le fondement, et de la constipation. Ajoutons que la rétention d'urine ne se manifeste que rarement, et que tout au plus ce sont des mictions avec jet d'urine moins rapide ou baveux.

L'hypertrophie *partielle* de la prostate est aussi le triste privilège de la vieillesse; ses conséquences sont même sérieuses. Elle occupe soit un côté, un lobe latéral, soit le lobe moyen de l'organe, ce qui donne lieu à une déformation ou déviation du canal uréthral à son commencement. Cependant la prostate n'est pas très tuméfiée.

Le *cathétérisme* permet seul de reconnaître la nature de la maladie; il se pratique au moyen d'une sonde à petite courbure introduite dans la vessie, courbure à laquelle on fait décrire un mouvement de rotation complet : or par l'impossibilité de pénétrer librement dans le réservoir de l'urine, cette sonde indique l'existence d'une hypertrophie du lobe moyen.

L'hypertrophie partielle de la prostate cause la *rétention d'urine*, tandis que l'hypertrophie générale produit quelquefois l'*incontinence*. (V. ces mots.) Comment savoir si l'hypertrophie porte sur le lobe latéral droit ou le gauche, ou sur le lobe moyen? C'est encore à l'aide du cathétérisme. Dans le premier cas, la sonde à petite courbure est déviée quelques instants avant que l'urine coule; dans le second cas, la sonde est déviée au moment même où l'urine s'échappe, elle est d'ailleurs introduite avec facilité malgré la rétention absolue d'urine qui peut exister.

« Plus grosse que de coutume, la prostate gêne nécessairement les lamelles, les tissus qui l'entourent; de là la pesanteur vers le périnée, l'idée d'un corps étranger, dont se plaignent certains malades. Soutenue en bas, la glande ne peut se relever du côté des pubis sans refouler aussi dans ce sens la racine de l'urèthre; il est tout simple dès lors que l'urine s'engage moins facilement, soit poussée avec moins de force dans ce canal, et qu'en résumé la vessie s'en débarrasse d'abord un peu moins complètement que de coutume. Plus tard, la tumeur acquérant un plus grand volume, relève de plus en plus le bord postérieur de la glande qui correspond au sommet du trigone vésical, et fait que le plan de ce trigone, qui était parallèle au plan de la paroi inférieure de l'urèthre, finit par atteindre le niveau de la paroi supérieure de ce canal, si bien qu'il bouche dès lors le passage aux urines que la vessie cherche vainement à expulser; de là donc rétention d'urine, affaiblissement ou paralysie de la vessie, et parfois sortie involontaire ou *par regorgement* de ce liquide. » (Velpeau.)

B. Traitement. — Les gonflements hypertrophiques de la prostate résistent ordinairement à la thérapeutique; or, d'après ce qui précède, c'est dire qu'ils sont graves. Cependant il faut essayer de les résoudre. S'il y a inflammation, appliquez des *sangsues* au périnée et des émollients ; s'il y a trace de vieille uréthrite, il convient de *cautériser* légèrement, avec le crayon de nitrate d'argent, la région prostatique du canal de l'urèthre, ou d'y faire des injections avec une dissolution de ce même caustique. (V. *Blennorrhagie.*) Frictions sur le périnée avec les *pommades fondantes* à l'iodure de plomb ou de potassium, à l'onguent mercuriel, etc. Les *vésicatoires* volants, les bains de mer ou ceux pris aux sources de Cauterets, secondent ces moyens. Il faut recourir au *cathétérisme* pour évacuer la vessie ; mais quelquefois on arrive difficilement dans ce réservoir, à cause de la déviation du canal occasionnée, nous le répétons, par l'hypertrophie partielle de la prostate. (V. *Rétention d'urine.*)

§ VI. — Maladies du canal de l'urèthre (chez l'homme).

Tout en servant à l'excrétion de l'urine et à l'émission du sperme, l'urèthre, dans sa pathologie, embrasse celle des organes urinaires et celle de l'appareil génital. C'est à cause de cela que les livres spéciaux s'intitulent : *Traités des affections génito-urinaires.* Il n'est pas question en ce moment de l'urèthre de la femme.

Fidèle au plan que nous avons adopté, nous formerons deux groupes des maladies de l'urèthre : dans le premier sont compris les *rétrécissements*, les *calculs* et les *fistules ;* dans le second trouveront place les affections nées directement des rapports sexuels, ou s'opposant à leur parfaite exécution.

Rétrécissement de l'urèthre.

Les *rétrécissements du canal de l'urèthre* n'ont pas besoin d'être définis autrement. Mais la cause ou plutôt la nature de ces rétrécissements exige des explications, car tantôt ils consistent dans une contracture spasmodique des parois du canal, tantôt et beaucoup plus souvent, dans des lésions de structure qui mettent obstacle au libre cours des urines. On distingue donc les rétrécissements uréthraux en spasmodiques, inflammatoires et organiques.

A. Rétrécissement spasmodique. Il consiste dans une contraction convulsive des parois de l'urèthre, plus particulièrement de la portion membraneuse, sans que ce canal soit le siège d'aucune altération matérielle. Il se manifeste chez quelques sujets nerveux, irritables, à la suite de rapports sexuels trop répétés, de la masturbation, d'un écart de régime, d'un refroidissement, etc. L'urine sort tantôt difficilement, tantôt à gros jet, suivant qu'il y a pour le moment spasme ou relâchement du canal, relâchement intermittent comme tous les autres phénomènes des affections nerveuses; et quand on explore le canal avec la sonde, celle-ci s'introduit avec difficulté ou pénètre aisément, suivant ces alternatives.

B. Rétrécissement inflammatoire. — Il résulte d'un état phlegmasique de la muqueuse uréthrale ou du col de la vessie. Au cours de l'*uréthrite suraiguë*, la membrane muqueuse, devenue turgescente et gonflée, remplit en grande partie la cavité du canal excréteur, et le contact de l'urine y cause un sentiment de brûlure, provoquant la contraction de toutes les puissances musculaires environnantes. De là résulte un jet d'urine mince filiforme, lent, parfois interrompu. Dans certains cas, l'urine ne coule que goutte à goutte, ou même est totalement arrêtée dans son cours. Dans d'autres circonstances, il s'agit des sujets sanguins qui, exempts de toute inflammation uréthrale, mais étant de constitution irritable, sont pris de phlegmasie subite au col de la vessie et à la partie la plus reculée de l'urèthre, et cessent tout à coup de pouvoir exécuter la miction. Dans tous ces cas, une vive sensibilité existe dans le canal, où si l'on veut introduire une sonde, on provoque une sensation insupportable de brûlure, parfois des contractions spasmodiques, un écoulement de sang. Le pouls, dans ces cas, se montre vif, fréquent, serré, etc.

C. Rétrécissement organique de l'urèthre. — Il est formé par des altérations de la muqueuse uréthrale, consistant en des brides, valvules, callosités, ou simple gonflement chronique, anciennes de la muqueuse, mais étant persistantes. Ces états pathologiques sont très communs et, presque toujours, *ont pour point de départ des blennorrhagies* répétées, anciennes, mal guéries. (V. *Blennorrhée.*) — Les *brides* et *valvules* consistent dans des replis transversaux de la membrane muqueuse épaissie et durcie. — D'autres fois, cette muqueuse se gonfle et fait *saillie* dans un point plus ou moins étendu de l'urèthre, saillie tantôt molle, vasculaire, douloureuse, saignant facilement; tantôt dure, indolente et comme fibreuse. — Enfin, dans d'autres cas, ce sont des *indurations* partielles du tissu muqueux, sous-muqueux, ou même fibreux de l'urèthre, ou des *nodosités* situées dans le tissu de la verge, au-dessous de la membrane restée saine.

D. Symptômes. — Il en est de *spéciaux* pour chaque espèce de rétrécissement. Essayons de les préciser : 1° Par *contraction spasmodique* de l'urèthre, elle se manifeste sans inflammation. Nous en avons parlé déjà. — 2° *Rétrécissement inflammatoire.* Il siège le plus habituellement dans la partie spongieuse de l'urèthre ; les jeunes gens le doivent à des *écoulements* anciens ou répétés ; les vieillards sujets à la prostatite doivent le rapporter à l'inflammation, qui les accompagne et à laquelle sont dues la difficulté de l'excrétion urinaire et la rétention d'urine. Suivant que le malade se livre aux excès de Bacchus et de Vénus ou qu'il se soumet à la continence et à l'usage des rafraîchissements, il ramène ou éloigne ces troubles fonctionnels de la vessie et de l'urèthre. — 3° *Rétrécissements organiques.* Comme ils troublent d'une manière presque permanente l'émission de l'urine, leur pronostic est plus grave.

E. Les rétrécissements uréthraux (le spasmodique excepté, qui est passager) se forment insensiblement, d'une manière latente ; et c'est à cause de cela qu'ils sont déjà très prononcés lorsque le malade réclame les secours de l'art. Au début, c'est un besoin plus fréquent d'uriner, avec émission incomplète d'urine. Soumise à des contractions répétées, la vessie s'hypertrophie peu à peu. Plus tard, le jet est diminué ; puis, suivant la forme du rétrécissement, ce jet s'échappe bifurqué ou contourné ; plus tard encore il ne consiste qu'en un filet mince ; enfin la rétention devient complète. Alors irritée par la présence de l'urine et les efforts de miction, la vessie et la prostate s'enflamment, s'hypertrophient et préparent de nouvelles causes de rétention. Les accidents revêtent un caractère particulier de gravité lorsque le rétrécissement ne permet pas à l'urine de s'échapper, car les efforts d'excrétion sont inouïs, de l'anxiété se manifeste, puis un état de prostration survient, et enfin la *fièvre urineuse*, etc. (V. *Rétention d'urine.*)

Le cathétérisme donne le moyen de constater l'existence des rétrécissements de l'urèthre. Il ne suffit pas de savoir qu'ils existent, il faut encore, en vue du traitement, connaître leur nature, leur forme et leur siège. Or ce diagnostic est souvent difficile. Pour y parvenir on a inventé des bougies et des sondes spéciales en cire molle, sur lesquelles les coarctations laissent leur empreinte. (V. les *Traités de médecine opératoire.*)

F. Traitement. — Le traitement des rétrécissements uréthraux varie suivant leur nature. Contre le *spasme*, bains calmants, frictions d'*extrait de belladone* sous le périnée, vie régulière. — Contre le rétrécissement *inflammatoire*, encore bains, sangsues, boissons rafraîchissantes et régime doux. — Les rétrécissements *permanents*, chroniques (brides, valvules, etc.), réclament les mêmes moyens, qui suffisent souvent, non pas qu'ils les détruisent, mais parce qu'ils rendent plus facile l'émission de l'urine en calmant l'inflammation qui les complique toujours et qui les aggrave à chaque excès que le malade fait.

Lorsque les *antiphlogistiques*, les *adoucissants*, le *régime doux* et les précautions hygiéniques demeurent sans effet, il faut de toute nécessité recourir aux moyens chirurgicaux, qui consistent dans la *dilatation*, la *cautérisation* ou l'*incision* des coarctations, et enfin le *cathétérisme forcé*. La *dilatation* se fait en introduisant dans le canal, mais doucement et avec précaution pour ne rien heurter, enflammer, ni déchirer, des bougies ou des sondes de grosseur progressivement croissante, lesquelles sont fixées à demeure et renouvelées tous les jours. Comme les sondes n'agissent que par pression excentrique, elles ne détruisent pas les obstacles, elles ne font que les réprimer; aussi les brides se reproduisent-elles plus tard, surtout quand les écarts de régime ramènent l'inflammation qui ne cesse de régner, quoique à des degrés divers, dans le canal malade. Quant aux *scarifications*, à la *cautérisation*, il est hors de propos de décrire ici ces opérations délicates qui sont ordinairement confiées aux chirurgiens *spécialistes*.

Abcès urineux et fistules urinaires.

Nous ne dirons que quelques mots sur ces sujets d'ordre exclusivement chirurgical.

Les *fistules urinaires* peuvent siéger dans tous les points du trajet parcouru par l'urine, aux reins, aux uretères, à la vessie, à l'urèthre. Nous ne voulons parler que des fistules uréthrales, vu la rareté des autres. Comme elles sont ordinairement précédées par des abcès urineux, nous allons dire d'abord un mot de ceux-ci et de leur traitement.

A. Abcès ou *dépôt urineux.* — Pour qu'il se produise, il faut que l'urine s'échappe par une ouverture anormale et s'infiltre dans les tissus environnants. Or cette ouverture est due d'habitude à une déchirure opérée par le bec de la sonde, pendant que se fait un cathétérisme imprudent ou mal dirigé; ou c'est une érosion, une crevasse, effet du rétrécissement de l'urèthre, de la distension et de l'inflammation de ses parois; ou enfin elle résulte d'une incision pratiquée par l'art pour donner issue à l'urine, alors qu'un rétrécissement insurmontable empêche l'évacuation de celle-ci.

Le liquide urinaire s'infiltre donc dans le tissu cellulaire ambiant; il forme une tumeur plus ou moins circonscrite ou diffuse. D'abord sans changement de couleur à la peau et le canal étant libre, elle se vide par la pression. Mais l'urine, liquide très irritant de sa nature, le devient encore davantage par suite de son séjour dans les tissus; et alors il allume une inflammation qui revêt le caractère *gangréneux* et s'étend parfois au loin, en formant de *vastes abcès* et *décollements*.

B. Traitement. — Il importe de reconnaître promptement la maladie, afin de donner le plus tôt possible issue à l'urine épanchée; sans cela on voit souvent survenir rapidement des eschares, des ulcères, des décollements parfois effrayants, produits de l'inflammation phlegmo-gangréneuse. Il faut alors pratiquer au périnée une *incision profonde* pénétrant jusqu'au siège du dépôt. En même temps on place une *sonde à demeure* dans l'urèthre, à l'effet de procurer à l'urine un facile écoulement. Si le canal n'est pas libre, il faut détruire l'obstacle. (V. *Maladies de l'urèthre.*) On panse ensuite les ulcères avec l'*onguent digestif* animé, ou l'eau-de-vie camphrée; on remplit de charpie les vides faits par les incisions, et on applique par-dessus des compresses imbibées d'eau blanche. Chose étonnante! la guérison de ces vastes ulcérations avec perte de substance s'obtient assez facilement, pourvu que l'urine ne s'y engage pas. Et cela s'observait déjà avant les progrès récents de l'*antisepsie*.

C. Fistule uréthrale. — Qu'elle soit ou non précédée d'*abcès urineux*, cette fistule est facile à reconnaître, car une ou plusieurs ouvertures existent à la peau par lesquelles s'écoule l'urine, au périnée ou au scrotum. Si l'ouverture externe ou cutanée est éloignée de l'ouverture uréthrale, le trajet de l'une à l'autre est dessiné par une espèce de corde de tissus indurés. L'urine coule tantôt goutte à goutte, tantôt en quantité plus ou moins grande, selon la dimension de la fistule, dont le pertuis cutané, ordinairement multiple, est environné de callosités.

Le *traitement* consiste à placer une *sonde à demeure* dans l'urèthre, jusque dans la vessie, afin que l'urine s'écoule par le canal et ne soit plus en contact avec la fistule; puis on provoque la cicatrisation de la plaie uréthrale au moyen de la *cautérisation* ou de la *suture*.

Rétention d'urine.

A. Il y a *rétention d'urine* toutes les fois que le cours du produit de sécrétion rénale est suspendu dans quelque point du trajet qu'il doit parcourir. Elle peut avoir lieu, en effet, soit dans les reins, les calices ou le bassinet, par suite d'inflammation ou de calculs arrêtés dans ces cavités; soit dans les uretères, lorsque ces petits canaux sont oblitérés par des concrétions fibreuses, ou comprimés par des tumeurs soit dans la vessie, par effet d'une paralysie de ce réservoir, paralysie plus ou moins accentuée, accompagnant les fièvres graves, la cystite, etc., par suite de concrétions urinaires, valvules, fongus intra-vésicaux, engorgement de la prostate; enfin dans l'urèthre, lorsque ce canal est le siège d'un rétrécissement ou est obstrué par un calcul ou une tumeur de la prostate.

Il s'ensuit que la *rétention d'urine n'est qu'un symptôme*. Presque toutes les maladies de l'appareil urinaire peuvent la produire. Aussi est-ce à cause de cela que nous avons cru devoir en rappeler les facteurs et assigner le rôle de chacun d'eux dans le phénomène commun appelé *rétention.*

Ce qui va suivre ne se rapporte qu'aux rétentions d'urine dont la cause est à la vessie ou dans l'urèthre, vu que celles dues à des affections des reins ou des uretères ne sont pas absolues, puisque ces organes sont doubles.

B. Quelle que soit cette cause, voici ce qui a lieu : Le début de la rétention est tantôt lent, tantôt subit. Ordinairement c'est la lenteur dans les cas de rétrécissement uréthral, de maladie de la prostate, de faiblesse ou paresse de la vessie. D'autres fois, l'arrêt est *subit*, accident qui survient dans les circonstances que voici : 1° quand l'on résiste trop longtemps au besoin d'uriner, ce qui fait que le liquide distend démesurément la vessie, surmonte l'élasticité de ses parois et les paralyse ; 2° quand un calcul s'applique tout à coup sur le col, auquel cas le jet peut être interrompu au milieu de sa durée; 3° enfin quand l'urèthre, la prostate ou la vessie étant déjà malades par excès de Bacchus et de Vénus viennent mettre le comble au mal.

C. Quoi qu'il en soit, la rétention offre plusieurs degrés : c'est d'abord la *dysurie*, simple difficulté d'uriner; puis la *strangurie*, quand l'urine sort goutte à goutte; l'*ischurie*, lorsque la miction n'a plus lieu du tout. Dans ce dernier cas, la vessie se distend nécessairement, et cette distention n'a de bornes que celle de l'extensibilité des fibres vésicales; celle-ci étant bientôt surmontée, une nouvelle cause de rétention (la *paralysie de la vessie*) s'ajoute à celle qui existe déjà. Dans cet état de choses, le volume du réservoir urinaire peut devenir considérable, remonter jusqu'à l'ombilic, simuler une hydropisie ; le plus souvent, cependant, il ne s'élève pas à plus de 6 à 7 centimètres au-dessus du pubis, pouvant contenir trois ou quatre litres de liquide.

D. Nous avons expliqué comment l'urine distend son réservoir sans refluer dans les *uretères* (I, p. 392, *C*). Pourtant, à un certain degré de réplétion, ces petits canaux se dilatent aussi sous le flux urinaire, qui se propage de proche en proche et atteint les reins eux-mêmes, dont il trouble ou supprime les fonctions en les enflammant. Alors la gravité du cas décuple : de même que par défaut d'écoulement de la bile, les matériaux du fiel, entraînés par le sang, se répandent partout et jaunissent la peau (*ictère*) ; de même, dans ce manque de sécrétion urinaire, les sueurs exhalent une *odeur d'urine*, et se manifestent les phénomènes de ce qu'on appelle la *fièvre urineuse*, phénomènes résultant, comme nous l'avons déjà dit, d'une sorte de *résorption* du liquide excrémentitiel, retenu et accumulé forcément dans les voies urinaires, consistant en sensation de pesanteur au périnée, ténesme, constipation, douleurs, efforts inutiles de miction, agitation, nausées, vomissements, et si le mal persiste pendant plusieurs jours, c'est le délire, le coma, les convulsions et la mort.

E. Traitement. — Il importe d'obvier le plus tôt possible à un état qui se montre aussi grave. La première chose à faire, c'est donner issue à l'urine, procéder au *cathétérisme;* on s'occupe ensuite de faire disparaître la cause, si cela est possible. Lorsque le canal est libre ou à peu près, il est facile d'introduire la sonde. Certains individus, des vieillards principalement, sujets aux rétentions d'urine par paresse de la vessie, se munissent d'une sonde, exécutent eux-mêmes le cathétérisme. Cependant cette petite opération est quelquefois très difficile, parce que l'urèthre est le siège de rétrécissement, ou, ce qui est fréquent chez les vieillards, parce que la portion la plus reculée de ce canal est déviée de sa direction naturelle par gonflement d'un des lobes de la prostate. D'autres fois c'est l'entrée de la vessie qui est fermée par le repli transversal de la muqueuse, qui, irritée, enflammée, épaissie, forme une *valvule* résistante qu'on est obligé quelquefois de *transpercer* au moyen d'instruments *ad hoc.* Dans tous ces cas, la sonde doit être conduite prudemment, par une main exercée; et il peut arriver que l'introduction du doigt dans l'anus soit nécessaire pour imprimer au bec de cette sonde une direction favorable qu'elle ne pourrait prendre sans cela. Nous savons d'ailleurs, chose extrêmement importante, que les *bains entiers*, la *saignée*, les frictions avec l'*extrait de belladone*, etc., peuvent, en diminuant l'inflammation et le spasme, rendre le cathétérisme plus facile.

Quand toutes les tentatives faites pour pénétrer dans la vessie ont été infructueuses, et que les accidents de la rétention deviennent tellement graves que la vie est en danger, il faut pratiquer la *cystotomie*, c'est-à-dire ouvrir une voie artificielle à l'urine. Une *ponction* peut être faite par le périnée, par le rectum ou par l'hypogastre. Cette dernière région est celle que l'on choisit de préférence, attendu que la vessie, en se développant, refoule le péritoine en haut, et que par ainsi sa paroi antérieure étant en contact immédiat avec les parois abdominales, on est sûr de pénétrer directement dans sa cavité sans léser la membrane péritonéale.

Incontinence d'urine essentielle.

Incontinence nocturne.

A. L'*incontinence d'urine* est l'excrétion involontaire de l'urine par l'urèthre. C'est une infirmité ordinairement *symptomatique* d'une maladie plus ou moins grave de la vessie ou de la prostate ; mais ce n'est pas de celle-là qu'il est question en ce moment. (V. ci-après.)

Il existe une incontinence *essentielle*, idiopathique, c'est celle qui se manifeste chez les enfants et même chez certains adultes, pendant le sommeil. *Causes* diverses : une trop grande irritabilité des parois de la vessie, ou au contraire une atonie du col. Dans le premier cas, l'urine provoque des contractions vésicales malgré la volonté ; dans le second cas, le sphincter de la vessie n'oppose pas une barrière suffisante à ce liquide. C'est une infirmité dégoûtante dont il est impossible de prévoir le terme. Cependant elle cesse le plus souvent, chez les enfants, au moment de la puberté, sinon plus tôt. Les enfants et les adolescents qui en sont atteints ne sont pas toujours ceux dits faibles, lymphatiques, chloro-anémiques, comme on le croit généralement : c'est à la vessie qu'il faut s'en prendre ; elle est trop irritable ou son sphincter est trop dépourvu de ton.

Quoi qu'il en soit, l'émission involontaire d'urine a lieu pendant le sommeil, souvent sans que le sujet en ait conscience ; d'autres fois elle provoque un rêve qui rappelle les circonstances dans lesquelles elle se produit dans l'état de veille. L'urine n'est pas rendue goutte à goutte au fur à mesure qu'elle arrive dans la vessie : elle s'accumule toujours en certaine quantité dans son réservoir, puis, par suite des causes indiquées ci-dessus, elle est chassée sans que le besoin de la rendre se fasse sentir, assez du moins pour réveiller l'individu. On a fait trois catégories de malades : les *dormeurs*, les *rêveurs*, les *paresseux*.

B. *Traitement*. — L'incontinence nocturne *par atonie* de la vessie sera traitée par les toniques généraux et locaux : *bains froids*, bains salés ou sulfureux ; à l'intérieur, les ferrugineux, les amers, les corroborants en vue de combattre la chlorose, l'anémie ou la constitution lymphatique. — Viennent ensuite les *frictions stimulantes* sur l'hypogastre et le périnée avec la teinture de noix vomique ou de cantharides; l'application d'un *vésicatoire* sur le bas-ventre ou à la partie supérieure et interne de la cuisse; enfin l'introduction d'une *sonde dans l'urèthre*, mais ce dernier moyen ne peut être employé chez les enfants. — Dans les cas rebelles, la *noix vomique* (3 centigr. d'extr. alcool. matin et soir), la poudre de *cantharides* (avec extrême précaution), seront employés. On peut associer ces médicaments au fer (extr. alcool. de noix vom., 0,5; oxyde de fer noir, 4) pour 24 pilules, dont 2 à 6 par jour. Les *pilules de Blaud* sont renommées.

L'incontinence *par irritabilité* des parois vésicales n'a pas de meilleur remède que la *belladone*, qu'on administre de la manière suivante : à un enfant de quatre ans environ, chaque soir pendant huit jours, 1 pilule composée avec 1 centigr. de poudre et 1/2 centigr. d'extrait de belladone. Si les enfants continuent de *pisser au lit*, on porte la dose de ces pilules à 2, 3 et 4 par jour. On suspend, puis on reprend l'usage du médicament en mettant huit ou quinze jours d'intermittence. Les bains, les fomentations émollientes et *narcotiques* sont utiles dans cette forme. — Les moyens moraux, l'intimidation, les menaces, même les corrections corporelles n'ont aucune efficacité, partant sont inutiles, cruelles sans profit.

Incontinence symptomatique.

A. L'article précédent traite de l'incontinence idiopathique ou essentielle, celui-ci est relatif à l'incontinence dépendante d'une affection organique ou d'un état général grave. En effet, les maladies du cerveau ou de la moelle épinière, la vieillesse, la fièvre typhoïde, le typhus, etc., paralysant la vessie ou la plongeant dans l'inertie, sont des causes à l'incontinence, sans compter que la grossesse elle-même, ayant pour effet de comprimer la vessie, détermine passagèrement l'affection.

Cependant ses causes les plus fréquentes sont encore 1° la paralysie du col vésical, déterminée par un calcul engagé dans son ouverture; 2° l'hypertrophie de la prostate; 3° l'irritation du réservoir, voire son simple spasme qui chasse l'urine au fur et à mesure qu'elle arrive.

B. Notons qu'il existe une incontinence dite par *regorgement*. Cette expression est inexacte, car, dans l'espèce, il s'agit plutôt d'une rétention que d'une incontinence. Comment? C'est quand, dans certains cas de paralysie vésicale, l'urine s'accumule dans son réservoir jusqu'au point où le col lui-même participe à la dilatation et laisse découler une quantité plus ou moins considérable ou faible d'urine, alors que cependant la vessie reste pleine et ne peut se vider par elle-même.

Quoi qu'il en soit, chaque fois que la vessie est dans un état tel qu'elle ne saurait se vider complètement, bientôt l'urine y subit une transformation ammoniacale, qui complique les accidents et peut déterminer ceux propres à la rétention proprement dite. Les malades qui urinent par *regorgement* se croient atteints d'incontinence, et s'imaginent que la vessie est toujours vide ; aussi lorsqu'on leur pratique le cathétérisme, sont-ils fort étonnés de voir s'écouler par la sonde une grande quantité d'urine.

Il n'y a d'autre *traitement* à l'incontinence *symptomatique* que celui qui convient à la maladie principale susindiquée.

Urémie. — Accidents urémiques.

L'*urémie* est une excrétion d'urée par les urines; mais l'urée est un des matériaux essentiels de l'urine. Donc pour que l'urémie ait nom de maladie il faut que l'urée soit en excès, non pas dans l'urine mais dans le sang, par suite de l'altération des reins et de leur impuissance fonctionnelle ; car cette urée en excès dans les humeurs devient toxique, représentant alors les produits de la désassimilation organique, auxquels on a donné le nom de *créatine*, *ptomaïne*, etc.

C'est dans la néphrite albumineuse que se montre spécialement l'urémie, quoique dans cette maladie rénale la présence de l'albumine soit inconstante. Car ce n'est pas parce que les reins laissent passer quelques grammes d'albumine qu'il y a danger ; le danger vient de ce que les reins ne laissent pas passer en quantité voulue les éléments de dépuration qui doivent concourir à la sécrétion urinaire normale.

Les accidents de l'urémie consistent dans du délire, du coma, des hallucinations, de la paralysie. Ils débutent tantôt brusquement, tantôt petit à petit ou par crises, affectant une forme convulsive, tétanique ou comateuse. Chez les urémiques, les combustions interstitielles étant ralenties, la température du corps s'abaisse. Il en est de même, du reste, dans l'albuminurie. Il ne faut pas confondre l'*urémie*, expression vague, avec la *fièvre urineuse*, laquelle exprime un état morbide bien déterminé.

Maladie bronzée.

« Languir, maigrir et s'affaiblir sans cause évidente ; souffrir un peu de l'estomac ; rejeter quelquefois des aliments ; puis au bout d'un temps variable, voir la peau brunir et se bronzer sur tout le corps, s'épuiser et s'éteindre ; voilà la maladie en question, signalée par Adison, dont elle porte le nom. »

La nature de cette affection, rare d'ailleurs, est inconnue. Mais comme assez souvent la *peau bronzée* coïncide avec une lésion tuberculeuse, cancéreuse, suppurative, hypertrophique ou autre des *capsules surrénales* (1), on a considéré cette lésion comme la cause de la maladie, et on la range au nombre des microbiennes.

Mais il y a dans la science bon nombre de cas de maladie bronzée sans aucune altération des capsules surrénales. — On pense qu'elle est plutôt le résultat d'une *névrose du ganglion semi-lunaire* du grand sympathique.

La coloration bronzée commence par la face et de là s'étend à tout le corps, variant d'intensité suivant les régions. Cette affection peut avoir des rémittences, mais il est rare de la voir guérir. Les malades finissent par succomber à l'anémie, à la faiblesse et au dépérissement qu'elle engendre.

Le *traitement* doit être *tonique*. Eau ferrée, eau de Spa, décoction de quinquina ; bains de mer, hydrothérapie, massage ; vin généreux, nourriture substantielle.

Hématurie.

Pissement de sang.

L'*hématurie* est l'hémorrhagie par les voies urinaires. L'écoulement de sang se fait par le canal de l'urèthre. D'où provient ce sang ? Des reins, des uretères, de la vessie ou de l'urèthre ? C'est ce qu'il n'est pas facile de décider. En tout cas l'hémorrhagie est ou essentielle ou symptomatique.

L'hématurie *essentielle* est provoquée par l'équitation, la fatigue, un refroidissement, l'action des cantharides. Elle peut être due à un effet critique de la nature, à certaines influences inconnues.

Elle est le plus souvent *symptomatique*. En effet, *le pissement de sang* accuse, dans les quatre cinquièmes des cas, l'existence d'une

(1) Corps glanduleux qui embrassent en forme de casque l'extrémité supérieure du rein et dont l'intérieur présente une petite cavité. D'un volume considérable chez le fœtus, ils diminuent peu à peu après la naissance.

altération de quelqu'une des cavités urinaires, comme cela se voit dans la néphrite aiguë, la pyélite, la présence de concrétions dans l'uretère, la cystite aiguë, les calculs vésicaux ou prostatiques, etc.

A. Le sang qui s'échappe est tantôt pur, tantôt mélangé avec l'urine dans des proportions très variables. Est-il pur, il provient du canal de l'urèthre et c'est ordinairement le cathétérisme, une injection irritante ou la cautérisation du canal qui en a provoqué l'exhalation. S'il est mêlé à l'urine, il est fourni par la vessie ou par les reins. Quand il vient des reins, il est intimement mélangé avec l'urine, qui est alors d'un rouge foncé (*hémoglobinurie*) et qui conserve cette teinte même après que la matière colorante du sang s'est déposée; enfin, s'il provient de la vessie, il se sépare de l'urine, dont il noircit le dépôt. Le sang peut se coaguler dans le réservoir urinaire, et former des caillots qui, parfois, s'introduisent dans l'urèthre, gênent la miction, ou qui sont expulsés sous forme de concrétions fibrineuses, dépouillées de la matière colorante sanguine.

B. Traitement. — A part le siège, qui dicte certaines modifications, les moyens thérapeutiques sont les mêmes que ceux employés contre les autres *hémorrhagies*. Boissons délayantes froides, repos; liberté du ventre, régime doux. (II, p. 303, *D*.)

§ VII. — Altérations de l'urine.

Nous avons passé en revue les modifications que présente l'urine dans les maladies. Ce titre, rapproché des diverses affections dont nous venons d'exposer l'histoire, nous dispense d'insister davantage.

CHAP. XIII. — MALADIES DE LA PEAU CONSIDÉRÉE COMME ORGANE DE SÉCRÉTION.

La peau est une membrane d'une texture très compliquée. En cette qualité, elle jouit de propriétés vitales très actives, et son rôle dans l'organisme est multiple, très important. D'abord c'est l'organe du tact, qui est propre à tout l'organisme, exposé à toutes les influences physiques, chimiques et mécaniques; mais son importance est autrement considérable si on le considère comme organe d'exhalation et de sécrétion, lié aux fonctions de nutrition, de respiration, et aux modifications générales de l'économie. Il n'est donc pas étonnant que les maladies de la peau soient autant variées que complexes.

La première division à établir dans le groupe si nombreux de ces maladies consiste à séparer celles du ressort de la pathologie *médicale* de celles du ressort de la pathologie *chirurgicale*.

§ Ier. — Maladies de la peau du ressort de la pathologie interne.

La peau peut être le siège d'*inflammation*, d'*hémorrhagie*, de *névralgie*, sans compter le cancer, les ulcères, états pathologiques qui rentrent dans l'histoire qui leur a été consacrée respectivement, sous le titre de *maladies typiques*.

Il s'agit donc d'étudier les maladies cutanées en suivant la classification de Willan, où sont établis les groupes : *Exanthèmes*, *Vésicules*, *Bulles*, *Pustules*, *Papules*, *Squames*, *Tubercules*, *Taches*, *Phthiriase et maladies du système pileux*.

Cette classification est basée sur l'altération anatomique élémentaire locale, mais cette altération, suivant Hardy, se montre souvent de trop courte durée pour être saisie, ses caractères distinctifs se transforment trop vite, et il n'est pas tenu compte de l'état général : c'est ainsi, par exemple, que la rougeole, la varicelle et la variole, maladies dont on ne peut contester la parenté, figurent dans cette classification, la première parmi les exanthèmes, la seconde parmi les vésicules, la troisième parmi les pustules.

Peu importe qu'une éruption se présente avec des vésicules ou des pustules ; l'essentiel pour le médecin qui veut reconnaître une maladie dans le but de la guérir est moins d'en posséder tous les détails graphiques que d'en sonder la nature, de savoir si elle est accidentelle ou constitutionnelle, si elle est due à la présence d'un parasite ou à l'influence d'une cause générale (dartre, scrofule, syphilis), si elle doit, en un mot, disparaître spontanément au bout d'un temps déterminé par l'emploi de quelque lotion parasiticide, ou bien, au contraire, si elle ne doit céder qu'à un traitement général antidiathésique et longtemps continué.

Envisagées à ce point de vue, les maladies de la peau forment onze grandes classes (1).

(1) Voici la rubrique de chacune de ces classes :

I. Macules, difformités. — Lésions de coloration : *macules, taches de rousseur, éphélides, vitiligo, lentigo, verrues, molluscum, ichtyose, kéloïde*.

II. Maladies accidentelles. — Simples inflammations locales, sans état général quelconque : *érythème, zona, urticaire*.

III. Éruptions artificielles. — Éruptions qui naissent sous l'influence d'un agent toxique ou médicamenteux ; *éruptions copahiques, arsénicales*, celles provenant de l'ingestion de certains coquillages, de l'application du tartre stibié, de l'huile de croton tiglium.

Avant d'aborder l'histoire de ces onze groupes et de chaque affection leur appartenant, nous établirons une nouvelle division consistant à séparer les maladies cutanées *fébriles*, c'est-à-dire les *fièvres éruptives*, des maladies de la peau *apyrétiques*, c'est-à-dire des *dartres*.

Tout d'abord il nous faut expliquer ce que l'on entend par *éruptions fébriles (fièvres éruptives)*, et par *éruptions non fébriles (dartres)*, en prévenant le lecteur que ces termes ne peuvent s'appliquer à toutes les affections que renferme la classification ci-dessus.

§ II. — Fièvres éruptives. — Généralités.

A. D'abord, qu'est-ce qu'une *éruption?* C'est l'apparition sur le tégument externe (peau), ou sur le tégument interne (muqueuse), de taches, rougeurs, vésicules, pustules ou papules, qui se montrent tantôt en petit nombre et isolées (éruption *discrète*), tantôt nombreuses et se confondant pour ainsi dire les unes dans les autres (éruption *confluente*). Les éruptions sont donc de plusieurs espèces, quant à leurs caractères locaux. Mais si l'on prend pour base de leur division l'apparition ou l'absence de phénomènes fébriles généraux, au début, on n'en reconnaît que deux genres, les *fébriles* et les *apyrétiques*. Il n'est question que des premières pour l'instant.

Une *éruption febrile* ou, ce qui est même chose, une *fièvre éruptive*, est une affection morbide caractérisée par l'apparition à la surface de la peau ou d'une muqueuse, d'exanthèmes, de vésicules ou de pustules, apparition précédée ou accompagnée d'un mouvement

IV. Maladies parasitaires. — Affections purement locales, sous l'influence d'un parasite végétal ou animal : *gale*, *sycosis*, *herpès circiné*, *favus*.

V. Fièvres éruptives. — Affections qui se rattachent à une cause générale, à l'introduction dans l'économie du virus particulier à chaque maladie : *scarlatine*, *rougeole*, *variole*, etc.

VI. Éruptions symptomatiques. — Celles qui ne sont qu'un phénomène accessoire et une manifestation locale d'un état morbide bien déterminé : *herpès labialis*, *taches rosées lenticulaires* de la fièvre typhoïde.

VII. Dartres. — Les dartres dépendent d'un état particulier, d'une disposition générale de l'economie qu'on appelle diathèse dartreuse : *eczéma*, *psoriasis*, *lichen*, *pityriasis*.

VIII. Scrofulides. — Classes de maladies dues à une diathèse particulière, dite scrofuleuse : *scrofulides*.

IX. Syphilides. — Ce sont encore des manifestations d'une diathèse, la diathèse syphilitique, qui n'est pas toujours innée et héréditaire comme les deux précédentes, mais le plus ordinairement acquise : *syphilides*.

X. Cancer. — C'est le cancer de la peau, qui présente plusieurs formes, dont la plus commune est le *cancroïde*.

XI. Maladies exotiques. — Affections qui ne s'observent pas dans nos climats : *lèpre*, *pian*, *bouton d'Alep*, etc.

fébrile plus ou moins intense, qui paraît en être l'effet critique. La *rougeole*, la *scarlatine*, la *miliaire*, la *variole*, sont des fièvres éruptives par excellence. Elles sont dues à un principe spécial, contagieux, qui, croyait-on jadis, peut se développer spontanément chez l'homme, mais qui, aujourd'hui, est attribué à un principe contagieux (germe, microbe ou virus), dont l'action se porte d'abord sur les liquides, sur le sang qu'il modifie, altère, empoisonne pour ainsi dire (*toxihémie*) ; ce qui fait que l'économie se révolte, qu'une fièvre se déclare et que bientôt apparaît une éruption, considérée comme un phénomène de crise, d'autant que celle-ci est bientôt le signal d'un état de calme, de cessation de la fièvre, comme si l'organisme, débarrassé de ce qui le dérangeait, se reposait de ses efforts.

Envisagées sous ce point de vue, les fièvres éruptives ne devraient pas être considérées comme des maladies de la peau, puisque l'altération cutanée ne constitue qu'un phénomène secondaire, n'est pas constante, et qu'il existe des fièvres rubéoliques, des scarlatineuses, sans apparition de taches à la surface cutanée. C'est donc parmi les nosohémies, ou maladies du sang, qu'elles devraient être classées ; mais comme l'état infectieux du sang ne tombe pas sous nos sens, que ce liquide nous offre toujours ou à peu de chose près (recherches microscopiques mises à part) la même composition, nous sommes obligés de rattacher les désordres qui s'ensuivent à des lésions palpables, bien déterminées. Or, dans les affections qui nous occupent, c'est à la peau qu'on les remarque, ces lésions.

B. Le fait le plus général à considérer dans la symptomatologie des fièvres éruptives, c'est que le *mouvement fébrile précède l'éruption*. La fièvre est elle-même précédée de *prodromes*, qui sont : malaise, courbature, douleurs vagues. Elle s'accompagne de céphalalgie, de phlegmasies des muqueuses buccale, bronchique ou oculaire, de nausées, de vomissements, et ce n'est qu'au bout de deux à cinq jours de ces troubles divers que l'éruption commence. Au fur et à mesure que celle-ci se généralise ou se complète, le mouvement fébrile cède, comme si, répétons-le, l'économie se débarrassait, par un effort du côté de la peau, du principe morbifique qui l'opprimait.

L'éruption parcourt, dans son évolution, des périodes presque toujours fixes, à moins d'accidents survenus du fait d'une prédisposition fâcheuse, d'une imprudence, d'un refroidissement ou d'un mauvais traitement. Au bout de quelques jours, de quelques semaines au plus, tout est terminé.

Beaucoup de pathologistes ont considéré les *fièvres continues* (*pyrexies*), la fièvre typhoïde en particulier, comme des sortes de fièvres éruptives à l'éruption interne, au lieu d'être au tégument externe (la peau). L'analogie est, en effet, très grande : d'abord, dans cette fièvre, le mouvement fébrile apparaît le premier, puis ce n'est que plus tard que la lésion à forme éruptive affecte les glandes de Peyer (I, p. 116, *c*). Il y a aussi des périodes à peu près régulières ; et la thérapeutique n'a pas plus d'influence sur leur marche que sur celle des fièvres éruptives cutanées. Seulement les éruptives intestinales en question (*fièvres continues*, *pyrexies*) montrent une gravité plus grande, en raison de ce que le principe morbifique est plus toxique, et que les altérations organiques sont plus importantes. Ces fièvres, aussi bien que les éruptives et les intermittentes, sont aujourd'hui attribuées à des principes miasmatiques ou microbiens, quoique, pour plusieurs, le germe parasite ne soit point encore isolé, décrit.

D'après la doctrine microbienne, toute affection qui en relève est dite bacillaire et infectieuse, partant contagieuse. Les fièvres éruptives se montrent contagieuses, conséquence de leur caractère infectieux ; elles règnent tantôt sporadiquement, tantôt épidémiquement ; inutile d'ajouter qu'elles sont plus dangereuses quand elles ont le caractère épidémique.

C. Traitement des fièvres éruptives (rougeole, scarlatine, variole). — En général, il est très simple. La maladie devant parcourir plusieurs périodes qui exigent un certain temps pour leur évolution respective, tant que les symptômes propres à chacune de ces périodes ne s'éloignent pas du type ordinaire, il n'y a *rien à faire*, nous voulons dire rien d'actif ou qui sorte du domaine de l'hygiène ; c'est la diète à observer, des boissons délayantes ou mieux légèrement diaphorétiques à prendre, le lit à garder. Il faut bien se convaincre de cette vérité trop peu comprise, que la médecine a pour but, non pas de prescrire des médicaments, mais au contraire de *laisser agir la nature*, de l'observer, de surveiller ses efforts, qui sont bien plus efficaces que ceux de l'art. C'est ici surtout que le *régime diététique peut suffire tout seul* pour mener à bien la maladie, quand elle marche d'une façon régulière, ce qui a lieu, encore une fois, dans la presque généralité des cas, pourvu qu'on ne néglige aucune précaution hygiénique, de propreté, d'isolement, de désinfection, etc.

Mais si une fièvre éruptive n'a pas une physionomie franche, quand, par exemple, l'éruption tarde à se faire, ne paraît pas ou disparaît prématurément, il faut alors en rechercher la cause. Or, de deux choses l'une : ou l'on découvre dans quelque organe, le plus souvent le canal intestinal, le poumon ou le cerveau, une inflammation qui enchaîne les efforts de l'organisme et détourne le mouvement fluxionnaire qui doit s'opérer du côté de la peau ; ou bien c'est un état d'atonie, de faiblesse générale qui fait que l'économie, n'étant pas secondée par la nature, ne peut effectuer sa crise naturelle et nécessaire, qui est l'éruption. Dans le premier cas, il faut combattre la complication phlegmasique par les *antiphlogistiques ;* dans le second cas, on doit soutenir l'organisme, le tonifier, l'exciter même par l'emploi des *sudorifiques* et des *stimulants*.

Le principe (*contagium*) étant l'agent principal, nécessaire même, de l'existence des maladies en question, trois moyens de traitement se présentent : 1° éviter le contage : 2° prévenir ses effets par la vaccination (quand elle sera découverte) ; 3° combattre le principe microbien par les antiseptiques à l'intérieur (quand cela se pourra).

§ III. — Maladies de la peau non fébriles ou dartres.

A. On comprend sous la dénomination générique de *dartres* des *taches*, des *vésicules*, des *pustules*, des *squames*, des *boutons*, des *plaques* de différentes sortes, qui apparaissent sur la peau, en altèrent plus ou moins la couleur, la texture, les fonctions, et qui donnent lieu à des écailles ou à des croûtes. Elles produisent des démangeaisons ou de la cuisson, se manifestent sans fièvre, et semblent se lier à un état *diathésique* spécial de l'économie, qui explique et leur tendance à s'étendre, se reproduire, et leur ténacité. Pour compléter cette caractéristique, ajoutons que les dartres exigent souvent des moyens de traitement spéciaux, parmi lesquels les *sulfureux*, les *sudorifiques*, les *altérants*, les *toniques* et les *amers* occupent le premier rang ; pour certaines parasitaires, les *microbicides*.

a. Les *causes* de ces maladies sont obscures, encore que les germes contagieux y jouent le rôle prépondérant dans la plupart. Beaucoup de médecins considèrent les affections dartreuses comme étant uniquement locales, bornées à la peau, ou tout simplement comme des variétés d'inflammation cutanée, dont les caractères spéciaux ne sont dus qu'à l'organisation particulière du tissu qu'elle occupe. Ils sont dans l'erreur : car lorsque l'on considère la spontanéité du développement des unes, l'influence de l'hérédité dans la production des autres, les accidents déterminés par leur rétrocession, la facilité de leur réapparition, leur résistance aux divers traitements qu'on leur oppose, etc., on est forcé d'admettre qu'elles sont engendrées par un vice interne, entretenues par un état particulier, héréditaire ou acquis des humeurs, ou par une *diathèse* spéciale (II, p. 202, 400). Il faut admettre cependant que beaucoup d'affections réputées dartreuses sont l'effet de causes externes, telles que malpropreté, action des rayons solaires, contact des poussières et de corps gras sur la peau, ou encore affections pénibles de l'âme, chagrins concentrés, etc.

Certaines maladies de la peau et des muqueuses sont dues à une production cryptogamique ou champignon microscopique (Favus), ou à un acare (Gale), etc.

b. Les *symptômes* des dartres sont trop divers pour être représentés par des généralités. La définition ci-dessus énonce d'ailleurs leurs principaux caractères. Mais un phénomène commun à peu près à toutes ces affections doit être mentionné d'une manière spéciale, c'est le *prurit* ou *démangeaison*. Cela consiste en une sensation de fourmillement, de cuisson ou de brûlure, dont la cause ne peut s'expliquer que par une modification particulière des extrémités nerveuses de la peau. Dans les dartres, nous le répétons, il y a absence de mouvement fébrile, à moins qu'il n'existe quelque maladie concomitante ou que l'affection cutanée n'ait, par son étendue ou son ancienneté, réveillé les sympathies générales et fait naître une phlegmasie du côté du tube intestinal ou des voies pulmonaires.

c. Les dartres ont généralement une *durée longue*. Leur persistance s'explique par la texture compliquée du tissu qu'elles occupent et par l'état diathésique de l'économie. Comment s'étonner qu'elles ne guérissent jamais, quand elles sont héréditaires ? C'est comme si on voulait qu'on ne ressemblât pas à son père ou à sa mère; que le chêne se dépouillât de son écorce dure, que le roseau devînt chêne, que le loup se fît agneau. S'il est une constitution bien déterminée, c'est la dartreuse. Il est fâcheux qu'elle soit plus incommode que la sanguine ou la bilieuse, mais il est aussi plus difficile de la changer que ces dernières; on ne peut que modérer ses effets. Les dartres s'exaspèrent sous l'influence du froid, du chaud, principalement à l'occasion des écarts de régime. Beaucoup sont sujettes à se déplacer par métastase.

B. Traitement des dartres en général. — Il se compose de moyens hygiéniques et de moyens médicamenteux. Le *régime* occupe certainement le premier rang, parce que lui seul peut modifier intimement l'état de la constitution générale. Il consiste dans l'usage d'aliments doux, tels que laitage, fruits, viandes blanches, bière pour boisson; de bains, lotions, éloignement de toutes influences susceptibles d'irriter la peau, d'échauffer le sang, etc.

a. Si l'on croit devoir recourir à la thérapeutique proprement dite, il faut s'occuper d'abord de l'état diathésique, modifier les humeurs, soumettre le sang à l'action des *dépuratifs*. Pour agir efficacement dans ce but, on doit combiner entre eux les *amers*, les *sulfureux*, les *sudorifiques* et les *purgatifs;* les purgatifs salins (sels neutres) sont surtout utiles. On s'occupe ensuite, ou en même temps, du traitement local de la dartre; on prescrit les *topiques émollients*, s'il y a inflammation, rougeur, cuisson; les *astringents* ou les *excitants* externes, quand il s'agit de cas anciens (V. *Lotions et Pommades*); le soufre, l'huide de cade, etc. Ces moyens n'ont qu'une action lente et même douteuse la plupart du temps. Ils réussissent quelquefois pourtant quand l'affection cutanée n'est pas héréditaire.

b. Lorsque les dartres résistent aux moyens internes et externes qui viennent d'être indiqués, on passe à des remèdes plus énergiques, tels que la *teinture de cantharides*, l'*acide arsénieux*, administrés à l'intérieur et dont, conséquemment, il faut surveiller attentivement l'action. On *cautérise* aussi avec avantage les surfaces malades peu étendues, en vue de modifier la vitalité de la peau.

c. En théorie, le traitement des dartres est simple, tout le monde le comprend; en pratique, c'est différent. Il n'y a que l'homme de l'art qui puisse saisir les nuances extrêmement variées de ces affections rebelles, et indiquer une thérapeutique convenable, déduite de l'étude approfondie de la constitution du malade, du degré de l'inflammation cutanée, de l'espèce ou variété de dartre à laquelle on a affaire. Cependant nous croyons qu'en se bornant aux moyens simples, indiqués ci-dessus, chacun peut se traiter sans inconvénient et que, continués avec persévérance, ces moyens seront souvent d'une efficacité réelle et rendront inutiles les remèdes actifs qui ne sont pas toujours sans danger.

d. Nous ferons une remarque importante, à propos de *topiques : Il ne faut jamais employer les cataplasmes de lin sur les inflammations superficielles de la peau*, à cause de la tendance de cette farine à passer à l'aigre et de la rougeur qu'elle détermine, même sur la peau saine, lorsque le topique reste longtemps appliqué. On doit, lorsque les émollients sont indiqués, les remplacer par ceux faits avec la *fécule de pomme de terre* ou la pulpe de pomme, ou par les *fomentations d'eau de guimauve*, de son ou de graine de lin.

Au reste, chaque affection dartreuse ou autre se manifestant à la surface cutanée va avoir ci-après son traitement particulier.

§ IV. — Affections exanthémateuses (exanthèmes).

Les *exanthèmes* (de *exantheïn*, fleurir) sont des rougeurs superficielles de la peau, plus ou moins étendues, accentuées, discrètes ou confluentes, disparaissant momentanément sous la pression du doigt, et précédées ou accompagnées d'un mouvement fébrile plus ou moins prononcé. Les maladies de cet ordre sont : l'*érythème*, l'*érysipèle*, la *roséole*, la *rougeole*, la *scarlatine* et l'*urticaire;* nous ajouterons à ce nombre la *pellagre*. Ce sont, pour la plupart, des *fièvres éruptives*, par conséquent des affections qui n'ont rien de commun avec les dartres proprement dites, ainsi que nous venons de le voir ci-dessus.

Érythème.

Rougeurs, efflorescence.

A. L'*érythème* (de *eruthêma*, rougeur) est un exanthème caractérisé tantôt par des taches rouges, superficielles, ne faisant point saillie, avec ou sans excoriations concomitantes, tantôt par des plaques d'un rouge vif ou violacé simulant de larges élevures papuleuses, non contagieuses, et se terminant par résolution, délitescence ou desquamation.

a. Les caractères différentiels des divers érythèmes sont très vagues. Voici ceux des principales espèces. — 1° *Érythème simple, léger :* simples rougeurs superficielles, accompagnées ou non de légère démangeaison, disparaissant au bout de quelques jours sans laisser de traces. — 2° *Intertrigo :* légère inflammation de la peau produite par le contact de matières âcres ou par le frottement continuel de deux surfaces contiguës, comme cela s'observe fréquemment chez les personnes grasses, sous les mamelles, aux aines, au nombril, aux cuisses et aux fesses, et chez les enfants à la mamelle. — 3° *Érythème papuleux :* plaques d'un rouge vif, violacé, formant un léger relief, dures, et comme papuleuses, qui se remarquent principalement chez les jeunes gens et les femmes, dont elles occupent le plus souvent le cou, la poitrine, les bras. — 4° *Érythème noueux :* élevures saillantes, rougeâtres, douloureuses, ou plutôt petites tumeurs d'un diamètre variable, précédées souvent ou accompagnées d'un mouvement fébrile et d'un dérangement des fonctions digestives, se montrant particulièrement chez les jeunes gens, les femmes, les sujets arthritiques, scrofuleux et affectant les membres et les parties plus particulièrement exposées aux rayons du soleil ou au contact de corps irritants.

b. L'érythème, d'une façon générale, atteint de préférence les enfants, les jeunes gens, les personnes grasses, par suite de manque de soins, de propreté et de frottements irritants, etc. Chez tous, il peut être symptomatique d'une phlegmasie des voies digestives, d'une fièvre intermittente, d'une névralgie, de la dentition chez les nourrissons, enfin de l'action de certaines substances ingérées dans l'estomac (baume de copahu, crevettes, œufs de barbeau, par exemple).

B. Traitement. — L'érythème commun ne réclame que des soins de propreté, des *lotions*, des *bains*; quant aux *excoriations* des nourrissons et même des adultes, il suffit de les saupoudrer de *lycopode* ou d'*amidon* en poudre; si l'on applique des cataplasmes, il faut qu'ils soient faits avec de la fécule au lieu de farine de lin.

Dans les cas d'érythèmes *papuleux* et *noueux*, l'estomac étant souvent dérangé (éryth. *symptomatique*), la diète, des *boissons acidulées*, un vomitif ou un *laxatif* pourront devenir nécessaires. Le pronostic n'offre d'ailleurs jamais de gravité; la maladie *disparaît toute seule* au bout de quelques jours, mais elle récidive assez souvent, surtout si elle dépend de la constitution scrofulo-arthritique.

Érysipèle.

A. L'*érysipèle* (de *eruein*, attirer, et *pelas*, proche, parce qu'il s'étend de proche en proche) est une inflammation exanthémateuse caractérisée par une rougeur vive de la peau et se développant sous forme de plaques tirant sur le jaunâtre, plaques ordinairement circonscrites, légèrement élevées, qui s'accompagnent de chaleur, douleur prurigineuse et mouvement fébrile.

La nature de l'érysipèle dit spontané fait encore le sujet de discussions. Est-ce une affection éruptive? ou une inflammation des capillaires veineux ou lymphatiques? S'agit-il d'une phlegmasie locale, ou n'est-ce plutôt qu'un symptôme, l'indice d'un état général particulier? Cette dernière opinion a quelque chose de fondé. Mais qu'est-ce que cet état général? La même difficulté se présente encore. Toujours est-il que l'érysipèle est considéré anatomiquement comme une inflammation du réseau capillaire lymphatique, différant de l'érythème par ses caractères locaux et par ses phénomènes généraux.

B. Causes. — Ce sont d'abord toutes celles des exanthèmes, irritations de la peau, insolation, plaies. Mais on admet de plus l'influence d'une prédisposition spéciale, parfois héréditaire, voire aussi l'action de microbes particuliers.

L'embarras gastrique, un état général mal défini, paraissent en favoriser le développement. On remarque enfin que l'érysipèle se montre surtout entre vingt et quarante-cinq ans, bien que les enfants et les vieillards n'en soient point exempts, que certains sujets contractent chaque année la maladie ; que celle-ci est inflammatoire ou œdémateuse suivant la constitution sanguine ou lymphatique ; qu'elle affecte plus souvent la face et le cuir chevelu que les autres parties ; qu'enfin elle règne quelquefois épidémiquement au printemps et à l'automne.

C. Symptômes. — *L'érysipèle de la face* va nous servir de type. Quelques phénomènes précurseurs (malaise, lassitude, fièvre, amertume de la bouche, vomissements) se manifestent, mais cela n'annonce pas plus un érysipèle que tout autre état morbide, dont les prodromes sont similaires. Toutefois, si l'on remarque, en même temps, un gonflement douloureux des ganglions du cou, on a lieu de s'attendre au développement de la maladie ; or ce phénomène milite en faveur de l'opinion qui veut que l'érysipèle soit une inflammation des vaisseaux lymphatiques. Quoi qu'il en soit, l'érysipèle s'annonce par une rougeur de la peau d'un ton jaunâtre ou violacé, commençant ordinairement sur le nez ; cette rougeur est circonscrite, accompagnée d'un gonflement cutané léger et de chaleur âcre. Ce n'est encore qu'une *plaque érysipélateuse*, qui peut rester solitaire, quoique cela soit rare ; presque toujours au contraire cette plaque en précède quelques autres, qui se développent successivement sur ses confins. Quand il existe plusieurs de ces poussées, elles se confondent, et alors la face devient énormément tuméfiée et les traits méconnaissables. Une douleur plus ou moins vive, exaspérée par la pression, se manifeste dans les parties gonflées, tendues et dont la couleur contraste avec la teinte naturelle de la peau voisine, restée saine. La surface enflammée se couvre souvent de vésicules ou bulles (érysipèle *phlycténoïde*), dont la sérosité s'écoule en partie pour former ensuite des écailles jaunâtres. Dans d'autres cas on remarque une sorte d'infiltration œdémateuse (érysipèle *œdémateux*), sur laquelle le doigt produit une dépression.

Quant aux phénomènes généraux, ils consistent en céphalalgie, nausées, agitation, fièvre avec élévation de température jusqu'à 40, 42°, quelquefois délire ; celui-ci est même assez fréquent dans l'érysipèle de la face, surtout lorsque l'exanthème s'étend au cuir chevelu, étant dû à l'irritation par voisinage du cerveau, ou à une phlegmasie concomitante de ce viscère par rétrocession métastatique de l'inflammation érysipélateuse.

D. La *durée* de l'érysipèle ordinaire, classique, varie suivant le nombre de poussées ; s'il ne se développe qu'une seule plaque, elle n'est que de quatre ou cinq jours ; mais quand plusieurs se succèdent, l'affection se prolonge proportionnellement. Or on peut voir l'érysipèle envahir successivement les lèvres, le nez, les paupières, le cuir chevelu, souvent même descendre sur le cou et le tronc (érysipèle *ambulant*), laissant tour à tour les surfaces envahies les premières moins rouges et comme ridées, flétries, couvertes d'une espèce de desquamation.

Sous cette forme, la maladie est-elle contagieuse? Non, diront les uns; si, soutiennent avec raison les partisans du microbisme. D'ailleurs, nul doute à cet égard relativement aux cas graves, infectieux, que voici indiqués.

E. Formes, complications. — Si au lieu d'être bornée à la peau, l'inflammation s'étend au tissu cellulaire sous-jacent, il y a complication de phlegmon (érysipèle *phlegmoneux*); la peau est alors plus tendue, la tuméfaction plus considérable et la pression du doigt ne fait pas disparaître la rougeur. Alors aussi des symptômes généraux plus ou moins graves se déclarent, et la maladie se termine par suppuration ou par gangrène. Cet érysipèle, toutefois, est très rare à la face.

Dans d'autres circonstances, comme après les opérations chirurgicales (érysipèle *traumatique*), un érysipèle se développe autour de la plaie, la compliquant très défavorablement et aggravant l'état du blessé. Avant les progrès des antiseptiques, cet érysipèle faisait des ravages dans les hôpitaux, où il se développe sous l'influence fâcheuse du mauvais air qu'on respire dans ces lieux d'encombrement.

Chez les individus dont la constitution est profondément détériorée, l'érysipèle peut être de nature primitivement *gangréneuse*. L'érysipèle qui se montre sur une peau très distendue par l'œdème se termine aussi par gangrène.

Enfin mentionnons l'*érysipèle gangréneux des enfants* à la mamelle, affection très grave et rare, qui siège principalement à la région ombilicale, chez les petits êtres entassés dans les hôpitaux, et dont l'hygiène et l'antisepsie ont fait justice.

F. Traitement. — S'agit-il d'un érysipèle *simple*, bénin, avec peu de fièvre, survenant chez une personne qui y est sujette, on se borne aux boissons douces ou *acidulées*, aux *pédiluves*, à la diète et à quelque léger *laxatif*, tel que crème de tartre, tamarin, eau magnésienne, ou huile de ricin. Dans les cas où il y aurait vive réaction, pouls dur, large, développé, chez un sujet jeune et robuste, il serait nécessaire de recourir à la *saignée*, quoique ce moyen soit rejeté par la médecine moderne. Les *sangsues* peuvent y suppléer étant posées à l'anus, lorsque l'exanthème occupe la face. En cas d'embarras gastrique, un *vomitif* sera utile; mais nous préférons les laxatifs ou de légers purgatifs, l'*eau de Pullna* ou de *Sedlitz* par exemple. Les évacuants gastriques-intestinaux sont des moyens puissants, dont il ne faut pas abuser. Dans tous les cas, on placera la partie malade dans une position favorable à la circulation veineuse.

On a essayé une foule de *topiques* divers en vue de calmer l'inflammation cutanée, de la borner ou fixer, tels que : axonge, onguent mercuriel récemment préparé, camphre mouillé, éther camphré, collodion, ichtyol, compresses boriquées, huile phéniquée, cautérisation, vésicatoire. Outre qu'aucun de ces remèdes ne s'est montré réellement avantageux, beaucoup ont des inconvénients. Aussi, tout simplement, lorsqu'il existe une grande tension à la peau, placez la partie malade dans un bain tiède prolongé, ou entourez-la de cataplasmes de fécule de pomme de terre, de compresses imbibées d'eau de lin, de *sureau*, de laitue, de *pavot*. Pour l'érysipèle de la face, il vaut mieux s'en tenir aux onctions avec l'*axonge fraîche*. Pour circonscrire, cerner l'érysipèle, Hayem a employé des badigeonnages de 2 centim. de large (1 sur la plaque, l'autre sur les tissus sains) avec ac. phénique et alcool, parties égales : badigeonner avec soin et légèrement. Trousseau s'est toujours borné à l'expectation pour l'érysipèle bénin.

G. « Il est des individus très disposés aux érysipèles, qui contractent cette maladie à certaines époques plus ou moins déterminées : il n'y a aucun moyen pour la prévenir. Les bains, les boissons acidulées, tempérantes, les apéritifs, les amers, les purgatifs qu'on conseille dans ces cas, ont rarement les effets que quelques personnes en espèrent. » — Certains érysipèles périodiques paraissent liés à l'évacuation menstruelle, qu'ils précèdent, qu'ils accompagnent, ou que, dans quelques cas rares, ils suppléent.

Urticaire.

Fièvre ortiée.

A. La dénomination d'*urticaire* (piqûres d'orties) s'applique à des plaques saillantes, irrégulières, tantôt plus rouges ou plus blanches que la peau saine qui les entoure, paraissant et disparaissant à plusieurs reprises dans un court laps de temps, s'accompagnant de prurit, rarement de mouvement fébrile dans les cas légers. — Ce n'est point d'une fièvre éruptive proprement dite qu'il s'agit, car l'éruption est sans périodes ni marche fixes ; elle ne s'accompagne pas de réaction fébrile, du moins le plus ordinairement, et n'est point contagieuse.

a. Causes. — Tant externes qu'internes, très diverses. 1° Influence du froid, irritation mécanique, morsure de certains insectes, du cousin, par exemple, etc.; 2° ingestion de certains aliments ou médicaments, moules, écrevisses, copahu, œufs de barbeau. Les excès, les émotions violentes peuvent encore produire cette maladie fugace, qui accompagne souvent aussi le rhumatisme, la fièvre intermittente, l'embarras gastrique. Enfin les enfants, les femmes et les sujets irritables sont les plus souvent atteints.

b. Symptômes. — Quelques phénomènes précurseurs, comme frisson, malaise, lassitude, mouvement fébrile, parfois nausées, vomissements, se montrent tout d'abord. Dès le deuxième jour, un prurit se manifeste en divers points du corps; le malade se gratte et voit apparaître les plaques ci-dessus caractérisées. Ces élevures sont très instables, à l'état aigu, et disparaissent parfois très rapidement.

L'éruption se montre parfois *chronique;* alors les plaques sont persistantes, dures, profondes, comme dans l'érythème noueux; quelquefois même à l'état de tubérosités (urtic. *tubéreuse*); dans d'autres cas, elles reviennent par accès en s'accompagnant de fièvre (*fièvre intermittente ortiée*). Le pronostic n'est jamais grave néanmoins.

B. Traitement. — Il suffit de *lotions avec l'eau blanche* ou un liquide légèrement acidulé ou alcalin; *bains tièdes* simples ou alcalins; *boissons rafraîchissantes;* un purgatif ou vomitif s'il y a embarras gastrique. — Contre l'état *chronique*, dépuratifs, amers, lotions de toutes sortes; et même, quand la maladie est très rebelle, *arsénicaux* à l'intérieur, comme dans certaines affections dartreuses.

Rougeole.

Fièvre rubéolique.

A. La *rougeole* mérite deux définitions, d'abord comme exanthème, puis comme fièvre éruptive. L'exanthème consiste en de petites taches rouges, irrégulières, très légèrement saillantes, qui disparaissent vers le huitième jour, suivies d'une desquamation furfuracée, et cette éruption est précédée de fièvre, de larmoiement, toux et coryza.

Quant à la fièvre rubéolique, en voici les phénomènes :

Un principe (*virus* spécial) qui n'atteint ordinairement l'économie qu'une seule fois (quoiqu'il ne soit pas rare de voir des sujets contracter deux et même trois fois la maladie), frappe principalement sur les enfants, quoique les adultes n'en soient pas à l'abri. Il est contagieux et le contage reste actif du commencement jusqu'à la fin de l'affection. On croit que le *contage* est causé par un *microbe*, mais il n'a point encore été isolé. Quoi qu'il en soit, la rougeole est tantôt sporadique, tantôt épidémique.

B. Symptômes. — Il faut distinguer les cas et formes de la maladie. Il y a la rougeole commune, vulgaire ; il y a aussi des rougeoles anomales, enfin des compliquées.

Rougeole commune. — Elle présente, comme toutes les fièvres éruptives, trois périodes. — 1° Après une *incubation de quatre à quatorze jours* apparaissent les prodromes qui sont : malaise, frissons, coryza, toux (état *catarrhal*) ; cette toux est sèche, quinteuse, férine ; il y a injection des conjonctives, larmoiement, nausées, vomissements, fièvre ; quelquefois même de l'assoupissement, du délire et des convulsions s'ajoutent à ces phénomènes précurseurs, qui vont s'aggravant jusqu'au troisième ou quatrième jour.

2° *période.* A ce moment, l'éruption commence, se montrant d'abord à la face, au front, au cou ; puis elle envahit successivement la poitrine, le ventre et les membres. Ce sont des petites taches, d'abord semblables à des morsures de puces, et qui s'élargissent bientôt pour se confondre et former des plaques irrégulières rouges, légèrement saillantes, entre lesquelles la peau conserve sa couleur naturelle. Au bout de 24, 36 ou 40 heures au plus, l'éruption est complète. Quand la couleur des taches est parvenue à sa plus grande intensité, les phénomènes généraux et autres diminuent ou cessent. Cependant la toux, la rougeur des yeux, le coryza, le mal de gorge assez ordinairement persistent. Vers le quatrième jour de l'éruption, les taches pâlissent, prennent une teinte bleuâtre ; plus de fièvre.

3e *période.* Du neuvième au dixième jour de la maladie (vers le cinquième de l'éruption), il se fait une légère desquamation épidermique ; l'épiderme se lève dans plusieurs points sous forme de lamelles furfuracées ; la peau commence à s'humecter, à perdre sa sécheresse, et tous les symptômes disparaissent, à l'exception de la toux, qui quelquefois persiste encore pendant quinze jours, trois semaines. Telle est la rougeole ordinaire, sans complication (rougeole *bénigne*).

C. Rougeole anomale. — C'est celle qui se complique de quelque inflammation interne et dont la marche est irrégulière. La bronchite, sa trop fidèle compagne, peut devenir assez intense pour entraver l'éruption et en arrêter le développement ou la faire rentrer ; ou bien c'est une *pneumonie lobulaire* qui se déclare, le canal intestinal ou le cerveau qui se prend ; dans d'autres cas, on voit l'angine ou la laryngite croupale, ou la coqueluche aggraver la maladie. Parlerons-nous aussi des rougeoles dans lesquelles l'éruption se fait attendre cinq, six, huit jours sans grave complication ; des rougeoles *sans éruption ;* des rougeoles *sans catarrhe ;* des rougeoles *noires*, c'est-à-dire dont les taches se montrent livides, parce qu'elles se manifestent chez des individus affaiblis? Toutes ces anomalies peuvent se rencontrer. Mais le cas le plus grave est quand l'éruption disparaît subitement sous l'influence d'un refroidissement, d'un traitement perturbateur, de quelque phlegmasie viscérale.

L'ophthalmie chez les très jeunes enfants, la bronchite, la pneumonie, l'angine, la laryngite couenneuse, *compliquent* donc souvent la rougeole. Et ce n'est pas tout : des furoncles, des otites, des blépharites, la phtisie pulmonaire, peuvent aussi se déclarer au cours ou à la suite de cette maladie. Par contre, celle-ci a parfois une influence salutaire sur la marche de certaines affections chroniques, telles que dartres, convulsions cloniques, etc. Il peut enfin se manifester, au cours de la convalescence, une anasarque, si la maladie est négligée, mais cela se voit moins souvent que dans la scarlatine.

D. Traitement. — Lorsque la rougeole est bénigne, régulière (95 fois sur 100 heureusement), le séjour au lit dans une pièce où la température est douce, des *boissons pectorales*, adoucissantes (mauve, violette, bourrache), et la *diète* suffisent.

Si la fièvre est ardente, la respiration difficile, le pouls plein, élevé, résistant; si, surtout, survenait une complication inflammatoire dans quelque viscère, il faudrait recourir aux *sangsues* chez les enfants, à la *saignée* chez les adultes (c'était du moins la pratique d'autrefois). L'apparition de l'exanthème fait cesser ces accidents, qui, par contre, la retardent et l'empêchent souvent; il faut donc les combattre. Peut-être, au contraire, le sujet est-il trop faible pour que cette éruption se fasse ? Cela est rare, mais quand cette circonstance se présente, il faut administrer quelque potion stimulante ou sudorifique, celle à l'*acétate d'ammoniaque*, par exemple.

a. L'exanthème rubéoleux peut disparaître brusquement; alors le *bain chaud*, les *cataplasmes sinapisés* promenés sur la surface du corps, les sudorifiques, seront mis en usage pour le rappeler. En même temps les complications devront être combattues : les symptômes cérébraux par des *sangsues* appliquées aux oreilles, des *révulsifs* aux extrémités; ceux du côté des bronches et des poumons par le *kermès*, les *vésicatoires*, les *ventouses*, la *saignée* même; la diarrhée, par l'*opium* et les mucilagineux, etc. Quand on a affaire à un sujet faible, sans réaction vitale suffisante, c'est le thé, l'ammoniaque, l'*esprit de Mindérérus*, qui remplaceront les émollients. — Heureusement ces cas sont exceptionnels; mais quand ils se présentent, il ne faut agir que d'après les conseils d'un médecin éclairé.

b. Surveillez la convalescence, évitez le froid et les écarts de régime. Contre la toux persistante, vésicatoires volants, légers calmants. Vers la fin de la maladie, un doux laxatif fait bon effet.

c. L'*isolement* doit toujours être opposé aux menaces de la contagion, qui demeure possible jusqu'à la fin de tout phénomène broncho-pectoral.

Roséole.

La *roséole* est une éruption exanthématique de *taches rosées*, non proéminentes, discrètes, non accompagnées de bronchite et différant ainsi de la rougeole. Ces taches sont diversement figurées, et n'ont qu'une durée éphémère; mais sont généralement précédées et accompagnées d'un léger mouvement fébrile. Cette affection est contagieuse, jamais grave. Elle n'exige que le repos et quelques boissons délayantes.

Nombre de roséoles *accidentelles*, sporadiques, surviennent dans le cours de rhumatismes, de la goutte, du choléra, de la syphilis, comme aussi après l'ingestion de moules, etc. Il y a une roséole *syphilitique*, réclamant le traitement spécifique. (V. *Syphilis.*)

Scarlatine.

Fièvre rouge.

A. La *scarlatine* est une affection exanthématique fébrile, caractérisée par une éruption pointillée rouge, écarlate, sur toute la surface de la peau, accompagnée d'angine. *Fièvre éruptive*, elle joint aux caractères susénoncés celui d'être suivie d'une *desquamation* à la peau, et, dans bien des cas, de production d'une *anasarque* survenant à la fin de la maladie.

Étiologie. — Comme la rougeole, la scarlatine se transmet par contagion de son principe infectieux; elle n'affecte qu'une seule fois le même individu. Elle atteint de préférence les enfants au-dessous de dix ans, mais les adultes n'en sont point exempts. Elle règne souvent épidémiquement, surtout au printemps et à l'automne. L'*incubation* n'est guère que de trois jours, par conséquent bien plus courte que celle de la rougeole.

Infectieuse et très contagieuse, la scarlatine tient encore cachée la nature de son principe morbigène, que l'on croit consister en un microbe autochtone.

B. Symptômes. — Trois périodes à signaler : 1° frissons, fièvre, nausées, vomissements, surtout *mal de gorge* et divers accidents *nerveux* qui marquent le début. Ces prodromes ne se montrent pas toujours réunis; mais le mouvement fébrile, le mal de gorge, une chaleur âcre, très élevée, avec teinte animée de la peau, sont constants; ils vont s'aggravant jusqu'au deuxième jour, au moment où apparaît ordinairement l'exanthème.

2e *période*. Donc, dès le second jour de l'apparition du mouvement fébrile, qui est d'un caractère particulier, très souvent même à la fin du premier, la peau se couvre d'une rougeur générale, sortes de points très rapprochés ou taches irrégulières mal dessinées. L'éruption commence d'abord à la face, qui se tuméfie légèrement; bientôt les petites taches s'étendent au cou, à la poitrine, aux membres, et, au bout de vingt-quatre heures, sont devenues générales. Alors la peau est tendue, sensible, brûlante, prurigineuse, de couleur écarlate. L'éruption une fois opérée, les symptômes généraux et la fièvre diminuent. Ils persistent pourtant à un certain degré, tandis que dans la rougeole le calme est plus complet dès que l'exanthème a paru. La muqueuse bucco-pharyngienne est très rouge, comme la peau. La douleur de gorge a augmenté; les amygdales sont gonflées, souvent recouvertes de plaques blanchâtres, pultacées, avec ganglions sous-maxillaires engorgés. Rarement on constate de la toux et du coryza, ce qui est encore le contraire pour la rougeole; l'urine est rare, etc. L'exanthème est surtout prononcé au ventre, aux aines, aux plis des bras. Dans ces régions et au cou, principalement chez les enfants, apparaissent de petites vésicules, espèces de *sudamina* qui caractérisent la forme dite *miliaire*.

3e *période*. Vers le cinquième jour de l'éruption, la peau commence à pâlir, la fièvre tombe, le mal de gorge diminue; au huitième jour plus de rougeur de la peau; mais une *desquamation* la remplace, tantôt à peine remarquée, tantôt au contraire se soulevant par plaques épidermiques plus ou moins larges, très manifestes surtout aux pieds et aux mains, selon l'intensité de l'exanthème. Cette exfoliation se prolonge jusqu'au vingt-cinquième jour. La langue se dépouille et reste d'un rouge vif, ses papilles semblent mises à nu. Mais le mal de gorge n'a pas disparu entièrement. Souvent, à ce moment, survient un redoublement de fièvre, des douleurs dans les membres et dans les jointures; quelquefois une épistaxis ou une légère diarrhée précèdent l'entière guérison. — Telle est la scarlatine *régulière*.

C. Mais la maladie affecte très souvent une marche *anomale*, principalement dans certaines épidémies. C'est alors que le mal de gorge devient prédominant et que survient quelquefois une *angine couenneuse* ou *gangréneuse*. Dans ce cas, l'éruption se fait difficilement, est partielle, ou même avorte, et des phénomènes généraux *graves*, compliqués de nausées, de vomissements, d'hémorrhagies, se manifestent. Il est une autre forme de la scarlatine, dite *maligne*, *nerveuse*, où des symptômes encore plus graves ont lieu, tels que prostration, délire, coma; l'éruption est, dans ce cas, irrégulière, livide, parsemée de *pétéchies*, de *sudamina*, d'ecchymoses; les urines sont sanguinolentes, l'haleine fétide, le pouls petit, d'une fréquence extrême; et la mort termine la scène.

D. Complications. — La scarlatine, qu'elle soit bénigne ou maligne, peut se compliquer de phlegmasie interne (pneumonie, entérite) qui aggrave le pronostic. Elle est très souvent suivie, dans la convalescence, d'un *œdème* à la face, aux extrémités, pouvant s'étendre progressivement à tout le tissu cellulaire (*anasarque*), et même à la plèvre, aux poumons, au péritoine, etc. Ces hydropisies, consécutives à la scarlatine, coïncident souvent avec des urines albumineuses. (V. *Albuminurie.*) Ordinairement pourtant elles sont causées par l'action du froid, ou par le manque d'exhalation de la peau du fait de la desquamation.

La scarlatine est donc une maladie plus sérieuse que la rougeole. Elles se distinguent l'une de l'autre : 1° par les prodromes : mal de gorge dans la scarlatine; toux et larmoiement dans la rougeole; 2° par l'époque de l'éruption, le deuxième jour au plus tard dans la scarlatine; au contraire, quatrième, cinquième ou sixième dans la rougeole, à partir des phénomènes précurseurs; 3° par les caractères de l'éruption : petits points granités ou plaques d'un rouge framboisé dans la scarlatine, taches rouges irrégulières dans la rougeole; 4° par la desquamation, très remarquable dans la scarlatine, à peine signalée dans la rougeole; 5° enfin les complications et accidents sont plus faciles dans la scarlatine que dans la rougeole. En outre, la scarlatine entraîne facilement l'anasarque, l'hydropéricarde, l'ascite, et elle peut être suivie d'un rhumatisme articulaire généralisé (*rhumatisme scarlatineux*).

E. Traitement. — Dans les cas bénins, à marche régulière, le repos au lit, des pédiluves, boissons *délayantes* ou *acidulées*, température douce et diète, cela suffit. Toutefois, comme on ne sait, au début, à quelle fièvre éruptive, ni à quelle maladie on aura affaire, il vaut mieux prendre des *infusions pectorales*. La *saignée* ne serait utile que dans le cas de réaction vive, le sujet étant fort, le pouls plein et dur.

a. Si l'angine est très intense, on doit recourir aux *sangsues* au cou, aux *gargarismes émollients*, auxquels on ajoute vers la fin un peu d'acétate de plomb (eau d'orge, 120; alcool, 15; vinaigre, 8; acétate de plomb, 0,5). Dans les cas où la faiblesse du sujet ne permettrait aucune perte de sang, il faudrait recourir aux *révulsifs* (vésicatoires aux jambes ou à la nuque); aux *purgatifs*, si le canal intestinal n'est point enflammé. L'angine se montre-t-elle gangréneuse (ce qu'on reconnaît à l'inspection de la gorge et à la fétidité de l'haleine), ce sont les *gargarismes antiseptiques*, les *toniques* à l'intérieur (décoction de quinquina, eau vineuse, etc.) qui remplaceraient les moyens précédents.

b. La *scarlatine maligne*, dans sa forme nerveuse surtout, est presque toujours au-dessus des ressources de l'art. Néanmoins les *toniques*, *révulsifs*, *purgatifs* (10 centigr. de calomel de deux en deux heures); l'*assa fœtida*, le *camphre*, le *musc* (toutes les deux heures une pilule avec 10 centigr. de musc et 1 centigr. d'opium, alternant avec le calomel); les *bains frais*, avec ablutions froides, etc., tout cela peut trouver des indications spéciales. — Si l'exanthème ne sort pas, on peut faire sur la peau des *lotions excitantes* avec l'huile de moutarde (h. ess. de moutarde, 5; alcool, 100).

c. La *convalescence* doit être surveillée. Il faut éviter le froid, rétablir les fonctions de la peau au moyen des bains et des frictions; recourir aux diurétiques en cas d'hydropisie, surtout aux ventouses sur la région rénale si l'albuminurie fait soupçonner une néphrite. Régime diététique approprié à l'état du malade.

d. Prophylaxie. — D'abord *isolement* des malades, éloignement du foyer d'infection; donner ensuite chaque jour aux enfants, pendant tout le temps de l'épidémie, quelques petites doses de *belladone* (6 à 8 gouttes de teinture, ou bien 2 à 4 gouttes d'une solution de 10 centigram. d'extrait de cette plante dans 30 gram. d'eau de cannelle); ou bien encore la *teinture d'atropine* (1 goutte dans un demi-verre d'eau sucrée pour les jeunes enfants; 2 gouttes pour les enfants de dix ans).

Tant que la desquamation n'est point terminée, on doit se mettre en garde contre la contagion, car c'est dans les pellicules cutanées que réside le principe infectieux.

Pellagre.

Mal de la rose.

A. Exanthème squameux occupant les parties du corps habituellement découvertes, accompagné de dérangement des fonctions digestives, de trouble du système nerveux et des facultés intellectuelles. Affection générale, sorte de nosohémie plutôt que maladie de peau. Un champignon parasite du maïs, le *verdet*, en est le facteur le plus puissant. C'est, en effet, dans les contrées où l'on fait grand usage de cette céréale, dans le Milanais, le royaume Lombardo-Vénitien, la province de Côme, les Asturies, que règne ou régnait assez souvent à l'état épidémique cette affection. En France, dans les départements des Landes, de l'Aude, de la Gironde, on en voit quelques cas, depuis qu'on y fait un usage trop abondant de farine de maïs (Th. Roussel). La misère, les fatigues excessives, sont des conditions qui y prédisposent.

B. Symptômes. — La pellagre est ordinairement précédée par des douleurs dans les membres et des troubles nerveux divers. L'érythème se montre ensuite aux parties exposées au soleil; la peau devient rouge, tuméfiée, est le siège de prurit et d'une desquamation écailleuse, qui dure tout l'été, mais s'améliore pendant l'hiver : malaise, diarrhée, avec stomatite, état scorbutique des gencives; ecchymoses disséminées; faiblesse dans les extrémités inférieures, douleurs le long de la colonne vertébrale; vertiges, éblouissements, tristesse. Chose bizarre, au milieu de tout cela, le pouls reste en général très ralenti.

Après un ou plusieurs mois de durée, l'érythème pellagreux change d'aspect, l'épiderme s'exfolie, se fendille. La maladie s'amende, pour revenir l'année suivante au printemps. Après plusieurs récidives, elle reste permanente; alors la diarrhée, l'état scorbutique atteignent le plus haut degré d'intensité; il survient de la tristesse, des hallucinations, une tendance au suicide, et les malades succombent aux accidents intestinaux et cérébraux et au marasme. La maladie a pu se montrer à ce degré d'intensité, mais les progrès de l'aisance publique, de l'hygiène, de la civilisation la feront disparaître, en guérissant surtout le maïs du verdet.

C. Le *traitement* est inconnu. Mais il en est autrement de la *prophylaxie*, qui consiste dans l'éloignement des causes hygiéniques mauvaises, et dans l'usage d'aliments sains, etc. Le maïs n'est pas malfaisant, s'il n'est pas atteint par le *verdet*, lequel se développe principalement dans les années très pluvieuses. Il appartient aux gouvernements de procurer plus d'aisance aux malheureux réduits à se nourrir de substances avariées et toxiques telles que le verdet.

Acrodynie.

Il a régné à Paris, en 1828-1829, une affection de la peau à caractère épidémique et dont la nature offrait une certaine analogie avec la *pellagre*, sauf moindre gravité. C'étaient des picotements et des douleurs aux mains et aux pieds, des soubresauts musculaires, avec érythème et desquamation aux extrémités, œdème, diarrhée, fièvre. — Des boissons acidulées, bains, opium à l'intérieur furent employés.

§ V. — Affections vésiculeuses (vésicules).

Les *vésicules*, en pathologie, sont de petits soulèvements de l'épiderme contenant un liquide séreux plus ou moins transparent, qui ne tarde pas à devenir opaque et qui tantôt est résorbé, tantôt se concrète sous forme de petites croûtes ou écailles, tantôt enfin s'épanche sur la surface cutanée après déchirure de la vésicule, spontanée ou provoquée.

Les affections vésiculeuses sont : la *miliaire*, l'*eczéma*, l'*herpès* et la *gale*. Leurs origines, symptômes, marche respectifs sont très différents, car la miliaire est une fièvre éruptive, l'eczéma et l'herpès sont des dartres, et la gale est parasitaire, due à un petit insecte. Cependant un symptôme leur est commun, c'est que toutes donnent lieu à un *prurit* très incommode.

Miliaire. — Suette.

Suette miliaire.

A. Il y a une distinction à faire entre la miliaire et la suette. En effet, la *miliaire* est une éruption de petites vésicules semblables à des *sudamina*, se manifestant en général dans diverses circonstances où des sueurs copieuses ont lieu et ne paraissant être qu'un épiphénomène sans gravité par lui-même, ce qui la sépare des *sudamina* précités. Les femmes en couche qui suent beaucoup offrent souvent cette éruption, laquelle apparaît d'ailleurs dans toute maladie où des transpirations très abondantes se produisent à titre d'effet critique ou de symptôme.

La *suette*, au contraire, est une sorte de *fièvre éruptive* dont le symptôme principal consiste dans des sueurs excessives, avec *éruption miliaire* et accompagnement d'un sentiment d'étouffement. Cette affection est-elle due à un principe ou germe infectieux, à la manière de la rougeole et de la scarlatine ? Cela est probable : cependant sa propriété contagieuse est mise en doute par plusieurs médecins, hors le cas où elle règne à l'état d'épidémie, ce qui est le plus fréquent. La suette atteint tous les âges, mais plutôt les adultes que les enfants. Elle demeure, persiste quelquefois, à l'état sporadique et endémique, dans les lieux où elle est venue sévir.

B. On trouve dans la suette, comme dans les autres fièvres éruptives, les trois périodes classiques : prodromes, éruption, desquamation, et de plus les qualifications : *bénigne*, *maligne*.

1re *période*. Du malaise, de la lassitude, des douleurs articulaires, de la céphalalgie, une chaleur brûlante précèdent l'invasion, qui quelquefois est brusque. Elle est annoncée par des sueurs abondantes, un sentiment de constriction à l'épigastre, des palpitations, une sorte de vapeur chaude enveloppant tout le corps, tendance à la syncope. Fièvre modérée, mais marquée par des exacerbations; pouls large, l'urine rare et foncée, langue blanche.

2e *période*. Du deuxième au troisième jour le malade accuse des picotements sur tout le corps; c'est l'éruption qui commence. Elle se montre sous deux formes : tantôt elle consiste dans une multitude de *petites taches irrégulières*, rappelant celles de la rougeole, mais offrant à leur centre un point saillant, dur, formé par une petite vésicule pleine d'un liquide transparent (miliaire *rouge*); tantôt ce sont des *vésicules diaphanes*, disséminées sur la peau exempte de rougeur, et qui accompagnent quelque affection générale (miliaire *blanche*), forme dont nous avons parlé en premier lieu. Enfin l'éruption miliaire devient générale, sauf qu'elle respecte la figure. Elle ne se fait pas en même temps partout; au contraire, plusieurs éruptions apparaissent successivement, toutes marquées par un redoublement de sueurs ruisselant en quelque sorte et par de l'oppression. Les vésicules sont visibles à l'œil nu, parfois ne le sont qu'à la loupe. La *peau est rugueuse* et comme chagrinée. Lorsque l'éruption est complète, les sueurs diminuent, mais la fièvre et la constriction épigastrique persistent encore.

3e *période*. Vers le troisième jour de leur apparition les petites élevures se rident, la rougeur de la peau pâlit et tous les symptômes cèdent. La desquamation commence du septième au huitième jour et dure encore plusieurs semaines, alors que la convalescence est très avancée. Telle est la forme *bénigne*.

C. Mais il y a une miliaire *maligne* à signaler : celle-ci se complique de *phénomènes nerveux*, tels que délire, coma, convulsions, syncopes, et d'*inflammation* des poumons, des intestins ou de la vessie, etc. Son pronostic est alors très grave, surtout dans certaines épidémies; la mort peut même survenir dans les premiers jours.

Il y a des suettes sans éruption, mais celles sans sueurs sont beaucoup plus rares.

D. Traitement. — Il est expectant dans les cas bénins, comme dans toute autre fièvre éruptive légère. Mais certains symptômes doivent préoccuper; c'est l'oppression, la céphalalgie, les troubles nerveux; contre le premier, *révulsifs* aux extrémités, un éméto-cathartique; contre le second, *sangsues* à la base du crâne. Quant aux accidents cérébraux, ils réclament *antispasmodiques* et *vésicatoires*. Tel est le fond de la thérapeutique. S'il y avait rémittence ou mieux intermittence, le *sulfate de quinine* serait utilement employé.

Du reste, aucune méthode uniforme de traitement n'est applicable à la suette miliaire, qui tantôt cède au régime diététique seul (cas bénins), tantôt réclame des moyens énergiques (forme maligne). Les *vomitifs*, employés à titre de méthode générale au début, ont donné de très bons résultats dans les épidémies de 1849 et 1854 en Picardie (Foucart). Ce médecin s'est élevé contre la mauvaise habitude ou le préjugé qui règne dans les campagnes relativement à la pratique de surcharger les malades de couvertures, ce qui augmente l'étouffement et la faiblesse.

L'*ipécacuana* est le remède par excellence de la suette; il peut être avantageux dans toutes les formes et à toutes les périodes de la maladie.

Les écarts de régime amènent des rechutes, heureusement sans gravité le plus souvent. — Ne pas oublier les précautions antiseptiques et de désinfection des hardes et locaux.

Gale.

A. La *gale* est une affection parasitaire caractérisée par de *petites vésicules* transparentes, très prurigineuses, qui se développent sur une partie plus ou moins étendue des téguments, lesquelles vésicules sont dues à la présence de l'insecte appelé *acarus, sarcopte*. Il ne s'agit ni d'une dartre ni d'une fièvre éruptive, car l'origine de la maladie est toujours externe et sa cause palpable.

L'acarus ne se trouve pas dans les vésicules ; il faut le chercher au fond d'un sillon blanchâtre qui en part et que le petit animal trace sous l'épiderme, où il n'est visible d'ailleurs qu'à une forte loupe. Cette particularité, qu'on avait oubliée, explique pourquoi tant de tentatives pour trouver l'*acarus scabiei* étaient demeurées infructueuses, et pourquoi son existence a été si longtemps niée.

La gale est très contagieuse, et cette contagion a lieu par contact, favorisée par l'état de moiteur de la peau. La gale ne saurait se développer spontanément sous l'influence de la misère et de la malpropreté, comme on l'a cru, car la génération spontanée n'est qu'une erreur.

B. Symptômes. — Cinq ou six jours après la contagion, chez les enfants, quinze ou vingt chez les adultes, la maladie se déclare sur le point contagionné, qui est le plus souvent la main. Le malade ressent une démangeaison incommode, exacerbante, et bientôt apparaissent de petites saillies pointues, rouges chez les sujets sanguins, de la couleur de la peau chez les débiles, présentant presque aussitôt qu'apparues le caractère vésiculeux. L'éruption se remarque principalement dans l'intervalle des doigts, au pli du coude, à l'aisselle, sur le ventre ; les vésicules sont tantôt très petites (*gale miliaire* ou *grattelle*), tantôt plus volumineuses (*grosse gale*) ; mais dans tous les cas le prurit est intense, l'action des ongles les altère bientôt et fait disparaître les caractères primitifs de l'éruption : si bien que quand le médecin est consulté, il trouve ordinairement, au lieu de vésicules distinctes, des petites croûtes ou points rouges de sang coagulé. Dans les cas de gale ancienne, ce sont des boutons, des pustules; ils ne constituent pas la gale, mais en sont des complications : néanmoins, habituellement des vésicules récentes intactes se montrent aux environs de ces éruptions boutonneuses et permettent d'être fixé sur la nature de la maladie.

On comprend en effet que le diagnostic soit quelquefois difficile puisque, d'une part, la recherche du *ciron* est longue, difficile et incertaine, et que, d'un autre côté, l'éruption, modifiée par les ongles, peut être confondue avec l'eczéma, le prurigo, le lichen. (V. ces mots.) Le vulgaire s'imagine que le médecin qui, à première vue, ne se prononce pas sur la nature de la maladie n'est pas suffisamment « *savant*.» Il se trompe : celui qui hésite est le plus instruit, car il réfléchit à ce qu'il fait, comprend les difficultés, se recueille pour les surmonter, tandis que l'ignorant, le charlatan tranche les difficultés à tort et à travers vis-à-vis du monde, pour avoir l'air « *subtil.* »

Il n'y a qu'une espèce de gale, et elle guérit facilement, sans laisser de suites fâcheuses. Les *gales rentrées n'existent pas ;* si des accidents se sont montrés dans le cours de la maladie, il étaient dus aux complications, aux affections intercurrentes ou aux traitements incendiaires mis en usage pour la guérir.

C. Traitement. — Il est exclusivement externe et se compose de pommades, lotions ou fumigations *antipsoriques*. Le *soufre* fait ordinairement la base de ces préparations, quoique beaucoup d'autres substances détruisent aussi l'acarus. Les topiques les plus employés sont : la *pommade soufrée* (axonge, 30 ; fleur de soufre, 10 à 15) ; la *pommade sulfuro-alcaline* (axonge, 30 ; soufre, 8 ; carbonate de potasse ou de soude, 4) ; la *pommade d'Helmérich* (même formule que la précédente) ; la *poudre de Pyhorel* (sulfure de chaux, 2 grammes mêlés à de l'huile d'olive pour une friction), deux frictions pareilles chaque jour. Les *lotions de Dupuytren* (sulfure de potasse, 90 ; eau 500 ; acide sulfurique, 4) sont aussi très employées. — La *pommade citrine*, très usitée dans les campagnes, est efficace, mais dangereuse à cause du mercure qu'elle contient. Les solutions narcotico-âcres et caustiques sont moins sûres et ont des inconvénients. Il est une foule d'autres remèdes que nous pourrions citer, mais ils ne valent pas les formules simples et peu coûteuses que nous venons d'indiquer. — Les *bains simples*, *savonneux* ou *sulfureux*, les soins de propreté surtout, ne doivent pas être négligés. Le traitement a une durée moyenne de 12 jours. Mais on a trouvé mieux : ainsi friction au savon noir d'une demi-heure ; tout de suite après, bain d'une demi-heure ; au sortir du bain, friction avec la pommade axonge, 100 ; soufre, 16 ; sous-carb. de potasse, 8 (Hardy). Durée du traitement : deux heures. Les frictions et le bain ouvrent les terriers dans lesquels se tiennent les sarcoptes, et la pommade les tue.

Eczéma.

Dartre.

A. L'*eczéma* (de *eczéin*, bouillonner) est une inflammation de la peau caractérisée par une *éruption de vésicules* très petites, prurigineuses, agglomérées sur une surface rouge et promptement suivies d'écailles fines ou d'excoriations ; pas de fièvre ni symptômes généraux.

L'eczéma est de la nature des *dartres*, mot qui s'applique à tant de variétés ! Il peut se développer sur toutes les régions du corps, mais il affecte de préférence les parties les plus pourvues de follicules, comme le cuir chevelu, les oreilles, le scrotum, etc.

B. Symptômes. — Dans l'eczéma de forme *aiguë*, l'éruption se montre tantôt sans rougeur, sans inflammation cutanée, simulant ou compliquant la gale dans l'intervalle des doigts (eczéma *simple*), tantôt il apparaît sur une surface rouge, tuméfiée, avec des vésicules discrètes ou confluentes, lesquelles se rompent et fournissent une humeur âcre, qui s'écoule en partie et donne lieu à de petites *écailles* (eczéma *impétigineux*) ; cette forme passe ordinairement à l'état chronique.

Les vésicules eczémateuses sont rarement visibles, d'abord parce qu'elles sont très petites, mais surtout parce qu'elles se rompent promptement et qu'elles sont remplacées, comme il vient d'être dit, par des excoriations superficielles d'où suinte une sérosité qui, en se desséchant, donne lieu à de petites écailles sans cesse renaissantes.

C. L'*eczéma chronique* est remarquable par l'aspect rouge, tendu, luisant de la peau ; cela ressemble parfois à la surface d'un vésicatoire ; ou ce sont des gerçures ou excoriations entremêlées de petites écailles ou croûtes jaunâtres, minces, adhérentes (*dartre furfuracée*) ; dans d'autres cas, c'est un suintement séreux, etc. On le trouve rarement présentant des vésicules intactes ; presque toujours des excoriations humides, de petites écailles furfuracées, ou petites squames croûteuses obscurcissent le diagnostic. Dans tous les cas, les démangeaisons sont vives et exacerbantes. La maladie est de longue durée et rebelle aux traitements.

D. Au *cuir chevelu*, l'eczéma simule la teigne ; il constitue même une forme de cette dernière, désignée par Alibert sous le nom de *teigne muqueuse*, et fournissant une exhalation séro-purulente abondante, d'une odeur nauséabonde qui colle les cheveux. Ceux-ci peuvent tomber, mais l'alopécie n'est, dans ce cas, que momentanée, tandis qu'elle est définitive dans la teigne *faveuse*.

L'eczéma des environs de l'oreille ou du conduit auditif est connu sous le nom d'*otite sèche ;* aux paupières c'est l'*ophthalmie dartreuse ;* il y a aussi l'eczéma du pénis, du scrotum chez l'homme ; du mamelon, des grandes lèvres chez la femme, etc. Partout il cause de vives démangeaisons.

E. Traitement. — A l'*état aigu*, *simple*, cette dartre n'exige que des soins de propreté, des applications *émollientes*, des *cataplasmes de fécule ;* bains et *boissons rafraîchissantes*. Une *saignée* générale peut être utile en cas d'inflammation vive, étendue, accompagnée de pléthore générale. Il faut insister sur le régime, les émollients et quelques *laxatifs*.

a. Contre l'eczéma *chronique*, le traitement, quoique plus compliqué, est moins efficace. Il faut commencer par les *émollients* (fomentations mucilagineuses, bains, boissons tempérantes) ; *tisanes acidules*, quelques laxatifs ou *purgatifs*. Ensuite vient l'emploi des *eaux sulfureuses* naturelles à l'intérieur, les *bains alcalins* ou sulfureux, seuls ou alternés avec les *bains gélatineux* ou amidonnés. D'autres fois ce sont les *douches de vapeur* simples ou sulfureuses qui conviennent le mieux. Plus tard on met en usage les diverses *pommades antidartreuses*, antimicrobiennes, dont les plus utiles sont celles qui ont pour base le *goudron*, l'acétate de plomb, le *calomel*, le précipité blanc. Une solution de calomel à la vapeur (eau de guimauve, 30; calomel, 4) produit de bons effets dans les dartres humides. Quand la sécrétion a notablement diminué, l'*huile de cade* en topique est avantageuse.

b. On calme tout prurit à l'aide de *lotions acidules*, *astringentes* ou *narcotiques* (eau de son vinaigrée, eau de chaux, eau de Goulard; solution de sulfate d'alumine, de sous-carbonate de potasse, de borax, de sublimé (1 p. 1,000), de cyanure de potassium; pommade opiacée ou camphrée). Quand l'eczéma est peu étendu, on peut en *cautériser* la surface, ou bien encore la couvrir d'un vésicatoire.

La dartre résiste-t-elle encore, des moyens plus énergiques sont administrés à l'intérieur, *teinture de cantharides*, *solution de Fowler* ou celle de *Pearson* (v. *Arsenic*); remèdes toutefois dont l'emploi exige une grande surveillance.

Ironie des choses : un simple changement de régime, d'habitudes, de climat, d'état moral, réussit quelquefois mieux que tous les traitements médicamenteux.

Herpès.

Dartre vulgaire.

A. Le mot *herpès* (de *erpéin*, ramper) a été employé pendant longtemps comme synonyme de *dartre*. C'est à cause de cela que les dartres sont encore désignées par l'expression d'*affections herpétiques*. Depuis Willan, on entend par *herpès* une éruption de vésicules rassemblées en groupes circonscrits, distincts les uns des autres, sur une base enflammée. Cette éruption est en général bénigne et de courte durée, bien que de petites croûtes succèdent au dessèchement ou à la rupture des vésicules, elle est dépourvue des symptômes fébriles. — Ses *causes* consistent en ceci : malpropreté, dérangement des fonctions gastriques, action du froid, insolation, une vive émotion, un accès de fièvre. Elle n'est pas contagieuse.

B. Symptômes. — C'est d'abord une sensation de cuisson ou fourmillement à l'endroit où doit se faire l'éruption. Dès le lendemain apparaissent des points rouges, suivis bientôt de vésicules plus ou moins nombreuses, diversement groupées. Le liquide transparent qu'elles renferment se trouble du quatrième au cinquième jour, devient purulent et se dessèche en croûtes bleuâtres qui tombent en laissant à la peau leur empreinte rougeâtre. Tantôt il n'existe qu'un seul groupe de vésicules, simulant ou non des espèces d'anneaux de formes mal déterminées ; tantôt il y en a plusieurs. La maladie est sans gravité et dure peu, en général. Or l'on sait combien sont, sous ce rapport, différentes les vésicules de l'eczéma.

C. Variétés. — L'herpès se montre souvent aux lèvres (*H. labialis*), à la suite d'une fièvre éphémère, dont il est un phénomène critique, ce que le vulgaire exprime par ces mots : la *fièvre a jeté aux lèvres ;* cet herpès est aussi causé par le froid. Il n'exige aucun traitement.

Il y a un herpès qui se développe sur la peau ou plutôt sur la muqueuse du prépuce (*H. præputialis*) ; il y cause cuisson, chaleur prurigineuse, rougeur autour de la couronne du gland, quelquefois même de petites ulcérations (lesquelles ne doivent pas être prises pour le chancre) ; mais quand l'affection passe à l'état chronique, elle altère la souplesse du prépuce, en rétrécit l'ouverture et devient par là cause de phimosis.

D. Traitement. — Lotions et bains *émollients ;* boissons *acidules.* S'agit-il de l'*herpès præputialis*, laver le prépuce avec de l'*eau blanche* légère ; panser les ulcérations avec de la charpie râpée ou une pommade astringente, etc.

Trois autres variétés d'herpès doivent être signalées comme étant la conséquence du développement d'un parasite végétal, appelé *tricophyton : a.* l'*herpès circinnatus ;* il se présente sous forme de petites taches circulaires n'offrant des vésicules que sur leur circonférence ; *b.* l'*herpès iris*, dont les taches se disposent en anneaux concentriques d'un rouge de moins en moins foncé du centre à la circonférence ; *c.* enfin l'*herpès tonsurant*, variété contagieuse la plus rebelle et qui a été confondue avec les *teignes.* -- Topiques antiseptiques, antidartreux, etc., etc.

Zona.

A. Le *zona* ou *zoster* est un *herpès* caractérisé par des groupes de *vésicules* plus ou moins nombreuses siégeant sur une base enflammée et occupant un côté du tronc, où elles sont disposées en manière de *demi-ceinture* (ne pas prendre toutefois cette expression dans le sens absolu, car le bras peut être entrepris). Cette forme se montre plutôt chez les hommes que chez les femmes, est assez rare et affecte principalement les individus âgés, affaiblis, etc.

Symptômes. — Le *zona* est ordinairement précédé par du malaise, du trouble dans les organes digestifs (inappétence, embarras gastrique). — Puis des picotements et des cuissons se font sentir à l'endroit où doit s'effectuer l'éruption, qui commence par des taches rouges, bientôt surmontées de vésicules, dont les unes acquièrent un assez fort volume. Ces vésicules deviennent opalines au bout de cinq à six jours ; les unes se flétrissent, d'autres se déchirent et laissent à nu le corps muqueux de la peau excoriée. Dans la plupart des cas, des croûtes minces se forment et, quand elles tombent, découvrent de petites excoriations ou ulcérations assez lentes à se cicatriser; alors la peau n'est plus rouge, elle est plutôt brunâtre ou violacée.

L'herpès-zona a une durée de huit à vingt jours comme éruption, mais est suivi d'un trouble général de l'économie qui peut durer plusieurs mois, et dont le caractère le plus remarquable consiste dans des élancements douloureux qui persistent très longtemps, même après la cicatrisation des ulcérations. Du reste pas de gravité.

B. Traitement. — Repos, *bains* tièdes, *boissons acidules*, un peu d'*opium* à l'intérieur si la cuisson éloigne le sommeil, voilà qui suffit. Les topiques sont plus nuisibles qu'utiles. On panse les ulcérations avec du *cérat opiacé* ou *saturné*, ou bien encore on les saupoudre d'amidon. On tonifiera les vieillards affaiblis; on administrera un purgatif doux lorsqu'il y aura état saburral des premières voies, etc. Contre les élancements consécutifs, parfois si tenaces, le *vésicatoire* sur le siège même du mal est le meilleur moyen pour en finir.

§ VI. — Affections bulleuses (bulles).

Les *bulles*, *ampoules*, *phlyctènes* sont des soulèvements de l'épiderme du volume d'un pois à un œuf, dus à l'épanchement d'un fluide séreux ou séro-purulent. Les causes, tant internes qu'externes, en sont indéterminées. On sait qu'il se forme des bulles aux plaques érysipélateuses intenses, que les brûlures au deuxième degré et les vésicatoires en produisent, mais ce n'est pas de celles-là que nous voulons parler, car ce sont des symptômes et non des affections autonomes comme le sont le *pemphygus* et le *rupia* spontanés, dont voici la description.

Pemphygus.

A. Le *pemphygus* (de *pemphyx*, bulle) est caractérisé par une éruption d'une ou plusieurs bulles, plus ou moins volumineuses, à base enflammée, se déchirant facilement et laissant après elles des excoriations remplacées par des croûtes minces, dont la chute découvre une tache ou coloration livide de la peau, assez persistante.

a. L'*étiologie* en est peu connue : on remarque seulement que l'affection atteint de préférence les sujets affaiblis par la misère, les privations, la débauche, l'âge sénile. Elle peut se montrer aussi chez les individus les plus forts et les mieux portants, mais sa durée est alors plus courte. Le pemphygus peut être symptomatique de quelque état morbide local.

b. Comme *symptômes*, la maladie est aiguë ou chronique. Dans le premier cas, il n'y a qu'une ou deux taches rouges qui se couvrent de bulles. Ces sortes d'ampoules ne sont pas toujours remarquées parce qu'elles sont à peine saillantes, ou tout aussitôt déchirées. Plus ou moins grosses et nombreuses sur une plaque érythématheuse, elles s'y rident, se flétrissent au bout de quelques jours, étant ordinairement suivies par d'autres. Toujours elles sont accompagnées de *prurit*.

B. Le pemphygus *chronique*, bien plus fréquent que l'aigu, est caractérisé par des éruptions successives de petites taches rouges sur chacune desquelles une bulle s'élève. Celle-ci, petite d'abord, grossit bientôt. Son liquide, d'abord transparent, se trouble bientôt, devient rougeâtre. Du deuxième au troisième jour les bulles se déchirent et l'épiderme se roule autour. Des croûtes brunes ou jaunâtres se forment, au-dessous desquelles apparaissent, plus tard, des excoriations ou des taches lie de vin assez persistantes. La maladie est apyrétique ordinairement; cependant, dans les cas anciens elle ne laisse pas de devenir inquiétante, non par elle-même, mais en ce qu'elle accuse un état d'affaiblissement de l'économie.

C. Traitement. — Régime diététique, boissons *délayantes* ou *acidules; bains*, lotions narcotiques, cela suffit dans la forme *aiguë*. — Il faut ajouter à ces moyens, dans le pemphygus *chronique*, les *bains alcalins*, les *toniques*, les *amers*, les *ferrugineux*, voire même le sirop d'arséniate de soude à l'intérieur. Précautions hygiéniques, etc. — Traiter la syphilis, s'il y a lieu.

Rupia.

Le *rupia* (de *rupos*, ordure) est une affection bulbeuse exagérée, si l'on peut dire; en effet, c'est une éruption sur une peau enflammée de *bulles* isolées, aplaties, remplies d'un liquide séreux, qui passe bientôt à l'état purulent ou sanguinolent, et se concrète sous forme de *croûtes épaisses*, auxquelles succèdent des *ulcérations* plus ou moins profondes.

C'est principalement chez les enfants et les vieillards affaiblis qu'on observe cette maladie, de cause générale plutôt que locale.

Traitement. — Provoquez la chute des croûtes au moyen de *cataplasmes* et de *bains ;* lavez les ulcérations avec un *liquide chloruré, antiseptique ;* pansez-les avec un onguent digestif; *cautérisez* avec la pommade au proto ou au deuto-iodure de mercure. (Biett.)

Mais, avant tout, améliorez la constitution du sujet cacochyme.

§ VII. — Affections pustuleuses.

Les *pustules* sont de petites tumeurs ou plutôt des *élevures* arrondies, circonscrites, à base dure, à sommet formé par un épanchement d'un liquide purulent qui soulève l'épiderme et qui se résorbe ou, le plus souvent, se concrète sous forme de croûtes d'un aspect particulier, croûtes suivies de taches livides, d'excoriations et plus tard de cicatrices. — Le vulgaire désigne généralement par *bouton* toute petite tumeur circonscrite, suppurante ou non; or, cette appellation s'applique à des *pustules*, à des *papules*, et à des *tubercules*.

Mais les affections pustuleuses proprement dites sont la *variole*, la *vaccine*, l'*acné*, la *mentagre*, l'*impétigo*, l'*ecthyma*, le *porrigo* ou *favus*. Les deux premières offrent les caractères des *fièvres éruptives;* les autres sont des *dartres*. Il n'est point question ici des pustules vénériennes, que nous renvoyons à l'article *Syphilis*.

Variole.

Petite vérole.

A. La *variole* (de *varus*, bourgeon, ou *varius*, tacheté) est une éruption fébrile, une *fièvre éruptive* caractérisée visiblement par des élevures dures, pointues, qui bientôt se convertissent en pustules *ombiliquées*, lesquelles suppurent, sèchent et laissent après elles des taches ou des cicatrices indélébiles. Voir aux symptômes les phénomènes généraux. Originaire de l'Asie centrale, cette maladie a été importée en Afrique par les Sarrasins, et en Europe par les Croisés.

Étiologie. — La contagion, principe virulent à part, agit comme cause unique, par contact direct ou indirect ou par inoculation. Le virus, très *infectieux*, peut se transporter d'un lieu en un autre, où il atteint les individus non vaccinés. Il n'exerce son action qu'une seule fois, du moins avec intensité, sur le même individu ; il attaque indistinctement les sujets de tout âge, mais plus particulièrement ceux audessus de six ans. La variole se montre à l'état sporadique, ou le plus souvent à l'état d'épidémie, principalement au printemps et en été.

La contagion en est facile, surtout dans la période de suppuration et de dessiccation de la maladie. Bénigne chez celui-ci, la variole peut être confluente chez un autre, sans que la forme transmise conserve ses caractères propres.

Mais quelle est la nature du virus variolique ? Il consiste très probablement en un organisme parasitaire, *germe* ou microbe quelconque, seulement celui-ci n'a pu encore être isolé.

B. Symptômes. — Nous avons à considérer cinq périodes, dites d'incubation, d'invasion, d'éruption, de suppuration et de desquamation. A partir du moment où le principe contagieux a contaminé l'économie, cinq à huit jours ou dix à vingt, suivant d'autres observateurs, s'écoulent sans que survienne le moindre dérangement : c'est la période d'*incubation.* — Celle d'*invasion* débute par des frissons, de la céphalalgie, fièvre, mal de gorge, nausées, vomissements, parfois délire, coma, convulsions; toutefois le signe le plus constant consiste dans des *douleurs lombaires* plus ou moins accentuées. Mais ces troubles divers ne se montrent pas toujours réunis ; et leurs nombre et intensité ne présagent d'ailleurs rien d'absolument certain quant au plus ou moins d'intensité qu'aura l'éruption.

C. Période d'éruption. Du troisième au quatrième jour à partir des prodromes, commencent à paraître de petites taches ou points rouges, d'abord sur le front, les joues, le cou, la poitrine, puis sur le ventre et les membres. Au centre des taches se dessine une élevure papuleuse, pointue, qui grossit peu à peu. L'éruption est *discrète* ou *confluente.*

Dans le premier cas (variole *discrète*), les papules sont peu abondantes et disséminées ; elles deviennent proéminentes, vésiculeuses au sommet, renfermant un liquide citrin; vers le quatrième jour de leur apparition, elles se changent en *pustules ;* ces boutons pustuleux offrent une dépression *ombiliquée* au centre, avec une aréole inflammatoire assez étendue à la base et qui vont croissant.

Dans le second cas (variole *confluente*), les papules se confondent par groupes plus ou moins étendus, et toute la figure semble recouverte d'une pellicule blanchâtre presque uniforme ; aux pustules confondues les unes dans les autres la dépression ombiliquée fait défaut, elle a disparu.

L'éruption s'étend jusque dans la bouche, pharynx, larynx, causant une gêne considérable de la déglutition et de la respiration, de l'enrouement, du ptyalisme, etc. La fièvre et les accidents prodromiques se calment au fur et à mesure que l'éruption fait des progrès, et leur rémission dure jusqu'au cinquième ou sixième jour de la période de cette dernière.

D. Période de *suppuration*. La tuméfaction des téguments augmente, les pustules grossissent encore, et se remplissent d'une humeur purulente. La fièvre, qui s'était calmée, se rallume, redouble sous l'influence de ce travail de suppuration (*fièvre secondaire*); et alors survient de la céphalalgie, de la dyspnée, quelquefois de l'agitation, du délire; la peau est tuméfiée, rouge, le visage déformé, hideux à voir. Enfin, dans les cas graves, il se manifeste des troubles nerveux profonds, du coma, et la mort termine la scène.

E. Variole commune. — La *dessiccation* commence vers le huitième ou le neuvième jour (*V. discrète*). Les pustules se déchirent et le pus se concrète au contact de l'air; ou bien elles se rident et se convertissent en une croûte brunâtre, sous laquelle un sentiment de tension et de prurit se manifeste. Les croûtes tombent du quinzième au vingtième jour de la maladie, laissant à leur place des taches de couleur vineuse qui se dissipent plus tard, et des cicatrices indélébiles. — Dans la variole *confluente*, les pustules sont confondues, ulcéreuses et détruisent le derme, d'où formation de brides, ou *cicatrices couturées* persistantes qui défigurent les malades.

F. Varioles anomales. — Il peut surgir des accidents de plusieurs sortes dans le cours de chaque période, surtout dans celle de dessiccation. Avant même que l'éruption se fasse, des phlegmasies viscérales (pleurésie, pneumonie) sont à redouter car, outre leur danger propre, elles s'opposent au libre développement des pustules, qui paraissent alors comme flétries, affaissées. Après l'éruption, ce sont des symptômes de *résorption purulente* à craindre, tels que frissons, oppression, délire, coma, dévoiement, sécheresse de la langue, etc. Comme effets de la variole *grave* sont possibles l'otorrhée, la surdité, l'ophthalmie, l'opacité de la cornée, la cécité, des abcès nombreux, la phtisie, une diarrhée interminable. Dans certains cas, et ce sont les plus graves de tous, les pustules se remplissent d'un sang noir (variole *hémorrhagique*); d'autres fois ce sont des *pétéchies*, qui témoignent d'une profonde altération du sang. Enfin il est des cas où, autre anomalie, l'éruption manque tout à fait.

G. Pronostic. — La variole est donc une maladie très sérieuse. L'âge adulte, la vieillesse, l'état puerpéral, la faiblesse de la constitution, sont des circonstances aggravantes. Avant la découverte de la vaccine, elle enlevait à elle seule la quatorzième partie de l'espèce humaine. Dans de certaines épidémies, elle tue un malade sur quatre. Lorsque se manifestent des hémorrhagies et défaillances, l'affaissement des pustules, le délire, le coma, des symptômes ataxiques, on peut considérer ces symptômes comme du plus fâcheux augure.

Les femmes grosses qui en sont atteintes avortent presque toutes et meurent ordinairement après. La mort arrive le plus souvent du sixième au huitième jour.

Heureusement, les varioles bénignes, les plus communes, *se terminent favorablement* dans presque tous les cas.

H. Traitement. — Lorsque la variole suit une marche *régulière*, qu'elle se montre *discrète*, on se borne à l'*expectation*. Des boissons adoucissantes, des gargarismes émollients et la diète, cela suffit. Mais pourtant quand, au début, la fièvre est intense, le pouls dur, le sujet étant jeune et robuste, il peut être utile de pratiquer une *saignée* pour opérer une détente, faciliter et modifier en même temps l'éruption. Si celle-ci se fait trop longtemps attendre, il faut explorer tous les organes, afin de découvrir la cause de cette *irrégularité*, qui consiste presque toujours dans une phlegmasie interne, laquelle doit être combattue par les *antiphlogistiques*. Lorsque la lenteur de l'éruption tient plutôt à un défaut de forces, de réaction, qu'à une complication interne, *les bains chauds* simples ou de vapeur, les sinapismes, l'*acétate d'ammoniaque* à l'intérieur (8 à 16 grammes dans la tisane) seront administrés à l'effet d'exciter la peau. Rien d'efficace à employer contre le délire et les convulsions, symptômes à peu près toujours mortels dans la variole. Dans la *forme adynamique*, avec prostration, affaissement des pustules, état ataxique, on doit administrer les *toniques* (tisane de quinquina, eau rougie).

Lorsque les pustules sont en suppuration, que la tuméfaction est considérable, on conseille, pour prévenir la résorption purulente et l'érosion de la peau, de percer le sommet des boutons avec une lancette et d'absterger avec soin la matière qui s'en écoule. Dans le but de prévenir tout à la fois la suppuration et les cicatrices au visage, on a proposé de *cautériser les pustules* avec le nitrate d'argent en nature ou en solution ; mais il n'est guère possible d'appliquer ce moyen à toutes les pustules. L'*emplâtre de Vigo cum mercurio*, dont on couvre la figure, a paru arrêter le travail de suppuration, sans offrir les mêmes inconvénients.

Au cours de la *dessiccation* on empêchera les malades de se gratter, car ils rendraient les cicatrices encore plus couturées. — Entretenez la propreté des linges, surveillez le régime pendant la convalescence et prenez toutes précautions contre l'*infection*, surtout quand règne une épidémie. (V. *Antisepsie*.)

Quant à la *prophylaxie*, la *vaccination* (V. ci-après) en est le facteur obligatoire.

La variole peut être heureusement modifiée par la *vaccine* pratiquée même dans les périodes d'incubation et d'éruption. Les deux éruptions (variole et vaccine) s'influencent mutuellement, en se développant simultanément ou l'une après l'autre, sans être pourtant dues au même virus, plus ou moins atténué. (Chauveau.)

Varioloïde et varicelle.

A. La *varioloïde* est une variole modifiée, atténuée, très bénigne ; elle se manifeste ordinairement chez les sujets vaccinés ou qui ont eu déjà la variole, alors que sévit une épidémie de celle-ci ; affection infectieuse à un faible degré et préservative de la variole. Prodromes très peu marqués ; éruption de pustules très disséminées, rares, petites, sans rougeur ni gonflement de la peau à la base, acuminées ou aplaties, restant pour la plupart à l'état de *vésicules* ; pas de fièvre. La période de dessiccation arrive promptement. La durée de la maladie est en tout de six à huit jours. Pronostic favorable. — *Traitement* très simple : repos, régime diététique, boissons douces.

B. La *varicelle* tient le milieu entre la variole bénigne et la varioloïde infectieuse, comme elle très faiblement. Les vésicules sont grosses et comme *pustuleuses* : le fluide des boutons devient purulent et se convertit en croûtes légères, brunâtres, qui tombent vers le dixième jour. La démangeaison est plus vive que dans la variole, les croûtes sont plus larges. L'éruption est souvent successive sur diverses parties du corps. Beaucoup de pathologistes pensent que la varicelle ne ressemble en rien à la variole. Elle se développe en effet malgré la vaccine. — *Traitement :* repos, boissons douces (mauve, violette, gomme). On peut alimenter de bonne heure les malades.

Vaccination. — Vaccin. — Vaccine.

A. Pour prévenir la variole et en arrêter les ravages, les Orientaux conçurent l'idée d'en inoculer l'humeur pustuleuse aux individus qui ne l'avaient point eue, afin d'en empêcher le développement ou d'en rendre la terminaison plus favorable. La variole ainsi *inoculée* diffère par sa marche de la variole naturelle ; en effet, l'éruption provoquée par l'inoculation paraît du deuxième au troisième jour de celle-ci, l'éruption est générale, discrète, bénigne, inconstante d'ailleurs, accompagnée de quelques symptômes fébriles légers.

L'inoculation variolique intentionnelle était suivie en Europe depuis 1675, en France depuis le commencement du XVIIIe siècle, lorsque Jenner, en Angleterre, découvrit la vertu préservative du vaccin, en 1798.

B. Le *vaccin primitif* provient d'une humeur contenue dans des pustules particulières qui se développent sur le pis de la vache ; les Anglais lui ont donné le nom de *cowpox* (de *cow*, vache, et *pox*, variole). Ces pustules sont dues, croit-on généralement, à la contagion de la maladie du cheval appelée *eaux aux jambes*. Quoi qu'il en soit, inoculé dans de bonnes conditions, le cowpox se reproduit indéfiniment, et de là provient le vaccin recueilli dans les pustules dites vaccinales. Le vaccin *recueilli* doit être emprunté aux boutons d'une vaccination bien réussie, vers le huitième jour environ ; toutefois, le virus vaccin se montre plus énergique au septième qu'au neuvième jour. — Le vaccin pris sur un enfant syphilitique est accusé de transmettre la syphilis. Le fait est exceptionnel, mais on peut éviter le danger en ayant soin de recueillir l'humeur vaccinale sans mélange de sang de l'enfant. Le sang seul est contaminé, croit-on, et le vaccin marche pur et sans mélange aucun. *Adhuc sub judice lis est.*

Le *vaccin de génisse* met à l'abri d'un contagium autre que le virus vaccin, mais il ne paraît pas réunir les qualités du vaccin qui a passé par l'organisme humain. Le sujet vaccinifère doit avoir trois mois ; avant cet âge, les accidents syphilitiques congénitaux ne se sont pas encore manifestés.

C. Vaccination. — L'opération consiste à inoculer le vaccin soit de *bras à bras*, en en chargeant la pointe d'une lancette et l'introduisant aussitôt après sous l'épiderme, soit après l'avoir gardé en provision entre deux plaques de verre, entourées d'une feuille de plomb qui le met à l'abri de l'action de l'air. Le vaccin ainsi conservé est délayé avec une goutte d'eau avant d'être employé et inoculé ainsi qu'il vient d'être dit. On fait ordinairement trois piqûres à chaque bras. Si le sujet est une fille, il faut n'en faire qu'une ou deux et assez bas, afin que, dans l'âge adulte, la robe décolletée ne découvre pas les cicatrices. On peut vacciner les enfants dès l'âge d'un mois, de trois semaines, de quinze jours même quand il y a danger à attendre lorsque règne une épidémie de variole.

Il y a une vaccine *vraie* bonne, et une *fausse*. Voici comment se comporte la première.

Après l'inoculation, trois jours se passent sans qu'on observe rien (*incubation*). A la fin du troisième jour ou le quatrième, une petite élevure rouge apparaît ; le cinquième, ce point grossit et devient le siège de prurit ; le sixième, l'élevure s'élargit, s'aplatit, s'*ombilique* à son centre, blanchit ; le septième ou le huitième jour, c'est une pustule entourée d'une aréole rouge ; au neuvième le bouton vaccinal est complètement développé, l'aréole est plus étendue ; il y a de l'inflammation, du malaise, un peu d'agitation, une légère fièvre; aux onzième et douzième jours, la dessiccation s'opère; la croûte tombe vers le vingt ou vingt-cinquième, et laisse une cicatrice indélébile.

Quant à la vaccine *fausse*, qui n'est pas préservative, les boutons apparaissent dès le lendemain ou le surlendemain de l'inoculation; les pustules s'élèvent rapidement, ne sont point ombiliquées, sont au contraire pointues, jaunâtres au sommet, et s'ouvrent à la moindre pression.

D. La vaccination ne réussit pas chez les sujets antérieurement vaccinés ou qui ont eu la variole. Souvent elle s'accompagne d'éruptions pustuleuses à apparence vaccinale (*vaccinelles*), susceptibles d'être inoculées. Il est des sujets qui, sans avoir été vacccinés ni atteints, sont réfractaires à la vaccination. Un *seul bouton* de vaccine vraie, légitime, suffit pour préserver de la variole; mais le succès est rendu plus sûr par plusieurs boutons de bon aloi.

E. Revaccination. — La vaccine ne met à l'abri de la variole que pour un temps limité; il est avéré en effet que beaucoup de sujets vaccinés sont atteints de cette maladie. Le conseil de recourir à un nouvel essai de vaccination est donc prudent. Toutefois, les individus vaccinés qui ont dépassé l'âge de trente-cinq ans peuvent s'en dispenser, non qu'ils soient *absolument* inaptes à contracter de nouveau la variole, mais parce que celle-ci est presque toujours bénigne, succédant à une vaccination bien réussie.

F. Un vaccin jeune, c'est-à-dire recueilli au moment opportun, est doué de plus d'activité qu'un autre; ses effets sont d'autant plus sûrs que le bouton qui le fournit contient moins de lymphe. Le vaccin que l'on prend sur les jeunes enfants est d'action plus sûre que celui provenant de personnes âgées. Il n'y a pas différentes qualités de vaccin; le virus marche seul, et celui qu'on retire d'un enfant fort ou faible, scrofuleux ou même atteint d'éruption syphilitique, a la même efficacité, s'il a été bien recueilli et *conservé sans mélange de sang*. C'est une erreur, un préjugé, a-t-on dit, il n'y a pas bien longtemps, de croire qu'on peut inoculer par voie de vaccination les maladies dont est atteint le sujet qui a fourni le vaccin, comme scrofules, dartres, syphilis constitutionnelle; mais, depuis les progrès de la *bactériologie* et des faits positifs observés, force est d'admettre le contraire. Le vaccin agit ou n'agit pas : dans le premier cas, il est *bon*, et ses effets sont toujours identiques; dans le second cas, il est *mauvais*, puisqu'il n'a pas donné lieu aux pustules vaccinales caractéristiques, qui sont les seules préservatives de la variole. Le vaccin recueilli sur un enfant syphilitique peut communiquer la syphilis; mais, nous le répétons, le vaccin reste lui-même; la précaution de n'y pas mêler le sang en le recueillant sur les boutons est le moyen d'éviter le danger. Cependant, il est maintenant admis généralement qu'une nourrice en puissance de syphilis constitutionnelle peut contagionner le nourrisson, et réciproquement l'enfant à l'égard de la nourrice.

G. La syphilis que l'enfant tient de sa mère, qui l'a reçue du père, est transmissible; une mère ou nourrice infectée par l'enfant qui tette possède un sang virulent, ainsi que l'est son lait. Du reste, ce sont là des questions encore entourées d'obscurité (p. 373, *B*).

Acné. — Couperose.

A. L'*acné* (de *acnê*, vigueur), signe de force (?), est une phlegmasie pustuleuse des follicules sébacés de la peau, pustules ayant une base dure environnée d'une aréole rosée ou livide. Boutons disséminés sur les joues, le nez, le front, quelquefois sur le tronc et le cou. — Cette affection ne se montre que dans l'âge adulte, plus souvent chez les femmes que chez les hommes. Elle se rattache fréquemment aux évolutions organiques qui se produisent vers l'âge de puberté. — Trois variétés à décrire, sans préjudice de la mentagre, ci-après.

a. *Acné simplex*. — Pustules isolées, en nombre variable, qui se développent les unes après les autres sur le front, la face, les épaules, chez les jeunes gens, les jeunes filles particulièrement sous l'influence de la continence ou d'une irrégularité de la menstruation. Ces *boutons*, comme on les nomme, sont suivis de taches violacées, de petites indurations, quelquefois de petites croûtes et presque toujours entremêlés de tannes.

b. *Acné indurata*. — Dans cette forme, les pustules sont plus volumineuses, la base en est indurée; la suppuration s'établit lentement, et il reste une induration du derme dont la teinte violacée persiste très longtemps.

c. *Couperose (acné rosacea)*. — C'est là cette maladie cutanée qu'on remarque principalement chez les femmes à l'époque du retour d'âge, et chez certains hommes adonnés aux alcooliques, aux travaux excessifs de l'esprit. Elle est caractérisée par une coloration rosée du visage ou de la région atteinte, avec éruption de petites pustules successives accompagnées d'un sentiment de tension et de chaleur; ces phénomènes augmentent après le repas, sous l'action du chaud et du froid. L'affection finit quelquefois par altérer les traits, par hypertrophier la peau; le nez bourgeonne, etc.

Chez les jeunes sujets, la couperose ne consiste que dans des *rougeurs* passagères, très difficiles à éviter.

B. Traitement. — *Acné simplex :* régime doux, bains, laxatifs, *lotions* mucilagineuses, rendues plus tard légèrement *astringentes.* — Contre les indurations chroniques de l'*acné indurata,* lotions *sulfureuses* ou avec de l'eau distillée de lavande additionnée d'un peu d'alcool, ou encore avec une *solution de sublimé* (eau dist., 100; sublimé, 0,25), ou eau de Cologne, 100 ; bichlorure de mercure, 10, dont on verse une cuillerée dans 500 gr. d'eau chaude. Les *pommades* résolutives au *calomel,* au *protoïodure de mercure,* ou à l'*iodure de soufre,* peuvent être employées en onctions sur les parties rouges et boutonneuses, sans négliger l'administration des sulfureux à l'intérieur. Il faut remarquer que tous ces médicaments sont antiseptiques par nature, et qu'en admettant l'intervention d'un microbe comme cause, tout s'explique.

Cependant la *couperose* est souvent au-dessus des ressources de l'art. Les malades doivent éviter le brusque passage du froid au chaud, et *vice versa ;* faire des *onctions douces* avec quelques cosmétiques, la crème, etc. ; plus tard, lotions *astringentes,* solution de sulfate de fer en topique. (V. *Mentagre.*) Il n'est pas rare de voir la maladie disparaître d'elle-même au moment où quelque modification physiologique importante s'opère, comme l'établissement ou la cessation de la menstruation.

Acné mentagra. — Sycosis. — Mentagre.

La *mentagre* a été considérée comme une variété de l'acné. Toutefois, elle en diffère essentiellement par sa *cause,* qui consiste dans un champignon microscopique *(tricophyton tonsurans)* occupant les follicules pileux, où il végète et entretient le mal.

Cette affection qui, comme son nom l'indique, occupe le menton, est caractérisée par une éruption successive de très petites pustules acuminées, avec tension, chaleur prurigineuse, quelquefois avec gonflement de la peau et des ganglions sous-jacents, légère exfoliation épidermique. Un poil de barbe traverse ordinairement chaque bouton ou petite tumeur et sert d'entrée au *microphyte parasite.* La maladie dure très longtemps, se montre rebelle à la thérapeutique.

Lotions émollientes, boissons délayantes, *purgatifs* salins. Dans l'*état chronique,* lotions et *onctions résolutives ;* douches de vapeur aqueuse. On a conseillé des lotions avec une *solution de sulfate de fer* (20 à 50 gr. pour 200 d'eau distillée) dont on met deux à trois cuillerées dans un verre d'eau tiède. On doit couper la barbe avec des ciseaux, au lieu du rasoir.

Mais le plus sûr est de procéder à l'*épilation*, au moyen d'une pince; et immédiatement après on fait des *lotions de sublimé* (1 gr. pour 500 gr. d'eau distill.), aux fins de détruire le champignon parasite.

Impétigo.

Gourme, croûtes de lait, teigne granulée, galons.

Le mot *impétigo* désignait autrefois différentes éruptions dartreuses. Willan, Biett, en ont restreint la signification et l'ont appliqué à une affection de la peau caractérisée par l'apparition de *pustules très petites*, non contagieuses, suivies presque aussitôt de croûtes épaisses, rugueuses, jaunâtres ou verdâtres. L'impétigo se développe sous l'influence des *causes* générales des dartres, du contact de substances irritantes, prédisposition, diathésique, etc., par exemple.

A. Symptômes. — Suivant que les pustules forment des groupes, ou se montrent disséminées, la maladie reçoit l'épithète de *figurata* ou de *sparsa*. Dans tous les cas, elle ne se manifeste guère que sous forme *croûteuse*, attendu que les petites pustules s'ouvrent presque aussitôt que développées, et que leur humeur se concrète vite.

L'impétigo *figurata* se montre particulièrement au visage, dont il occupe un seul ou plusieurs points plus ou moins circonscrits. Les croûtes sont jaunes ou verdâtres, plus ou moins épaisses; elles recouvrent une surface enflammée d'où suinte, après leur chute, un liquide séro-purulent, qui en renouvelle la formation; chaleur à la peau, tension et surtout *prurit*. Affection très fréquente chez les enfants d'un à quatre ans qui, souvent, ont le visage entièrement recouvert d'un masque croûteux; le vulgaire appelle cela *croûtes de lait*, mais pour nous c'est l'impétigo *larvalis*.

a. L'impétigo *sparsa* occupe plus particulièrement les membres, le cou, le dos, le pli des articulations, etc.; aux membres, les croûtes acquièrent une épaisseur considérable, et s'étendent quelquefois de façon à envelopper la jambe, comme ferait une écorce (impét. *scabida*).

b. Nous devons signaler l'impétigo *granulata* ou *teigne granulée*, variété qui se développe au cuir chevelu chez les enfants lymphatiques; elle donne lieu à des croûtes peu étendues, isolées, qui agglutinent les cheveux par paquets et que le vulgaire appelle *galons*.

Ne pas confondre cela, toutefois, avec la teigne proprement dite (Favus), car une différence essentielle les sépare (p. 379).

B. Traitement. — Dans les premiers temps de la maladie, *lotions émollientes* avec l'eau de son, le lait tiède, l'eau de laitue, la crème ; cataplasme de fécule. Lorsqu'il existe des croûtes (ce qui est l'ordinaire), commencez par les faire tomber au moyen d'applications huileuses ou de *cataplasmes ;* puis employez les lotions ci-dessus pour éteindre l'inflammation. Ce résultat étant obtenu, on met en usage les *lotions alcalines* (sous-carb. de soude, 8 à 16 ; eau, 500) ; les *pommades résolutives* (oxyde de zinc, 1; axonge, 30) ou acétate de plomb ou calomel (de 1 à 2 par 30 gram. d'axonge). La maladie est-elle *chronique*, rebelle, on a recours aux *bains sulfureux*, pommades sulfuro-alcalines, à la *cautérisation* soit par le nitrate d'argent, soit au moyen du *protonitrate de mercure* en pommade, etc.

On prescrira pour l'intérieur : *eaux sulfureuses*, *amers*, quelques *purgatifs*. Chez les vieillards les *toniques*. Chez les enfants lymphatiques les *antiscrofuleux*.

Ecthyma.

A. L'*ecthyma* (d'*ecthuein*, faire irruption) est une maladie pustuleuse de la peau, caractérisée, au début, par des *pustules volumineuses*, larges, enflammées à leur base, disséminées, et donnant lieu ensuite à des croûtes brunâtres ou verdâtres, épaisses, dont la chute découvre une tache rouge avec cicatricule au centre.

Causes. — Très souvent due à des influences externes, telles qu'irritation de la peau, maniement de substances pulvérulentes, etc., cette affection dartreuse dépend plus fréquemment encore d'un état diathésique.

a. Symptômes. — L'ecthyma est aigu ou chronique : dans l'*aigu*, c'est-à-dire celui de courte durée (cas où il est de cause externe), les pustules croissent et suppurent assez vite, s'accompagnant de douleurs lancinantes, puis se convertissent en *croûtes*, qui tombent au bout de 8 à 15 jours.

b. L'affection est le plus souvent *chronique*, presque toujours due alors à un trouble de l'économie, à un état cachectique. Les enfants et les vieillards à constitution déprimée y sont le plus exposés. Ordinairement plusieurs éruptions apparaissent l'une après l'autre, prolongeant considérablement la durée de la maladie. Les croûtes adhèrent fortement à la peau, dans laquelle elles sont comme *enchâssées*. Chez les vieillards, elles se montrent persistantes et suivies d'*ulcérations* parfois difficiles à guérir.

B. Traitement. — Contre l'ecthyma *aigu :* délayants, bains frais, régime doux. — Quant à la forme *chronique*, c'est autre chose ; il faut avoir en vue surtout l'état général, la constitution ; on ordonnera donc tantôt les *rafraîchissants*, tantôt les *toniques*, les amers, les dépuratifs, suivant les circonstances. Après la chute des croûtes, on lotionnera les ulcérations avec *une solution de chlorure de chaux* (chlorure de chaux liquide) ; ou bien, en cas de douleurs vives, avec une *décoction narcotique ;* plutôt avec vin miellé lorsqu'il y a aspect blafard des surfaces malades. Enfin, si la guérison se fait trop attendre, on *cautérise* légèrement ces dernières. Conditions hygiéniques favorables à observer.

Porrigo. — Favus.

Teigne, teigne faveuse.

A. Le *porrigo* (mot latin qui signifie crasse de la tête) est une maladie pustuleuse du cuir chevelu, essentiellement contagieuse, dont les pustules, très petites et comme *enchâssées dans l'épiderme*, donnent lieu, presque aussitôt après leur éruption, à des croûtes jaunâtres d'un caractère spécial. Cette définition s'applique à la *teigne* proprement dite, ou *faveuse.*

Car d'autres maladies siégeant au cuir chevelu, l'*eczéma*, l'*impétigo*, le *psoriasis*, par exemple, ont aussi reçu le nom banal de *teignes ;* mais elles diffèrent du *favus* en ce qu'elles ne sont pas contagieuses (du moins c'est l'opinion courante) et ne produisent pas l'altération des bulbes pileux et par suite la perte définitive des cheveux, outre qu'elles offrent des caractères physiques distincts.

D'ailleurs, la teigne *vraie*, le *porrigo* est dû à la présence d'un *parasite végétal*, et toutes les maladies du cuir chevelu entretenues par l'*achorion*, le *trichophyton*, le *microsporon*, sont des teignes ayant chacune leur aspect respectif distinct.

B. Causes. — La teigne peut-elle naître spontanément sous l'influence de la malpropreté et de la misère ? Oui, d'après la doctrine parasitaire, en ce sens que le corpuscule germe ou champignon parasite répandu dans l'atmosphère s'abat et se développe sur le cuir chevelu, préparé à le recevoir ; autrement, la spontanéité n'existe pas. Seulement la maladie trouve un sol propice surtout chez les enfants faibles et lymphatiques. Elle se transmet presque toujours par contact, et c'est dire que les coiffures, peignes, brosses, etc., qui ont servi aux sujets teigneux en sont les messagers.

C. Symptômes. — Si la cause est *une*, les symptômes sont divers. La variété type est le *favus* ou teigne *faveuse*, ainsi dénommée à cause de la ressemblance de ses croûtes avec des rayons de miel, *croûtes d'un jaune clair*, isolées ou agglomérées en larges incrustations, qui conservent des *dépressions* caractéristiques et exhalent une *odeur* aussi repoussante que leur aspect. Sous elles existent des excoriations superficielles dont le suintement reproduit promptement et indéfiniment de nouvelles croûtes. Ce parasite végétal siège spécialement dans les follicules pilifères ou bulbes des cheveux, dont il altère profondément la vitalité. Aussi l'*alopécie* est-elle presque inévitable lorsque l'affection est étendue et de longue durée. Les démangeaisons (prurit) sont vives ; il y a des engorgements aux ganglions lymphatiques du cou, improprement appelés *glandes* par le vulgaire (p. 187).

a. Vient ensuite la variété porrigo *scutulata* ou teigne *alvéolaire*, ainsi nommée de ce que les pustules, réunies en cercle, donnent lieu à des croûtes disposées circulairement, et forment des écussons ou des anneaux réguliers; seulement on ne rencontre ordinairement que des moitiés ou des quarts de cercles, car ils sont brisés par l'action des ongles. Ces croûtes n'offrent pas les dépressions ou godets de celles du favus; elles ressemblent plutôt à du mortier brisé.

b. Autres variétés. C'est la *teigne tondante*, caractérisée par une surface arrondie noirâtre, chagrinée, dépouillée de cheveux, comme figurant une tonsure; elle peut durer très longtemps.

c. C'est encore la *teigne décalvante* (*porrigo decalvans*), due à la présence du *microsporon furfur*. Les cheveux tombent sur différents points sans apparence de maladie au cuir chevelu, car la peau du crâne reste glabre, lisse, brillante ; une alopécie définitive en est la suite, si on ne l'arrête pas à temps.

Les teignes ne révèlent pas de symptômes généraux; cependant les enfants qui en sont affectés offrent un caractère particulier de faiblesse, d'atonie. La maladie n'est grave que par sa longue durée et la perte des cheveux qu'elle occasionne.

D. Traitement. — Il se compose presque exclusivement de *moyens externes* pouvant tuer le parasite, sauf le *régime* qu'il est bon de rendre *tonique*. Il faut couper les cheveux très court, les raser si cela se peut, et *faire tomber les croûtes* au moyen d'applications de cataplasmes et de lotions émollientes. Leur chute laisse à nu des surfaces rouges, siège de l'éruption et du suintement. Cela fait, on cherche à calmer la phlegmasie du cuir chevelu à l'aide de *cataplasmes de fécule*, de *lotions mucilagineuses*; puis on lotionne fréquemment avec une *eau alcaline*, de l'*eau savonneuse*, par exemple.

Très rarement ces moyens suffisent, à moins qu'il ne s'agisse de la teigne tondante, la moins rebelle. Aussi devient-il nécessaire de faire tomber les cheveux, afin d'en modifier plus facilement les bulbes, qui paraissent être le siège du *champignon parasite*, cause de tout le mal. On employait autrefois dans ce but la *calotte de poix*, mais on y a tout à fait renoncé. Aujourd'hui on se sert de moyens moins douloureux, tels qu'une *pommade alcaline* (axonge, 30; sous-carbonate de soude, 8); une *solution de sulfate de potasse* (5 gr. pour 500 gr. d'eau), avec laquelle on lave souvent le cuir chevelu.

D'autres praticiens ont recours à l'*épilation* : ils arrachent les cheveux un à un en se servant d'une pince à mors. Les frères Mahon employaient une poudre très efficace, dont leurs successeurs font encore un secret, et qui est à peu près ainsi composée : chaux vive, 120; charbon en poudre, 8; on en jette une pincée dans les cheveux pour les faire tomber. Après leur chute, on frictionne avec : axonge, 120; soude du commerce, 0,60; chaux éteinte, 4. — L'*huile de cade* est aussi très préconisée (axonge, 64; huile de cade, 45; essence d'anis, 6 gouttes) pour onctions deux fois par jour. Bazin s'attache à détruire le végétal parasite. Après l'épilation, il emploie la *lotion parasiticide* que voici : eau, 500; sublimé corrosif, 3 à 5.

Dans tous les cas le traitement est long et exige des pansements renouvelés et faits avec soin.

Gourmes. — Impetigo larvalis.

Teignes, teigne muqueuse.

A. Affections cutanées diverses sans dénomination précise, car elles consistent tantôt dans un *eczéma du cuir chevelu* (p. 363, *D*), tantôt dans un *impétigo* (p. 377) qualifié *larvalis*. Nous renvoyons le lecteur par conséquent à l'histoire de ces affections. Toutefois quelques remarques sont utiles.

Quelle que soit leur nature, les éruptions suintantes et croûteuses de l'enfance appelées *gourmes* tiennent tantôt à une *diathèse* infantile spéciale dont l'explosion se fait au grand avantage de la santé générale et qu'il faut se garder de guérir trop vite, tantôt au contraire constituent une affection qui détermine des accidents (fièvre, dépérissement, diarrhée, etc.) qu'il importe de combattre le plus tôt possible.

B. L'*impétigo larvalis* est plus ou moins étendu à la face et au cuir chevelu ; il cause de vives démangeaisons qui excitent les petits malades à se gratter au point d'arracher les croûtes et de provoquer des suintements sanguinolents ; ces parties exhalent une odeur fade, nauséabonde. Souvent surviennent, comme complication, des engorgements des ganglions du cou (vulg. *glandes*), des ophthalmies, des otites. La maladie n'est point infectieuse ; elle peut durer plusieurs mois, un an et même davantage, reparaissant souvent aux endroits qu'elle avait déjà abandonnés.

C. Traitement. — Applications *émollientes* (catapl. de fécule, compresses trempées dans des décoctions de guimauve, lait, crème) ; *bains*. Lorsque l'irritation est calmée, faire des onctions avec la *pommade au zinc* (cérat, 16 ; oxyde de zinc, 2), à laquelle on peut ajouter 0,2 à 0,3 de poudre fine d'opium. Plus tard, quand le suintement a beaucoup diminué, on pourra recourir aux *lotions sulfureuses* (sulfure de potasse, 2 ; eau, 500), ou au *liniment calcaire* (eau de chaux et huile d'amandes d., de chacune parties égales). Enfin, si la guérison se fait trop attendre, recourez à la *pommade au goudron* (axonge, 30 ; goudron, 8 ; laudanum, 2).

Concurremment, soins de propreté, bains simples ou sulfureux, *soins hygiéniques*. Bon régime, sirop de *pensée sauvage*, ou de raifort iodé, pastilles soufrées, toniques, etc. — Répétons qu'il ne faut pas employer d'autres topiques que les émollients contre les gourmes qui paraissent coïncider avec une amélioration dans l'état de l'enfant, ou du moins qui ne la troublent point.

D. Ce qui vient d'être dit de l'impétigo des enfants s'applique à l'eczéma, forme de *teigne muqueuse* (p. 363, *D*), laquelle est confondue avec les gourmes proprement dites et qui est essentiellement différente du porrigo ou *teigne* dont il vient d'être parlé.

§ VIII. — Affections papuleuses. — Papules.

On donne le nom de *papules* à de petites élevures de la peau, pleines, solides, ne contenant ni sérosité comme les vésicules, ni pus comme les pustules, mais accompagnées de *démangeaisons* toujours vives (*prurit*), sans phénomènes généraux de réaction.

Les maladies papuleuses sont le *prurigo* et le *lichen*.

Prurigo.

A. Le *prurigo* (de *pruritus*, prurit) consiste dans l'apparition de papules plus ou moins nombreuses, de même couleur que la peau quand l'action des ongles ne les a pas altérées, siégeant spécialement sur les membres dans le sens de leur extension, et causant de vives démangeaisons.

Misère, malpropreté, passions concentrées, état de faiblesse, détérioration de la constitution, etc., telles paraissent être ses causes. Le prurigo se montre plus souvent chez l'homme que chez la femme; chez les enfants et les vieillards que chez les adultes, mais on le rencontre à tout âge.

B. Variétés. — Les papules sont, dans certains cas, très petites, dans d'autres plus apparentes, presque toujours se présentant déchirées et couvertes d'une petite croûte brune, due à du sang coagulé. Elles sont accompagnées d'un prurit à exaspérations nocturnes (*prurigo mitis*). Quelquefois, plus larges et plus saillantes, ces élevures causent un prurit horrible, comparable à la sensation que feraient éprouver des insectes rongeurs (*prurigo formicans*). Chez les vieillards cacochymes, la maladie se complique de la présence de poux (*prurigo pedicularis*). (V. *Phthiriasis.*)

a. La maladie revêt le plus souvent la forme *chronique*. Elle s'étend alors, se généralise même, lorsque plusieurs éruptions se développent successivement. La peau, qu'altèrent de plus en plus les ongles et les frottements contre des corps durs, devient rugueuse, épaisse, ridée, comme parcheminée; çà et là surgissent des boutons pustuleux ou furonculeux, etc.

b. Le prurigo se montre très souvent chez la femme aux parties externes de la génération. (V. *Prurit de la vulve.*) Il y cause de vives démangeaisons qui font le tourment de la patiente en l'excitant à l'onanisme et qui peuvent même la pousser jusqu'à la nymphomanie. Il se fixe quelquefois au scrotum chez l'homme; chez l'un et l'autre sexe, il choisit encore le pourtour de l'anus, où il est très rebelle (prurigo *podicis*).

Le prurigo est sinon grave, du moins fâcheux, à cause de sa durée généralement longue et des démangeaisons qu'il occasionne, lesquelles fatiguent les malades au point de troubler leurs fonctions et, dans quelques cas, d'altérer profondément leur constitution. — La forme *pédiculaire* est la plus sérieuse, attendu qu'elle correspond à une altération profonde de la santé générale.

C. Traitement. — On commencera par les *bains tièdes* ou *frais*, simples, savonneux ou alcalins; *boissons rafraîchissantes* (petit-lait, limonade), lotions émollientes, etc. Si le sujet est vigoureux, on lui pratique une *saignée*. Il faut insister sur l'emploi de ces moyens simples et hygiéniques.

a. La maladie est-elle déjà ancienne, ayez recours aux lotions *alcalines*, aux bains *alcalins* ou *sulfureux*, alternés avec les bains *gélatineux*; aux *eaux minérales*, alcalines ou sulfureuses prises à l'intérieur. Si le sujet est débilité, cacochyme, on lui prescrira des boissons *amères*, un régime *tonique*, etc.

Le prurigo résiste souvent à ces divers moyens; alors faites des frictions douces avec une *pommade* au calomel (axonge, 30; calomel, 4); au goudron (axonge, 30; goudron, 4 à 6), ou au soufre, etc. (V. *Gale.*) On peut ajouter un peu de camphre ou d'opium à ces topiques, pour calmer le prurit. La guérison est difficile à obtenir : il faut revenir aux émollients, aux sulfureux, aux dépuratifs, aux bains et ne pas se lasser. Pendant tout le cours du traitement, s'abstenir de boissons alcooliques et de nourriture échauffante.

b. Le prurigo des régions anale, scrotale, génitale (prur. *podicis*, *scroti*, *pudendi*) réclame les cataplasmes émollients frais, ceux à la fécule de pommes de terre, les bains de siège, les lotions narcotiques fraîches, les douches gélatino-sulfureuses, les fumigations cinabrées, etc.

Lichen.

Lichen strophulus.

A. Le *lichen* est une maladie de la peau caractérisée par des *papules très petites*, le plus souvent agglomérées et accompagnées d'une vive démangeaison. — Ses *causes* sont généralement les mêmes que celles assignées aux affections dartreuses, au prurigo notamment. — Quant aux *symptômes*, ils dessinent deux variétés principales.

a. La première est le lichen *simplex :* papules de la grosseur d'un grain de mil, agglomérées le plus souvent sur les mains, la face, le tronc, rouges à l'état *aigu;* mais à l'état *chronique* (forme la plus commune) étant de la couleur de la peau, acccompagnées d'un *prurit intense*, avec épaississement cutané et légère exfoliation.

b. L'autre variété est le lichen *agrius :* papules rouges, reposant sur un fond érythémateux qui s'étend au delà de l'éruption; prurit exacerbant; les malades se frottent avec ou contre les corps les plus durs. Les papules déchirées fournissent un suintement qui se dessèche en petites squames. Sans être absolument grave, la maladie est incommode et rebelle; elle peut à la longue troubler les grandes fonctions de l'économie.

c. Outre ces deux formes principales, on décrit : 1° le lichen *strophulus* qui affecte spécialement les enfants à la mamelle; il consiste en une éruption de papules plus rouges ou plus pâles que la peau, et dont la durée est éphémère; il n'est incommode que par le prurit qu'il produit; — 2° le lichen *urticans*, dû à des papules saillantes, volumineuses, entourées d'une aréole rosée, rappelant les élevures de l'urticaire, et se montrant chez les enfants, pendant l'été principalement ; — 3° on donne le nom de *gale des épiciers* à des groupes de papules lichénoïdes qui siègent aux mains, chez les individus maniant différentes substances irritantes.

B. Traitement. — Il ne diffère pour ainsi dire pas de celui du prurigo ci-dessus : Boissons *acidules*, *bains frais*, alimentation *rafraîchissante;* lotions et fomentations mucilagineuses; quelques *purgatifs* doux. Dans les *cas anciens*, frictions légères avec la pommade alcaline (axonge, 30; soufre, 4 ; sous-carb. de potasse, 2); ou celle au calomel (axonge, 30; calomel, 4), ou enfin (axonge, 30; deuto-iodure de mercure, 0,25). Le phénol (1 pour 10 de vaseline) serait aussi antiparasitaire externe. Si l'éruption est peu étendue, on peut *cautériser* avec le nitrate d'argent ou appliquer un *vésicatoire*.

On modère le prurit dartreux au moyen de lotions vinaigrées, boratées, alcalines (V. *Prurit de la vulve*). — Le lichen qui se rattache à l'infection syphilitique réclame le traitement spécifique adapté.

§ IX. — Affections squameuses.

On appelle *squames* (de *squama*, écaille) des lamelles grisâtres, friables, plus ou moins minces ou épaisses et adhérentes, qui se forment à la surface de la peau déjà malade. Considérées en général, ces sortes d'*écailles* succèdent tantôt à des vésicules, tantôt à des pustules ou même à des papules. Dans les affections squameuses proprement dites, elles résultent d'une exhalation morbide de l'épiderme.

Ce groupe comprend : le *psoriaris*, le *pityriasis* et l'*ichthyose*.

Psoriaris.

Lèpre simple, bénigne.

A. Le *psoriasis* est une inflammation chronique de la peau ayant pour caractères des plaques de formes et de dimensions variables, composées de squames minces, d'un aspect blanchâtre nacré, et qui durent longtemps, sans être accompagnées de symptômes généraux.

Causes. — Peu connues : les privations, la misère, le froid et l'humidité, le manque de soins et de propreté, les affections morales tristes peuvent y prédisposer; mais l'*hérédité*, c'est-à-dire un état diathésique spécial, paraît jouer le rôle le plus important dans sa production. Cette maladie cutanée est assez fréquente; on ne la croit pas contagieuse.

B. Symptômes. — Le psoriasis commence par de petites élevures solides, qui se couvrent bientôt d'écailles sèches : d'abord discrètes, ces élevures s'étendent, deviennent confluentes, et forment une surface squameuse plus ou moins étendue. Les écailles sont minces, d'un *blanc chatoyant ;* dans les cas anciens, elles tombent sous forme de farine abondante, et les surfaces qu'elles découvrent restent rouges, inégales, raboteuses, épaisses, fendillées. Tantôt les plaques sont petites, de forme circulaire, séparées les unes des autres (psor. *guttata*) ; tantôt elles se montrent plus étendues, plus rapprochées (psor. *diffusa*). La maladie, rarement étendue à toute la surface du corps, est le plus souvent limitée aux membres, aux mains, au tronc, à la face, etc. Elle n'est généralement pas douloureuse, quoiqu'elle cause du prurit ; mais elle *guérit très difficilement*, et ses récidives sont fréquentes.

C. Traitement. — C'est celui des dartres en général et des diathèses qui dominent celles-ci. On débute par les *dépuratifs* (décoction et sirop de bardane, de douce-amère, de salsepareille) ; on a conseillé de *purger* tous les jours ou de deux jours l'un, au moyen de 15 grammes de sel d'Epsom, ou de quelques grammes de jalap et de calomel, mais tous les praticiens ne s'accordent pas sur l'efficacité de cette méthode.

Les moyens externes, bien que peu efficaces, ne doivent pas être négligés : ce sont des *pommades*, dont le *proto-iodure de mercure*, l'*iodure de soufre*, le *goudron*, etc., font la base. La *pommade au goudron* (goudron, 4 à 8 ; axonge, 30) a été très vantée par Emery. Régime doux, diète lactée, ni vin pur, ni café.

Bains alcalins ou de vapeur.

Quand ces divers moyens ont échoué, on a recours à la *teinture de cantharides* (de 3 à 30 gouttes progressivement), aux préparations arsenicales, par exemple la *solution de Fowler*, dont on donne d'abord 2 gouttes, pour augmenter de 2 à 3 gouttes tous les cinq ou six jours, et arriver à la dose de 12 ou 15 par 24 heures ; mais l'action de ces remèdes violents doit être surveillée.

Pityriasis.

A. Le *pityriasis* (de *pituron*, son) consiste dans une exfoliation cutanée par petites écailles furfuracées, très minces, blanches, sèches, demi-adhérentes, que l'action des ongles, le frottement ou le simple mouvement fait tomber comme du son. Cette affection est toujours bornée à une partie du corps plus ou moins circonscrite. La peau paraît saine au-dessous des écailles dans la forme la plus légère ; dans d'autres cas, elle est rouge, enflammée par places; mais elle s'accompagne toujours d'un *prurit* plus ou moins prononcé.

Le pityriasis se montre sous plusieurs formes dont nous signalons les trois principales : P. *capitis*, P. *rubra*, P. *versicolor*.

La première se montre le plus souvent au cuir chevelu, quelquefois au menton, où l'entretient l'action du rasoir. La crasse squameuse qui couvre la tête des nouveau-nés est un pityriasis. Elle est légère, sans symptômes de réaction.

La forme *rubra* est plus sérieuse, plus étendue, avec plaques rouges, squames plus larges, occupant le tronc, les membres, etc.

Enfin, le *p. versicolor*, lui, est parasitaire, dû au *microsporon furfur;* ses squames sont jaunâtres, plus épaisses, et ses taches diversement colorées et entremêlées de portions de peau saine.

B. Traitement. — Le pityriasis de la tête mérite qu'on s'en occupe parce qu'il rend les cheveux durs, cassants, et peut même produire l'alopécie. Lorsqu'il y a rougeur, inflammation *cutanée*, il faut recourir aux lotions émollientes, qu'on rendra plus tard légèrement alcalines. Bains sulfureux, *pommades* au borax, à l'acétate de plomb, ou soufrée (fleurs de soufre, 1; axonge, 15).

Le traitement interne ne sera pas négligé : eaux minérales alcalines, sulfureuses. On a conseillé l'arsenic (eau dist., 300 ; bicarbonate de soude, 20; arséniate de soude, 0,10) ; une cuill. à bouche avant les deux principaux repas.

Il faut soigner sa chevelure, mais ne pas pousser ces soins à l'excès. — Si le pityriasis est au menton, on s'abstiendra du rasoir. Celui des enfants n'exige que des frictions douces, des *soins de propreté.* Est-il assez intense pour que les cheveux soient emprisonnés dans des écailles épidermiques (*teigne amiantacée*), il réclame les *cataplasmes*, les *lotions alcalines*, *boratées*, antiseptiques.

Ichthyose.

L'*ichthyose* (de *ichthus*, poisson) est une maladie squameuse ordinairement limitée à une région peu étendue et caractérisée par des écailles minces, dures, sèches, adhérentes, comme imbriquées à la manière de celles d'un poisson, au-dessous desquelles la peau est sèche, grisâtre, d'aspect terreux. Elle est ordinairement congénitale, héréditaire et à peu près toujours incurable. — Ce serait du reste le *traitement* du pityriasis qu'il faudrait employer d'abord. Pour nettoyer la peau, dans un cas d'ichthyose partielle, Voillemier a fait frictionner les parties malades avec le mélange suivant : alcool rectifié, 500 ; potasse caustique, 5. Les meilleurs résultats sont encore dus aux bains adoucissants prolongés.

§ X. — Affections tuberculeuses.

Ce sont des maladies cutanées qui présentent des saillies ou petites tumeurs dures, circonscrites, persistantes, d'un volume variable, et n'ont aucun des caractères des pustules ni des papules, pouvant enfin se résoudre ou se terminer par suppuration ou ulcération. — Telles *lupus*, *éléphantiasis des Grecs* (lèpre tuberculeuse), *éléphantiasis des Arabes* et *syphilides*.

Lupus.

Esthiomène, dartre rongeante.

Ces appellations désignent la même maladie :

A. Lupus (loup) ou *esthiomène* (de *esthiein*, dévorer), affection de la peau du visage, caractérisée par des taches ou des tubercules violacés ou rougeâtres, qui siègent spécialement sur le nez et ont une grande tendance à détruire en profondeur et en surface les tissus environnants (*dartre rongeante*).

Une constitution scrofuleuse et l'âge de 16 à 25 ans paraissent être la *cause* prédisposante.

B. Symptômes. — Le début est marqué par des *taches livides* ou des proéminences tuberculeuses qui s'agrandissent, se confondent et se convertissent en *ulcérations* croûteuses, rongeantes au bout d'un temps plus ou moins long. Tantôt les ulcérations sont superficielles, environnées d'une peau rouge, tuméfiée, amincie, nues ou recouvertes de croûtes verdâtres très adhérentes ; tantôt elles s'étendent en profondeur et détruisent les tissus, ce qui produit quelquefois des ravages hideux. Dans d'autres cas, ce ne sont que des tubercules sans ulcération, avec hypertrophie plus ou moins prononcée des tissus. Cependant, lors même que le nez, les lèvres et les joues sont détruits, la santé générale n'est pas troublée ; il n'y a que du prurit, peu ou point de douleurs. Cette affection, toutefois, présente de nombreuses modifications ; souvent elle ne consiste que dans des taches livides, sans tuméfaction prononcée, ni croûtes, ni ulcération. Le pronostic est sérieux néanmoins, à cause du travail ulcératif et des difficultés d'un traitement efficace, outre que les traits du visage sont profondément troublés, altérés et devenus repoussants.

C. Traitement. — Dès les premières apparences du mal, on doit chercher à améliorer la constitution du sujet par l'usage des *anti-scrofuleux : huile de foie de morue*, boissons amères, sucs de plantes *antiscorbutiques*, ferrugineux, *iodure de potassium*, bains sulfureux, ou encore hydrochlorate de chaux (4 dans 500 d'eau distil.), une cuillerée chaque matin, en augmentant tous les cinq jours, jusqu'à 10 ou 12 cuillerées.

A l'extérieur, ce sont les *pommades fondantes* ou résolutives, principalement celle à l'iodure de soufre (1 à 4 d'iodure pour 30 d'axonge), les *douches de vapeur* aromatique. Si des ulcérations existent, *excitez* leur surface par un pansement avec l'onguent styrax (Payan); *cautérisez* avec un acide, le beurre d'antimoine, la pâte de chlorure de zinc ou celle dite de Vienne. — Enfin, si rien de tout cela ne réussit, administrez les *préparations arsenicales*. Mais il faut de la patience de la part du médecin et du malade, pour obtenir, nous n'osons dire la guérison, mais la cessation du progrès du mal.

Lèpre. — Eléphantiasis des Grecs.

La *lèpre* est une des maladies les plus anciennement connues. D'après Lucrèce, c'est en Égypte qu'elle se serait montrée d'abord; les Hébreux l'ont transportée, dans leurs pérégrinations, et le mal s'est ainsi propagé. Au xe siècle, en Europe, le nombre des lépreux était si considérable qu'en bien des endroits on dut fonder des *léproseries*. Vers le xve siècle, la lèpre commença à abandonner l'Europe, où apparut bientôt un autre fléau, la syphilis.

Le mot lèpre désigne deux maladies graves et distinctes : l'éléphantiasis des Grecs et l'éléphantiasis des Arabes.

Éléphantiasis des Grecs. — Maladie générale caractérisée principalement par une altération de coloration de la peau, une éruption tuberculeuse de cette membrane et des muqueuses, et par des troubles du côté du système nerveux, sans compter les lésions organiques soit du côté de la peau (tubercules), ou du tissu cellulaire (amoindrissement), ou de la rate (hypertrophie).

La lèpre est très probablement une affection microbienne. Cependant sa contagiosité a été combattue : aucun auteur contemporain n'a rapporté d'exemple de contagion de lèpre effectuée dans des pays où la lèpre n'existe pas.

Deux formes de la maladie peuvent se présenter : la tuberculeuse et l'anesthésique. Dans la première, il y a prédominance des taches cutanées, disparaissant d'abord pour se reproduire, altérer profondément la peau et s'ulcérer, d'où déformation des traits du visage, chute des sourcils, aspect hideux. La seconde forme est plus grave encore; elle débute par une éruption de bulles plus ou moins grosses qui se couvrent rapidement de croûtes; peau sèche, dure, parcheminée, anesthésiée. Toutes les parties s'atrophient et cela dure des années, sans espoir de guérison.

Eléphantiasis des Arabes.

Cette maladie a été confondue avec la lèpre; elle est spécialement caractérisée par une hypertrophie de la peau et du tissu cellulaire et adipeux, ce qui produit une déformation plus ou moins considérable, parfois même monstrueuse, des parties affectées. Mais elle est toujours locale, occupant surtout les membres inférieurs et les parties génitales, tandis que la lèpre est constitutionnelle, qu'elle siège principalement à la face et aux membres supérieurs et trouble les fonctions digestives.

L'éléphantiasis des Arabes est attribué par Alard à une inflammation particulière des vaisseaux lymphatiques de la peau; de là obstruction des absorbants, tuméfaction et dégénérescence des tissus.

Comme, d'une part, l'affection est très rare en Europe, et que, d'autre part, elle est le plus souvent au-dessus des ressources thérapeutiques, nous pouvons nous arrêter à cette simple note.

Disons cependant que l'inflammation des vaisseaux jouant le principal rôle, au début, il est indiqué d'employer les topiques émollients, la saignée au besoin.

Bouton d'Alep.

Éruption d'un ou plusieurs *boutons tuberculeux*, qui croissent, suppurent et se cicatrisent dans l'espace d'un an, n'affectant qu'une fois le même individu, parmi les habitants peu aisés d'Alep, de Bagdad et de beaucoup d'autres villes de Syrie, où la maladie est endémique, ou l'était jadis.

Cette affection étant inconnue en Europe, et d'ailleurs incurable, nous nous bornons à cette définition.

Syphilides.

Éruptions de différentes formes qui se développent sous l'influence de l'infection syphilitique. Nous les renvoyons à l'article *Syphilis*.

§ XI. — Affections maculeuses. — Taches.

Ce groupe comprend des maladies de nature diverse ; on y range le *purpura*, le *nævus*, le *lentigo*, les *éphélides*. Le purpura, par exemple, est une affection qui donne lieu à des symptômes généraux, tandis que les autres ne s'accompagnent d'aucune réaction.

Purpura.

Fièvre pourprée.

A. Le *purpura* est caractérisé par l'apparition à la surface du corps de *pétéchies* ou d'*ecchymoses*, dues à un état particulier du sang, en vertu duquel la fibrine a perdu la faculté de se coaguler. Or, cet état est attribué à l'augmentation des sels alcalins propres au liquide sanguin. Ce sont de petites hémorrhagies interstitielles de la peau, opérées sous l'influence de *causes* débilitantes qui ont amené une atonie générale, une fluidité plus grande du sang, rappelant celle du *scorbut*.

Causes. — On observe cette maladie chez les individus affaiblis par la misère, l'âge, les maladies; mais nous devons ajouter aussi qu'elle se montre dans des conditions tout à fait opposées, ce qui doit faire admettre une prédisposition spéciale. Il faut donc distinguer les taches du purpura idiopathique de celles produites par des violences extérieures, celles des éruptions pétéchiales propres à la peste, au typhus, au scorbut et autres maladies graves.

B. Symptômes. — Quand le purpura ne se rattache à aucune affection bien déterminée, il est *idiopathique;* et cette forme est simple ou compliquée d'hémorrhagie. Dans le purpura *simple*, ce sont de petites *taches* d'un rouge foncé ou violacé, semblables pour la forme aux piqûres de puces, mais plus larges et entremêlées d'ecchymoses; taches nombreuses, surtout aux jambes et aux mains, passant à la teinte jaune et ne durant que quinze à vingt jours, à moins d'éruptions successives. Point de chaleur à la peau, ni prurit, ni douleur. Quelquefois le purpura est annoncé par de légers prodromes, de la faiblesse, mais les phénomènes généraux manquent, du moins dans les cas légers.

a. Le purpura *hémorrhagique* est plus grave et s'accompagne de véritables *extravasions de sang,* qui se font soit dans ou sous la peau (*ecchymoses*), soit à la surface des membranes muqueuses ou dans l'intérieur des viscères, etc. Cette forme est précédée par des frissons, courbatures, fièvre, et accompagnée de *phénomènes généraux* comme ceux du scorbut, dont elle n'est en quelque sorte qu'une variété ou degré.

b. Le *pronostic* du purpura est, d'une façon générale, favorable, surtout dans les formes péléchiale et urticaire, quoique la durée puisse être longue en raison du mauvais état de la constitution du malade. — La forme ecchymosique est plus sérieuse, sans parler des circonstances de causalité donnant lieu au purpura *symptomatique* et qui ont leur gravité propre.

C. Traitement. — Le purpura *simple* se dissipe sous l'influence de bonnes conditions hygiéniques, de *boissons acidules* ou *amères ; toniques*, *ferrugineux*, bains frais. — Le purpura *hémorrhagique* réclame, en outre, les moyens qu'on met en usage contre les hémorrhagies passives (II, p. 303).

Nævus.

Envie, tache de naissance.

A. Le *nævus* est une coloration de la peau, congénitale, circonscrite, d'un rouge vineux plus ou moins foncé, avec ou sans tuméfaction de la partie qui en est le siège. Cette affection consiste dans une dilatation des vaisseaux de la peau ; c'est une tumeur érectile, et comme les petits vaisseaux sont plus nombreux à la face qu'aux autres régions, c'est aussi là que se remarquent le plus souvent les *nævi*. Cette maladie étant de naissance, le vulgaire s'ingénie à trouver aux taches ou élevures colorées une ressemblance avec les objets que la mère a désirés au cours de la grossesse, et il croit que l'imagination a une grande influence sur leur production. Cette opinion est sans fondement, car ce n'est guère qu'après l'événement qu'on se plaît à remonter à de pareilles suppositions. Cependant, des faits observés avec soin tendraient à faire admettre que cette cause n'est pas toujours étrangère à leur manifestation.

B. Symptômes. — Les *nævi* présentent plusieurs degrés, depuis la simple tache jusqu'aux tumeurs érectiles ; celles-ci sont donc de véritables anévrismes capillaires. Le premier degré est la *tache de naissance*, vulgairement *envie*. Étant superficielle, elle occupe le réseau capillaire de la peau, et se montre d'une couleur plus ou moins vineuse, livide. — Dans le second degré, la tache a son siège dans les couches cutanées plus profondes : la peau est alors tuméfiée, les follicules pilifères sont hypertrophiés, quelquefois ils produisent des poils durs et forts là où ne doit exister naturellement qu'un duvet. —

Le troisième degré est constitué par une *tumeur vasculaire* de forme et d'aspect variables, simulant une framboise, une fraise, de la groseille, etc., etc. Dans tous les cas, il n'y a ni chaleur, ni douleur, ni prurit. Ces altérations ont un symptôme commun et pour ainsi dire pathognomonique : elles acquièrent une coloration prononcée dans les moments où il y a suractivité de la circulation ou obstacle au cours du sang veineux, comme dans les efforts, la course, la colère, etc.

C. La tache de naissance ne constitue qu'une difformité : il n'y a aucun traitement à lui opposer. Il en est de même du *nævus* ou second degré. — Quant aux *tumeurs érectiles*, le pronostic est plus grave, mais leur traitement est plus efficace, étant chirurgical. (V. *Maladies des vaisseaux capillaires.*)

Lentigo.

Taches de rousseur.

Légère affection caractérisée par des petites taches d'un jaune fauve, occupant spécialement la face, le cou, la poitrine et les mains. Elles sont congénitales; on les rencontre surtout chez les individus blonds ou roux, et se montrent plus apparentes l'été que l'hiver. — Des *lotions astringentes* avec l'alun ou le borax peuvent être employées pour rendre les taches moins visibles pendant l'été; c'est tout ce qu'on peut faire.

Ephélides. — Taches hépatiques.

Les *éphélides* sont des taches irrégulières, plus étendues que celles du lentigo, d'un jaune safrané, donnant lieu à du prurit et quelquefois à une légère desquamation. On les rencontre sur le cou, le sein, le ventre, chez certaines femmes mal réglées, enceintes ou exposées à l'insolation, à un état maladif mal déterminé. Leur durée est variable. — *Eaux sulfureuses* d'Enghien ou de Cauterets en boisson et en bains; lotions acidulées, *purgatifs* doux de temps en temps.

Phthiriase.

Maladie pédiculaire.

A. La *phthiriase* (de *phtheir*, pou), est une sorte de maladie causée par une pullulation de poux à la tête, sur le corps, etc.

Les poux sont ovipares et se multiplient avec une extrême rapidité. Ils déposent leurs œufs (*lentes*) sur les cheveux, les poils, les habits; six jours après, les petits en sortent, changent plusieurs fois de peau pendant les dix-huit jours suivants; après quoi ils possèdent, à leur tour, la faculté de se reproduire : d'où l'expression de *vermine*.

Il y a chez l'homme trois espèces de *poux* :

a. Poux de la tête. — Ils s'observent le plus souvent chez les enfants, pauvres surtout, et ceux dont le cuir-chevelu est le siège d'éruptions suintantes. Ils excitent les sujets à se gratter, et deviennent ainsi cause d'ulcérations humides, dégoûtantes, au milieu desquelles ils pullulent.

Loin de croire que la présence de poux soit utile à la santé, il faut au contraire chercher à les détruire. Il suffit pour cela d'employer souvent le *peigne*, de couper les cheveux et de faire quelques lotions avec de l'*eau de savon*, une décoction de *petite centaurée* ou de *staphisaigre*. On peut encore saupoudrer la tête avec la graine de persil pulvérisée. Il n'est pas dit que la destruction de ces insectes suffise pour que les excoriations humides de la tête se guérissent, car elles peuvent dépendre d'autres causes. (V. *Gourmes.*) Mais au moins on en fait disparaître une complication nuisible.

b. Poux du corps. — Ils se transmettent d'individu à individu; il est plus que douteux qu'ils puissent naître spontanément sous l'influence de la malpropreté. Rares chez les enfants, ils se montrent de préférence chez les adultes et les vieillards. Lorsqu'ils sont très nombreux et qu'ils existent depuis longtemps, ils dénoncent une complication de diverses altérations de la peau ; et c'est alors qu'existe la *maladie pédiculaire* proprement dite.

c. Poux du pubis (vulgairement *morpions*), plus petits que les autres, se cachent entre les poils qui entourent les organes sexuels; ils adhèrent fortement à la peau et produisent par leur piqûre de vives démangeaisons. Ils se propagent quelquefois à l'aisselle, aux sourcils, mais jamais à la tête. — Frictions avec l'*onguent mercuriel*, ou lotions avec une *solution de sublimé* (eau, 60; sublimé, 0,3) contre les poux du pubis.

B. On détruit ces insectes au moyen de *bains sulfureux* ou *alcalins*, de *bains mercuriels* ou de lotions de même nature. Les *fumigations cinabrées* sont le moyen le plus efficace (Cazenave). Les frictions avec les pommades à l'*acide phénique* au centième, celle de goudron, celle avec l'huile de pétrole, etc., sont encore de sûrs moyens. Soins de propreté; bon régime ; toniques et amers chez les sujets cacochymes.

§ XII. — Maladies du système pileux.

En qualité de productions cornées et insensibles, comme le sont les ongles, les *cheveux* ne peuvent devenir malades ; mais les bulbes qui leur donnent naissance le sont très souvent et leur impriment des modifications de couleur, de dureté, etc., qui font la fortune de la parfumerie et de certains charlatans.

Cependant nous n'avons ici qu'à considérer la *plique*, l'*alopécie*, la *calvitie* et la *canitie*.

Plique.

La *plique* consiste dans l'agglomération ou le développement anormal des cheveux, quelquefois même de tout le système pileux ; cette affection s'observait jadis en Pologne. Le cuir chevelu est douloureux au toucher, devient le siège d'une vive démangeaison ; une sueur gluante de mauvaise odeur semble sortir de toute la surface de la tête, se coagule et se dessèche en forme de croûtes.

Alopécie.

Calvitie. Tête chauve.

A. L'*alopécie* (de *alôpêx*, renard, parce que cet animal est sujet à une maladie qui lui fait tomber les poils) est la *chute prématurée des cheveux*. Cette affection est nécessairement le résultat d'une certaine altération des bulbes pileux, dont il est difficile d'apprécier la nature dans ces organes presque microscopiques.

La calvitie est *idiopathique ou symptomatique :* dans le premier cas, due aux progrès de l'âge, à une faiblesse de la constitution, ou aux travaux intellectuels excessifs, ou aux amours précoces ; dans le second cas, elle survient à la suite d'affections dartreuses, telles que l'eczéma, l'impétigo, le pityriasis, la teigne principalement, lesquels altèrent les bulbes pileux, ou bien encore comme conséquence d'un état général, sans compter qu'il y a lieu à rechercher le germe parasite.

L'alopécie est passagère ou permanente : *momentanée* quand elle se manifeste à la suite d'une maladie aiguë, de l'état puerpéral, d'une cause quelconque qui affaiblit l'économie et annihile pour quelque temps la vitalité du cuir chevelu ; ou encore à la suite d'une affection dartreuse qui excite trop au contraire le cuir chevelu. — Elle est *permanente* lorsque le bulbe se rétrécit, s'oblitère, s'atrophie, soit que sa nutrition s'altère sous l'influence de troubles profonds occasionnés par les excès vénériens, les traitements mercuriels, céphalalgies intenses, etc.

B. Le *traitement* diffère suivant les causes. Si l'alopécie se lie à une atonie générale accidentelle, on la voit disparaître aussitôt que reviennent les forces. On peut dans ce cas raser la tête et la lotionner avec des *décoctions toniques* de feuilles de noyer, de marrube, de petite centaurée. Mais ces moyens seraient nuisibles si la chute des cheveux dépendait d'un état d'irritation du cuir chevelu, d'affections dartreuses, du pityriasis par exemple, et ils seraient avantageusement remplacés par des lotions adoucissantes, rendues légèrement sulfureuses vers la fin de l'irritation. Si les cheveux tombent prématurément, sans cause locale ni générale appréciable, à peu près rien à faire; c'est différent s'il s'agit d'une sorte de mue annuelle, comme cela se voit chez certains individus. Cependant on peut, quand on y a confiance, employer les diverses pommades, huiles et graisses que la spéculation vante chaque jour. Mais de deux choses l'une : ou l'alopécie est momentanée, due à un état passager de l'économie, et dans ce cas le *régime tonique* est préférable à tous les topiques ; ou bien elle est le signe d'une vitalité éteinte dans les bulbes pilifères, alors, quoi qu'on fasse, on ne parviendra pas à ranimer ceux-ci, ou ce sera pour un temps court et aux dépens de la beauté et de la couleur des cheveux.

Je doute, cher lecteur, que vous soyez convaincu par ces lignes, et je suis certain au contraire que si, jeune encore, vous perdez vos cheveux, le premier venu qui vous vantera la prétendue vertu *philocôme* d'une préparation quelconque, obtiendra de vous dix ou vingt francs aux fins d'essais du nouveau remède.

Canitie.

Albinisme congénital.

La *canitie* (de *canus*, blanc) est la blancheur des cheveux. Elle est le résultat des progrès de l'âge. Mais une violente frayeur et de grands chagrins peuvent faire blanchir les cheveux en quelques jours. Tout ce que nous venons de dire concernant l'alopécie peut s'appliquer à cette affection.

Nous avons parlé dans un autre endroit des préparations qu'on a inventées pour teindre les cheveux et de leurs inconvénients (II, p. 158).

Quant à l'albinisme *congénital*, il est causé et caractérisé par l'absence du pigment de la rétine, de la peau et des cheveux. On nomme *albinos* les individus qui en sont affectés de naissance.

Ici se termine ce qui a rapport aux affections *médicales* de la peau. Arrivons aux *chirurgicales*.

§ XIII. — Maladies de la peau du ressort de la pathologie chirurgicale.

Avant de passer en revue, dans ce chapitre, les maladies chirurgicales de la peau, il n'est point inutile de se reporter à la page 64, où l'on voit défiler les maladies appartenant à la pathologie interne, quand ce ne serait que pour constater qu'il n'existe nulle similitude entre les deux groupes.

Donc c'est de la chirurgie, — de la chirurgie courante et non sanglante — que nous allons faire; c'est-à dire que nous allons étudier les coupures, plaies envenimées, ulcères, engelures, kystes, tannes, verrues, cors, onyxis, sans oublier le *noli tangere*, tout cela au point de vue du traitement simple, des pansements, des précautions antiseptiques qui leur conviennent.

Coupures.

A. De petites plaies, faites avec des couteaux, canifs, rasoirs, verre cassé, etc., atteignent souvent les parties découvertes, les mains, la figure. Ce sont les solutions de continuité les plus simples et les plus faciles à guérir. Lorsque les tissus sont nettement divisés, les deux bords de l'incision peuvent se mettre exactement en rapport, s'agglutinent promptement sans suppuration. La cicatrice est moins prompte quand les parties sont contuses. Nous avons vu que, chez certains individus, les plaies ont une tendance particulière à suppurer, qui ne se montre pas chez le plus grand nombre de sujets. Ajoutons enfin qu'un principe vénéneux et venimeux peut les compliquer.

B. *Traitement*. — On lave la plaie avec de l'eau pure fraîche, ou de l'eau boratée; on en *rapproche les bords* qu'on maintient en contact au moyen d'un morceau de *taffetas d'Angleterre* ou de bandelette de *diachylon*. Il peut être utile de laisser saigner avant le pansement, afin de produire le dégorgement des bords de la division. Que si, au contraire, le sang coulait trop abondamment, on appliquerait des compresses imbibées d'une *solution concentrée d'alun*, on placerait de la charpie sur la plaie en comprimant modérément; enfin on aurait recours à tous les moyens indiqués dans le *traitement des hémorrhagies traumatiques* (II, p. 306).

C. Un remède vulgaire, fort usité dans les campagnes, consiste à appliquer du persil haché sur la coupure, ou bien on lave la plaie avec de l'eau salée, on y applique un élixir, un baume, le *baume du Commandeur* en particulier. Ces moyens peuvent être utiles pour ranimer la vitalité des tissus mous, blafards, chez les individus lymphatiques ou affaiblis, mais ils sont le plus souvent nuisibles parce qu'ils excitent l'inflammation au delà du degré nécessaire à une prompte cicatrisation. — Lavages et lotions antiseptiques, c'est mieux.

Plaies envenimées.

Nous comprenons sous ce titre : 1° les *piqûres* et les *morsures* faites par certains insectes ou reptiles venimeux; 2° les *plaies venimeuses* par instruments ou projectiles imprégnés accidentellement de quelque matière délétère.

Quatre *indications principales* se présentent dans ce genre d'accidents : débarrasser la plaie du venin, du virus, du poison ou de la matière putride, en la lavant, la ventousant et provoquant son saignement; neutraliser ou détruire l'agent toxique par la cautérisation, avec acides ou fer rouge; s'opposer à l'absorption du venin en pratiquant une ligature circulaire autour du membre, entre la plaie et le cœur; enfin combattre les accidents généraux qui peuvent résulter de cette absorption par des moyens qui varient suivant les cas, que nous allons maintenant spécifier.

a. Piqûres de cousins. — Elles n'offrent jamais de danger, quoiqu'elles soient fort incommodes. — On calme la cuisson au moyen de lotions d'eau fraîche vinaigrée ou d'alcali volatil étendu.

b. Piqûres d'abeilles, de guêpes, de frelons. — Elles occasionnent une douleur vive, brûlante, et donnent lieu à une petite tumeur ronde, rouge et dure, qui se résout et disparaît au bout de quelques jours. Quelques piqûres isolées n'ont rien de grave; mais lorsqu'elles sont nombreuses, il survient du gonflement œdémateux ou érysipélateux et des symptômes inflammatoires et généraux sérieux. Il y a beaucoup d'exemples d'individus qui, ayant été attaqués par un essaim d'abeilles, sont morts sur place. — L'insecte laisse souvent dans la plaie son aiguillon armé de la vésicule qui contient le venin. On recherchera avec soin si cet aiguillon n'y est pas resté; alors coupez avec des ciseaux tout ce qui fait saillie, en évitant d'appuyer sur la vésicule, puis procédez à l'extraction de l'instrument vulnérant. Immédiatement après, on fait des lotions avec de l'eau contenant un peu d'*ammoniaque*, ou du vinaigre, du sel, de l'extrait de saturne (*eau blanche*); faute de mieux on se servirait de son urine. On combat ensuite les symptômes inflammatoires et, s'il y a lieu, les symptômes généraux.

c. Piqûre du scorpion. — Dans nos contrées d'Europe, elle est sans danger. — Même traitement que pour les cas suivants.

d. Morsure de vipère, de serpent. — On a beaucoup exagéré les dangers de la morsure du serpent ; Fontana, qui a fait sur le venin de la vipère plus de six mille expériences, estime que la mort n'a peut-être pas lieu une fois sur cent. L'animal porte son venin dans deux réservoirs placés à la base de deux dents de la mâchoire supérieure, dents courbes et mobiles offrant un canal central par lequel le poison est instillé dans la plaie. Ce venin est plus actif en été qu'au printemps, lorsque le reptile est irrité et à jeun. Aussitôt après la morsure, une douleur vive s'étend dans tout le membre. Celui-ci se gonfle ; le pouls s'accélère ; le blessé éprouve des angoisses, des faiblesses, des sueurs froides et des déjections bilieuses. Après un ou deux jours, la partie mordue s'engourdit, se couvre d'ecchymoses, et il se forme quelquefois un point gangréneux dans la plaie. Une constitution faible et la peur augmentent ces effets et le danger.

Appliquez d'abord une *ligature* au-dessus de la blessure ; vous la pressez, lavez et *ventousez*. Versez dedans quelques gouttes d'*ammoniaque* pour détruire le poison. Aussitôt que possible, *cautérisez* profondément avec la potasse caustique ou un acide concentré. Pour être plus sûr du succès, on fera bien d'*inciser* crucialement la plaie avant d'appliquer le caustique. A l'intérieur, donnez des *cordiaux* (eau vineuse, vin de Malaga), des stimulants (éther, acétate d'ammoniaque). On vante les bons effets de l'*ammoniaque*, administrée à l'intérieur à la dose de 4 à 16 gouttes dans un peu d'eau sucrée toutes les deux heures.

e. Le *serpent à sonnette*, si commun au Paraguay, est de tous les animaux venimeux celui dont la morsure détermine les accidents les plus graves. Aussi tous les observateurs s'accordent-ils à conseiller l'amputation de la partie, si c'est un doigt ou un orteil qui a été mordu, ou l'enlèvement des tissus au milieu desquels la plaie a été faite, sans préjudice de l'emploi des moyens ci-dessus.

f. Piqûres par instruments imprégnés de matières animales en putréfaction. — Ce sont les *piqûres anatomiques*. Elles sont faites au cours d'une ouverture de cadavre, ou en disséquant des corps dont la décomposition est avancée, etc. Elles sont suivies d'accidents des plus sérieux. La petite plaie devient le siège d'une inflammation suppurative qui se complique d'érysipèle. Le tissu cellulaire se prend et le membre se gonfle énormément. Il survient une inflammation des veines et des vaisseaux lymphatiques, de la fièvre et tous les symptômes graves de l'*infection purulente*. (V. *Phlébite.*)

Suivant les préceptes déjà posés, il faut appliquer une *ligature*, laver, presser et *ventouser* la plaie, mais surtout la *cautériser profondément*. On combat ensuite les effets consécutifs de l'empoisonnement, s'il y a lieu, par les *toniques* et les *antiseptiques*.

g. Projectiles empoisonnés. — On a parlé de tout temps de flèches empoisonnées, et, depuis l'invention de la poudre, de balles rendues telles. Il est certain que les naturels des îles de la Sonde se servent d'une substance vénéneuse, l'*upas-tieuté*, dont la plus petite quantité suffit pour donner la mort; mais nous ne croyons pas que les projectiles lancés par la poudre puissent être empoisonnés de manière à causer de graves accidents toxiques, vu la rapidité avec laquelle ils traversent les tissus, la difficulté d'y attacher le poison et de faire que celui-ci soit absorbé au milieu des parties contuses et mortifiées. C'est à tort que l'imagination, pour rendre plus épouvantable la guerre déclarée à la société par les insurgés de juin 1848, a inventé les balles empoisonnées, mais il paraît prouvé qu'elles ont été rendues inégales, afin de causer des plaies plus graves. Quelles seront donc celles qui seront produites un jour par les armes et les poudres nouvelles!

Ulcères cutanés.

A. Nous entendons par ces mots certaines solutions de continuité de la peau qui n'ont pas de tendance à la cicatrisation. Nous ne reviendrons pas sur la nature et la classification des diverses sortes d'ulcères, ni sur le trouble de la nutrition d'où résulte l'ulcération de cause interne (II, p. 367).

Nous ne devons parler que des ulcères qu'entretient une cause locale, *externe*. Ils se distinguent en simples, inflammatoires, fongueux, calleux, phagédéniques, variqueux. Les ulcères entretenus par une *nécrose*, une *carie*, une *fistule*, un *corps étranger*, se rattachent intimement à l'histoire de ces états morbides.

a. L'*ulcère simple* ne diffère d'une plaie ordinaire suppurante que par son peu de tendance à la cicatrisation. C'est une érosion particulière, un vice local de nutrition, où l'on suppose néanmoins que l'inflammation joue le principal rôle. Mais cette aberration de la nutrition dépend aussi d'un état général difficile à apprécier.

Car toute plaie qui ne marche pas franchement à la guérison est entretenue par une diathèse quelconque, sauf les cas de varices, de corps étranger engagé dans les parties, de nécrose ou de carie, encore que ces maladies osseuses ne surviennent que chez les individus soumis à l'influence de quelque vice constitutionnel (scrofulisme, tuberculose, scorbut, syphilis). Quoi qu'il en soit, les ulcères dont il est question dans ces lignes sont réputés entretenus par une *cause externe*.

b. L'*ulcère inflammatoire* est une plaie à bords irréguliers, découpés, aigus; surface rouge ayant une grande tendance à saigner; elle jouit d'une grande sensibilité et fournit un pus séreux, mal lié, etc.

c. L'*ulcère fongueux* est une plaie ancienne qui, par l'effet d'irritations répétées, de mauvais pansements ou de toute autre cause, se couvre de végétations charnues, de bourgeons saignants, lesquels s'élèvent comme des espèces de champignons, en franchissant les bords de l'ulcération.

d. L'*ulcère calleux* est caractérisé par des duretés, des callosités développées sur les bords de l'ulcération; elles sont dues, ces callosités, à l'ancienneté de la maladie, aux irritations répétées, au contact des matières excrémentielles, etc. On sait que dans la fistule à l'anus ancienne les bords de l'ulcération offrent des *callosités* très marquées.

e. L'*ulcère phagédénique* est celui qui ronge, corrode les parties voisines; il tend à gagner en largeur et en profondeur. Il tient du *cancer*, du *lupus* ou de la *syphilis*.

f. L'*ulcère variqueux* est peut-être le seul qui soit réellement de cause externe, étant entretenu par un obstacle au cours du sang dans les veines variqueuses qui l'entourent. On le reconnaît à l'aspect livide de sa surface, d'où s'exhale une matière séreuse ou sanguinolente, à la couleur brune, violacée, *variqueuse* des tissus environnants; à l'engorgement lymphatique du membre, etc. (V. *Varices*.) Cet ulcère peut être simple, inflammatoire, fongueux ou calleux.

B. Traitement des ulcères en général. — Il est de toute nécessité d'attaquer la cause qui les entretient. Lorsqu'ils paraissent enflammés, on doit appliquer des *émollients* (cataplasmes, fomentations); lorsqu'ils sont blafards, dénués du degré de vitalité suffisante, on en *excite* la surface au moyen de l'eau chlorurée, du vin aromatique étendu, etc. Les végétations charnues devront être réprimées par la *cautérisation* (nitrate d'argent ou alun calciné). Les callosités seront excisées, les veines variqueuses comprimées ou liées, etc. — Lorsque l'ulcère est réduit à l'état de plaie simple, on le panse comme une plaie suppurante (II, p. 361). Le pansement antiseptique ne doit pas être négligé.

a. On obtient de bons effets des bandelettes de diachylon sur les ulcères des membres inférieurs; on les applique de manière à ce qu'elles fassent une fois et demie le tour du membre, en se croisant au-dessus de l'ulcération et se recouvrant les unes les autres de la moitié de leur largeur ; elles forment ainsi une espèce de cuirasse qui cache complètement la plaie, et agit surtout par la compression uniforme qu'elle exerce. (V. *Varices.*) On ne change l'appareil que tous les dix ou quinze jours. Le membre doit toujours être placé dans une position qui facilite la circulation.

b. Voici un moyen à la portée de tout le monde : il consiste à couvrir l'ulcère avec du coton cardé en quantité suffisante pour matelasser la partie dans une épaisseur de 2 à 3 centimètres ; on applique par-dessus une compresse en plusieurs doubles, et l'on maintient le tout au moyen de tours de bandes.

C. Il y a des ulcères qu'il est dangereux de guérir; ce sont ceux qui, très anciens, ont accoutumé l'organisme à une évacuation rendue importante par la direction que les forces vitales ont prise depuis longtemps, évacuation faisant partie actuellement de l'état habituel de santé. Avant de songer à les faire disparaître, il faut rompre l'habitude acquise ; changer de régime, user de purgatifs réitérés, etc., pourvu que la constitution se prête sans inconvénient à l'action de ces moyens.

Crevasses, etc.

Le froid vif et sec détermine souvent aux lèvres, à la face dorsale de la main, au talon, des fentes longitudinales appelées *crevasses, gerçures, fissures.* Elles disparaissent ordinairement dès que les parties sont abritées du froid, ou bien à l'aide d'*onctions* avec huile d'amandes douces, un corps gras adoucissant, etc.

Brûlures.

A. Les *brûlures* sont des lésions produites par l'action du feu ou d'un corps liquide ou solide chauffé à 80° ou plus. Les brûlures sont plus ou moins profondes. On leur reconnaît six degrés. 1er *degré :* simple rougeur de la peau, sorte d'érythème dû à l'action du calorique rayonnant ou de l'eau chaude. — 2e *degré :* inflammation plus prononcée ; l'épiderme est soulevé par un épanchement de sérosité ; formation de phlyctènes ou d'ampoules. — 3e *degré :* la peau est atteinte dans une partie de son épaisseur; on aperçoit des taches ou des plaques gangréneuses ; une eschare superficielle est formée. — 4e *degré :* peau mortifiée dans toute son épaisseur; l'eschare est plus profonde et mieux caractérisée. — 5e *degré :* désorganisation étendue non seulement à toute l'épaisseur de la peau, mais encore au tissu cellulaire et aux muscles ; l'eschare est très épaisse. — 6e *degré :* tous les tissus, jusques et y compris les os, sont détruits; carbonisation complète.

Il est facile de caractériser les divers degrés de brûlures dans les livres, mais sur nature la distinction est plus difficile, parce que plusieurs degrés se combinent dans la même lésion, et qu'ensuite un degré passe souvent à un autre plus avancé par suite du mouvement inflammatoire, qui continue même après que la cause a cessé d'agir. Ainsi, les brûlures superficielles dues à un liquide en ébullition, par exemple, se présentent au premier degré aussitôt après l'accident; le lendemain on voit s'élever des phlyctènes ou ampoules qui caractérisent le deuxième degré; il peut donc arriver qu'une brûlure érythémateuse aille jusqu'à la suppuration, bien que ce ne soit pas avant le troisième degré que celle-ci se manifeste. La suppuration est inévitable toutes les fois que les eschares superficielles ou profondes se forment, parce qu'il s'établit nécessairement un travail d'élimination, puis un travail de cicatrisation, comme dans les plaies avec perte de substance. Dans les brûlures superficielles, au contraire, la lésion étant bornée à l'épiderme ou au corps muqueux de la peau, la guérison s'opère, comme celle des plaies du vésicatoire, par formation d'une nouvelle couche épidermique.

B. Aussitôt après un accident de brûlure, une chaleur et une douleur vives, mordicantes, se manifestent et s'apaisent au bout de quelques heures. Quelque temps après surviennent la douleur et la chaleur propres à la réaction. Lorsque la lésion est profonde, si elle est étendue surtout, des *symptômes généraux* se déclarent, tels que céphalalgie, fièvre, soif, agitation. La brûlure occupe-t-elle une large surface, on doit s'attendre à des complications inflammatoires du côté du canal intestinal, du cerveau ou des poumons; de là, en effet, de la diarrhée, du délire, des convulsions, le tétanos; de là des pneumonies partielles lobulaires, d'autant plus graves qu'elles se montrent insidieuses dans leur marche, obscures dans leurs symptômes, et même sont le plus souvent méconnues. Lorsque les malades ont traversé cette période aiguë, tout danger n'a pas disparu : l'abondance de la suppuration peut les épuiser et les faire succomber; l'infection purulente est aussi à craindre.

C. La formation de la *cicatrisation* d'une brûlure profonde a cela de remarquable que son tissu de nouvelle formation attire à lui les parties voisines avec une force extraordinaire, supérieure à la contractilité de la peau, voire à celle des muscles eux-mêmes, et que, malgré tous les efforts et en dépit de tous les moyens mécaniques employés pour s'y opposer, des cicatrices *couturées* se forment, suivies de difformités hideuses, qui gênent les mouvements et les fonctions des organes. Nous avons vu un enfant qui, par suite d'une brûlure au cou, avait le menton adhérent à la région du sternum.

D. Traitement des brûlures. — Il est basé sur les quatre principes suivants : 1° faire avorter l'inflammation au début ; 2° maintenir cette inflammation dans de justes bornes ; 3° combattre les accidents et les complications ; 4° prévenir les cicatrices vicieuses.

a. On remplit la première indication, dans la brûlure au 1er degré, en *plongeant dans l'eau froide* ou en l'enveloppant de compresses imbibées d'*eau blanche* la partie qui vient d'en être le siège, moyen excellent, même pour le deuxième degré. Les applications de *pommes de terre râpées*, de *gelée de groseille*, du limon de rémouleur, etc., soulagent aussi en soustrayant du calorique et calmant l'inflammation. Mais si le second degré offre comme une vraie vésication, celle-ci doit être pansée avec un linge fin enduit de cérat saturné, après qu'on a percé les phlyctènes avec une aiguille ou la pointe d'une lancette pour les vider de la sérosité qu'elles contiennent ; on pourra tenir appliquées par-dessus des compresses imbibées et souvent arrosées d'*eau blanche.* Le collodion élastique, étendu sur les brûlures, est d'un bon usage, il diminue la douleur et prévient l'inflammation.

b. Lorsque des symptômes secondaires apparaissent, il faut recourir aux *antiphlogistiques :* diète, émollients, lavements laxatifs, saignée même pour les brûlures des troisième, quatrième et cinquième degrés, c'est-à-dire avec formation d'eschares ; commencez par appliquer des cataplasmes *émollients* afin de hâter la chute des parties mortifiées ; et lorsque cet effet est obtenu, on panse comme on le ferait pour des plaies suppurantes, c'est-à-dire application d'un *linge fenêtré enduit de cérat*, recouvert de charpie destinée à absorber le pus. L'appareil sera renouvelé matin et soir, tout au moins une fois par vingt-quatre heures.

c. Au cours de la *période de suppuration*, on doit surveiller le malade, porter son attention du côté des grands systèmes, et se tenir prêt à combattre les complications. Il est impossible d'établir ici une règle de conduite fixe, car le traitement varie nécessairement suivant les cas. En effet, on peut avoir à modérer la fièvre et à employer soit les *antiphlogistiques* pour combattre les phlegmasies internes, soit l'*opium* pour calmer les douleurs ; dans d'autres cas, ce sont des *toniques* analeptiques qu'il faudra administrer en vue d'aider l'économie à résister à la longue et abondante suppuration, etc.

d. On devra surveiller la *cicatrisation ;* pour cela il sera utile de réprimer les bourgeons charnus exubérants en les touchant avec la pierre infernale. On emploiera des bandages et des appareils solides, principalement lorsque la lésion est peu étendue en surface. La durée est alors de huit à dix jours au plus. Les autres degrés exigent plus de temps nécessairement, car il faut d'abord que l'eschare tombe, ce qui n'arrive qu'au bout de plusieurs jours, puis que la plaie se comble et se cicatrise. Dans le sixième degré, l'amputation devient l'ultime ressource.

e. Maintenant, que penser des divers moyens empiriques vantés contre les brûlures? Ils peuvent être bons, sans doute, comme le sont ceux que nous avons indiqués pour les brûlures des deux premiers degrés, lesquelles d'ailleurs peuvent guérir sans traitement; mais dans les autres degrés ils ne sauraient abréger la durée de la maladie, soumise à des périodes déterminées et à peu près invariables. Parmi ces moyens, nous citerons comme méritant la préférence : les embrocations longtemps continuées avec un mélange à parties égales d'*huile d'olive* et d'*eau de chaux ;* des lotions et applications d'une *solution chlorurée* (chlorure de chaux marquant trois degrés mêlé à l'eau dans la proportion de 125 pour 1,000); les *applications de bandelettes* de diachylon, comme dans les cas d'ulcères aux jambes.

Engelures.

Les *engelures* consistent dans les gonflements de nature inflammatoire de la peau et du tissu cellulaire sous-jacent, développés sous l'influence du froid, de brusques variations de l'atmosphère, et se montrant principalement aux mains et aux pieds, parties qui, éloignées du centre de la circulation, sont par là même les plus exposées aux effets des basses températures. Les individus faibles, lymphatiques, scrofuleux sont plus souvent que les autres affectés d'engelures. Elles causent du prurit; elles se dissipent et reviennent à plusieurs reprises; puis restent permanentes : alors les parties envahies sont volumineuses, déformées, et la peau s'excorie, s'ulcère facilement.

Le meilleur *moyen de prévenir* les engelures serait d'éviter le froid. Cela n'étant pas possible, on conseille dans ce but de faire des onctions avec graisse ou glycérine, des lotions aromatiques, des frictions avec la neige, de l'eau-de-vie, le *baume de Fioraventi* ou une *solution d'alun* (eau, 125; alun, 16), etc. — Lorsque le mal s'accompagne d'inflammation et de douleur, on doit appliquer des *émollients*, des topiques saturnés (*eau blanche*). — Enfin si les engelures sont ulcérées, employez les pommades et eaux vantées, le lait virginal, l'*on-*

guent rosat boraté (pommade rosat, 30; borax, 8), le *cérat saturné*. — Les *ulcérations* profondes seront pansées avec de la charpie imbibée d'eau de Goulard, de cérat de Galien ou d'un onguent légèrement digestif. On réprimerait les bourgeons exubérants au moyen du crayon de nitrate d'argent. Les pieds sont-ils le siège de ces engelures, le repos et la position horizontale devront être observés.

Tannes.

On désigne vulgairement sous le nom de *tannes* de petits corps filiformes, d'une demi-ligne à deux lignes de diamètre, formés par une matière grasse, facile à écraser entre les doigts, et qui sont contenus dans les follicules de la peau. L'extrémité cutanée de ces petits corps, que le vulgaire prend pour des vers, est noire ou brune. On les observe principalement sur le nez, le sternum, autour des mamelons et sur d'autres points où les follicules sont très apparents. Il en est qui forment élevure à centre blanchâtre. En les comprimant à leur base entre les doigts, on en fait sortir, outre le petit corps filiforme, une matière grumuleuse blanchâtre. Le nombre des tannes est très variable; tantôt il n'y en a que quelques-unes, tantôt elles sont multipliées; elles compliquent souvent l'acné. — *Évacuer le follicule* par la pression et faire des *lotions alcalines*, voilà tout le traitement.

Kystes de la peau.

Nous savons ce qu'on entend par *kyste* et nous ne reviendrons pas sur l'histoire de cette affection type (II, p. 349). Nous dirons seulement que les *kystes cutanés* consistent dans les follicules hypertrophiés, distendus par l'accumulation du produit de leur sécrétion. Les *tannes*, dont nous venons de parler, peuvent donc être considérées comme des kystes peu développés, avec cette différence que la matière peut s'échapper par le goulot du follicule, tandis que dans les *kystes vrais* de la peau ce goulot est oblitéré, et que l'ampoule folliculeuse, en se distendant, est susceptible d'atteindre, par l'effet d'un travail morbide, le volume d'un pois, d'une amande, d'une noix, d'un œuf même.

Il ne faut pas confondre les kystes avec les loupes; pour les différencier, reportez-vous au paragraphe (p. 444). D'autre part, c'est à tort qu'on appelle *loupes* les petites *tumeurs enkystées* qui se développent si fréquemment au cuir chevelu et que certains individus portent en grand nombre. Elles sont encore fréquentes à la région scapulaire. Des follicules hypertrophiés et remplis d'une matière grasse ou sébacée, voilà ce qui les constitue.

Traitement. — Lorsque les kystes sébacés causent de la gêne ou de la difformité, on peut s'en débarrasser de l'une de ces deux manières : ou bien on ouvre la tumeur, on la vide de son contenu et on en *cautérise l'intérieur*, afin d'enflammer ses parois et de détruire tout travail de sécrétion ultérieur ; ou bien, après une incision demi-circulaire ou cruciale, on la *dissèque* et on l'enlève avec des pinces. Quand il est peu volumineux, le kyste peut s'*énucléer*, c'est-à-dire être arraché tout d'une pièce, sans dissection.

Cette petite opération pratiquée au cuir chevelu n'est pas dépourvue de tout danger, non par elle-même, étant simple, de courte durée et exempte d'hémorrhagie ; mais parce que la petite plaie peut se compliquer d'érysipèle et d'accidents cérébraux. A cause de cela, la cautérisation doit être préférée à l'avulsion, mais hâtons-nous d'ajouter que les progrès de l'antisepsie chirurgicale ont mis fin à tout danger dans ces sortes d'opérations.

Verrues

Petites excroissances cutanées, indolentes, d'une certaine consistance, sessiles ou pédiculées, ordinairement implantées dans l'épaisseur du derme au moyen de filaments blanchâtres, denses, à demi-fibreux. Les verrues sont fréquentes sur la face dorsale de la main. — Pour les détruire, on les coupe jusqu'au vif, puis on *cautérise* avec l'acide nitrique (eau-forte). Le sang qui s'en échappe n'a aucune propriété contagieuse, contrairement à ce que croit le vulgaire.

Cors, oignons, durillons, callosités.

Le *cor* est une excroissance en forme de clou dont la tête est tournée vers l'extérieur et dont la pointe s'enfonce dans la peau, la traverse quelquefois, et pénètre jusqu'aux enveloppes fibreuses articulaires. Nous ne dirons rien des causes et du siège connus des cors. — On sait les douleurs qu'ils causent en comprimant les nerfs voisins, surtout l'été quand les tissus se gonflent ou que le temps va changer. — Le *traitement* n'est que palliatif. On *ramollit* le cor en le couvrant de cataplasmes, d'un morceau de sparadrap ou de *papier chimique ;* puis on enlève couche par couche, au moyen d'un rasoir, les parties saillantes, jusqu'à ce que la sensibilité et la teinte rosée avertissent de ne pas aller plus loin. S. Cooper prétend que l'emplâtre suivant est infaillible (gomme ammoniaque, 60 ; cire jaune, 60; vert-de-gris, 24). Si le cor n'a pas entièrement disparu dans l'espace de quinze jours, il faudra y appliquer un nouvel emplâtre. On a vanté beaucoup d'autres remèdes emplastiques plus ou moins émollients ou résolutifs.

L'*extirpation* et la *cautérisation* sont les seuls moyens curatifs; mais encore le mal est-il suivi de repullulation quand le cor n'a pas été entièrement enlevé ou détruit, ce qui a lieu très souvent, outre que d'autres inconvénients sont attachés à ces opérations. — Les cors diminuent, disparaissent quelquefois sous l'influence du repos prolongé et de l'usage de chaussures larges et souples.

L'*oignon* est une espèce de cor à plusieurs pointes implanté dans le tissu cutané, qui paraît ramolli, tuméfié, rougeâtre ; il paraît constitué par des lames ou feuillets épidermiques semblables à des pelures d'oignon. Cette production morbide a pour siège d'élection le côté interne de l'articulation du gros orteil après le premier métatarsien. — Le *traitement* des cors est applicable ici. Ramener le gros orteil en dedans, c'est-à-dire l'éloigner du deuxième orteil, afin de s'opposer à la saillie de la tête du premier os du métatarse.

Le *durillon*, simple épaississement de l'épiderme, ne se prolonge pas en pointe ; quand on le coupe, on n'y aperçoit point de granulations, comme dans les cors. Il se montre à la plante des pieds, au talon, à la paume de la main, etc. On se borne à racler le durillon avec l'instrument tranchant ou la lime, après l'avoir ramolli ; si l'on constatait la présence du pus au-dessous, on le fendrait avec le bistouri pour évacuer le petit abcès, ce qui soulagerait immédiatement.

La *callosité* est un épaississement de l'épiderme soumis à un frottement prolongé. La face palmaire des mains des ouvriers qui manient le marteau, etc., est couverte de callosités.

Tumeur érectile.

Cette maladie est celle des vaisseaux capillaires plutôt que de la peau. (V. *Maladie des vaisseaux capillaires.*)

Noli me tangere.

Ce titre en latin veut dire *ne me touche pas*. Ainsi désigne-t-on une des formes du cancer, le *cancroïde*, *cancer épithélial*, se développant ordinairement au visage, sur les joues, les lèvres, sous forme d'ulcérations ou de boutons rouges, durs, à base large et à sommet peu élevé. Un prurit brûlant excite continuellement à y porter le doigt ; le sommet du bouton est arraché, ainsi que la croûte qui le remplace ; et celle-ci laisse à découvert une érosion à bords élevés, à fond grisâtre, sanguinolent ou fongueux, qui ne tarde pas à faire des progrès.

Comme *traitement*, tant que le mal reste stationnaire, ne pas y toucher ; mais dès qu'il tend à progresser, l'*enlever* avec l'instrument tranchant, ou le détruire à l'aide d'applications *caustiques*, telles que les pâtes arsenicales, la pâte Cancoin, etc. (V. *Cancer*.)

Pustule maligne.

Charbon, charbon bénin.

A. La *pustule maligne* est une maladie virulente et infectieuse des animaux (V. *Charbon*), qui se transmet à l'homme par contagion sous la forme d'une pustule ou d'un œdème, comme il suit. La petite tumeur est de nature gangréneuse, différant du charbon, déjà étudié, en ce que, dans ce dernier les phénomènes généraux précèdent la formation de la tumeur, tandis qu'au contraire, dans la pustule maligne la vésicule gangréneuse apparaît la première, et que c'est d'elle que dérivent ensuite tous les accidents (1).

La pustule maligne est donc due à un virus ou à un agent toxique. Elle peut, croit-on, se développer spontanément chez les animaux, où son élément constitutif consiste en *bactéries*, mais elle ne se transmet de ceux-ci à l'homme que par contact médiat ou immédiat contagieux. Les individus qui soignent les animaux surmenés, charbonneux ou malades d'épizootie, ceux qui travaillent leurs dépouilles, sont particulièrement exposés à contracter cette maladie ; la piqûre d'un insecte qui vient de sucer le sang de ces mêmes animaux, la communique assez souvent. Le sang d'un animal charbonneux, répétons-le, doit sa propriété contagieuse et infectieuse à la présence de *bactéries*, lesquelles ne sont autre chose qu'une algue infusoire habitant le sang des animaux morts du *charbon*.

B. *Symptômes*. — A l'endroit où le virus a été en contact avec la peau (le plus souvent c'est au visage, aux mains), apparaît un point semblable à une morsure de puce et qui cause de la chaleur et du prurit ; bientôt s'élève une petite phlyctène qui s'ouvre, et sous laquelle se montre un petit tubercule livide du volume d'une lentille. L'aréole entourant cette légère tuméfaction s'étend, prend une couleur brune ; puis douleur, cuisson et gonflement augmentent. Il se forme de nouvelles phlyctènes ; le tubercule se transforme en une tache qui jaunit, noircit, devient *gangréneuse*. Le mal gagne le tissu

(1) Voir l'art. *Charbon*, t. II, p. 435.

cellulaire et les parties profondes ; l'eschare paraît comme déprimée au milieu des tissus engorgés.

Pendant que ces symptômes *locaux* parcourent leurs diverses périodes, d'autres, *généraux*, plus redoutables, se déclarent par suite de l'absorption du virus ou de la prolifération microbienne, et l'empoisonnement de l'économie est produit : surgit une réaction fébrile, de l'adynamie, de la prostration, enfin des phénomènes ataxo-adynamiques, bientôt suivis de mort. Le sang de l'infecté est diffluent, peu fibrineux, noir. Dans les cas où la guérison a lieu, une réaction de bonne nature apparaît : l'eschare gangréneuse diminue, et les symptômes adynamiques sont remplacés par des phénomènes d'une réaction plus franche.

C. Traitement. — Dès qu'on soupçonne la nature de la vésicule charbonneuse (*bouton malin*) et même s'il y a doute, on doit la *diviser* et *cautériser* avec le fer rouge ou avec la pâte de Vienne, le chlorure d'antimoine, le nitrate d'argent, un acide quelconque. On maintient ensuite sur la partie tuméfiée des *antiseptiques,* de la charpie, des compresses imbibées d'eau-de-vie camphrée, de décoction de quinquina ou de vin aromatique.

A l'intérieur, administrez des *toniques*, le quinquina, le camphre, l'acétate d'ammoniaque, etc., à doses en rapport avec l'intensité des symptômes d'adynamie.

Onyxis.

Ongle incarné, ongle rentré dans les chairs.

A. Beaucoup d'auteurs ont parlé des *maladies des ongles*, oubliant que ces parties ne sont pas vivantes. Les ongles sont susceptibles de se ramollir, de se déformer, mais cela est l'effet d'une altération de la matrice onguénale, tout comme il ne faut considérer que le bulbe pilifère lorsque les cheveux sont malades.

Toutes les inflammations de la matrice de l'ongle peuvent produire la chute de celui-ci. Or, ces inflammations sont de *cause* interne ou externe, dues dans le premier cas à certains états maladifs de l'économie, à la constitution scrofuleuse ; dans le second cas aux contusions, écrasements, plaies, etc. L'ongle tombé repousse ordinairement, à moins que le mal n'ait détruit le tissu qui en sécrète la matière. Suivant le degré de profondeur et d'étendue de l'altération, il repousse plus ou moins déformé, ou même il ne se reproduit plus.

B, *L'ongle incarné*, rentré dans les chairs, est fréquent aux orteils, en raison de la pression continue qu'éprouvent ces organes. Irrités par le bord onguéal, les tissus se gonflent, et il semble alors que l'ongle soit réellement au milieu des chairs; mais avec de l'attention on s'aperçoit que ce sont celles-ci qui s'élèvent, plus ou moins tuméfiées et fongueuses. Grâce au repos, à l'usage de larges chaussures, la maladie peut s'améliorer considérablement, presque disparaître; néanmoins la guérison radicale ne s'obtient que par l'art chirurgical.

C. Traitement. — Il y a plusieurs manières de traiter cette affection douloureuse. (V. les *Traités de médecine opératoire.*) La plus simple consiste à calmer d'abord l'inflammation au moyen du *repos*, de topiques *émollients ;* puis à introduire quelques brins de charpie ou des petits rouleaux de diachylon profondément sous l'ongle, entre le bord de cette partie et les chairs irritées. On augmente progressivement le volume de la petite mèche; et lorsque les chairs ont été suffisamment refoulées en dehors, on les *cautérise* légèrement avec le nitrate d'argent pour obtenir la cicatrisation. A l'exemple de Dupuytren, Velpeau arrachait l'ongle. Nous avons vu faire cette opération avant l'emploi de l'anesthésie ; c'était horrible comme douleur. Maintenant elle se pratique sans que le malade endormi s'en aperçoive.

CLASSE III.

PATHOLOGIE DES ORGANES DE REPRODUCTION

Les maladies qui frappent les appareils de reproduction forment deux groupes distincts, suivant qu'elles se présentent chez l'homme ou chez la femme.

SECT. Ire. — PATHOLOGIE DES ORGANES GÉNITAUX DE L'HOMME

On doit considérer cet ordre de maladies suivant qu'elles sont indemnes de virulence ou entachées de syphilis.

CHAP. Ier. — MALADIES NON VIRULENTES.

Nous conformant à l'ordre anatomique (I, p. 145), nous passerons successivement en revue les maladies du scrotum, des testicules, du cordon spermatique ; puis des vésicules séminales et conduits éjaculateurs; enfin celles de la prostate, de la verge et de l'urèthre.

Ce sont là des affections bien déterminées. Mais il en est de bien plus difficiles à classer : telles le priapisme, le satyriasis, l'impuissance et la stérilité.

Rappelons, à cette occasion, qu'en matière de pathologie, aucune classification médicale ne repose sur une base commune, et que les affections n'ont d'autre lien d'attache que de pouvoir se rapporter à un système organique plus ou moins délimité, lequel constitue, en compagnie des autres, le bloc à la fois *un* et multiple appelé le corps humain.

§ Ier. — Maladies du scrotum.

Nous avons ici à traiter des varices, des dartres, des plaies, sous les titres suivants : *œdème*, *cirsocèle*, *prurit*.

Œdème du scrotum.

L'*œdème du scrotum* consiste dans une hydropisie sous-cutanée des bourses. Cette affection nous renvoie tout d'abord aux pages où sont décrits l'hydropisie (II, p. 310) et l'œdème (II, p. 444), considérés sous le rapport général. Il s'agit ici d'un genre de tuméfaction ou de développement du scrotum, dû à un épanchement de sérosité dans les mailles lâches du tissu cellulaire, épanchement tel, souvent, qu'il englobe et fait disparaître la verge. Tout cela n'est, en réalité, qu'un phénomène d'hydropise, hydropisie scrotale. L'épanchement s'opère souvent jusque dans la tunique vaginale ; alors l'œdème est compliqué de *cirsocèle*. — Pronostic sans gravité. Traitement relevant de celui des hydropisies en général (II, p. 312, *F*).

Cirsocèle.

La *cirsocèle* désigne, en chirurgie, les varices du scrotum ; *varicocèle*, au contraire, veut dire cordon spermatique variqueux. (V. ci-après.)

La dilatation variqueuse du scrotum est assez rare chez les jeunes gens, grâce à la force contractile des téguments dans le jeune âge. Mais c'est différent chez les vieillards, dont la laxité, la flaccidité des bourses ne saurait maintenir au point la circulation scrotale. Tantôt la cirsocèle occasionne cette laxité, tantôt elle en est l'effet.

Au reste, il s'agit d'une affection légère, à laquelle il n'y a à opposer que le port du *suspensoir*, et celui-ci est d'un usage d'autant plus urgent qu'eux-mêmes les testicules sont pendants et que, battant les cuisses dans l'exercice de la marche, de l'équitation, etc., ils sont exposés à l'engorgement et à l'inflammation.

Prurit du scrotum.

Il nous suffit de renvoyer le lecteur à l'article Prurigo (p. 382), notamment à l'alinéa marqué *b.* de la page 384.

§ II. — Maladies des testicules et du cordon spermatique.

Organes d'une importance exceptionnelle, les testicules éprouvent des troubles égaux à la grandeur de leur rôle. Leurs affections ont trait non seulement à leur organisation intime, mais au cordon qui les soutient et recèle leur canal d'excrétion.

Maladies du cordon spermatique.

La *varicocèle* et la *névralgie* sont les deux états morbides affectant le cordon spermatique.

Varicocèle.

La *varicocèle* est une dilatation variqueuse des veines du cordon spermatique. Ces varices forment comme des renflements pâteux, noueux, qui partent du bord supérieur du testicule et s'étendent de bas en haut, le long du cordon, jusqu'au niveau de l'orifice inférieur du canal inguinal, pour se prolonger quelquefois jusque dans la région lombaire. Elles sont plus ou moins accentuées, selon la température, les fatigues, la durée de la station. Quoique à peine sensibles sous la pression digitale, elles causent des douleurs sourdes lorsque le testicule n'est pas soutenu. Elles se font sentir jusque dans les lombes, en suivant le plexus spermatique (I, p. 97, *E*). Souvent il existe en même temps une dilatation des veines du scrotum. (V. *Cirsocèle.*)

La varicocèle est fort incommode, mais point grave. Pourtant, elle peut amener une certaine altération du tissu cellulaire.

Traitement. — Il n'est que palliatif. Avant tout porter un suspensoir. Applications de topiques astringents, toniques (solutions de muriate d'ammoniaque). Combattre la constipation.

On a proposé la cure radicale par le moyen d'opération chirurgicale.

Névralgie du cordon spermatique.

Cette affection se confond avec la névralgie testiculaire, à laquelle nous renvoyons le lecteur.

§ III. — Maladies des testicules.

Nous trouvons ici l'*orchite* (inflam.), le *sarcocèle* (cancer), la *névralgie*, la *spermatorrhée* (pertes de sperme), la *cryptorchidie* et la *monorchidie* (descente incomplète), l'*hydrocèle* (hydropisie de la tunique vaginale).

Orchite.

L'*orchite* (de *orkis*, testicule) est l'inflammation du testicule. — Cette maladie peut être produite par différents genres de *causes*: soit violences extérieures, contusions, équitation; soit *métastase*, c'est-à-dire inflammation des parotides disparaissant subitement pour se porter sur les testicules; soit simple irritation du canal de l'urèthre, causée par l'introduction d'une sonde.

Mais l'orchite la plus fréquente est celle due à la blennorrhagie, et c'est d'elle qu'il est question ici.

A. Symptômes. — L'orchite qui se déclare chez l'individu affecté de blennorrhagie débute par une douleur vive, profonde, dans un testicule, retentissant jusque dans la région lombaire, en suivant le cordon spermatique et les nerfs du plexus de même nom. Il se manifeste du gonflement, de la chaleur; le scrotum prend du volume, devient très gros, dur; dureté comme élastique, douloureuse à la pression. Voilà donc une tumeur formée par le testicule enflammé, avec gonflement des tissus qui l'enveloppent; un épanchement séreux existe aussi dans la tunique vaginale. Les douleurs sont très vives, dues à l'étranglement du testicule par la tunique albuginée, qui lui forme comme un cercle inextensible.

L'orchite offre des caractères un peu différents, suivant qu'elle est indépendante ou non de la blennorrhagie. Dans l'*orchite blennorrhagique* (vulgairement *chaudepisse tombée dans les bourses*), le *processus* inflammatoire va de l'urèthre au testicule par continuité de tissus, en laissant des traces de son passage dans le canal déférent et l'épididyme, ou bien encore il peut se transporter par métastase dans quelque autre organe.

Toujours est-il que dans cette forme spécifique, l'*épididyme et le canal déférent sont tuméfiés ;* ce dernier surtout se montre augmenté de volume, dur, au milieu du cordon, tandis que dans l'orchite par cause externe, traumatique, l'inflammation commence primitivement dans le corps du testicule, qui augmente seul de volume et semble effacer l'épididyme et le canal déférent.

B. L'orchite est ordinairement simple, c'est-à-dire n'affecte qu'un seul testicule ; mais l'inflammation passe facilement d'une glande à l'autre.

Elle arrive promptement à son maximum d'intensité et ne disparaît ensuite que lentement. Elle se termine le plus souvent par résolution ; mais ce n'est qu'au bout de vingt-cinq, trente, quarante, soixante jours que celle-ci est complète, encore que l'épididyme reste des mois, quelquefois même des années plus gros qu'à l'état normal, mais sans douleur. L'orchite peut se terminer encore par l'*état chronique ;* de là naît l'*engorgement inflammatoire*, le *squirrheux*, le *tuberculeux*, chez les sujets prédisposés à ces diathèses.

C. Traitement. — Antiphlogistiques au début, plus tard, *résolutifs* et autres moyens, suivant certaines indications particulières. Donc, appliquez douze, quinze, vingt *sangsues*, sur la partie douloureuse, qui est très gonflée ; on débuterait même par une *saignée*, s'il s'agissait d'un sujet fort et sanguin. Après la chute des sangsues, le malade se plongera dans un bain ou un demi-bain, et il y reviendra plus d'une fois au besoin. Tenir constamment appliqué sur le scrotum un *cataplasme émollient. Suspensoir* pour soutenir le testicule. Boissons *délayantes*. Position horizontale. Un ou deux *laxatifs* (huile de ricin ou eau de Sedlitz ou de Pullna) secondent ces moyens.

Quand les accidents aigus ont cédé, c'est le moment de recourir aux *résolutifs*, comme *pommade mercurielle* en onctions, ou *emplâtre de Vigo*. Il se forme un peu d'épanchement de sérosité dans la tunique vaginale. On peut alors donner issue au liquide au moyen de piqûres de lancette sur les points les plus fluctuants, pratique excellente pour hâter la résolution. Les chirurgiens timides ne l'adopteront peut-être pas, craignant de léser le testicule ; mais lors même que cela a lieu, l'effet désiré n'en a pas moins lieu, sans que le moindre accident se déclare. (Velpeau.)

D. D'après cette supposition erronée que la *chaudepisse est tombée dans les bourses* (explication assez naturelle, puisque quand le testicule se prend l'écoulement uréthral disparaît), on a pensé qu'il fallait rappeler au canal cet écoulement virulent. Mais c'est une double erreur. La phlegmasie du testicule survient par l'extension de l'uréthrite, et toutes les deux cèdent en même temps.

L'orchite *chronique* produit le plus souvent un épaississement de la tunique albuginée; le sperme est, dans certains cas, sanguinolent et probablement sans vertu prolifique; de là stérilité.

Les antisyphilitiques sont inutiles. On y aurait recours s'il s'agissait d'une orchite survenue dans le cours d'une syphilis constitutionnelle, ce qui s'appellerait *testicule vénérien*. (V. *Syphilis.*)

Sarcocèle.

Engorgements testiculaires.

A. Le *sarcocèle* (de *sarx*, chair, et *kélê*, tumeur) est un *engorgement du testicule*, chronique, formant tumeur dure, pesante, peu sensible à la pression. Cette dénomination s'applique à diverses espèces morbides, soit à une tuméfaction inflammatoire pure, soit à une tumeur scrofuleuse, tuberculeuse, cancéreuse ou syphilitique. Or, distinguer ces divers états pathologiques les uns des autres, ce n'est pas toujours chose facile ; c'est pourtant chose importante. Pour préciser le diagnostic, il faut avoir égard aux causes, à la marche de l'affection, à la forme de la tumeur, à la constitution du sujet, etc. Exemples :

a. L'*engorgement inflammatoire* du testicule succède ordinairement à une orchite aiguë qui, soit effet d'un traitement incomplet, d'écarts de régime ou de l'idiosyncrasie du sujet, s'est terminée par l'état *chronique*. L'organe peut rester longtemps plus volumineux qu'à l'état normal ; il tend cependant à diminuer sous l'influence du repos, de pommades et emplâtres fondants. — On doit soutenir le testicule au moyen du *suspensoir*.

b. L'*engorgement vénérien* (*testicule vénérien*) est dû à la syphilis constitutionnelle ; il succède à l'orchite blennorrhagique compliquée de chancre, ou bien il débute sourdement chez les individus qui offrent les accidents de la vérole. (V. *Syphilis.*) Toujours est-il que ce gonflement testiculaire n'a aucune tendance à disparaître, à moins qu'on ne mette en usage le *traitement antivénérien*, qui seul peut en opérer la résolution.

c. L'*engorgement tuberculeux* se développe chez les sujets empreints d'une cachexie scrofuleuse, par suite de froissements sur les bourses, de violences extérieures ou d'orchite. Dans cette espèce, la tumeur offre presque toujours une surface inégale, bosselée ; au bout d'un temps variable, mais en général long, une ou plusieurs élévations augmentent de volume, se ramollissent et se convertissent en abcès, lequel fournit un pus de matière tuberculeuse ramollie. Après l'élimination de cette matière, le malade guérit, à moins qu'il n'ait des tubercules dans d'autres organes. — On traite l'engorgement testiculaire tuberculeux par les cataplasmes et les topiques *fondants*, en même temps qu'on emploie à l'intérieur les *amers*, les *toniques*, les *antiscrofuleux*. Sa durée est extrêmement longue : on peut être obligé d'enlever le testicule (*castration*).

B. L'*engorgement cancéreux* constitue le *sarcocèle* proprement dit. Comme il s'agit d'un squirrhe ou d'une tumeur encéphaloïde, nous ne pouvons mieux faire que de renvoyer le lecteur à l'article *Cancer* (II, p. 330). Le cancer du testicule peut succéder à toutes les maladies précédentes : l'organe est volumineux, dur, et le siège de douleurs lancinantes ; la maladie résiste à tout, tend à s'accroître sans cesse, à envahir le cordon et à se généraliser. — Il faut donc ici avoir recours à la *castration*, sans trop tarder.

Spermatorrhée.

Pertes séminales. — Pollutions.

Le mot *spermatorrhée* peut être appliqué à toute perte de sperme, mais il est question surtout de celle qui se manifeste pendant le sommeil (*pollutions nocturnes*), ou par un effet mécanique, comme réplétion du rectum, ou efforts de défécation (*pollutions diurnes*), sans être provoquée par une maladie. — Quant aux pertes séminales par excès de coït et des plaisirs solitaires, elles ont des conséquences qui ont été étudiées à l'art. *Onanisme*, II, p. 48.

A. Pollutions nocturnes involontaires. — Elles ont lieu pendant le sommeil, sont toniques ou atoniques, suivant l'état général ou local qui les provoque. — Les pollutions *toniques* entraînent l'idée de pléthore spermatique, de faculté génésique accentuée par suite d'une longue continence. Elles sont idiopathiques dans ces circonstances, mais peuvent être symptomatiques, soit d'une maladie du testicule, soit d'affections diverses, réagissant directement ou indirectement sur les glandes spermatiques ou sur les vésicules séminales. Ainsi, une éruption à la verge, des oxyures dans le rectum, une irritation du canal de l'urèthre, la constipation, la réplétion de la vessie ou du rectum, des hémorroïdes, voire un rhumatisme ambulant, peuvent provoquer les vésicules séminales à se contracter et chasser le liquide spermatique qu'elles contiennent. De là, production de rêves lascifs qui rappellent la réalité.

Les pollutions *atoniques* sont celles résultant d'un état d'asthénie, de faiblesse des organes génitaux, préparé de longue main par des excès de coït ou de masturbation.

Les pollutions nocturnes sont généralement précédées par des rêves érotiques, et provoquées par un attouchement involontaire, un frottement instinctif. Le décubitus dorsal, la mollesse du lit, toutes les causes qui excitent l'imagination en favorisent le retour. Mais il y a cette différence très grande entre les pollutions *toniques* et les *atoniques*, que les premières obéissent à une excitation mentale plus ou moins énergique, sont précédées d'un état d'érection assez prononcé, et accompagnées d'un sentiment voluptueux plus ou moins vif, tandis que les secondes cèdent à la moindre excitation, sans donner lieu à l'érection du pénis, ni à la sensation ordinaire de l'éjaculation spermatique. En outre, dans le premier cas, la liqueur séminale est épaisse, riche en zoospermes, dardée avec force; tandis que, dans le second cas, elle est plus fluide, moins abondante, presque dépourvue d'animalcules, et sort comme en bavant du canal uréthral.

Il existe des spermatorrhées dans lesquelles le sperme, au lieu d'être chassé au dehors, se dirige et verse dans la vessie; ces cas ont lieu, par exemple, lorsqu'il existe un rétrécissement de l'urèthre en avant de la portion prostatique, ou que la prostate, gonflée, déformée, imprime aux conduits éjaculateurs une direction inverse de la normale. L'individu, dans ce cas, quoique non impuissant, peut être frappé de stérilité.

B. Pollutions diurnes involontaires. — Celles-ci se produisent dans l'état de veille. Essentiellement *atoniques*, elles ont lieu presque sans que l'individu s'en aperçoive, la liqueur séminale s'écoulant en même temps que l'urine ou que s'opère la défécation et pour ainsi dire au fur et à mesure qu'elle est sécrétée. Ni érection, ni sentiment de plaisir, ni ce mouvement convulsif des muscles du périnée qui chasse le sperme en produisant un plaisir *sui generis*. Cet état peut être dû aux excès de copulation et de masturbation, mais il est plutôt lié à des maladies des organes génitaux, comme par exemple une inflammation de la prostate ou des vésicules séminales, un rétrécissement de la dernière portion de l'urèthre, etc. (Lallemand). Dans ces cas, d'ailleurs rares, la liqueur spermatique est pauvre en zoospermes, et il y a en même temps *impuissance* et *stérilité*.

Il ne faut pas prendre pour du sperme le liquide transparent et filant qui, dans certaines circonstances d'excitation, même mentale, sort par le méat urinaire : ce liquide est du mucus fourni par la prostate ou par l'urèthre. Cette méprise a inquiété plus d'un malade. Quelques-uns ont été pris de troubles nerveux, par la seule crainte d'être victimes d'une spermatorrhée.

Les pertes séminales produisent des effets qui varient suivant qu'elles sont volontaires ou involontaires. — Nous venons d'étudier les effets des premières; passons aux secondes.

Les pollutions *involontaires*, c'est-à-dire celles qui se produisent pendant le sommeil chez les sujets vigoureux ou ceux voués à la continence (pollutions *toniques*), sont sans inconvénient; au contraire, loin de fatiguer, d'être nuisibles, elles rendent le corps et l'esprit plus dispos. Il faut toutefois qu'elles restent modérées, car si elles se répètent trop souvent, étant alors dues à irritation des organes génitaux, due elle-même à des hémorroïdes, à des oxyures dans le rectum, à des calculs vésicaux, à l'orchite, etc., elles peuvent habituer ces organes à leur reproduction et devenir source de pertes *atoniques*, qui pourraient passer à l'état de pollutions *diurnes*. Or, voici résumées les conséquences de celles-ci.

Les *pollutions diurnes* se manifestent ordinairement lors de l'émission de l'urine ou de la défécation : elles sont souvent méconnues, quoiqu'elles produisent des accidents sérieux; ceux-ci consistent en amaigrissement, pâleur, faiblesse, énervement, perte de la mémoire, de la gaieté et du sommeil, divers accidents nerveux, sans compter les affections de la moelle épinière, le *tabès*, etc. On s'efforce de trouver une cause matérielle à ces désordres fonctionnels ; on les attribue au hasard à divers états morbides, tels que gastrite, encéphalite, anévrisme, hépatite, etc.; on leur oppose toutes sortes de traitements, mais c'est en vain : le malade reste plongé dans un dédale de maux qui empoisonnent son existence, jusqu'à ce que le marasme survienne, ou qu'un médecin physiologiste découvre la source du mal en interrogeant le malade, qui accuse la sensation d'un petit mouvement convulsif, voluptueux, vers l'anus à la fin du jet urinaire. Alors, en examinant les urines au microscope, on y décèle la présence d'animalcules spermatiques, ou de petites granulations, accusant la liqueur séminale.

C. Traitement.— Lorsque les pollutions dépendent d'une continence rigoureuse, d'un tempérament ardent, il faut avoir recours, pour les modérer, à un régime doux et rafraîchissant; bains tièdes, *lotions froides* répétées sur les organes génitaux, et surtout éloignement des causes d'excitation érotique. Le *mariage* peut mettre un terme aux pertes nocturnes disposées à devenir chroniques. — Mais il n'existe aucun médicament qui ait la propriété spéciale de calmer le feu des passions, de modérer la sécrétion spermatique. Le *nénufar*, le camphre, etc., ont joui de cette réputation, mais elle n'est rien moins que fondée. La *belladone*, la *lupuline*, etc., passent, avec plus de raison, pour des calmants de l'éréthisme nervoso-génital.

Si la spermatorrhée est due à un état de faiblesse, à l'épuisement, si elle est passive, en un mot, prescrivez les *analeptiques* (viandes rôties et vins généreux), les *toniques*, le séjour à la campagne, les soins hygiéniques généraux, et avant tout la *continence*. Les *bains de mer*, les *bains sulfureux* sont très utiles dans ces cas. Il va sans dire qu'on se hâtera de combattre les causes présumées de l'affection, comme maladies des organes génito-urinaires, mauvaises habitudes, etc.

Quant aux pollutions *diurnes*, les plus graves et les plus rebelles, elles réclament aussi *toniques* et bains froids, etc. Étant fréquemment la conséquence d'une maladie de l'urèthre, de la prostate ou des vésicules séminales, c'est contre l'affection primitive qu'il faudra diriger le traitement, s'il y a lieu. Lallemand (de Montpellier), à qui l'on doit un travail remarquable sur les pertes séminales involontaires, a employé avec succès, dans ces cas, la *cautérisation* de la région prostatique de l'urèthre par le nitrate d'argent, porté dans le canal au moyen d'un porte-caustique de son invention.

Névralgie du testicule. — Névralgie ilio-scrotale.

Affection caractérisée par une douleur vive, lancinante du testicule, s'étendant au cordon spermatique, à l'hypogastre, quelquefois jusque dans les lombes. — *Causes* inconnues. Elle a paru cependant se manifester plus souvent à la suite de blennorrhagies que dans toute autre circonstance.

Le testicule, quoique très douloureux, conserve son volume ordinaire ; la moindre pression augmente la douleur, qui se calme quand le patient garde la position horizontale. Le malade est gêné dans ses mouvements, dans la marche ; il a de l'inappétence, de la constipation, quelquefois des envies de vomir au cours d'accès violents ; il est énervé, sans énergie. L'affection dure longtemps ; est extrêmement pénible, surtout par l'abattement, le découragement, la misanthropie qu'elle produit, car on a vu des malades réclamer l'ablation de l'organe, d'autres s'abandonner au penchant pour le suicide.

Traitement. — Un grand nombre de moyens ont été proposés, aussi peu efficaces les uns que les autres. Ce sont les liniments narcotiques, le vésicatoire, la glace en topique. A l'intérieur, les pilules de Meglin, le quinquina, l'opium, les bromures. On est allé jusqu'à appliquer le moxa sur le cordon et même enlever le testicule. Antisyphilitiques, si indication il y a.

Cryptorchidie. — Monorchidie.

Lorsque les testicules ne sont pas venus occuper leur place normale dans le scrotum avant ni après la naissance, il y a ce qu'on appelle *cryptorchidie* (de *cruptos*, caché, *orchis*, testicule); si un seul manque, c'est la *monorchidie*. Ce vice de conformation dépend d'une disposition héréditaire ou d'affections inconnues.

Les testicules existent bien, mais ordinairement comme atrophiés; seulement ou ils se sont arrêtés en un point de la paroi abdominale, ou du canal inguinal, ou ils sont descendus sur le périnée, en avant de l'anus. Quoi qu'il en soit, les sujets cryptorchidiques sont faibles, impuissants et stériles, leur système pileux est peu développé.

Si un seul testicule est descendu dans le scrotum, l'autre étant resté dans l'abdomen ou arrêté dans l'anneau inguinal (*monorchidie*), le testicule arrêté dans sa marche peut descendre plus tard, ouvrir passage à une hernie inguinale ou suivre la descente herniaire des intestins dans le scrotum.

Rien à faire.

Hydrocèle.

L'*hydrocèle* (de *hudor*, eau, et *kêlê*, tumeur) est l'épanchement de sérosité dans l'enveloppe séreuse d'un ou des deux testicules. Ce mot est impropre, car, étymologiquement, il peut s'appliquer à d'autres tumeurs de même espèce. C'est donc de l'*hydropisie de la tunique* vaginale qu'il s'agit, et vu la disposition de celle-ci (I, p. 146), l'hydrocèle peut être considérée comme l'*hydropisie du scrotum*. Elle est presque toujours idiopathique, dépendante d'elle-même et consistant en une hyperdiacrisie dont les causes sont ordinairement des violences extérieures, l'orchite, etc.

A. Symptômes. — En s'accumulant dans la tunique vaginale, la sérosité distend cette membrane, partant le scrotum, lequel forme bientôt une tumeur oblongue, piriforme, plus volumineuse en bas qu'en haut, et dont le testicule (car un seul est ordinairement engagé) occupe la partie inférieure, postérieure et interne. En attirant à elle la peau du pénis, cette tumeur fait pour ainsi dire disparaître la verge. Elle est fluctuante, indolente, sans changement de couleur à la peau, diaphane, je veux dire que si on la place entre l'œil et une lumière artificielle plus vive que celle du milieu où l'on se trouve, on y constate de la transparence, à moins toutefois que la tunique vaginale ne soit devenue épaisse, cartilaginiforme même, car cela se voit quelquefois. Mais lorsque ce caractère de diaphanéité manque, les autres phénomènes ne permettent pas de commettre une erreur de diagnostic. Quoi qu'il en soit, il importe de savoir : *a.* que l'hydrocèle peut se compliquer de hernie intestinale ; *b.* que son opacité peut être due à la présence d'anses d'intestins ou d'une masse d'épiploon ayant pénétré dans sa cavité ; *c.* qu'elle peut encore dépendre de ce que le liquide épanché, étant mêlé de sang ou de fausses membranes, est devenu opaque de ce fait.

Néanmoins, dans le plus grand nombre de cas, on trouve la *transparence* plus ou moins accusée, ce qui est le caractère positif de la maladie. La tumeur ne diminue pas sous la pression, à moins qu'il ne s'agisse d'une hydrocèle congénitale. Pourquoi cette exception ? parce que l'hydrocèle formée avant la naissance laisse libre la communication existant entre la cavité de la tunique vaginale et celle du péritoine, celle-ci s'étant produite lors de la descente du testicule dans les bourses.

L'hydrocèle peut être une maladie incommode et disgracieuse par son volume, mais ne présente aucune gravité.

B. Traitement. — Quand l'hydrocèle est récente, due à une simple irritation sécrétoire de la tunique vaginale, on peut en obtenir la guérison au moyen d'applications émollientes ou plutôt *astringentes*, de frictions mercurielles, de diurétiques et de *purgatifs*, pour hâter la résorption du liquide épanché. Mais presque toujours il s'agit d'une *hydrocèle chronique;* or celle-ci ne peut être guérie qu'à la condition qu'on aura donné issue à la sérosité et changé le mode de vitalité de la surface exhalante.

C'est donc à l'*opération* chirurgicale qu'il faut recourir. Elle consiste à faire une *ponction*, c'est-à-dire à plonger un trois-quarts dans la tumeur, en prenant bien garde de ne pas blesser le testicule ; à faire sortir le liquide par la canule ; puis, sans désemparer, injecter dans la cavité de la tunique vaginale un liquide irritant, soit du vin chaud à 34°, soit, ce qui est préférable, de la *teinture d'iode* mitigée d'eau ; on laisse le mélange en contact avec la séreuse jusqu'à ce qu'il détermine des douleurs (deux ou trois minutes), afin d'irriter la poche séreuse et de provoquer son *inflammation adhésive.* Deux ou trois jours après l'injection, il survient un engorgement inflammatoire des enveloppes du testicule. Cet engorgement se résout peu à peu, sous l'influence du repos et des topiques astringents.

Lorsque la tunique vaginale est épaissie, devenue cartilagineuse, l'injection irritante ne réussit pas : il faut alors *inciser le kyste*, le faire suppurer, ou bien *l'enlever* par dissection. — Tout cela demande des connaissances anatomiques exactes, et fait partie du domaine chirurgical.

§ IV. — Maladies de la prostate.

Quoique la prostate soit une pièce de l'appareil générateur, nous avons dû en ranger les maladies parmi celles de l'appareil urinaire, attendu qu'elles troublent beaucoup plus les fonctions de même nom que les spermatiques.

§ V. — Maladies de la verge.

L'organe génital appelé *verge* est formé de divers tissus ou parties distinctes qui peuvent devenir malades isolément; nous ne considérerons néanmoins dans cet organe, sous le rapport pathologique, que le *pénis* et le canal de l'urèthre, celui-ci considéré en ce moment comme servant à l'excrétion de l'urine, non à l'excrétion du sperme. (Voir ci-après.)

Donc les maladies spéciales au membre viril sont : le *phimosis* (étroitesse du prépuce); le *paraphimosis* (compression circulaire de la base du gland par le prépuce trop étroit); l'*épispadias* et l'*hypospadias* (vices de conformation de l'urèthre); la *balanite* (inflammation de la face interne du prépuce et du gland); la *blennorrhagie* (inflammation spécifique de l'urèthre); la *syphilis* et ses conséquences (*chancres*, *bubon*, *syphilides*) (1).

La verge est encore exposée : au *cancer;* à l'*étranglement* par des anneaux passés autour d'elle dans une intention voluptueuse; à la *rupture du corps caverneux* par cause directe, d'où déviation du membre du côté opposé à la lésion; enfin aux *blessures*, *contusions*, etc.

Ce chapitre sera terminé par les articles *priapisme*, *satyriasis* et *impuissance* masculine.

Phimosis.

Le *phimosis* (de *phimos*, ficelle) consiste en une étroitesse d'ou-

(1) Rappelons ici que nous sommes au chapitre des maladies non virulentes; conséquemment la blennorrhagie, la syphilis et ses conséquences doivent être rapportées au chapitre des affections virulentes.

verture du prépuce telle que le gland ne peut être découvert, pas même en partie. Cet état est congénital ou accidentel.

A. Le phimosis *congénital* peut être porté jusqu'à occlusion complète de l'orifice du prépuce; mais cela est rare. Le prépuce peut ne présenter qu'un pertuis presque capillaire; quelquefois cette ouverture permet d'entrevoir l'extrémité du gland et le méat urinaire. Dans d'autres cas, le gland ne peut être découvert qu'en partie, ou ne peut l'être tout à fait qu'avec une grande difficulté, et quand on y est parvenu, c'est avec la plus grande peine que le prépuce peut être ramené au devant du gland. (V. *Paraphimosis.*)

Dans le phimosis ancien, le repli qui forme l'ouverture du prépuce est entouré d'une espèce de cercle comme fibreux et presque inextensible, au delà duquel, néanmoins, la peau reprend sa structure et sa finesse normales. Cette inextensibilité suffit à empêcher que le gland puisse être découvert; par suite, il se fait autour de la couronne, dans le cul-de-sac du prépuce, un amas d'une humeur sébacée, qui s'altère et provoque du prurit, des éruptions eczémateuses, quelquefois une véritable inflammation. (V. *Balanite.*)

B. Le *traitement* du phimosis est chirurgical. On pratique une *incision* partant sur la face dorsale du prépuce, s'étendant de l'extrémité antérieure jusqu'au gland, ou bien on fait la *résection circulaire* de la portion trop longue et étroite et du prépuce, opération que l'on désigne sous le nom de *circoncision.*

Il y a une espèce de phimosis qui résulte non de l'étroitesse du prépuce, mais de ce que ce fourreau mobile est fixé en avant par le frein de la verge, qui est trop court et inextensible, cette disposition congénitale empêche le gland d'être découvert et il gêne la copulation ou la rend douloureuse. — La *section du frein* est indiquée dans ce cas.

C. Le phimosis *accidentel* est celui qui se manifeste temporairement lorsque le gland ou le prépuce, ou tous les deux étant le siège d'inflammation, la tuméfaction du premier ou l'inextensibilité du second rend impossible la rétrocession du prépuce. Cet état est ordinairement causé par la blennorrhagie ou par des chancres vénériens, complication qui favorise la stagnation de la matière purulente sur les parties enflammées et les soustrait aux soins de propreté.— Il faut combattre l'inflammation au moyen de *bains locaux* émollients, d'*injections* faites entre le prépuce et le gland, de *fomentations*, cataplasmes, boissons délayantes, etc.

Paraphimosis.

On entend par *paraphimosis* l'étranglement du gland par le prépuce, qui une fois attiré non sans difficulté derrière la couronne, ne peut plus être ramené au devant de l'organe à cause de la tuméfaction qui s'est développée. L'individu chez lequel cet état peut survenir est celui qui, ayant le prépuce étroit, parvient, dans un but de masturbation, de curiosité ou même simplement de propreté, à découvrir le gland. Celui-ci, se trouvant alors comprimé, étranglé comme dans un anneau inextensible, ses vaisseaux se remplissent de sang; il augmente de volume, devient d'un rouge livide, avec saillie de son bord postérieur, et de là opposition au retour du prépuce. La constriction peut déterminer une vive inflammation, voire la gangrène de l'extrémité de la verge, en même temps qu'une phlogose et ulcération du prépuce lui-même.

Traitement. — Il faut donc, sans tarder, tenter la *réduction* des tissus déplacés, en pressant méthodiquement le gland et les bourrelets formés derrière lui, en vue de les affaisser et repousser la sérosité derrière le cercle constricteur ; on enduit d'un corps gras l'extrémité du pénis pour faciliter le glissement du prépuce qu'on ramène en avant, en même temps qu'on refoule le gland dans le sens opposé. Quelquefois la tuméfaction est telle, que la réduction est impossible : il faut alors *inciser les replis* prépuciaux distendus, ce qui n'est pas toujours facile quand ces replis sont enfoncés dans les tissus gonflés de la verge. Les incisions se font parallèlement à la verge, à la face supérieure.

Épispadias. — Hypospadias.

Ce sont deux vices de conformation des parties génitales de l'homme, dans lesquels le canal de l'urèthre, au lieu de se continuer dans toute la longueur de la verge, s'ouvre en un point plus ou moins rapproché de la racine de celle-ci, soit à sa face supérieure (*épispadias*), ou à sa face inférieure (*hypospadias*).

Dans l'*épispadias* (de *epi*, dessus, et *spaô*, je divise), l'urèthre s'ouvre sur la surface dorsale de la verge, et le gland est imperforé. — Dans l'*hypospadias*, disposition inverse et beaucoup plus commune, l'urèthre s'ouvre au-dessous de la verge. Ces vices de conformation rendent le sujet stérile, mais non impuissant. Évidemment la copulation peut avoir lieu complète, mais où va le sperme? il reste à l'entrée du vagin. Il y a encore cela de particulier dans ce cas, que le scrotum est quelquefois divisé sur la ligne médiane et présente sur les côtés de cette division les replis simulant les parties extérieures de la femme ; aussi, plus d'une fois de tels vices de conformation ont induit les observateurs en erreur relativement à la détermination du sexe, et ont fait croire qu'il existait des *hermaphrodites.*

Balanite. — Posthite.

Chaudepisse bâtarde.

Le mot *balanite* (de *balanos*, gland) désigne l'inflammation de la membrane muqueuse qui revêt le gland et tapisse la face interne du prépuce. — Les *causes* de cette légère affection sont : la négligence de soins de propreté, l'action irritante de la matière sébacée des follicules qui entourent la couronne, le contact de la matière leucorrhéique et du sang menstruel lors des rapports sexuels, les frottements exercés dans la masturbation, les efforts de copulation avec une femme non déflorée, etc.

Les *symptômes* consistent dans un sentiment de gonflement, de douleur et de prurit au gland. Il existe entre celui-ci et le prépuce un suintement muqueux ou muco-purulent plus ou moins abondant et d'une odeur spéciale. Souvent apparaissent derrière la couronne des rougeurs et même de petites érosions ; elles effraient les malades, qui les prennent pour des ulcérations vénériennes commençantes. L'irritation retentit jusqu'aux ganglions lymphatiques de l'aine ; ces ganglions deviennent sensibles, un peu gonflés, mais sans passer à l'état inflammatoire ou d'adénite. Quelquefois le gland se tuméfie au point qu'il ne peut plus être découvert, car le prépuce est devenu relativement trop étroit. Ce qui prédomine, toutefois, c'est une démangeaison vive qui excite le malade à exercer sur l'extrémité de la verge des frottements qui augmentent encore l'irritation et le suintement séro-muqueux.

Des soins de propreté, des *bains locaux*, des lotions émollientes ou rendues astringentes au moyen de quelques gouttes d'*extrait de Saturne*, cela suffit pour faire disparaître cette légère affection. Si elle résiste cependant, on devra *cautériser* légèrement, avec la pierre infernale, les surfaces rouges, excoriées. Lorsqu'il y a phimosis accidentel, on peut faire, entre le prépuce et le gland, quelques injections avec une solution de nitrate d'argent (0,50 pour 30 d'eau).

Priapisme.

Le *priapisme* est l'état d'un homme que tourmentent des érections violentes, douloureuses, sans désirs consentis, ardents, de se livrer à l'acte vénérien. C'est une névrose de l'appareil génital, le plus souvent symptomatique d'une souffrance d'organe voisin, d'une cystite, d'un calcul vésical, d'une blennorrhagie, de vers oxyures dans le rectum, etc. L'onanisme, la continence, des excès vénériens, peuvent aussi compter dans son étiologie, sans parler des cantharides, dont on sait l'action sur les voies génito-urinaires. — Le *traitement* doit varier suivant les causes; or c'est l'avoir indiqué que d'avoir énuméré celles-ci. Ajoutons seulement que la *saignée*, des *ablutions froides*, des bains, des boissons douces, un régime lacté, conviennent dans tous les cas, sans oublier les *anaphrodisiaques* prétendus.

Satyriasis.

Le *satyriasis* consiste, comme le *priapisme*, dans des érections fortes, fréquentes, presque continuelles, mais qui sont accompagnées d'un désir ardent, irrésistible d'exercer le coït, et du pouvoir de le répéter un plus ou moins grand nombre de fois. C'est une *névrose* cérébrale, peut-être du cervelet, organe de l'amour physique. Pour quelques-uns, c'est une forme de *monomanie*. — *Causes* peu connues : continence absolue, désirs immodérés non satisfaits, ingestion de cantharides ou autres aphrodisiaques, etc.

Le satyriasique est obsédé par des pensées lascives, des rêves voluptueux, des érections continuelles, des pollutions nocturnes fréquentes. Il manifeste sa passion brutale par une attitude, des gestes et des paroles obscènes; toutes les femmes lui paraissent également séduisantes; un feu le dévore, sa face est animée, ses yeux brillent; tête douloureuse, sens exaltés, pouls fort; il exhale une odeur forte, comme spermatique. Dans cet état, s'il trouve l'occasion de se livrer à la copulation, il la répète à outrance, ne connaît plus de bornes. S'il ne peut satisfaire ses désirs, sa raison se trouble; délire érotique qui va jusqu'aux convulsions. L'affection comporte donc une gamme, depuis la simple exagération du tempérament génital jusqu'au terme du satyriasis le plus éhonté. Elle est rare d'ailleurs, et moins grave chez les jeunes gens vigoureux que chez les individus débilités et dont l'imagination est pervertie.

Traitement. — Comme toutes les affections nerveuses, le satyriasis offre des *accès* suivis de *rémissions*. On combat les premiers par les *bains*, le régime doux, les boissons tempérantes, les *réfrigérants* sur les parties sexuelles et le cervelet. Il n'y a pas d'autres *anaphrodisiaques*. Toutefois mentionnons le *camphre*, en pilules ou en lavement, la *lupuline*, le *nénufar;* ce dernier, malgré son antique réputation, est sans propriété contre le satyriasis, pas plus que contre le priapisme.

Le *mariage* pourra prévenir le satyriasis modéré, dans bien des cas, comme il prévient la nymphomanie chez la femme : mais si le satyriasis est une *forme de folie*, peut-on marier un fou ? Des distractions, des voyages, des occupations sérieuses, etc., seconderont parfaitement ces moyens.

CHAP. II. — MALADIES A CARACTÈRE VIRULENT.

Il s'agit ici de la blennorrhagie, de la syphilis et de leurs diverses formes.

§ 1er. — Blennorrhagie.

Chaudepisse, échauffement.

A. La *blennorrhagie* est une affection catarrhale *sui generis* d'un caractère très contagieux, mais non infectieuse. Son principe virulent, qui est représenté par un microbe (microcoque), n'empoisonne pas, comme le fait la syphilis, l'économie tout entière ; il épuise son action *in loco*.

Cela ne veut pas dire qu'il n'y a pas de blennorrhagies syphilitiques, pas d'écoulement uréthral ne pouvant être suivi d'accidents vénériens ; seulement, quand ces accidents se montrent, on doit les attribuer, soit à une syphilis concomitante, soit à des chancres inaperçus, cachés qu'ils étaient dans l'intérieur du canal de l'urèthre ou sous le prépuce, ou qui, antérieurs à la blennorrhagie, n'étaient pas parfaitement guéris lorsque celle-ci a été contractée.

Toutefois, beaucoup de praticiens pensent qu'il n'est pas nécessaire qu'un chancre primitif existe ou ait existé pour que l'écoulement blennorrhagique revête un caractère infectant, syphilitique. Or ici, deux opinions se combattent, deux camps se sont formés, comme dans la question de contagion de la *syphilis*.

B. Causes. — Les écoulements uréthraux chez l'homme présentent diverses origines à considérer : 1° D'abord la blennorrhagie *contagieuse* proprement dite résulte d'un coït *impur ;* seulement il faut s'entendre sur ce mot souligné. Il est certain en effet qu'une femme peut donner la blennorrhagie, quoique ne l'ayant pas, par cela seul que les rapports sexuels ont été opérés au cours des règles, ou qu'elle avait des flueurs blanches âcres, irritantes, etc. Ces faits sont assez rares, à la vérité, mais il faut en admettre la possibilité pour rassurer les époux, resserrer les liens de famille dans certains cas où le soupçon ne serait peut-être pas dénué de fondement ; 2° Blennorrhagie *syphilitique*. C'est celle contractée dans des rapports avec une personne ayant à la fois un écoulement contagieux et un chancre vénérien inoculable (Ricord). — 3° Écoulement uréthral provoqué par des *irritations* d'équitation, de bougies ou de sondes dans l'urèthre, de masturbation, d'excès de coït. L'écoulement n'est pas celui de la blennorrhagie proprement dite, pas plus que ne l'est l'écoulement résultant de rapports avec une femme affectée de leucorrhée ou d'écoulements âcres. — 4° Certains écoulements par *métastase*, bien différents de celui de la blennorrhagie. — 5° L'usage immodéré de la bière, qui fait quelquefois *couler* l'urèthre. — 6° Autre éventualité : une fille portant la preuve physique de la virginité, a pu recevoir la blennorrhagie jusqu'à la membrane hymen et la communiquer ensuite à divers amants, même dans des rapports incomplets.

C. Symptômes. — Deux, quatre, six, huit à quinze jours après le coït infectant (durée de l'incubation), la blennorrhagie s'annonce par une sensation de chatouillement et de prurit à l'extrémité de la verge, picotements à l'orifice du méat urinaire dont les bords deviennent rouges, et par une véritable douleur qui se fait sentir bientôt à l'extrémité de l'urèthre, au niveau de la fosse naviculaire, principalement lors de l'expulsion des dernières gouttes d'urine. Déjà, si l'on presse le canal au-dessous du gland, en ramenant les tissus d'arrière en avant, on voit apparaître au méat une goutte d'une matière blanchâtre, visqueuse. Ces divers phénomènes vont en s'aggravant : douleur et écoulement plus prononcés ; verge gonflée, chaude ; gland rouge, surtout près de l'orifice uréthral. Des érections nocturnes, involontaires, douloureuses tourmentent le malade : pendant leur durée, le canal de l'urèthre, très enflammé et ne pouvant pas se dilater autant que la partie spongieuse du pénis, force celui-ci à se recourber en bas, d'où l'expression de *chaudepisse cordée*, pour désigner cette direction anormale de la verge. L'écoulement est plus ou moins abondant ; il tache le linge en jaune ou en vert. La douleur est supportable ou nulle dans l'intervalle des mictions urinaires, mais est vive, croissante au contact de l'urine sur la muqueuse uréthrale enflammée. Le jet du liquide est moins gros qu'à l'ordinaire, à cause de la diminution de calibre du canal dû au gonflement de la muqueuse. Les testicules sont sensibles, ainsi que le cordon par action réflexe. Quelquefois il y a un peu de réaction fébrile. — Ces phénomènes augmentent d'intensité pendant huit à dix jours : ils restent quelque temps stationnaires, puis diminuent et disparaissent graduellement, au bout d'une quinzaine de jours dans les cas heureux, après un temps plus long ordinairement.

Fréquemment, avant de disparaître complètement, la blennorrhagie passe à l'état *chronique* (*blennorrhée*). L'écoulement dans ce cas est moins inflammatoire, atonique quelquefois, et les écarts de régime, les aliments échauffants, les boissons alcooliques et diurétiques, la station et la longue marche, etc., en prolongent la durée. L'écoulement arrive enfin au degré de faiblesse où il ne consiste plus qu'en quelques gouttes qui paraissent le matin, au réveil. Ce léger *suintement muqueux* (vulg. *goutte militaire*) n'a plus de propriété contagieuse. C'est alors une espèce de *catarrhe uréthral*, soumis aux influences de la température et de l'état hygrométrique de l'atmosphère, et qui, lorsqu'il a commencé en hiver, ne disparaît complètement qu'au retour de la belle saison.

D. Pronostic. — La blennorrhagie n'est point, comme aiment à se le persuader les jeunes gens, une maladie légère, toujours sans danger. Nous devons leur dire au contraire qu'elle est sérieuse. En voici les raisons : 1° elle peut produire l'inflammation générale de la verge, la suppuration et la gangrène de cet organe, à la vérité accident rare ; 2° elle peut se compliquer de prostatite, de cystite, de néphrite, toutes affections assez communes et sérieuses, comme l'on sait ; 3° si, par imprudence ou manque de soins de propreté, la matière de l'écoulement est portée sur l'œil, elle détermine une ophthalmie épouvantable, presque toujours suivie de la perte de la vue ; 4° elle expose à l'orchite et aux engorgements chroniques du testicule, revêtant le caractère tuberculeux ou cancéreux, suivant la prédisposition de l'individu ; 5° elle se porte par métastase sur les grandes articulations (*arthrite blennorrhagique*) ; 6° elle est la cause prochaine ou éloignée des rétrécissements de l'urèthre et des rétentions d'urine, maladies toujours très graves dans leurs suites. Si les hommes réfléchissaient qu'en se livrant à des rapports sexuels illicites ils s'exposent non seulement à ces maladies, mais à tous les maux non moins redoutables qu'engendre la *syphilis*, ils ne perdraient point de vue les conseils de la morale et renonceraient à un plaisir qui coûte si cher.

E. Traitement. — Il est abortif, sinon curatif. Le premier, qui a pour but de faire avorter la blennorrhagie, c'est-à-dire d'en enrayer le développement, repose sur l'emploi des *injections substitutives* dès l'apparition de l'écoulement ; or celles au nitrate d'argent (nitrate d'argent, 1/2 à 1 gram. ; eau distillée, 30 gram.) sont préférées aux autres ; on fait une seule injection, qui ne doit demeurer dans le canal qu'une demi-minute ; elle produit une douleur vive, mais de courte durée, un écoulement très abondant, souvent sanguinolent et qui cesse aussi bientôt. Au bout de vingt-quatre heures, durant lesquelles le malade a dû garder le repos, l'inflammation provoquée par l'injection est éteinte, et l'écoulement presque nul. Si les conditions pathogéniques qui causent la blennorrhagie ont été profondément modifiées ; si la phlegmasie contagieuse a été domptée par celle produite par le caustique, le canal reste sec et l'écoulement ne reparaît pas. Mais il n'en est point ainsi le plus souvent : et l'on est obligé de recommencer deux, quatre, six fois, à un ou deux jours d'intervalle, la même injection, qui devient alors de moins en moins douloureuse. Pour en assurer davantage le succès, il est bon d'administrer en même temps le *copahu* ou le *cubèbe*.

Le traitement *curatif*, on peut dire *banal*, de la chaudepisse consiste d'abord dans l'emploi des *émollients* et des *balsamiques*. Le malade doit se soumettre à un régime très doux, éviter toute excitation. Si l'inflammation uréthrale est vive, on aura recours aux *sangsues au périnée*, aux *demi-bains tièdes*, voire même à la saignée, chez le sujet vigoureux, qui en même temps prendra en abondance une tisane de chiendent ou d'orge édulcorée avec le sirop d'orgeat, portera un *suspensoir* et gardera le *repos* autant que possible. On combattra la constipation (huile de ricin) ; et comme calmant on prendra un peu de *camphre*, en pilules (camphre, 0,10 à 0,25 ; extr. gom. d'opium, 0,02 à 0,05), ou en lavement (eau, 160 ; camphre, 0,5 ; extrait d'opium, 0,05 ; jaune d'œuf n° 1). Dès que la période aiguë est passée, on peut abandonner les bains et les boissons, et l'on fait usage du *copahu* ou du *cubèbe*. — Tout cela peut être employé à toutes les périodes de la maladie ; mais notons ce fait pratique, que les *injections* ci-dessus réussissent mieux au début, tandis que le *copahu* a plus d'efficacité vers la fin.

F. Dans la période chronique (*blennorrhée*), on a recours de préférence aux *injections uréthrales astringentes* (sulfate de zinc et acétate de plomb, de chacun 1 gram. ; eau de rose ou eau simple, 200 gram.) ; au *copahu* (capsules de Raquin ou de Mothes). La térébenthine associée à un astringent (térébenthine cuite, 8 ; cachou, 8 ; rhubarbe, 4, pour 140 pilules) 12 à 15 par jour agit aussi efficacement. Il ne faut pas négliger les précautions hygiéniques exigées dans les catarrhes en général. « Il n'est jamais nécessaire de recourir au traitement mercuriel, à moins de complication syphilitique. » (Ricord.)

La muqueuse de l'urèthre est un organe capricieux, l'écoulement disparaît et revient à plusieurs reprises. Aussi faut-il cesser et reprendre plusieurs fois les injections astringentes, avant d'adopter celles dites *toniques* contre certains cas d'atonie de la muqueuse (vin de Roussillon, 100; eau de roses, 50; tannin, 1 à 3). On augmente l'action de ces injections en usant de tisanes de *bourgeons de sapin*, d'*uva ursi*, édulcorées avec le *sirop de tolu;* de douches froides et sulfureuses, et même du *vésicatoire* au périnée.

G. Cependant, lorsque l'écoulement persiste durant plusieurs mois, il y a à craindre qu'il ne soit entretenu soit par quelque travail pathologique dans l'urèthre, soit par une prostatite ou un rétrécissement, etc. Or on s'assure de cela en passant une sonde dans le canal et en tenant compte de la forme qu'affecte le jet de l'urine. Les injections au nitrate d'argent, voire la *cautérisation* directe par le procédé Lallemand, deviennent quelquefois nécessaires. On peut encore introduire dans l'urèthre des bougies enduites d'une pommade au calomel (calomel, 1; axonge, 30), ou au précipité rouge (25 à 50 centigr. pour 30 d'axonge).

§ II. — Syphilis.

Maladie vénérienne. — Vérole.

La *syphilis* est une maladie *spécifique*, multiforme, produite par un virus particulier qui, appliqué ou inoculé sur une partie du corps où son absorption est possible, exerce une action locale d'abord, générale plus tard sur l'économie tout entière. Le *virus*, agent de cette espèce d'empoisonnement, paraît propre à l'espèce humaine ; il n'a pu, en effet, être inoculé aux animaux. Il réside dans le pus de l'ulcère vénérien primitif, et c'est là qu'il offre sa plus grande énergie.

Étiologie. — Sans nous arrêter à la question de savoir si les anciens étaient ou non exempts de la syphilis, si l'ancien continent la doit à l'expédition de Christophe Colomb ; si son origine a été spontanée, ou sous quelles influences elle a pu l'être, etc., nous dirons que son développement est toujours dû à l'inoculation par contact, sauf le cas d'hérédité ; or ce contact a lieu sur les membranes muqueuses ou sur tout autre point du corps où le derme est mis à nu ; il s'opère en divers endroits du corps et de manières différentes : 1° aux parties sexuelles ; 2° dans les rapports ordinaires ; 3° aux lèvres, par des baisers contre nature ; 4° à l'anus, par un commerce immonde ; 5° enfin par voie d'hérédité, comme le montrera la suite de cette étude.

Le virus syphilitique ne se transmet pas avec la même facilité chez tous les sujets : il est même des individus qui sont réfractaires à son action, comme on en voit qui le sont au *contagium* de la variole, du vaccin, de la morve, etc., sans qu'on sache à quoi tient cette immunité. Durant la période d'incubation, les individus ne peuvent communiquer la maladie dont ils portent le germe ; mais dès que ce germe est en puissance d'agir, dès qu'une sécrétion morbide s'est établie, la contagion devient possible.

Les effets du virus consistent dans divers accidents ou altérations spécifiques. On les distingue, d'après la date de leur apparition, en primitives (*chancre*, *bubon*, *pustule muqueuse*) ; en secondaires (*syphilides*), et en tertiaires (*douleurs ostéocopes*). Puis il y a la *syphilis des nouveau-nés* dont nous devrons aussi nous occuper.

Chancre.

Ulcère vénérien primitif.

A. Le *chancre* est une solution de continuité résultant du simple contact du pus syphilitique, lequel provient d'une ulcération de même nature. C'est l'*accident primitif* par excellence de la vérole.

Contracté au cours de l'acte vénérien, le chancre siège, ordinairement, chez l'homme, au frein de la verge, autour du gland, sous le prépuce, quelquefois dans la fosse naviculaire ; chez la femme, sur quelque point de la muqueuse qui tapisse les grandes et petites lèvres, la fourchette, l'entrée du vagin et le vagin lui-même. Chez les deux sexes on peut le rencontrer à l'anus, aux lèvres, dans l'oreille, aux mamelles, au pharynx même, selon la nature des rapports et les pratiques de débauche. Il n'y a qu'*un chancre* le plus souvent, mais il peut en apparaître plusieurs. Il paraît démontré qu'un chancre peut se développer là où du sang d'un syphilitique a été mis en contact avec des vaisseaux absorbants, comme, par exemple, dans la vaccination. (V. *Vaccine*.)

Ricord a professé longtemps que le chancre ne peut provenir que du chancre ; que le pus de la blennorrhagie ne peut le produire, à moins que celle-ci ne se complique d'un *chancre larvé*, qui mêle son humeur virulente à celle de l'écoulement blennorrhagique. D'autres chirurgiens (Cazenave, Vidal, Velpeau, etc.) ont pensé que la blennorrhagie peut communiquer l'ulcère vénérien, être suivie des accidents de la syphilis, parce qu'elle est elle-même de nature syphilitique, et cette croyance est généralement acceptée aujourd'hui.

Une personne saine, si elle reçoit une blennorrhagie d'une autre personne également saine, ou si elle la lui communique, cette blennorrhagie ne transmettra que son principe contagieux spécial, c'est-à-dire le *virus blennorrhagique*, lequel est différent du virus syphilitique. Mais si nos deux sujets étaient auparavant ou sont devenus ensuite syphilitiques, le virus blennorrhagique, chez eux, se trouve doublé de celui de l'affection vénérienne. En tout cas, bien grand est le nombre des blennorrhagies indemnes du virus syphilitique.

B. Symptômes. — Le chancre débute du troisième au huitième jour après le commerce impur; c'est d'abord un point rouge, douloureux ou très prurigineux; l'épithélium de la verge est soulevé par une sérosité opaque ou purulente, et bientôt se forme au centre une petite *ulcération* qui gagne rapidement en surface et en profondeur. Ce petit ulcère est d'un diamètre qui varie entre ceux d'une lentille et d'une pièce de 50 centimes. « Il est plus ou moins arrondi; son fond, qui repose sur le tissu cellulaire, est dur, inégal et recouvert d'une couenne grisâtre; ses bords, durs, coupés perpendiculairement ou un peu obliquement, sont souvent dentelés et décollés : sa circonférence est d'un rouge brun ou cuivré; le pus qu'il sécrète est ordinairement mal lié, sanguinolent, et tend, en se répandant sur les parties voisines, à faire naître de nouveaux chancres. »

Tel se montre le chancre vénérien; le caractère le plus remarquable, le plus important, sous le rapport du pronostic, est l'*induration* des bords et du fond de l'ulcération. Le chancre *induré* (dit *huntérien*, parce qu'il a été parfaitement décrit par Hunter) est le symptôme pathognomonique de l'*infection vénérienne*, actuelle ou prochaine, celui qui fournit l'indication la plus sûre du traitement antisyphilitique.

C. Les auteurs admettent deux autres espèces : le chancre *simple (chancrelle, chancre mou)*, ulcération superficielle, sans induration des bords ni de la surface; le *phagédénique* ou *rongeant*, dont le fond n'est jamais induré, mais qui offre à sa surface une sorte de détritus brun ou grisâtre, et dont la surface est grenue, fongueuse et saignante, à bords œdémateux plutôt qu'indurés. Ce dernier tend à détruire les tissus qu'il affecte.

Il y a dans la marche du chancre deux périodes distinctes : la première, dite de *progrès*, se prolonge tant que l'ulcération fournit un pus susceptible d'être inoculé (1); la seconde, appelée de *répara-*

(1) Pour reconnaître la *spécificité* du chancre, Ricord introduisit, au moyen de la lancette, le pus chancreux sous l'épiderme du sujet qui le fournit lui-même, ce lieu choisi pour cette inoculation est la cuisse. Quand ce pus est syphilitique il développe un ulcère spécifique, c'est-à-dire un chancre qui s'indure. Ricord conclut : 1° que le chancre *induré*, en voie de progrès, donne un pus qui reproduit un ulcère pareil quand il est inoculé expérimentalement, et qu'alors le traitement antisyphili-

tion, est marquée par la disparition de l'aréole inflammatoire, par l'affaiblissement des bords de l'ulcère, la détersion du fond, l'apparition de bourgeons charnus et la cicatrisation. Dans cette deuxième période, le pus recueilli et inoculé reste sans effet.

D. Relativement au pronostic, le chancre *simple*, dépourvu d'induration, est le plus bénin ; l'inoculation du pus qu'il fournit ne donne pas lieu à l'ulcération *spécifique*, partant n'exige pas le traitement général de la syphilis. — Le chancre *induré*, au contraire, réclame ce traitement de toute nécessité, sans quoi il expose à l'infection, aux affections secondaires. — Le chancre *phagédénique* est le plus grave, comme lésion locale, attendu qu'il ronge, détruit les parties, et guérit très difficilement. — On distingue aussi des chancres *pultacés*, *diphthéritiques*, *serpigineux*, *gangréneux ;* ils réclament des soins locaux et chirurgicaux particuliers.

E. Traitement. — Il est dit abortif ou curatif, local ou général. Le traitement *abortif* a pour but de couper court au développement de l'ulcère : pour cela il faut, si l'on assiste au début de la maladie, diviser la petite pustule avec la lancette, et la *cautériser* profondément avec le crayon de nitrate d'argent. La cautérisation est renouvelée plusieurs fois, si cela est nécessaire. On bassine ensuite la partie avec de l'eau fraîche ou de l'eau de guimauve légèrement saturnée. Ce moyen simple, s'il est employé assez tôt, peut faire justice de tout, comme la cautérisation d'une morsure de chien enragé prévient le développement de la rage.

Si le chancre est établi au moment où l'on est appelé à le traiter (cas ordinaire), on *cautérise* encore sa surface, moins dans le but de le faire avorter que pour modifier son mode de vitalité et hâter sa cicatrisation. On panse ensuite avec un peu de charpie fine imbibée soit d'eau de guimauve lorsqu'il est très enflammé, soit avec du *vin aromatique*, une décoction vineuse de *tan* lorsqu'il suppure beaucoup : on ajoute à ces liquides un peu d'opium (1 à 2 gram. par 125) quand existent de vives douleurs. La *pommade au calomel* (calomel à la vapeur, 0,3 ; cérat simple ou opiacé 8), est très bonne pour ces *pansements*, qu'il faut renouveler souvent. On cautérise encore de temps en temps.

Quant au traitement *général* ou *interne*, comme il est exposé ci-

tique est nécessaire pour mettre à l'abri des accidents consécutifs ; 2° qu'au contraire dans les cas où cette inoculation, cette espèce de vaccination ne donne lieu à aucun ulcère, ou ne produit qu'une ulcération simple, *non indurée*, ce traitement n'est pas indispensable. Telle était la doctrine enseignée à l'hôpital du Midi. Elle a été reconnue insuffisante par son auteur lui-même. (Voir au § III, p. 437.)

après en détail, contentons-nous d'indiquer les cas où il devient indispensable. — Ainsi l'ulcère *simple*, *non induré*, affection toute locale qui marche assez régulièrement vers la cicatrisation, n'exige pas le *traitement général* de la syphilis. — Cependant s'il résiste, il faut y recourir; ce parti est d'ailleurs toujours le plus prudent. — Le chancre *induré*, au contraire, n'a aucune tendance à se cicatriser, à moins qu'on ne l'attaque par le *spécifique* (mercure à l'intérieur), chose urgente d'ailleurs, car déjà le *virus* est peut-être absorbé, ruinant la constitution. — Quant au chancre *phagédénique*, il se montre rebelle aux toniques, aux émollients, opiacés, excitants ou caustiques, etc., voire même au traitement interne, ce qui cause parfois le désespoir du chirurgien.

Bubon.

Poulains, vérole.

A. On appelle *bubon* un engorgement des ganglions lymphatiques de l'aine survenant à la suite de l'absorption du virus vénérien. C'est une adénite, mais cette adénite est *spécifique*, résultant de l'absorption de la matière purulente du chancre. Le bubon se manifeste quelquefois sans qu'il y ait apparence d'ulcération aux parties génitales; c'est pourquoi on a pensé qu'il pouvait survenir d'*emblée*, et indépendant soit du chancre, soit de toute autre écorchure. Plusieurs remarques sont à faire à cette occasion : la première, c'est qu'un engorgement des ganglions de l'aine peut être causé par toute irritation quelconque ayant son siège à la verge ou dans l'urèthre et sans qu'il y ait eu absorption de pus virulent; engorgement consistant dans une simple *adénite*. En second lieu il peut se faire qu'il y ait eu un ulcère vénérien méconnu, ou qu'il en existe encore d'invisibles dans l'urèthre ou dans les plis de l'anus ; or, dans ces cas le bubon étant probablement de nature syphilitique, sa matière purulente peut inoculer la vérole. Enfin, le bubon peut survenir après que les accidents primitifs ont disparu, c'est-à-dire comme effet secondaire ou tertiaire, et dans ce cas il est presque toujours dur, indolent, sans tendance à s'enflammer ni à se résoudre.

Le bubon s'annonce ordinairement huit, dix ou quinze jours après l'apparition du chancre, par un sentiment de gêne et de douleur dans l'aine. Déjà l'on peut constater une petite tumeur occupant soit les ganglions inguinaux superficiels, soit plus souvent les ganglions profonds. Cette tumeur augmente rapidement de volume ; tantôt elle se comporte comme le phlegmon, marchant vite vers la suppuration ;

tantôt au contraire le gonflement s'opère plus lentement, presque sans douleur, et dans ce dernier cas il peut rester stationnaire, induré pendant longtemps. Dans le bubon *phlegmoneux*, l'inflammation s'étend aux tissus environnants, et un abcès se forme, fourni principalement aux dépens du tissu cellulaire. Dans le bubon *vénérien*, au contraire, la phlegmasie reste confinée dans les ganglions eux-mêmes, et ne montre aucune tendance à suppurer (bubon *induré*).

B. La difficulté du diagnostic des chancres, au point de vue de leur spécificité, se retrouve dans le bubon. Le bubon qui suppure (ne pas confondre avec l'adénite simple) succède à un chancre non induré, et de même que celui-ci, il n'exige pas de toute nécessité le traitement général de la syphilis. Le bubon induré, au contraire, dépend toujours d'un chancre compliqué d'induration : il est le signe certain d'une infection vénérienne actuelle ou imminente, et doit être traité par le spécifique de la vérole ; à plus forte raison, le bubon induré qui se développe comme accident secondaire est-il essentiellement syphilitique (Ricord).

Le bubon est un symptôme fâcheux qui complique et prolonge le traitement de la syphilis primitive, il produit d'abord les accidents des abcès en général, des ulcères qui, eux-mêmes, peuvent revêtir les caractères des ulcères spécifiques.

C. Traitement du bubon. — Les individus qui portent des chancres aux parties génitales doivent, s'ils veulent prévenir le développement du bubon, garder le repos et éviter toutes les causes d'excitation. Si cette complication survient malgré ces précautions, on doit essayer les moyens *abortifs*, dès le début : applications réfrigérantes et *compression*. Celle-ci se fait à l'aide de compresses et de tours de bande formant un 8, en passant autour du tronc et de la cuisse pour se croiser sur l'aine ; elle ne doit pas être assez forte pour provoquer de la douleur. On lui adjoindra les *onctions mercurielles* au voisinage des parties malades.

Si, malgré ces moyens abortifs, le bubon se développe et prend le caractère *phlegmoneux*, on appliquera sur la tumeur des *sangsues*, des cataplasmes, etc. Dès que la suppuration est établie, on se hâte d'*ouvrir l'abcès ;* il faut éviter que le pus s'inocule par les piqûres de sangsues, car, s'il est virulent, il peut les convertir en ulcères spécifiques, qu'il faudrait traiter ensuite comme les chancres. Le bubon phlegmoneux n'exige pas absolument le traitement interne de la syphilis.

Le bubon *indolent* doit être traité par les *vésicatoires* et les *mercuriaux* en frictions, et par les antisyphilitiques à l'intérieur.

Tubercules plats, pustules humides, plaques muqueuses.

Ces dénominations s'appliquent à de petites saillies lenticulaires répandues sur le scrotum, le périnée, la marge de l'anus, la face interne des cuisses, saillies non ulcérées mais humides et exhalant une odeur particulière. Ces petites plaques se fendillent, s'excorient chez les individus malpropres, intempérants, et fournissent un suintement d'une odeur désagréable; celles qui se présentent autour de l'anus ont reçu le nom de *rhagades*. Sont-ce là des symptômes primitifs ou des phénomènes secondaires de syphilis ? Pour les praticiens qui n'admettaient qu'un seul accident primitif, le *chancre*, duquel naissaient tous les autres, les tubercules plats étaient des symptômes successifs ou intermédiaires, comme le bubon lui-même; mais ce sont là autant de manifestations morbides de la vérole confirmée et de l'infection vénérienne.

Le *traitement des pustules plates* consiste en *lotions* émollientes, rendues plus tard *astringentes* (eau blanche, solution de sulfate de zinc) ; applications de linges enduits de cérat saturné, de cérat opiacé, ou mieux de *pommade au calomel* (axonge, 30; calomel, 8) ; pansements et *lotions* au calomel (calomel à la vapeur, 4; eau de guimauve, 30) ; ce mélange est très efficace non seulement contre les plaques humides, mais encore contre les chancres. Indépendamment de ces topiques, qui suffisent dans bien des cas, il est prudent, le plus souvent nécessaire même, d'avoir recours au *traitement général* de la syphilis.

§ III. — Syphilis constitutionnelle.

Vérole confirmée. Accidents secondaires, etc.

Les *syphilides* sont des affections de la peau, des muqueuses, des os ou autres organes, qui se manifestent par suite de l'introduction du virus syphilitique dans l'économie, où il exerce sa funeste influence depuis un temps plus ou moins long.

A. Nous avons vu comment se transmet le principe virulent. Ricord a professé pendant de longues années que l'absorption ne pouvait s'en faire qu'à la surface d'une ulcération, partant que les syphilides (*accidents secondaires*) succédaient à un chancre spécifique (*chancre induré*) non traité ou traité infructueusement, sauf le cas où la maladie a été contractée avant la naissance et donnée par la mère infectée. Il enseignait encore ceci : « La syphilis constitutionnelle ne peut s'inoculer; l'individu qui en est affecté ne peut la communiquer à la personne avec laquelle il a commerce, à moins qu'il n'ait en même temps un chancre primitif en voie de progrès aux parties génitales. L'enfant qui naît infecté d'une syphilis contractée dans le sein de sa mère, ne peut la communiquer à sa nourrice, à moins qu'il ne porte aux lèvres, à la bouche, un chancre primitif qui lui aura été inoculé d'une manière quelconque, soit par le mamelon de sa nourrice qui, elle, l'aura reçu de baisers impurs. De son côté, une nourrice affectée de syphilis constitutionnelle ne peut infecter son nourrisson par voie d'allaitement, à moins qu'elle n'ait au mamelon une ulcération inoculable due à un contact direct. »

B. Cette doctrine a été professée comme faisant loi; mais elle a été renversée par quelques faits, rares à la vérité, de transmission de la syphilis du vaccinifère au vacciné, de l'enfant héréditairement infecté à sa nourrice, et réciproquement. Ainsi, que ce soit l'enfant ou sa nourrice en puissance de syphilis constitutionnelle, ils pourront s'infecter mutuellement; le virus vénérien peut pénétrer dans l'économie, empoisonner la constitution sans produire le syptôme *primitif* qui était considéré comme nécessaire. La blennorrhagie elle-même peut être suivie d'accidents syphilitiques secondaires. Ainsi un homme affecté de syphilis constitutionnelle peut communiquer son mal à l'enfant qu'il engendre, son sang, ses humeurs étant susceptibles de communiquer la maladie par voie d'inoculation. Telle est la nouvelle manière de voir.

Cependant il y a encore des médecins qui n'admettent pas toutes ces conséquences et pour qui les anciennes opinions de Ricord sont les vraies. Nous disons anciennes, du moment que l'éminent syphiligraphe s'est rendu à l'évidence lorsque des vaccinations suivies d'accidents syphilitiques lui ont été présentées comme indéniables.

Syphilides. — Accidents tertiaires.

Effets de la syphilis constitutionnelle, confirmée. — Ces modes de manifestations se présentent tantôt sous formes d'exanthèmes, papules, pustules, tubercules, squames ou ulcères, affectant la peau, les membranes muqueuses; tantôt sous celle de douleurs, nodosités, gonflements siégeant dans le tissu osseux. Ces accidents ne se trouvent jamais réunis sur le même sujet, et ils apparaissent aussi à des époques différentes. Ainsi les syphilides qui affectent la peau et les muqueuses se développent de trois à six semaines après le chancre infectant; celles qui attaquent les tissus profonds se manifestent bien plus tard, six à douze mois et plus : les premières constituent les *accidents secondaires*, les autres les *accidents tertiaires*.

A. Syphilides cutanées. — Elles se développent sans inflammation et sans douleur ; elles ont pour caractère commun une rougeur bleuâtre, violacée, *cuivrée* caractéristique, qui existe quelquefois seule sous forme de *taches* d'une teinte spéciale.

Nous allons les passer en revue, en faisant observer que si nous les faisons dépendre d'accidents primitifs constatés, c'est parce que les choses ont lieu ainsi le plus souvent, mais que ces accidents ne les précèdent point nécessairement, n'en sont point la source exclusive, ce qui ressort du paragraphe *A*, p. 438.

a. Syphilide exanthémateuse. Eruption de taches d'un rouge *cuivreux*, sorte de roséole ou d'érythème occupant le tronc et les membres, apparaissant spontanément soit après les symptômes primitifs de la syphilis, soit même pendant leur durée, et persistant au moins trois ou quatre septénaires. Forme d'accident assez fréquemment observée.

b. Syphilide vésiculeuse. Cette forme est rare ; est même niée par beaucoup d'auteurs.

c. Syphilide pustuleuse. Très commune, elle se développe ordinairement plusieurs années après la disparition des accidents primitifs, sous forme d'impétigo ou d'ecthyma, se montrant particulièrement aux membres et à la tête. La *syphilis congénitale* est le plus souvent pustuleuse.

d. Syphilide papuleuse. Petites élevures pleines, peu saillantes, dures, solides, jamais suivies d'ulcération, se terminant toujours par résolution ou par desquamation. On en distingue deux variétés : l'une à marche aiguë, apparaissant dans le cours des accidents primitifs et durant peu de temps ; l'autre se manifestant plus tard, et offrant des papules plus larges.

e. Syphilide tuberculeuse. A cette forme, une des plus fréquentes, se rapportent : la *pustule muqueuse*, dont il a été question plus haut ; les *tubercules arrondis*, qui se développent principalement au front et à la face, où ils peuvent détruire une aile du nez, une lèvre, etc. ; les *tubercules végétants*, espèces de végétations ressemblant aux *mûres*, *groseilles*, *choux-fleurs*, et dont elles empruntent les noms, se développant peu de temps après les accidents primitifs ou même pendant leur apparition, autour du gland, à la marge de l'anus, etc.

f. Syphilide squameuse. C'est la lèpre et le psoriasis syphilitiques. Forme rare et de longue durée.

B. Syphilide ulcéreuse. Celle-ci consiste en *ulcères vénériens secondaires*, affectant principalement les membranes muqueuses de la gorge, du voile du palais, du larynx, les fosses nasales. Ces ulcérations ont une grande tendance à s'étendre et à détruire les parties sous-jacentes, qu'elles sillonnent et labourent profondément.

C. Syphilides des os et des tissus fibreux, de l'iris, des testicules, etc. (accidents *tertiaires*). — Nous avons parlé déjà des *exostoses*, des *périostoses* et des *douleurs ostéoscopes*, qui se manifestent comme symptômes d'infection vénérienne; nous avons signalé également l'*iris syphilitique*. Enfin, en traitant de l'*orchite*, nous avons dit que le testicule peut être le siége d'un gonflement vénérien primitif.

D. Cachexie vénérienne. — La syphilis constitutionnelle, lorsqu'elle n'est pas dominée par le traitement spécifique, finit par amener un état de dépérissement profond, avec teinte jaune de la peau, parsemée de syphilides *cuivreuses;* et cette cachexie finit par produire des ulcères, des désordres de toutes sortes, et enfin la mort.

Traitement général de la syphilis.

A. Divers agents sont employés pour guérir la syphilis. Le spécifique par excellence est le *mercure* ou plutôt les sels *mercuriaux*. On les administre à l'intérieur, sous forme de *solution* ou de *pilules;* à l'extérieur en *frictions*, *bains* et *lotions*. Après les mercuriaux viennent les *iodures;* on les emploie de préférence contre les accidents tertiaires; l'*iodure de potassium* surtout est très employé, et réussit à merveille dans la syphilis très ancienne. — Les *sudorifiques* sont de bons adjuvants des mercuriaux et des préparations iodées; ils rendent quelquefois de grands services quand les moyens précédents échouent ou deviennent nuisibles; mais, en règle générale, il ne faut les employer que comme auxiliaires, car le plus souvent il sont impuissants à détruire le virus. Les *toniques* sont employés avec succès, à titre d'auxiliaires, dans les cas de complication scrofuleuse. Les *antiphlogistiques* sont indiqués toutes les fois que se manifestent des phénomènes d'inflammation. — Le *régime* est d'une grande importance; il doit être doux, observé pendant toute la durée du traitement, qui est de deux mois et plus.

On modifie le traitement suivant appréciation de la nature, de la date des accidents qu'il faut combattre et de certaines conditions où se trouvent les malades qui doivent le subir.

Arrivons aux *indications particulières*, spéciales.

B. Accidents primitifs. — Lorsqu'il s'agit du *chancre*, du *bubon*, ou de la *pustule muqueuse*, en même temps qu'on met en usage les moyens externes que nous avons fait connaître, on doit recourir à quelque préparation mercurielle pour l'intérieur. Les plus employées, dans ces cas, sont les pilules d'*iodure de mercure*, les pilules de *deutochlorure de mercure* (pilules de Dupuytren), la *liqueur de Van Swieten*. Les *sudorifiques* (décoction de salsepareille édulcorée avec le sirop de Cuisinier) sont moins utiles ici que dans la syphilis constitutionnelle, mais néanmoins il ne faut pas les négliger. Le traitement durera au moins de six semaines à deux mois. On estime que 30 à 40 centigr. de sublimé, pris à doses fractionnées pendant ce laps de temps, suffisent en général pour se délivrer de la syphilis récente.

C. Accidents secondaires (vérole constitutionnelle, syphilides). Les mercuriaux sont ici de nécessité absolue. On peut s'en priver quelquefois dans la syphilis primitive, mais ils sont de rigueur dans la vérole confirmée, ancienne. Recourez donc au *traitement interne* que nous venons de formuler. — Divers moyens externes seront utiles en même temps : bains simples ou de vapeur quand il s'agit de syphilides exanthémateuses et papuleuses; onctions avec la pommade au proto-iodure de mercure sur les indurations pustuleuses et tuberculeuses en vue de les résoudre. Les ulcères enflammés, douloureux, seront pansés avec des cataplasmes *émollients ;* certains autres à aspect atonique, avec le *vin aromatique* en lotions, ou cautérisation par le nitrate acide de mercure. Contre les ulcérations de la gorge, gargarismes émollients, toniques ou détersifs, suivant les cas; gargarismes avec le sublimé (10 centigr. pour 250 gram. de décoction de tête de pavot); cautérisation avec le nitrate d'argent dans d'autres circonstances. Le praticien peut seul apprécier les cas.

La tisane sudorifique est plus utile dans les syphilides que dans la syphilis récente; mais quelque concentrée qu'elle soit, quelque nom qu'elle porte, *sirop de Cuisinier*, *rob Laffecteur*, etc., elle ne doit être considérée que comme un adjuvant. Le sujet syphilitique qui n'a pris ni mercure, ni iodure de potassium, ne peut se dire guéri radicalement. — Le traitement des accidents secondaires dure de deux à quatre mois.

D. Accidents tertiaires. — Dans cette période de la syphilis, le *mercure* réussit encore; pourtant l'expérience a démontré que souvent ce métal n'agit plus sur le principe toxique vénérien, et qu'alors l'*iodure de potassium* doit lui être substitué. On l'administre progressivement depuis 1 gramme jusqu'à 8 grammes par jour, dissous dans la tisane, contre les *exostoses*, *caries*, *douleurs ostéoscopes*, *tubercules* et *ulcères anciens*, sans préjudice des *bains* (simples, de vapeur ou mercuriels), des cataplasmes, des pommades fondantes, des incisions et résections, etc. La durée du traitement peut être de plusieurs mois.

Syphilis des femmes enceintes.

Une femme affectée de syphilis peut concevoir ; une femme peut devenir syphilitique après avoir conçu : dans l'un et l'autre cas il faut traiter la maladie vénérienne comme si la grossesse n'existait pas ; seulement on commence par des doses moins fortes que dans les conditions ordinaires, pour les augmenter progressivement, tout en surveillant l'effet des remèdes. Les préparations les plus employées sont le *sublimé corrosif*, la *liqueur de Van Swieten* (2 gram. tous les matins), l'*onguent mercuriel* en frictions (4 gram. tous les deux jours). Autrefois on accusait le traitement antisyphilitique de produire l'avortement, mais il est prouvé que cet accident dépend plutôt de l'intoxication vénérienne du fœtus, qui le fait périr dans le sein maternel.

Syphilis héréditaire. — Syphilis des nouveau-nés.

Les nouveau-nés ne sont pas seulement exposés à la syphilis après leur naissance, ils peuvent en avoir été infectés avant de naître.

A. La *syphilis héréditaire* imprime ses stigmates au fœtus jusque dans le sein de sa mère ; mais souvent aussi elle ne se manifeste qu'après la naissance : c'est un fait qu'il est bon de connaître, afin de ne pas accuser la nourrice d'avoir infecté l'enfant, puisque celui-ci l'était déjà avant de naître, seulement les accidents syphilitiques ne se sont montrés qu'un temps plus ou moins long après la vie extra-utérine. On estime que la syphilis héréditaire ne tarde pas, pour se déclarer, au delà de 3 à 4 mois après la naissance.

B. En voici les *symptômes :* coryza, pâleur cachectique, taches bistrées, phlyctènes de pemphygus, quelquefois diarrhée, hypertrophie du foie, etc. « Le corps maigrit ; l'enfant est faible, émacié, sa peau terreuse, parcheminée ; les rides du visage, profondes, multipliées, jointes à la maigreur, à l'expression de souffrance et à la décrépitude qui se peint sur le visage, font ressembler ces êtres *à de petits vieillards.* » Mais que de manifestations diverses depuis la cachexie sans symptômes apparents (Gibert) jusqu'aux *syphilides*, au pemphygus (qui peut n'être pas syphilitique), aux altérations des os (quoiqu'elles soient rares), aux abcès du thymus, des poumons (Depaul), etc.

« Un très grand nombre d'enfants meurent de vérole héréditaire dans le sein de leur mère. C'est là peut-être la cause la plus commune de l'impossibilité où se trouvent certaines familles d'avoir des rejetons, et on trouve chez ces fœtus les mêmes lésions qui emportent plus tard les enfants qui ont pu venir vivants au monde. Quand cette maladie se prend à des enfants tout nouveau-nés ou âgés seulement de quelques semaines, elle est constamment mortelle. Son pronostic est moins grave chez les enfants plus avancés en âge, quoiqu'il soit toujours très sérieux. Ces derniers, lorsqu'ils prolongent leur existence, conservent ordinairement une santé débile et menaçante.»

C. Traitement de la syphilis des enfants à la mamelle. — Chez les très jeunes enfants devenus syphilitiques avant ou après la naissance, la médication par la bouche ne peut guère être employée. Cependant, chez les enfants un peu plus forts, il est possible d'administrer chaque jour 25 à 30 gouttes de *liqueur de Van Swieten* dans 100 grammes de lait ou d'eau sucrée, en trois ou quatre doses. On peut se borner à l'emploi des *bains mercuriels.* La nourrice peut servir de véhicule au mercure, si on lui en fait prendre en pilules ou mieux en solution (liqueur de Van Swieten, sirop de Larrey).

L'*onguent mercuriel* est usité : on fait le soir une friction avec 1 gramme de cet onguent sur une des parois du thorax ; le lendemain soir, une seconde friction sur l'autre paroi, et ainsi de suite pendant trois semaines. Un bain d'amidon sera prescrit chaque matin afin d'éviter l'inflammation de la peau. Le traitement mercuriel est suivi de celui par l'*iodure de potassium* (20 à 50 centigr. pendant 2 à 3 mois). A la fin de la première année, on donne de nouveau le mercure pendant un mois, suivi, pendant trois mois, de l'iodure de potassium. On voit par la durée du traitement que la syphilis infantile héréditaire est assez difficile à guérir.

L'*iodure de potassium* est préféré au mercure quand il s'agit des *formes graves* (affection du poumon, du thymus, du foie, coryza, etc.). Il faut cautériser rapidement les fosses nasales dans le coryza grave. Les ulcères de la bouche et du mamelon peuvent être touchés sans inconvénient avec un mélange de 10 à 15 milligrammes de bichlorure de mercure dans 60 grammes de véhicule.

Les parents qui ont donné le jour à un enfant vérolé, lors même qu'ils ne présentent pas les signes extérieurs de l'infection, doivent être soumis au traitement général de la syphilis.

Considérations médico-légales à propos de la syphilis.

Nous l'avons déjà dit, le médecin peut être mandé pour émettre son opinion sur la nature de certains symptômes considérés comme syphilitiques et invoqués comme motifs de séparation entre les époux, etc. C'est donc une question de diagnostic tout simplement que l'homme de l'art est alors appelé à resoudre. Or, ce diagnostic est souvent environné de grandes difficultés, surtout dans les cas de syphilides, souvent même il ne saurait être précisé : car comment être sûr que telles taches ou pustules, tels gonflements ganglionnaires ou osseux, etc., sont *réellement* dus à l'infection vénérienne, alors que les caractères de ces affections se distinguent à peine de ceux des dartres, de l'adénite et de l'exostose ordinaires? D'un autre côté, comment savoir si la maladie a été communiquée par l'époux à sa femme, ou *vice versâ*, alors que les symptômes locaux et primitifs ont disparu ? Aussi le législateur s'est-il montré sage en n'admettant pas au nombre des motifs de séparation la communication du mal vénérien, à moins, toutefois, qu'elle ne soit accompagnée de l'injure la plus grave et de l'évidence de ses effets.

Un autre point fort discuté est le mode de communication de la syphilis à l'enfant par la nourrice, et à la nourrice par le nouveau-né. Deux opinions se combattent, nous les avons déjà énoncées. Les uns considèrent comme impossible l'infection d'un nourrisson par le lait d'une femme syphilitique, comme aussi la transmission du *mal* à une nourrice saine par un enfant vérolé, à moins toutefois que, dans le premier cas, l'enfant n'ait sucé l'humeur d'un ulcère primitif au mamelon de sa nourrice, ou que, dans le second cas, celle-ci n'ait contracté au sein ou aux lèvres, en donnant à teter ou en effectuant un baiser, un chancre que son nourrisson aurait contracté au passage, au moment de sa naissance, ou de toute autre façon. Mais cette doctrine est reconnue fausse (p. 439, *B*).

En effet, il est maintenant démontré qu'une nourrice infectée (qu'elle présente ou non des symptômes primitifs de syphilis) peut empoisonner l'enfant qu'elle allaite; de même, le nourrisson syphilitique de naissance peut communiquer le mal à celle qui lui donne le sein.

Cependant la croyance généralement répandue aujourd'hui est celle-ci : la maladie vénérienne est contagieuse de toute manière. Elle cause la mort de beaucoup d'enfants apportés des villes. Un grand nombre parmi ceux-ci, n'ayant que des affections dartreuses ordinaires, sont considérés hypothétiquement comme infectés, et repoussés par la nourrice pour laquelle ils sont un objet de dégoût et d'horreur. Or, cette seule considération qu'un très petit nombre de transmissions d'accidents vénériens a lieu, comparativement aux très nombreux allaitements qui se font entre individus soi-disant infectés, suffirait pour que, sur cette grave question, le jugement restât en suspens.

Au point de vue médico-légal, il ne suffit pas de déterminer la nature de la maladie que présente l'enfant ou la nourrice, il faut pouvoir dire chez lequel des deux sujets cette maladie a débuté. Or ceci est une question qui ne peut être résolue dans tous les cas par l'examen des phénomènes pathologiques. Lorsqu'on admet la possibilité d'une infection sans accidents primitifs préalables, la difficulté est encore plus grande que dans l'hypothèse contraire, attendu qu'avec la supposition du chancre initial, il doit rester des traces de son existence au mamelon ou aux lèvres, etc. (1).

SECT. II. — PATHOLOGIE DES ORGANES GÉNITAUX DE LA FEMME

Une des branches les plus importantes de la pathologie et qui intéresse non seulement l'individu, mais l'espèce tout entière, est celle qui concerne les maladies de la femme. Elles se rapportent à la vulve et au périnée; au vagin; à la matrice; aux trompes, aux ovaires; voire aux mamelles. Puis viendront les *écoulements*, considérés en général, la *nymphomanie*, la *stérilité*, affections appartenant à l'appareil génital, sans être précisément localisées dans aucune partie ou organe de cet appareil.

(1) La question de la communication de la syphilis à une nourrice par un nourrisson a reçu la consécration d'un jugement de la Cour. Voici son arrêt :

« Attendu qu'à la date du 26 août 1889, la femme O... recevait, en qualité de nourrice, un enfant qui lui était confié par l'Assistance publique, pour être allaité; que cet enfant, du sexe féminin, né le 20 août 1889, était inscrit sous les noms de....;

« Attendu que, le 25 décembre suivant, le médecin des Enfants-Assistés constatait chez la femme O.... une ulcération au mamelon gauche et une angine ayant le caractère probable de syphilis, et ordonnait de mettre l'enfant au biberon ;

« Que les jours suivants la maladie faisait des progrès rapides, et que, le 17 janvier 1890, le directeur des Enfants-Assistés de la ville se transportait chez la femme O.... et envoyait le nourrisson ailleurs pour être élevé au biberon ;

« Attendu que, dans le courant de février, l'enfant était examiné par les docteurs Reignier et de Bruon en présence du médecin et du directeur des Enfants-Assistés et était reconnu atteint de syphilis congénitale ;

« Attendu que, dans ces conditions, le fait de la transmission de la syphilis du nourrisson à la nourrice ne saurait être contesté ;

« Que la femme O...., en effet, soumise à deux reprises à un examen médical avant son admission à l'Assistance publique en qualité de nourrice, avait été reconnue saine; que, d'autre part, ses enfants et son mari ne présentent aucune trace d'une affection spécifique ; qu'enfin, les accidents primordiaux se sont manifestés au sein et à la gorge, alors que les organes génitaux étaient intacts ; que la sy-

CHAP. Ier. — MALADIES DE LA VULVE ET DU PÉRINÉE.

Les parties externes de la génération, chez la femme, sont exposées à de nombreuses maladies ; les plus fréquentes sont : la *vulvite* (inflammation) ; les *éruptions dartreuses ;* le *prurit ;* la *névralgie ;* les *tumeurs sanguines ;* les *kystes* et les *déchirures périnéales*, sans compter les vices de conformation.

§ Ier. — Vices de conformation.

Les parties extérieures de la femme sont quelquefois mal conformées, soit de naissance, soit par accident.

La *vulve peut manquer* complètement ; si le vagin existe, nonobstant, il s'ouvre dans l'urèthre, dans le rectum ou dans la vessie.

D'autres fois la vulve existe, mais l'ouverture vaginale *fait défaut* (*vagin imperforé*), l'occlusion est ou complète ou incomplète, congénitale ou résultant de plaies, de brûlures, d'ulcères vicieusement cicatrisés.

philis, au contraire, dont le nourrisson est atteint, est une syphilis congénitale : que, dans ces circonstances, le fait de la contamination qui sert de base à l'action en dommages-intérêts se trouve pleinement justifié ;

« Attendu que l'Assistance publique soutient que, même dans ce cas, la demande ne saurait être accueillie, aucune faute ne pouvant être imputée à son administration ;

« Mais attendu qu'il n'est point justifié qu'avant d'être confié à la femme O. .. pour être allaité, l'enfant ait fait l'objet d'un examen sérieux et approfondi ; qu'un tel soin s'imposait avec d'autant plus de rigueur à cette administration qu'il s'agissait d'un enfant abandonné dont l'origine était inconnue et qui devait, dès lors, être considéré comme suspect ;

« Que, dès les premiers jours de son arrivée chez la demanderesse, il était atteint d'un coryza persévérant, bientôt suivi d'une éruption, et que, peu après, le médecin de l'Assistance constatait un érythème ;

« Attendu que si chacun de ces symptômes, pris isolément, était sans gravité réelle, leur réunion chez une enfant chétive, d'aspect malingre et rachitique, était de nature à faire naître des inquiétudes et des soupçons ; qu'il appartenait à l'administration de prendre décemment les mesures nécessaires pour sauvegarder la nourrice du danger, même hypothétique, d'une contagion, ou du moins de l'avertir du risque que cet allaitement pouvait présenter pour elle ;

« Que toutes les mesures prescrites par la prudence pour éviter une contagion n'ont donc point été prises, et que cette contagion s'étant produite, la responsabilité de l'Assistance publique se trouve engagée ;

« Attendu que la femme O.... a été atteinte dans sa santé de la façon la plus grave ; que le tribunal a les éléments nécessaires pour fixer les dommages-intérêts qui lui sont dus ;

« Par ces motifs,

« Condamne l'Assistance publique à payer aux époux O.... la somme de 7,000 fr. de dommages-intérêts, la condamne en outre aux dépens. »

Le *clitoris* se montre parfois tellement développé qu'il peut faire concevoir des doutes sur le sexe de l'individu, surtout si la vulve se trouve en même temps imparfaitement ébauchée. « Après la délivrance de la mère, dit Moreau, on nous engagea à voir l'enfant, qui, déclaré garçon par les assistants, comblait de joie toute la famille. En l'examinant de près, nous reconnûmes que ce prétendu garçon était une fille, dont le clitoris, long d'un pouce environ et terminé par un tubercule gros comme une petite framboise, simulant un gland non recouvert par le prépuce, en avait imposé aux femmes et aux parents. » (V. *Hermaphrodites.*) On croyait autrefois que le développement exagéré du clitoris faisait que les femmes qui en sont dotées recherchaient les individus de leur sexe. Il n'en est rien. Parent du Châtelet n'a jamais rencontré cet organe mal conformé chez les personnes qui montraient des goûts dépravés.

Développement anormal des petites et grandes lèvres. — Les premières surtout peuvent être très développées, au point de pendre entre les cuisses, ce qui les expose à des frottements douloureux et à l'inflammation.

On remédie à presque tous ces vices de conformation au moyen d'*opérations chirurgicales.*

Contusions et déchirures de la vulve.

Ces sortes de lésions sont dues à des tentatives de viol, aux accouchements. Dans le premier cas, le médecin légiste est spécialement appelé à en connaître. Dans le second cas, l'accident n'arrive guère que chez une primipare, occasionné par des efforts d'expulsion trop violents, ou par un accouchement trop prompt, alors que la tête du fœtus, étant très grosse, l'accoucheur néglige de soutenir le périnée au moment de l'expulsion. La déchirure ne porte ordinairement que sur une partie de la vulve, sur ce qu'on appelle la *fourchette;* accident qui d'ailleurs est léger et n'exige que des soins de propreté. Mais elle peut comprendre toute la cloison périnéale, la diviser même au point de faire communiquer le vagin avec le rectum, ce qui produit une infirmité dégoûtante à laquelle il est fort difficile de remédier, malgré les *sutures.*

Vers oxyures dans la vulve.

Nous n'avons pas à revenir sur l'histoire de ces petits vers qui habitent ordinairement le rectum ; nous dirons seulement, en passant, qu'ils s'introduisent quelquefois dans les parties génitales, où ils déterminent des démangeaisons, de l'inflammation, des écoulements, une chaleur prurigineuse qui excitent les sujets à se frotter et les poussent malgré eux aux manœuvres de masturbation. Il est très important de reconnaître la cause de tels accidents. Toutes les fois qu'on s'apercevra d'un écoulement vulvaire, chez les petites filles plus particulièrement (V. *Vulvite)*, on devra songer aux oxyures. S'ils existent, on s'empressera de les détruire à l'aide des moyens que nous avons indiqués d'autre part (III, p. 174).

§ II. — Maladies propres à la vulve.

Ce sont : l'inflammation (*vulvite*), le prurit, la névralgie, des kystes, etc.

Vulvite.

A. La *vulvite* est l'inflammation de la vulve. Les parties génitales extérieures de la femme sont le siège fréquent de phlegmasie. Les flueurs blanches, l'écoulement blennorrhagique, l'onanisme, le viol, les rapports sexuels disproportionnés ; malpropreté, masturbation, présence des oxyures, sans compter la constitution scrofuleuse, une certaine prédisposition individuelle, telles en sont les causes.

Symptômes. — La vulve est rouge, gonflée, douloureuse, avec sécheresse ou humidité ; un écoulement muco-purulent plus ou moins abondant a lieu. Il ne faut pas confondre cet écoulement avec celui qui provient du vagin ou de la matrice et dont l'origine peut paraître suspecte. (V. *Écoulements chez les femmes*.)

Traitement. — *Émollients* externes et internes ; *bains* entiers ou de siège, lotions, tisanes délayantes, régime doux, repos, etc. Il se peut que l'inflammation, au lieu d'être bornée à la membrane muqueuse externe, s'étende aux tissus profonds, que même elle prenne le caractère phlegmoneux : dans ces cas, il faudra recourir aux *émissions sanguines*, saignée ou sangsues. Un *abcès des grandes lèvres* se forme-t-il, on l'ouvrira de bonne heure. Ce genre d'abcès est assez fréquent ; point à noter, le pus qui s'en écoule exhale une odeur fétide.

Le *phlegmon de la vulve* se termine facilement par *gangrène*. La gangrène de la vulve peut résulter d'une intoxication par le seigle ergoté.

B. Certaines petites filles, par cela seul qu'elles sont d'une constitution scrofuleuse ou qu'elles ont le défaut de l'onanisme, sont exposées à une *inflammation des parties génitales externes avec écoulement jaunâtre ou verdâtre.* C'est un état morbide qui plus d'une fois a fait soupçonner le viol. Ces cas peuvent être très embarrassants pour le médecin légiste, ainsi que nous l'avons vu plus haut. Ce genre d'inflammation est de *cause interne*, diathésique, plutôt qu'externe; souvent il montre une tendance à la lividité et à la gangrène des parties. — Or, cela étant, au lieu de topiques émollients, il faut recourir aux applications toniques ou stimulantes *(décoction de quinquina* aiguisée d'eau-de-vie camphrée), aux amers et *fortifiants* à l'intérieur, sans négliger les soins de propreté, les *antiseptiques*, etc.

Prurit de la vulve.

Eruptions prurigineuses vulvaires.

Diverses éruptions montrent une certaine prédilection pour les parties génitales de la femme. Tels sont l'*érythème*, l'*eczéma*, le *prurigo*, le *lichen*. Elles provoquent des démangeaisons très incommodes, même fâcheuses, en ce qu'elles conduisent la patiente irrésistiblement à la pratique de la masturbation et à la nymphomanie. — Les replis vulvaires sont turgescents, rouges, enflammés *(Vulvite)*, et les caractères physiques des affections cutanées susmentionnées se manifestent plus ou moins prononcés.

Ce sont des démangeaisons vives, exacerbantes, ne laissant point de repos : d'où création d'une maladie autonome appelée *prurit de la vulve*. Cette affection se montre principalement chez les personnes qui ont passé trente-cinq ans ou celles qui ne sont plus menstruées. Elle dépend d'un état congestif, ou d'une perturbation nerveuse plutôt que d'une éruption dartreuse *(lichen* ou *prurigo)*. Quelle qu'en soit la nature, le manque de soins de propreté, les fatigues, l'écoulement leucorrhéique, l'usage d'aliments échauffants, sont des circonstances qui entretiennent et même peuvent faire naître le prurit, lequel excite le système nerveux, porte la patiente à la misanthropie, cause une sorte de dépérissement, amène le dégoût de la vie, et excite la femme la plus vertueuse à la masturbation; de plus, il occasionne des écoulements, allume la fièvre, etc. Les parties sont rouges, tuméfiées, quelquefois excoriées par les frottements. La maladie peut ne durer que quelques septénaires; mais le plus souvent elle persiste pendant des mois, des années même.

Traitement. — *Lotions* émollientes, *narcotiques*, avec des décoctions de son, de pavot, de morelle, de belladone; *bains* émollients, narcotiques, *anesthésiques*, et *antiseptiques* externes; contre l'état pléthorique, petite *saignée*. Lorsque les accidents aigus sont calmés, on a recours aux *lotions astringentes* (alun, 4 à 6; eau, 1000), ou *sulfureuses* (eau de Barèges), ou *mercurielles* (sublimé, 4; eau distillée, 150; 1 à 3 cuillerées à café dans 500 gr. d'eau tiède). Le *calomel* en solution (calomel à la vapeur, 4; eau de guimauve, 125) est aussi efficace. Quand tout a été employé infructueusement, on peut recourir à la *cautérisation* de la face interne de la vulve avec le nitrate d'argent. Il est des femmes qui éprouvent du prurit pendant cinq à six jours, avant ou après les règles : une *petite saignée* faite une huitaine avant celles-ci, ou vingt-quatre heures après, est très utile, disait Lisfranc. La poudre d'amidon et de camphre (amidon, 5; camphre, 1), la pommade au *chloroforme*, etc., comptent des succès, ainsi que les divers antiseptiques.

Si la maladie avait une *origine syphilitique*, on administrerait le *proto-iodure de mercure* à l'intérieur, etc.

Névralgie de la vulve.

Les parties génitales extérieures de la femme sont exposées à la névralgie; cette affection consiste dans un état de sensibilité extrême, tel, que la malade redoute même de se livrer aux soins ordinaires de propreté. Le *toucher* vagino-utérin est impossible, les rapports sexuels de même; l'olive de la canule à injection ne peut même être introduite, tant est grande l'exaltation de la sensibilité, tant est excessive la douleur, qui offre le caractère lancinant. En visitant les parties, on n'y découvre très souvent rien d'anormal (névralgie *idiopathique*); d'autres fois on constate un certain degré d'inflammation, des excoriations, des érosions. L'affection est ordinairement rebelle. Elle n'est pas très commune heureusement, ni grave.

Traitement. — On doit d'abord attaquer les causes présumées; recourir en même temps aux *bains*, aux *lotions narcotiques*, peut-être à la *saignée*, pratiquée avant ou après les règles, selon le temps des exacerbations douloureuses; antipyrine, etc. Lorsque ces moyens ne réussissent pas, on *cautérisera* légèrement toute l'étendue de la muqueuse vulvaire avec le crayon de nitrate d'argent, en vue de changer le mode de sensibilité des parties. (*V. Vaginisme.*)

Tumeurs sanguines de la vulve.

Des *tumeurs formées par du sang extravasé* se montrent quelquefois aux grandes ou aux petites lèvres. Elles peuvent être produites par des coups ou chutes, par des rapports sexuels abusifs. La grossesse favorise leur développement en gênant mécaniquement le retour du sang veineux. Une seule tumeur existe, mais son volume varie entre celui du poing et la tête d'un fœtus. Elle se forme en peu de temps et grossit rapidement ; la couleur en est bleuâtre, violacée ou brune ; elle cause de la tension, gêne la marche ; mais point de douleur en général.

Ce genre de tumeurs se termine de diverses manières : tantôt elles disparaissent peu à peu, quoique la résolution n'en soit pas facile ; tantôt et plus souvent elles s'enflamment, se transforment en phlegmon et se comportent à la manière des abcès ; dans d'autres cas, enfin, la tumeur reste indolente, le sang s'y coagule, subit des transformations : de là des *kystes* ou autres productions.

Traitement. — Lorsque la tumeur sanguine est très petite, il faut se borner à des applications *résolutives ;* si son volume est plus considérable, on doit l'*inciser* sur sa face interne. Souvent le repos et de simples cataplasmes suffiront. En tout cas, il vaut mieux n'inciser que lorsqu'il y a tension et menace d'inflammation.

Kystes de la vulve.

Nous ne reviendrons pas sur l'histoire générale des *kystes* (II, p. 349). Signalons seulement les particularités qui concernent ceux des parties extérieures de la femme.

Ce sont des tumeurs plus ou moins grosses, indolentes, sans changement de couleur à la peau, élastiques, fluctuantes, qui se développent dans l'épaisseur des grandes lèvres, plus souvent à gauche qu'à droite. Elles peuvent demeurer très longtemps sans offrir d'inconvénients. Ces kystes contiennent ou de la sérosité, ou du pus, ou un liquide plus ou moins coloré, plus rarement une matière graisseuse. Leur mode de formation est le même que celui que nous avons exposé, c'est-à-dire qu'ils succèdent à l'oblitération d'un goulot d'un follicule. Lorsqu'ils sont remplis de matière purulente ou sanguinolente, c'est, pense-t-on, qu'ils ont eu pour origine un abcès ou une tumeur sanguine.

Traitement. — Lorsque le kyste gêne par sa grosseur ou menace de s'enflammer, on le *dissèque* et *enlève ;* la poche en sera extirpée complètement ou cautérisée intérieurement, pour que la tumeur ne reparaisse pas. La cautérisation peut se faire au moyen d'une injection dans la cavité kystique, préalablement vidée, d'un mélange de teinture d'iode et d'eau, comme pour l'hydrocèle.

CHAP. II. — MALADIES DU VAGIN.

Il n'est sortes d'altérations qui ne puissent affecter le vagin : inflammation, hypersécrétion muqueuse, névralgie, hémorrhagies, rétrécissement, ulcérations, fistules, polypes, prolapsus, plaies, etc., tout s'y observe. Bornant notre étude aux affections les plus communes dans la pratique, nous parlerons des *vices de conformation*, de la *vaginite*, du *vaginisme*, de la *leucorrhée*, de la *vaginite blennorrhagique*, des *ulcères vénériens* (*syphilis*).

Nous passerons sous silence les *tumeurs sanguines*, les *hernies*, les *ruptures*, les *fistules vésicales* et *rectovaginales*, etc., les observations en étant rares et d'ailleurs du domaine de la chirurgie.

Vices de conformation du vagin.

Les enfants du sexe féminin peuvent naître avec un *vagin rétréci*, ou *oblitéré*, ou même sans cet organe. Ces conformations vicieuses peuvent être aussi l'effet de divers états morbides. Nous n'en dirons qu'un mot en passant. — *Vagin rétréci*. Ou le rétrécissement porte sur un seul point, ou s'étend à tout le canal : dans le premier cas, il est produit par une bride, un gonflement squirrheux ou une tumeur quelconque développée dans le bassin ; dans le second cas, il est congénital.

Vagin oblitéré. Cette oblitération dépend d'une cloison fibreuse qui, lorsqu'elle est complète, s'oppose à l'évacuation des règles ; par suite le sang, s'accumulant dans la matrice, forme une tumeur au bas-ventre, simulant quelquefois une grossesse ou une hydropisie, etc.

Absence de vagin. Le canal vulvo-utérin peut manquer tout à fait. Alors de deux choses l'une : ou la matrice existe, ou elle est elle-même absente; dans le premier cas, les règles s'accumulent comme il vient d'être dit, et cela au point qu'on a vu le ventre se développer comme dans la grossesse ; dans le second cas, la femme n'éprouve aucune des incommodités si communes à son sexe. Cela n'empêche que le *congrès* soit accompagné de sensations voluptueuses, quoique ne franchissant point l'intervalle des grandes et petites lèvres. Nous avons eu occasion de visiter une jeune femme qui n'avait que deux ou trois centimètres de vagin et qui manquait de matrice ; elle disait cependant éprouver de grandes jouissances avec ses amants, ce qui confirme le rôle du clitoris comme siège spécial de la sensibilité érotique.

Il est souvent possible de remédier aux oblitérations vaginales causées par une cloison ou des brides, au moyen d'une opération chirurgicale. Quelquefois la *membrane hymen* est si résistante, que le mari, s'il n'est jeune et vigoureux, ne peut la rompre dans les premières approches, et qu'il faut l'*inciser*.

Vaginite simple.

Catarrhe du vagin.

La *vaginite* est l'inflammation du vagin, c'est-à-dire de la muqueuse vaginale. Cette maladie, disons-le tout de suite, diffère de la leucorrhée (*vaginite chronique*) et de la blennorrhagie (*vaginite blennorrhagique*), bien que catarrhales comme elle.

La vaginite est sous l'empire de *causes prédisposantes*, telles que : constitution molle et lymphatique, une certaine idiosyncrasie en vertu de laquelle la phlegmasie se déclare, chez la petite fille, à l'occasion du travail de la dentition, du défaut de propreté; chez la femme adulte, par l'effet de chagrins, de métastase rhumatismale; chez toutes sous l'influence du froid humide, du refroidissement et des causes générales des catarrhes. Quant aux *causes déterminantes*, ce sont les froissements, les contusions, l'usage des pessaires, la masturbation, les rapports sexuels disproportionnés, les vers oxyures, l'approche des règles, la grossesse, enfin la cohabitation avec un individu affecté d'un écoulement uréthral aigu, simple ou blennorrhagique.

A. Vaginite aiguë. — Elle se manifeste par une sensation de prurit, de tension et de douleur le long du canal vulvo-utérin. Ces phénomènes vont en augmentant pendant cinq ou six jours; ils sont alors à leur plus haut degré, degré très variable d'ailleurs. Le vagin est sensible, douloureux, spasmodiquement resserré, en même temps rétréci par gonflement de sa muqueuse; celle-ci rouge, injectée, sécrète un liquide muqueux ou muco-purulent plus ou moins abondant. La marche est gênée, surtout si, ce qui a lieu ordinairement à cause de l'âcreté de l'écoulement, la vulve est enflammée; l'urine est rouge, brûlante, rendue difficilement, avec douleur au passage, etc. L'écoulement n'existe pas dès le début; mais, après deux ou trois jours, il apparaît sous forme d'un liquide muco-purulent d'une consistance et d'une teinte très variables. On ne distingue à l'œil nu dans ce liquide aucun caractère qui puisse faire croire à un écoulement blennorrhagique; mais le microscope en fait découvrir que nous ferons connaître. (V. *Écoulements chez les femmes.*) Au bout de quelques jours, l'inflammation décroît : l'écoulement semble alors augmenter de nouveau, il devient plus épais, jaunâtre, puis ensuite plus blanc et moins abondant. Il ne cesse tout à fait qu'après plusieurs alternatives de disparition et de retours inattendus; souvent il se continue à l'état chronique. (V. *Leucorrhée.*)

B. Vaginite chronique (*catarrhe vaginal*). — Elle succède à la forme aiguë ou est primitive. La malade éprouve un sentiment de tension et de gêne dans les parties; un écoulement plus ou moins abondant, épais, ténu, coloré a lieu. La muqueuse vaginale offre des rougeurs disposées en plaques dans le vagin. La maladie est souvent confondue avec la leucorrhée, même dans les ouvrages classiques; pourtant elle en diffère essentiellement, en ce qu'elle consiste dans une *inflammation* proprement dite, tandis que les flueurs blanches sont le résultat d'une hyperdiacrisie ou irritation sécrétoire, simple ou diathésique. Ici comme dans les autres catarrhes, l'écoulement est rebelle: il augmente de quantité à l'approche des règles, sous l'influence du froid humide, des affections morales tristes, etc.

C. Traitement. — Dans la vaginite *aiguë : boissons rafraîchissantes*, prises en grande quantité; *injections émollientes* d'eau de son ou de laitue; lavements, repos, régime doux. Si l'inflammation est intense, on ajoute à ces moyens l'application de *sangsues* au périnée ou à l'hypogastre; bains; *laxatif*, pour entretenir la liberté du ventre (manne, huile de ricin); *potion calmante* (eau de laitue, 90; sirop diacode, 30). Ce n'est que quand la phlegmasie est éteinte ou qu'il s'agit de l'état chronique, que les injections astringentes seront employées comme dans la *leucorrhée* (p. 558, *D*).

Vaginite blennorrhagique.

Ce titre est impropre. La blennorrhagie est une affection de l'urèthre, même chez la femme. Nous renvoyons donc à la rubrique *Blennorrhagie du sexe féminin*, bien qu'*uréthrite* blennorrhagique valût mieux.

Blennorrhagie du sexe féminin.

A. La nature, les causes, les symptômes et le traitement de la *blennorrhagie* chez l'homme ayant fait l'objet de notre étude, nous n'avons plus qu'à indiquer ici les particularités que présente cette maladie chez la femme.

Bien que son siège naturel soit à l'urèthre, c'est la vulve et le vagin qui en montrent les symptômes apparents. Les accidents inflammatoires sont moins prononcés qu'ils ne le sont chez l'homme, ce sont d'ailleurs ceux de la *vaginite* et de la *vulvite* aiguës. Dans ces affections, en effet, l'écoulement est abondant, plus ou moins épais, jaunâtre ou verdâtre ; la membrane muqueuse est rouge, sensible ; il y a de la chaleur, de la douleur, de vives cuissons lors de la miction ; parfois des soulèvements de l'épithélium, des ulcérations superficielles pouvant résulter de l'âcreté de l'écoulement ; ces ulcérations n'indiquent pas toujours, certainement, qu'on a affaire à des chancres. On a vu la vaginite se propager à la matrice, et même jusqu'aux ovaires. La période aiguë étant passée, la maladie se confond alors avec la *leucorrhée* commune.

B. Diagnostic. — Il serait à désirer qu'on pût distinguer les uns des autres les divers *écoulements vagino-utérins*, mais cela n'a pu encore être fait. Nous dirons les efforts qu'on a tentés dans ce but, et l'état de la science à cet égard à l'article : *Écoulements chez les femmes.* Toutefois, étant donné que la vaginite aiguë est beaucoup plus souvent virulente que simple, lorsque les symptômes susindiqués se montrent, il est logique de la supposer blennorrhagique, à moins qu'on ne reçoive des aveux formels infirmant cette opinion, aveux dont il faut se méfier néanmoins.

C. Traitement. — La blennorrhagie de la femme se traite au début par les *antiphlogistiques* (boissons, bains, injections, émollients). Quand les symptômes *aigus* sont tombés, on a recours au *copahu*. Nous devons faire remarquer toutefois que cette substance, qui agit d'une façon si prompte et si évidente chez l'homme, n'a qu'une faible action chez la femme. Pourquoi ? parce que cette action se porte *spécialement* sur l'urèthre et que le siège propre de la blennorrhagie de la femme n'est pas dans ce canal. Par contre, les sangsues, les *émollients* réussissent beaucoup mieux dans la vaginite que dans l'uréthrite blennorrhagique. A cause de l'étendue des surfaces malades, on n'a pas recours aux injections abortives de nitrate d'argent ; cependant on peut combattre la vulvite au moyen de lotions de cette nature (eau, 20 gr. ; nitrate d'argent, 15 centigr.).

D. Dans la vaginite spécifique *chronique*, l'écoulement cesse d'être contagieux ou ne l'est qu'à un faible degré et l'affection, nous le répétons, se confond avec la *leucorrhée*.

Quand il existe des *ulcérations* à la membrane muqueuse vaginale, on peut être embarrassé sur la question de savoir si ces ulcérations sont de nature syphilitique, et s'il faut ou non recourir au *traitement interne* de la syphilis. On arrive au diagnostic différentiel par voie d'élimination des phénomènes de causalité et de symptômes.

Leucorrhée.

Flueurs blanches, pertes blanches.

La *leucorrhée* (de *leucos*, blanc, et *rein*, couler), appelée *flueurs* (de *fluxus*, flux, par corruption *fleurs*), est un écoulement catarrhal du vagin, compliqué ou non de catarrhe utérin. Il s'agit d'une irritation sécrétoire de la muqueuse vagino-utérine. Comme nous l'avons expliqué (II, p. 309), il faut distinguer l'écoulement inflammatoire *actif* de l'écoulement *atonique* ou passif : le premier est dû à une *vaginite*, et caractérisé par une rougeur, une injection plus ou moins étendue ou prononcée de la membrane muqueuse du vagin ; le second, au contraire, se lie à une sécrétion hypernormale de cette membrane muqueuse, laquelle se montre alors plutôt pâle que rouge.

A. Causes. — La leucorrhée est une affection extrêmement commune, surtout dans les contrées froides et humides, chez les femmes blondes ou d'une constitution lymphatique. On s'explique assez la fréquence des flueurs blanches et la facilité avec laquelle elles s'établissent, en considérant la grande étendue des surfaces sécrétantes vagino-utérines qui en sont le siège et leur disposition naturelle à activer leur exhalation physiologique dès que quelque cause d'irritation vient à les surexciter, telles que l'usage de la chaufferette et des pessaires, les maladies de matrice, l'approche des règles, la grossesse ; ou dès que se manifestent les conditions favorisant les affections catarrhales, comme froid aux pieds, temps humides, climats brumeux, etc.

Au reste, la leucorrhée se lie très souvent à une *disposition individuelle*, héréditaire ou acquise ; elle est extrêmement fréquente au cours de la vie sexuelle ; on la rencontre dans le bas âge, plus rarement dans la vieillesse. La leucorrhée est en quelque sorte endémique dans les grandes villes, à Paris surtout, où l'on prétend que l'usage du café au lait, du thé, de la bière, du cidre, la provoque ou l'entretient. Les flueurs blanches augmentent presque toujours sous l'influence des affections tristes de l'âme. La diathèse dartreuse, la chlorose, les corps étrangers dans le vagin (pessaire, sachet, etc.) sont des causes à cette affection.

B. Symptômes. — Un écoulement séro-muqueux, transparent, crémeux ou caséeux, provenant de la sécrétion hypernormale des surfaces muqueuses utéro-vaginales, voilà la leucorrhée. Si le fluide est épais, jaunâtre ou verdâtre, il décèle l'existence d'une inflammation de ces parties. Quand il est blanc ou incolore, il forme sur le linge des taches à peine appréciables, et donne lieu, par dessiccation, à des petites écailles qui disparaissent par le frottement. Aucun phénomène local de phlegmasie ne se manifeste, à moins qu'il n'existe une complication de vaginite ; la membrane muqueuse du vagin paraît saine, parfois cependant comme livide ou violacée.

C. Les flueurs blanches montrent de grandes variations de marche ; elles disparaissent et reviennent nombre de fois ; ou bien elles s'établissent d'une manière permanente, s'exaspérant néanmoins à chaque époque menstruelle, dans les temps humides ou sous l'influence des affections morales. Quand elles sont abondantes les *pertes blanches*, comme les appelle le vulgaire, causent de la fatigue, de l'épuisement, des tiraillements dans les lombes, des symptômes gastralgiques, les pâles couleurs et divers troubles nerveux. Par contact elles irritent les parties extérieures, les cuisses, et y produisent soit des rougeurs, des excoriations, soit un prurit plus ou moins intense. La maladie n'a rien de grave cependant ; pourtant, avant de se prononcer, le médecin doit s'assurer si elle ne serait pas due à quelque altération de la matrice ou du vagin. (V. *Écoulements chez les femmes.*)

La suppression brusque de l'écoulement a causé quelquefois de graves accidents. On conçoit, en effet, que des pertes blanches qui font partie depuis longtemps de l'état ordinaire de santé d'une personne ne peuvent cesser tout à coup sans que l'organisme en soit troublé d'une manière quelconque : de là les précautions à prendre lorsqu'on veut les supprimer.

D. Traitement. — Il est d'autant plus difficile de guérir la leucorrhée, qu'elle existe depuis un temps plus considérable et qu'elle se lie plus étroitement à l'état général de la constitution, qui est presque toujours asthénique. Aussi, avant d'entreprendre aucun traitement local, doit-on *commencer par modifier et tonifier l'économie*, refaire la constitution en quelque sorte en corrigeant toutes les habitudes et conditions climatériques antihygiéniques, en prescrivant l'usage des *toniques*, des *analeptiques*, des *ferrugineux*, etc. Ainsi, flanelle sur la peau, habitation dans des lieux secs et exposés au midi, frictions, bains froids, bains de mer. A l'intérieur : viandes rôties et vin vieux ; eaux minérales de Spa, de Forges ; pilules ferrugineuses ; infusions de mélisse, d'armoise, d'écorce d'orange pour tisane, etc., etc.

Ces moyens généraux suffisent quelquefois ; le plus souvent cependant il faut recourir en même temps aux lotions et *injections astringentes :* les plus employées sont les infusions et décoctions de roses de Provins, de noix de galle, de ratanhia, de tannin, de feuilles de noyer; les *solutions d'alun* (4 à 8 et 12 pour 1,000 d'eau), de *nitrate d'argent* (5 à 20 centigr. pour 30 gram. d'eau distillée), de *sulfate de zinc*, etc. On peut les varier d'ailleurs à l'infini. Tout cela s'adresse à la leucorrhée idiopathique, *atonique*.

L'écoulement est-il *actif*, dû à un état phlegmasique, ce serait aux *émollients* locaux et généraux qu'il faudrait recourir tout d'abord, pour revenir plus tard aux *astringents*. Ne pas omettre de visiter la matrice, de cautériser les excoriations, papules, rougeurs du col, s'il y a lieu. (V. *Vaginite*, *Métrite*, *Écoulements*.)

Vaginisme. — Spasmes du vagin.

État nerveux du vagin consistant en un *resserrement convulsif* des parois du canal, ou en des douleurs, élancements, démangeaisons, sans trace de phlegmasie, à moins que le cas ne soit symptomatique d'une vaginite. Le vaginisme n'est pas permanent; il disparaît et revient facilement chez les femmes nerveuses, lascives. Quand le spasme a lieu, le vagin est resserré au point de ne pouvoir admettre le doigt. — Il est des jeunes femmes qui, aux premières approches du mari, sont prises d'un accès de pudeur et d'un spasme involontaire du muscle constricteur du vagin. Quelquefois une hypéresthésie de l'hymen cause le spasme. Mais le fait de l'impossibilité du coït n'est jamais dû exclusivement à la contracture du sphincter vaginal, sauf une disposition anatomique spéciale; le plus souvent la malade contracte énergiquement les muscles adducteurs des cuisses, et c'est là le principal obstacle au rapprochement sexuel.

Traitement. — *Bains* émollients, *narcotiques*, saignée même. *Traitement de la vaginite*, si elle existe. Il se peut que la membrane hymen soit dure, non dilatable, alors on l'incise. Un vagin trop étroit peut être dilaté au moyen d'un tube de verre conique fermé. On a employé la *dilatation forcée*, comme dans la fissure à l'anus. La *section sous-cutanée du sphincter* a été pratiquée. — Il n'y a pas de constriction idiopathique du vagin capable d'empêcher l'introduction du membre viril d'un homme bien constitué; mais la douleur ressentie par la jeune épouse est quelquefois un obstacle qu'il serait inhumain de surmonter.

Syphilis chez la femme.

A. Nous n'avons rien à ajouter à l'histoire de l'affection vénérienne, que nous avons essayé de rendre aussi complète que possible, eu égard au cadre de cet ouvrage (p. 402 à 444), parce qu'elle se comporte de la même façon chez l'un et l'autre sexe, sauf différence de siège du chancre, qui, chez la femme, se montre aux grandes et petites lèvres, plus ou moins près de la fourchette, à l'entrée du vagin.

a. Les femmes affectées de syphilis dans le cours de la grossesse avortent presque toutes. Souvent l'enfant, s'il vient au monde, est mort-né ; ou, vit-il, il offre des accidents secondaires d'infection syphilitique, accidents qui se montrent dès le moment de sa naissance, ou peuvent n'apparaître qu'après un certain laps, 3 ou 4 mois au plus (*syphilis héréditaire*).

b. Chez le *nourrisson*, c'est une éruption érythémateuse, un enchifrènement, des épistaxis, une roséole avec aspect terne de la peau, ou des nodus tuberculeux, des ulcérations aux muqueuses, à la paume des mains, un état cachectique, etc. (p. 443, *B*).

c. La *syphilis héréditaire* provient ou de la mère ou du père ; plus souvent de ce dernier. Le père affecté de vérole constitutionnelle infecte donc l'être qu'il procrée, sans communiquer nécessairement le mal à la mère : c'est son sperme qui contient le germe syphilitique.

CHAP. III. — MALADIES DE L'UTÉRUS ET ANNEXES.

A. La matrice est formée de fibres musculaires très serrées, d'une membrane muqueuse interne, de vaisseaux et de nerfs (I, p. 151). Quoique son organisation soit assez simple, elle est pourtant exposée à diverses maladies. D'où lui vient ce triste privilège ? Sans doute du rôle important qu'elle joue dans l'organisme, car elle peut être considérée comme l'*âme physique* de la femme entre quinze et quarante-cinq ans. Non seulement la matrice devient le siège d'une fluxion cataméniale tous les mois, mais étant comme suspendue au milieu du bassin par des liens péritonéaux extensibles, elle est susceptible de s'abaisser, de s'incliner de divers côtés. Cet organe est exposé aux chocs directs et sans cesse répétés dans la copulation, moment où précisément sa sensibilité s'exalte et où ses vaisseaux se congestionnent. La matrice qui contient un fœtus subit des modifications profondes dans sa structure ; ses parois s'épaississent, sa cavité s'agrandit énormément, ses vaisseaux deviennent beaucoup plus volumineux ; puis enfin, après l'accouchement, elle est exposée aux accidents des plaies suppurantes, à l'infection microbienne.

B. Ainsi, les maladies de matrice sont très fréquentes et de formes diverses. De même qu'elle domine la physiologie de la femme, de même sa pathologie domine tout l'organisme féminin. Cependant les choses ont été encore exagérées. Les affections de l'utérus qui, avant l'emploi du *spéculum*, n'étaient qu'à peine soupçonnées, se sont montrées multiples, tellement communes, que certains *spécialistes*, vers le milieu de ce siècle, ne voyaient que cela dans toutes les indispositions des femmes. Ce fut un temps où les *engorgements*, *excoriations*, *ulcères* du col de l'utérus, *cancers*, étaient tellement à l'ordre du jour, qu'une terreur régnait parmi les femmes, si bien que, même pour la plus courageuse, c'était une obligation (ç'a été même une mode) de rester étendue sur une chaise longue durant un ou deux ans, où elle ne pensait qu'à son état, en parlait à tout le monde, se soumettant tous les huit jours à l'emploi du *spéculum*, en présence duquel toute pudeur avait presque disparu. Parmi ces patientes il y en avait sans doute de réellement malades; mais combien d'autres dont l'affection était plutôt morale, suggestive, que physique, et auxquelles le repos forcé, l'inquiétude, l'ennui, le désespoir étaient dix fois pires que la *déviation* ou même l'*ulcération* qu'elles pouvaient avoir à la matrice, sans compter les prescriptions médicamenteuses.

C. Nous qui sommes désintéressé dans la question, et qui écrivons pour éclairer le public, nous dirons aux femmes : Oui, vous êtes exposées à ce que des rougeurs, des irritations, granulations atteignent votre utérus, à des déplacements, flexions et déviations de cet organe; mais cela exige à peine des soins spéciaux, parce que cela *n'offre* aucun danger, malgré le trouble nerveux et les *souffrances* de toute sorte qui peuvent en résulter, et parce que l'emploi du spéculum ne saurait qu'augmenter ces souffrances; nous leur dirons encore que, par des soins trop assidus et pas assez impérieusement indiqués, on porte l'inquiétude dans l'esprit, alors qu'on devrait les rassurer et leur commander la distraction; qu'ainsi on augmente leurs indispositions physiques et morales; nous les engageons enfin à s'adresser à un médecin qui soit d'une probité scientifique et professionnelle à l'abri de tout soupçon. Au reste tout change, la médecine suit le courant: Le spéculum avait régné assez longtemps, paraît-il; nos jeunes chirurgiens ont pensé que c'était plus tôt fait d'enlever ovaire, matrice, etc., et ils ont donné à ces opérations les noms de *laparotomie* et d'*hystérotomie*, qui signifient ouvrir le ventre et couper, lier, arracher, etc.

Les états morbides qui affectent l'utérus sont : *métrite* (inflammation), laquelle est *simple* ou *puerpérale*; *engorgements du col*; *ulcérations du col*; *déplacements ou déviations*; *hystéralgie* (névralgie); *dysménorrhée*, *aménorrhée* (troubles de la menstruation); *chlorose*; *ménorrhagie*; *cancer*; *polypes*, etc.

Métrite simple ou catarrhale.

La *métrite* est l'inflammation de la matrice. Ou cette inflammation n'occupe que la membrane muqueuse (M. catarrhale), ou elle s'étend au tissu propre de l'organe (M. parenchymateuse). Parlons d'abord de la première.

A. Métrite catarrhale (*catarrhe utérin*). — Cette maladie, qui consiste dans l'inflammation de la membrane interne ou muqueuse de l'utérus, est ordinairement confondue avec la vaginite (*catarrhe vaginal*); en effet les symptômes sont à peu près les mêmes dans les deux affections, lesquelles existent d'ailleurs presque toujours simultanément. Cependant chacune d'elles a ses caractères propres.

La métrite *catarrhale aiguë* est ou partielle, limitée au col, ou générale et étendue à toute la cavité utérine; quand elle est bornée au museau de tanche, elle se prolonge plus ou moins dans cette cavité.

B. Causes. — Avortement, accouchement, usage du pessaire, rapports sexuels répétés, etc.; mais souvent on ne peut accuser qu'une prédisposition individuelle.

Quant aux *symptômes*, ce sont des douleurs sourdes, gravatives aux lombes et à l'hypogastre, de la chaleur, du prurit aux parties génitales, quelquefois des désirs vénériens. Si l'inflammation est plus intense, il se manifeste un peu de fièvre. En même temps a lieu un écoulement muqueux très variable par sa couleur, sa quantité, sa consistance, n'offrant du reste aucun caractère spécial propre à éclairer le diagnostic, vu qu'il se mêle à celui de la vaginite ou de la leucorrhée. A l'aide du spéculum, on peut acquérir la certitude que cet écoulement provient du col de la matrice. Lorsque telle est sa source, le museau de tanche se montre entr'ouvert, rempli d'une matière muco-purulente visqueuse, d'un blanc jaunâtre, qui se détache difficilement des tissus; et c'est ce qui caractérise la phlegmasie de l'intérieur du col, peut-être de l'utérus lui-même.

C. Métrite catarrhale chronique (*métrorrhée*). — Plus fréquente que la forme aiguë, elle est ordinairement prise pour un *catarrhe vaginal chronique.* A la vérité, les deux affections se confondent dans la plupart des cas; mais cela n'empêche qu'il soit important, dans la pratique, de distinguer l'irritation de la matrice et du vagin de l'hypersécrétion passive de ces parties, en d'autres termes: de ne *pas confondre la métrite et la vaginite avec la métrorrhée et la leucorrhée.*

D. Traitement. — Le catarrhe *aigu* de matrice se traite par les boissons rafraîchissantes, les *injections émollientes*, les *bains*, etc. Le catarrhe *chronique* réclame les divers moyens proposés contre la leucorrhée et la vaginite chronique (p. 458). Les *injections* d'une *solution d'alun* (6 à 12 gram pour 1,000 gram. d'eau) seront préférées à cause de la nature alcaline de la sécrétion. Si, à l'examen au *spéculum*, on trouvait des ulcérations, des rougeurs ou des engorgements au col de la matrice, il faudrait traiter ces affections suivant les règles que nous exposons ci-dessous.

Métrite parenchymateuse.

On nomme ainsi l'inflammation du tissu propre, musculeux de la matrice. Elle est générale ou limitée au col ; aiguë ou chronique.

A. Métrite parenchymateuse aiguë. — Cette forme n'est pas fréquente, à moins qu'elle ne survienne après l'accouchement, auquel cas elle reçoit le nom de *métrite puerpérale.* Des violences extérieures, de fortes contusions, des chutes, les excès vénériens, les fatigues excessives, les refroidissements peuvent la faire naître.

Quant aux *symptômes* : sensibilité, douleur à l'hypogastre, dans les aines, aux lombes ; sentiment de chaleur dans le vagin, gonflement de la matrice, ce sont là des phénomènes appréciables au toucher vaginal et au palper sus-pubien ; de plus sensation de pesanteur sur le fondement, envies fréquentes d'aller à la garde-robe et d'uriner ; fièvre plus ou moins prononcée suivant l'intensité de la phlegmasie. Il se produit un écoulement de mucus sanguinolent quand le péritoine participe à l'inflammation, ce qui arrive quelquefois ; et alors nausées, vomissements.

B. Métrite parenchymateuse chronique. — Le plus souvent elle est primitive, propre à la vie sexuelle (de 16 à 45 ans). Une prédisposition particulière, la constitution scrofuleuse, les avortements, les excès vénériens, les rapports sexuels disproportionnés, etc., ont une grande influence dans sa production.

C. Symptômes. — L'inflammation chronique de la matrice est le plus ordinairement *bornée au col.* Son importance est très commune, considérable au point de vue des troubles qu'elle produit dans le système nerveux et les forces physiques. Elle débute sourdement, d'une manière latente. Elle peut exister des années sans causer d'accidents. Cependant la femme éprouve ordinairement des douleurs, des pesanteurs dans le bas-ventre, des tiraillements et de la fatigue au moindre exercice ; gêne dans la marche, et troubles nerveux divers du côté des digestions et des facultés morales. Souvent c'est un état de malaise indéfinissable ; mais, comme l'embonpoint persiste et que les souffrances, non continues du reste, sont très supportables, la malade, retenue par un sentiment de pudeur, néglige de consulter l'homme de l'art, remet de jour en jour un examen qui lui est désagréable, et le mal pendant ce temps fait quelquefois de graves progrès, peut même dégénérer en cancer. A la vérité, si telle doit être sa terminaison, ce ne sont pas les secours de la médecine qui l'en empêcheront.

D. L'inflammation occupe tantôt le *corps* de la matrice, tantôt le *col* seul, quelquefois l'organe en son entier. Lorsque le *corps* est plus spécialement affecté, il est augmenté de volume, plus pesant ; il s'hypertrophie et s'allonge. Tendant à se dévier de sa direction naturelle par son poids, il incline en avant, ou en arrière, ou de côté, soit autant de causes d'incommodités pour la femme. (V. *Déviations de la matrice.*)

Le processus occupe-t-il le *col ?* celui-ci est augmenté de volume, plus ou moins *allongé*, rouge, uni ou bosselé, mou ou dur, etc. (V. *Engorgements du col de la matrice.*) Examiné au spéculum, on trouve sa surface chagrinée, couverte de *granulations*, petites élevures papuleuses qui siègent particulièrement autour et dans le museau de tanche ; d'autres fois elle offre des *excoriations* et *ulcérations.* (V. *Ulcérations de la matrice.*) Ces diverses lésions n'ont généralement rien de grave, quoiqu'elles causent des troubles fonctionnels en apparence très sérieux. Cependant elles peuvent être le point de départ d'un *cancer de matrice.* Elles se compliquent souvent de déplacements de l'utérus, d'écoulements, etc., phénomènes dont il faut tenir compte.

E. Traitement. — L'inflammation de la matrice, s'il s'agit de l'état *aigu* de la métrite, doit être attaquée par la *saignée*, les *sangsues* à l'hypogastre, les *bains*, les fomentations sur le ventre, les lavements, etc. Les *frictions mercurielles* sont indiquées lorsqu'il y a complication de *péritonite.* Diète, repos, boissons douces. Il va sans dire qu'on proportionnera ces moyens à l'intensité du mal, à l'âge et à la force du sujet.

La métrite *chronique* réclame : *bains* et demi-bains tièdes ; *injections* émollientes ; quelque *laxatif* de temps en temps, repos dans une *position horizontale*, continence, abstention de toute fatigue, de tout effort. Plus tard, suivant l'état du col ou de la sécrétion muqueuse utéro-vaginale, on aura recours aux *cautérisations* légères, aux *injections astringentes* (v. *Leucorrhée*), aux frictions avec les pommades résolutives, aux *bains de mer* ou, à leur défaut, à ceux de rivière; eaux minérales salines ou eaux sulfureuses. Comme chaque époque menstruelle est, par l'afflux du sang à la matrice, une cause d'aggravation des symptômes, on fera bien, si l'état du pouls le permet, de pratiquer, après la cessation des règles, une *petite saignée* du bras de 90 à 125 grammes, dite *saignée révulsive :* cette phlébotomie fut fortement préconisée par Lisfranc; mais on ne la pratique plus, car on sait la tendance des médecins de nos jours à voir partout anémie et névropathie, etc. Les établissements d'Eaux profitent de cette petite révolution thérapeutique.

Métrite puerpérale ou fièvre puerpérale.

A. Par *fièvre puerpérale* on entend l'ensemble des accidents graves infectieux qui se manifestent après l'accouchement et se terminent presque toujours par la mort. On désigne encore cette maladie sous le nom de *métro-péritonite puerpérale*, parce que le plus souvent le péritoine participe à la phlegmasie.

Cependant la *peritonite des femmes* en couche est autre chose que la *fièvre puerperale*. Quoique très grave, la première n'est pas nécessairement mortelle, parce qu'elle règne sans infection microbienne. Au contraire, la fièvre puerpérale proprement dite résulte d'un état particulier des humeurs, préparé, pour ainsi dire, par la gestation, ce qui favorise, après l'accouchement, la résorption des liquides contenus dans la matrice et par suite la phlegmasie purulente de cet organe, laquelle, s'étendant au péritoine, donne lieu à des dépôts de pus dans divers organes, à l'empoisonnement du sang, d'où adynamie et mort en très peu d'heures. (V. *Infection purulente.*)

B. Que dire des *causes* de la fièvre puerpérale ? Question obscure; la théorie des germes en donne le mot par la démonstration du rôle des micro-organismes pathogènes. En attendant, voici ce que l'on a observé : Les femmes qui ont éprouvé des chagrins et des privations pendant leur grossesse, les primipares surtout, dont l'accouchement a été laborieux, y sont plus exposées que les autres. On attribuait autrefois cette maladie à la suppression des lochies et du lait, parce qu'elle fait disparaître ces excrétions; mais cette disparition est presque toujours un effet plutôt que la cause du mal.

La fièvre puerpérale est plus fréquente dans les saisons froides et humides que dans les conditions atmosphériques opposées. Elle est quelquefois sporadique, et alors se montre plus franchement inflammatoire et moins grave. Au contraire, à l'état épidémique (observé surtout dans les maternités, dans les grandes réunions de femmes grosses ou en couche), la maladie offre un caractère particulier de malignité et de contagiosité. Quittant le foyer d'infection où elle s'est développée, elle va quelquefois faire des victimes au loin dans les autres quartiers de la ville.

C. Symptômes. — Ils diffèrent de nature et d'intensité, suivant qu'il s'agit d'une métro-péritonite, ou d'une infection purulente. Dans le premier cas, ce sont ceux de la métrite et de la péritonite aiguës, avec cette différence qu'ils se succèdent avec une très grande rapidité. En effet, la maladie débute, entre le deuxième et le cinquième jour des couches, par un *frisson*, précédé, accompagné ou suivi d'une douleur abdominale plus ou moins vive, exacerbante, d'abord circonscrite et qui bientôt s'étend et se généralise dans tout l'abdomen. Cette douleur s'accompagne de *nausées et de vomissements* jaunes ou verdâtres, de ballonnement du ventre, avec fréquence du pouls, chaleur à la peau, soif vive, et langue recouverte d'un enduit blanchâtre, qui brunit les jours suivants. Ample et dur au début, le pouls devient bientôt petit, concentré, très fréquent; la respiration aussi est accélérée, d'autant qu'elle est peu étendue à cause des douleurs abdominales qu'elle provoque. La face d'abord s'amincit et se grippe; la sécrétion laiteuse ne s'établit pas ou disparaît; les seins se flétrissent et les lochies se suppriment.

Ces symptômes augmentent d'intensité rapidement; le ventre est excessivement douloureux au commencement; mais lorsque la suppuration péritonéale s'établit, la douleur diminue en même temps que le *ballonnement* abdominal se prononce davantage, les traits se grippent, le *pouls devient petit et très fréquent* (130 à 140 pulsations); les vomissements sont plus répétés, composés d'une bile verdâtre, épaisse, porracée, les traits s'altèrent, la peau se couvre d'une sueur visqueuse, et la mort ne tarde pas à terminer la scène.

Donc, au début, frissons, altération profonde des traits; pouls petit, extrêmement fréquent, ventre ballonné, langue sèche.

Tout d'abord c'est la forme *inflammatoire* avec vive réaction, puis vient la *suppuration péritonéale*, qui amène l'état typhoïde, la prostration.

Dans les épidémies de fièvre puerpérale la maladie revêt dès le début la forme purulente, infectieuse, essentiellement *contagieuse*.

La purulence s'établit à la fois dans la matrice, le péritoine, les veines utérines, les lymphatiques, et, après la mort, on trouve du pus dans le foie, les poumons, etc., pus qui contient des myriades de corpuscules ou vibrions.

D. Traitement. — Lorsque la maladie s'annonce par des symptômes de *métro-péritonite aiguë*, avec réaction franche, il faut l'attaquer vigoureusement par les *émissions sanguines* générales et locales, les cataplasmes, les *bains*, lavements, etc. Toutefois, ces moyens ne sont utiles qu'au début; un peu plus tard, lorsque la suppuration commence, ils peuvent être nuisibles. Dans la *fièvre puerpérale à forme typhoïde*, il ne s'agit plus d'une inflammation franche, de bon aloi, mais d'une *fièvre purulente* : dans ce cas les émissions sanguines ne feraient qu'augmenter les accidents, surtout si la purulence était primitive, liée à un état général préexistant plutôt qu'à l'inflammation des voies utérines. (V. *Phlebite.*) Qu'y a-t-il à faire dans ce cas? malheureusement rien d'efficace : la malade peut être considérée comme perdue, malgré les *mercuriaux*, le *sulfate de quinine*, le *calomel*, les *toniques*, les *bains de vapeur*, les *antiseptiques*, arrivés tardivement.

Un vomitif (*ipécacuana*) est très vanté au début des *accidents puerpéraux* accompagnés d'embarras gastrique.

E. Prophylaxie. — Les nouvelles accouchées doivent prendre en tout temps les plus grandes précautions, être entourées des conditions hygiéniques les plus favorables. Les personnes qui leur donnent des soins doivent se méfier d'un frisson qui se déclare dans les vingt-quatre heures après l'accouchement ou la fièvre de lait, ainsi que d'une douleur de ventre survenant en même temps que se déclare un mouvement fébrile qui ne peut être attribué à la sécrétion laiteuse. Nous ne parlons pas des *coliques* qui dépendent de l'expulsion de caillots sanguins renfermés dans la matrice *(tranchées)* : celles-ci ne provoquent jamais de réaction générale. On doit encore être inquiet lorsque le ventre se météorise, alors même qu'il n'y a ni douleurs ni vomissements, car ce phénomène peut annoncer le début d'une métro-péritonite *latente*, insidieuse. Il n'appartient qu'au médecin sagace de faire ces distinctions.

F. La *prophylaxie* a pour mission surtout de disséminer les malades, de remplacer les grands établissements de maternités par de plus restreints, de mieux les aérer et surtout qui soient situés hors des grands centres de population.

Avant les progrès de l'antisepsie, l'opération césarienne, faite dans les hôpitaux de Paris par les princes de l'art, ne réussissait jamais, tandis qu'au contraire, exécutée dans les campagnes, tant bien que mal, par des praticiens moins habiles, elle était très souvent suivie de succès, preuve que le milieu exerce sur ces opérées une influence immense. Après l'accouchement récent, la femme recèle en elle une sorte de plaie multiple résultant du décollement du placenta ; conséquemment elle est exposée aux dangers de l'action de l'air, comme le sont les opérés qui succombent à la résorption purulente : et c'est pourquoi on ne saurait trop acclamer la doctrine pastorienne, qui déjà a rendu rares les cas de fièvre puerpérale. Rappelons à ce propos que les accoucheurs et les sages-femmes doivent être munis de préparations antimicrobiennes telles que celle-ci : Sublimé corrosif, 1 ; eau, 1,000, pour lotions, injections vulvo-vaginales.

Engorgements du col de la matrice.

Si nous revenons sur les *engorgements de la matrice*, c'est pour faire une double remarque : la première, d'abord qu'ils sont d'une nature très diverse, c'est-à-dire *sanguins*, *œdémateux*, *scrofuleux* ou *squirrheux*, et qu'à chacun d'eux sont assignés des caractères physiques distincts, quoique peu importants dans la pratique ; ensuite que les avis sont partagés relativement à leur fréquence et aux effets qu'ils produisent. En effet, tandis que certains chirurgiens, Lisfranc en tête, ne voyaient rien de plus fréquent, chez les femmes, que ces affections et en faisaient dépendre la plupart des indispositions et des souffrances qu'elles éprouvaient, bien qu'il n'y eût ni excoriations, ni boutons papuleux au col, Velpeau, au contraire, professait que les engorgements de matrice sont rares et que les mille accidents qu'on leur attribue sont causés par une déviation de cet organe. Les conséquences de cette divergence d'opinions sont plus graves qu'on ne pense. Si la première théorie est la vraie, on doit soumettre les femmes à tous les ennuis d'un long traitement ; il faut qu'elles sacrifient un an, deux ans de leurs plus belles années à rester immobiles, étendues sur une chaise longue, employant les *frictions iodurées*, les pilules d'*extrait de ciguë*, l'*iodure de potassium*, la *tisane de saponaire* et les *saignées révulsives* (traitement de Lisfranc ou de la Pitié). Si au contraire la vérité est du côté de Velpeau, nous dirons, comme ce chirurgien célèbre : porter une *ceinture*, éviter les fatigues, ne pas se soumettre à l'immobilité ; aller aux *bains de mer* dans la saison ; recourir quelquefois au *pessaire*, s'il y a lieu, et patienter le reste *du temps*, voilà ce qu'il faut faire, pas autre chose. Nous nous rangeons à ce dernier avis ; c'est aussi celui de tous les hommes éclairés ; et, tout en appréciant les services que Lisfranc a rendus à la science, nous disons que la fin du règne des *engorgements de matrice* est une sorte de délivrance pour les femmes : non que ces engorgements n'existent jamais, mais parce qu'ils sont plus rares qu'on ne le croyait, et surtout moins nocifs.

Ulcérations du col de la matrice.

A. Les *ulcères de la matrice* consistent, ainsi que nous l'avons déjà dit, dans des érosions, des ulcérations superficielles, des solutions de continuité plus ou moins accentuées. Dans le premier cas, ce sont des affections légères occupant les bords du museau de tanche ou quelquefois l'intérieur. Elles causent comme un sentiment de douleur dans le bas-ventre, un *écoulement jaunâtre*, visqueux; du prurit et divers *troubles nerveux*, ceux-ci si communs chez les femmes affectées de quelque affection de matrice.

Quant aux *ulcères* proprement dits, siégeant aux mêmes endroits, ils donnent lieu à des accidents physiques et moraux plus prononcés. Mais nous devons nous hâter d'ajouter qu'ils n'ont rien de dangereux, et que le mot *ulcère*, admis dans la pratique quoique impropre, ne doit pas effrayer les malades, à moins qu'il ne s'agisse d'un cancer, celui-ci beaucoup moins fréquent que l'affection dont nous nous occupons en ce moment. Au reste, les *ulcérations profondes* du col de l'utérus ne produisent pas, comme les excoriations, un écoulement visqueux jaunâtre; elles fournissent souvent du sang qui se mêle à l'écoulement du catarrhe utérin, lequel en est une complication fréquente et qui, peut-être, les fait naître par son âcreté.

B. Traitement. — On traite les ulcérations de la matrice par divers topiques, injections, cautérisations, aidés de quelques moyens internes. — 1° Les *injections* sont tantôt émollientes (eau de son, de laitue, de guimauve, etc.), tantôt astringentes (solution d'alun, d'acétate de plomb, de sulfate de zinc), tantôt détersives (décoction de feuilles de noyer). On débute par les premières, puis les autres sont employées tour à tour; on les tient tièdes ou un peu fraîches. — 2° Les *topiques* consistent en *bains du col* (ils s'administrent en versant dans le vagin un liquide émollient qu'on y retient en faisant élever le siège); onctions avec différentes pommades (celle au calomel, par exemple); applications de plumasseaux de charpie, enduits de ces préparations et introduits à l'aide du spéculum. — 3° La *cautérisation* se fait avec le crayon de nitrate d'argent, ou le nitrate acide de mercure, porté sur le col à l'aide d'un petit pinceau de charpie imbibé de ce caustique; le fer rougi à blanc a été employé. — 4° Quant aux *moyens internes*, ce sont les ferrugineux; les toniques, s'il y a état chlorotique; les amers, les antiscrofuleux, les antisyphilitiques, etc., suivant l'état constitutionnel.

C. La *cautérisation* est le modificateur le plus prompt des surfaces malades, celui qui réussit le mieux : on la répète tous les huit jours environ. Elle ne doit porter que sur les ulcérations, rougeurs, granulations. Elle doit être faite dans l'intérieur du col lui-même, lorsque ces lésions s'y développent, mais il est nécessaire de débarrasser préalablement le museau de tanche des mucosités épaisses qui s'en écoulent et l'obstruent, en l'essuyant avec de la charpie portée au moyen d'une pince longue conduite par le spéculum. Le *nitrate d'argent* est le caustique préférable pour les excoriations et ulcérations superficielles ; mais, s'il s'agit d'ulcères plus profonds, le nitrate acide de mercure est le plus efficace.

D. Les *ulcères vénériens* du col sont rares ; leurs caractères sont à peu près ceux du *chancre*, mais le diagnostic en est généralement difficile, incertain ; aussi le médecin est-il dans l'embarras, voyant d'un côté les inconvénients du traitement mercuriel, de l'autre, les dangers d'une infection vénérienne.

Cancer de la matrice.

Nous pourrions nous dispenser de parler du *cancer de la matrice*, d'abord parce que cette maladie est presque toujours incurable, sauf la ressource de l'amputation, ensuite parce qu'il suffit, pour s'en faire une idée, de se reporter à l'article *Cancer* (II, p. 330). Voici pourtant quelques remarques qui ne sont pas sans importance, au point de vue de la prophylaxie surtout.

A. Étiologie. — Le cancer de la matrice a pour *cause* efficiente une *prédisposition* particulière, inconnue dans sa nature intime, mais réelle, en vertu de laquelle telle femme qui la subit sera affectée de cette maladie, tandis que telle autre en sera exempte, quoi que fassent l'une et l'autre. Cette prédisposition peut rester latente toute la vie, si rien ne vient l'éveiller. Qu'est-ce donc qui peut occasionner ce réveil ? Des irritations, écoulements, ulcérations de l'utérus, la perturbation causée au moment de l'âge critique, etc. Il faut donc traiter ces affections de bonne heure, puisqu'elles peuvent être ou qu'elles sont fréquemment le point de départ de la dégénérescence cancéreuse. On ne doit pas être rassuré par ce fait seul que la femme ne souffre pas, car à son début, répétons-le, le cancer est indolent, il ne provoque des douleurs que très tard, souvent quand il n'est plus temps d'agir efficacement ; ces douleurs tardives se lient à la participation du péritoine au processus morbide.

B. Symptômes. — Le cancer utérin se développe à l'état de *squirrhe* ou d'*encéphaloïde*. Il occupe quelquefois le corps de l'utérus, mais beaucoup plus souvent le col. C'est par celui-ci qu'il commence en tout cas.

a. État squirrheux. Il comprend les espèces suivantes : engorgement squirrheux, cancer tubéreux, squirrhe rampant.

b. A l'*encéphaloïde* se rapportent les végétations, les fongus, etc., toutes formes distinctes du cancer, mais aussi malignes les unes que les autres.

c. Le *cancer de la matrice* est généralement sous la forme d'*ulcère*. Celui-ci est primitif ou consécutif, bien découpé, uni ou couvert de végétations, de fongosités; les bords en sont habituellement durs, squirrheux, etc. Toutefois, ces caractères ne sont pas toujours si bien dessinés qu'ils ne permettent l'erreur, car on voit des médecins habiles prendre pour des *cancers* ulcérés des *ulcérations simples* du col de l'utérus. Bientôt des douleurs lancinantes et exacerbantes, s'étendant au loin dans les lombes et les cuisses, viennent témoigner de la nature cancéreuse du mal; ces douleurs ne se manifestent pas tout de suite, dès le début; souvent le *cancer existe depuis longtemps avant qu'elles se soient fait sentir*. Du sang s'échappe de la solution de continuité, mêlé ou non à un écoulement leucorrhéique fétide. Beaucoup de femmes, après leur retour d'âge, à l'aspect de ce sang, croient au retour de la prérogative de la jeunesse, alors qu'au contraire leur vie est menacée par une épouvantable maladie. Au reste, la pâleur, la perte de l'embonpoint, le dépérissement, les symptômes de la *cachexie cancéreuse* vont bientôt dissiper cette illusion.

C. Le *traitement* n'est que palliatif, composé de lavements laudanisés, *pilules d'opium* à l'intérieur, *injections narcotiques* de ciguë, morelle, pavot. Toniques, ferrugineux.

L'*amputation du col* cancéreux de la matrice a été faite avec succès dans les cas où le mal ne remontait pas au delà du cul-de-sac vaginal. La chirurgie ose davantage actuellement, grâce au progrès des procédés d'antisepsie, on enlève utérus et ovaires tout ensemble.

Déviations de la matrice.

A. Il suffit de savoir que la matrice est suspendue au milieu de la cavité du bassin par des replis péritonéaux peu résistants, pour comprendre la facilité et la fréquence de ses déplacements. En effet, cet organe se dévie tantôt en avant, en arrière, à gauche ou à droite, il peut s'abaisser même jusqu'à sortir de la cavité pelvienne : de là des *déplacements* dont voici résumée leur histoire respective.

a. Antéversion. — C'est l'inclinaison de la matrice en avant. Le corps de l'organe appuie sur la vessie, le col, dirigé en arrière, presse sur le rectum : d'où production de divers troubles fonctionnels. En effet, ce sont : des envies fréquentes d'uriner, quand le fond vésical est comprimé, de la dysurie si c'est le col qui est pressé ; de plus, la femme éprouve une sensation de pesanteur sur le fondement, et de la constipation due à l'action mécanique du col sur le rectum, etc.

b. Rétroversion. — Déviation inverse de la précédente ; le fond de la matrice étant incliné en arrière, le col remonte vers le pubis. De cette façon le rectum et la vessie sont pressés, le premier par la grosse extrémité de l'organe, la seconde par la petite ou col : de là constipation et ténesme vésical.

Il importe de distinguer le cas où l'utérus est vide de celui où il contient un fœtus ; dans l'état de grossesse, en effet, le pronostic est beaucoup plus grave, parce que la *réduction* de la matrice ne peut s'opérer qu'avec de très grandes difficultés.

c. Antéflexion. — La matrice est fléchie, coudée sur elle-même, le col conservant à peu près sa position naturelle. Le corps de l'utérus est seul incliné, infléchi en avant.

d. Rétroflexion. — Le corps de l'organe est infléchi en arrière, tandis que le col reste peu ou pas dévié.

e. Descente de la matrice. — Elle offre trois degrés. Dans le premier, c'est le *relâchement* ou faible abaissement de l'utérus ; dans le second degré, l'*abaissement*, avec col engagé dans la vulve et faisant saillie plus ou moins au dehors ; dans le troisième, enfin, c'est le *prolapsus de la matrice* : celle-ci est tout à fait hors de la cavité pelvienne, avec vagin invaginé, si l'on peut dire.

f. Renversement. — La partie supérieure du corps de la matrice s'est abaissée et engagée dans le col ; cet accident, très rare du reste, ne peut arriver qu'au moment de la délivrance ou peu après, alors que le col est largement dilaté.

B. Phénomènes symptomatiques. — Ils sont de deux ordres, les uns physiques, les autres physiologiques. C'est par le *toucher vaginal* qu'on reconnaît les premiers. Le doigt indicateur est introduit dans le vagin, la femme étant debout appuyée contre un meuble, ou couchée et les jambes un peu fléchies et écartées, l'on constate alors facilement les versions, flexions ou descentes, ainsi que la position respective du corps et du col de la matrice. Le toucher peut être aidé par la *palpation hypogastrique*, et cette double exploration permet d'apprécier assez exactement le volume et la position de l'utérus, car on peut tenir en quelque sorte l'organe entre l'indicateur droit qui, par le vagin, le presse de bas en haut et d'arrière en avant, et la main gauche qui appuie sur les parois abdominales d'avant en arrière et de haut en bas.

C. Quant aux *signes physiologiques* des déplacements de la matrice, bien qu'ils soient nombreux, quelquefois même graves en apparence, ils ne peuvent que donner des présomptions, car aucun d'eux n'est pathognomonique, ni constant. Ils consistent en douleurs et tiraillements dans les lombes et les aines, douleurs siégeant à l'hypogastre et s'étendant quelquefois dans les cuisses; ce sont en outre des pesanteurs sur le fondement, des envies fréquentes d'uriner, des dysuries, de la constipation. Des troubles nerveux de toutes sortes, des accidents hystériformes, tels que vapeurs, agacements, diverses indispositions, etc., sont causés par ces affections trop souvent non soupçonnées, même par le médecin de la patiente, de jouer un pareil et douloureux rôle. On ne saurait croire combien une simple antéversion ou rétroversion peut déterminer de troubles nerveux et de douleurs physiques. Il est des femmes qu'une légère rétroflexion plonge dans un état de souffrance extrême, tandis que d'autres s'aperçoivent à peine que leur matrice est prête de sortir par la vulve. Ces anomalies s'expliquent quelquefois par le plus ou moins de rapidité ou de lenteur avec laquelle s'est opéré le déplacement, par le degré de sensibilité nerveuse de la femme; mais d'autres fois, ils dépendent de l'idiosyncrasie plutôt que de toute autre chose, c'est-à-dire de l'inconnu.

D. Les *déviations de la matrice* sont extrêmement fréquentes. On rencontre un plus grand nombre d'antéversions que de rétroversions; mais c'est le contraire pour les rétroflexions, qui sont plus communes que les antéflexions. La descente est encore assez fréquente : il est peu de femmes qui n'en aient pas un certain degré. Huguier se sépare sur ce point de presque tous les chirurgiens; il prétend que les descentes et les prolapsus de matrice sont rares; que ce qui a trompé à cet égard, c'est que le col est susceptible de s'allonger considérablement par hypertrophie de sa partie sous-vaginale, comme de sa partie sus-vaginale. Il cite des cas où le col s'était tellement allongé qu'il apparaissait au dehors, bien que le corps de l'utérus ne fût pas descendu. Ce sont là, toutefois, des exceptions rares.

Toutes ces affections n'ont rien de grave en soi; mais, nous le répétons, elles sont la source d'une foule d'accidents nerveux protéiformes. Nous avons vu combien souvent ces différents troubles ont été rattachés à de prétendus engorgements de matrice par un chirurgien en vogue. Ils se compliquent d'ailleurs fréquemment d'écoulements et d'ulcérations au col utérin. Aussi, sous ce rapport, le toucher n'est pas suffisant pour le diagnostic, il faut y joindre l'examen au *spéculum*.

E. Les *causes* des changements de rapports de la matrice se devinent ; efforts, sauts, chutes, pression du corset, accouchements, engorgements et inflammations de l'organe, tout cela favorisé par un bassin très large, etc., etc. Elles agissent en rendant plus lâches et moins élastiques les ligaments de l'utérus, comme le font l'inflammation, l'accouchement, une constitution lymphatique, ou en surmontant leur ressort, comme font les efforts, les longues marches, le poids augmenté de la matrice engorgée ou contenant une tumeur polypeuse ou autre, etc.

F. Traitement. — *Réduire* la matrice déviée ; la *maintenir* dans sa position naturelle ; *amputer* la portion excédante du col trop allongé (Huguier), telles sont les trois indications fondamentales à remplir. Il est en général facile de remettre l'utérus en place en se servant tout simplement du doigt, sauf toutefois les cas où il s'agit d'une *rétroversion avec grossesse*. Il est rare que cet organe s'y maintienne ; il tend sans cesse à retomber par l'effet de son propre poids.

Pour faire que l'utérus reprenne et conserve sa position naturelle, on emploie certains moyens qui ont pour but, les uns de rendre aux ligaments leur élasticité primitive, les autres d'agir mécaniquement. On peut donner de la force, du ressort aux parties qui fixent la matrice au bassin, soit au moyen de la *position couchée* et du repos ; soit en faisant disparaître l'engorgement, s'il existe ; en combattant l'inflammation par l'emploi des *injections froides* et astringentes, des *bains de rivière, ou de mer, ou de sources sulfureuses*, etc. Mis en usage avec persévérance pendant plusieurs mois, quelquefois davantage, ces moyens suffisent dans bon nombre de cas pour amener, sinon le rétablissement complet des choses, du moins un état satisfaisant. En tout cas, nous conseillons toujours de les essayer avant de recourir aux *pessaires*, qui ont l'inconvénient d'irriter les parties et de ne pouvoir être supportés par la plupart des femmes, et surtout aux opérations radicales que la chirurgie antiseptique ne craint pas de proposer.

G. Les *pessaires* sont des corps que l'on place à demeure dans le vagin pour restituer à l'utérus sa position normale et servir de soutien à cet organe, dont les moyens naturels de fixité sont trop relâchés ou ont perdu tout ressort. La matière et la forme de ces instruments varient beaucoup : on en fabrique en buis, en ivoire, en argent, etc. ; mais les plus employés sont en caoutchouc, parce qu'ils sont plus légers, plus souples et plus élastiques. Quant à la forme, on les distingue en annulaires, ovalaires, hémisphériques, coniques, cylindriques, en cuiller. Il est inutile que nous les décrivions. Leur choix doit être basé sur la nature de la déviation, sur la grandeur présumée du bassin, sur la disposition générale des parties.

H. Tous les instruments introduits dans le vagin causent de l'irritation, partant écoulement; il est des femmes, et beaucoup, qui ne peuvent les endurer : c'est ce qui fait que plusieurs praticiens ne les emploient jamais, espérant mieux des moyens indiqués ci-dessus, surtout de la *ceinture* ordinaire ou mieux à pelote hypogastrique, qui soutient le ventre et contre-balance l'action des muscles abdominaux et du diaphragme sur la masse intestinale. Ils croient d'ailleurs qu'à la longue les organes s'accoutument à leur nouvelle position, et que les incommodités qui en résultent finissent par disparaître. Cette manière de voir est juste en général; cependant, s'il est certain que les légères déviations ne réclament pas l'emploi du pessaire, qu'en tout cas, il faille commencer par les injections, le repos, les bains de mer, la ceinture, etc., il n'est pas moins sûr que quand on les applique à propos, étant convenablement choisis et adaptés aux cas particuliers, les pessaires sont fort utiles.

Le pessaire étant appliqué, la femme doit se faire des injections fréquentes pour entretenir la propreté et prévenir l'irritation. En outre l'instrument doit être retiré et nettoyé tous les deux mois environ, car il se couvre vite de mucus condensé et d'incrustation calcaire. — Mais comment expliquer le silence qui se fait actuellement à son endroit, lui, si souvent employé naguère? Demandez à la nouvelle et *antiseptique* chirurgie?

Ménorrhagie. — Métrorrhagie.

Hémorrhagie utérine.

A. La *ménorrhagie* consiste dans un écoulement exagéré des règles se manifestant entre deux époques menstruelles. La *métrorrhagie*, au contraire, est l'hémorrhagie utérine survenant avant, pendant ou après l'accouchement. Les divisions que nous avons admises dans l'article hémorrhagie en général (II, p. 330) sont applicables aux écoulements de sang par l'utérus, quel que soit le moment où ils se manifestent. Donc la métrorrhagie est *active*, *passive*, *idiopathique* ou *symptomatique*, suivant qu'elle s'opère par influence congestive ou par appauvrissement du sang, ou suivant qu'elle résulte d'une simple irritation de la muqueuse utérine ou d'une altération organique de l'organe.

B. Étiologie. — Tout ce qui tend à congestionner l'utérus peut être une cause de ménorrhagie *active :* comme équitation, courses, danse, habitation sous un climat chaud, copulations trop souvent répétées, désirs non satisfaits, cautérisation du col de la matrice. — Quant à la forme *passive*, elle provient d'une manière indirecte de toutes les circonstances qui amènent l'appauvrissement du sang, la défibrination de ce liquide (anémie, chlorose, scorbut, affections atoniques), etc. — Dans tous les cas, la ménorrhagie est favorisée par l'oisiveté, un tempérament nerveux et érotique; ajoutons qu'elle se montre souvent à titre d'effet critique d'une autre affection aiguë.

C. Métrorrhagie. — Liée à l'état de grossesse ou de parturition, elle dépend du décollement du placenta, lequel s'opère quelquefois pendant la gestation, sous l'influence de causes externes ou internes plus ou moins manifestes. Le plus souvent c'est pendant ou après l'accouchement qu'elle se produit, étant alors un effet du travail obstétrical lui-même qui cause la déchirure des vaisseaux utro-placentaires, et qui, par ainsi, ouvre passage de sortie au sang, en même temps, d'ailleurs, qu'une porte d'entrée aux microbes de la fièvre puerpérale.

D. Symptomatologie. — La *ménorrhagie* s'annonce par des prodromes : ce sont ceux de l'évacuation menstruelle elle-même, seulement ils sont plus obscurs dans les cas où l'hémorrhagie débute tout à coup. Le diagnostic en est facile, à moins que le sang ne soit retenu dans la cavité utérine, ce qui n'arrive guère que dans la *métrorrhagie.* Il est des femmes chez lesquelles les règles sont par nature si abondantes, que, s'il n'était prévenu de cette particularité, le médecin les croirait affectées de métrorrhagie. La perte donne lieu aux phénomènes locaux et généraux des hémorrhagies. Lorsqu'elle est *active*, elle est précédée ou accompagnée de douleur obtuse, contusive aux lombes, aux aines, dans les cuisses. Mais comme elle fait cesser l'état de congestion de la matrice, elle devient son propre remède. Est-elle *passive*, au contraire, elle augmente l'appauvrissement du sang, la pâleur, les palpitations et trouve en elle-même des conditions de durée.

La *métrorrhagie* qui tient au *décollement du placenta* peut être foudroyante; si la matrice tombe dans l'inertie; mais l'hémorrhagie *symptomatique* de lésions organiques, telles que polypes, cancer, etc., est rarement très abondante; seulement par ses retours ou sa persistance, elle devient grave, sans préjudice du danger résultant de la lésion primitive.

E. Les malades affectées de *pertes sanguines* rendent de temps à autre, souvent sans en avoir conscience, des caillots plus ou moins

…lumineux, qui se sont formés dans le vagin, et sont plus ou moins …irs, homogènes, fibrineux, selon leur ancienneté. L'hémorrhagie peut …rer ainsi un temps plus ou moins long, depuis quelques jours jus…'à des mois entiers, se calmant et reparaissant alternativement; car … récidives sont fréquentes, étant occasionnées par la marche, la …igue, une émotion, etc. Les femmes pâlissent alors, maigrissent, …viennent chlorotiques, anémiques; et le *pronostic* est plus ou …oins sérieux suivant la nature de la cause, la prédisposition …réditaire ou acquise, l'état sain ou malade du tissu de la ma…ce, etc.

…F. Voici qui est important à noter. Une hémorrhagie utérine qui …rvient chez une vieille femme indique toujours une altération …ganique de la matrice, neuf fois sur dix un cancer. Une métrorrhagie …écédant à l'aménorrhée chez une jeune femme est prélude d'avor…ment. Des hémorrhagies utérines fréquentes, en dehors de l'état …erpéral, avec leucorrhée fétide, indiquent un cancer de l'utérus.

…G. *Traitement.* — Toute hémorrhagie utérine, dès qu'elle est assez …ondante pour donner de l'inquiétude, exige le repos, une *position …rizontale* sur un lit dur, le bassin plus élevé que le reste du corps; …*issons froides* et acidulées, *demi-lavements frais*, et régime froid. … la perte ne diminue pas sous l'influence de ces moyens, on en …ploie de plus actifs, comme suit leur énoncé.

…*a*. S'agit-il d'hémorrhagie *active*, par exemple, accompagnée de …énitude du pouls, on pratique une *saignée*, renouvelable au besoin; … applique des *ventouses* autour du bassin ou au dos en vue de dé…urner le *molimen* hémorrhagique; cataplasmes sinapisés aux mêmes …gions et dans pareille intention. Si cela ne réussit pas encore, on …uvre le bas-ventre de *topiques froids*, glacés; injections d'une li…eur styptique ou froide dans le vagin; perchlorure de fer *intus* et …*tra*, *bain froid*. L'hémorrhagie est-elle incoercible, il faut procé…r au *tamponnement* du vagin.

…*b*. Dans la ménorrhagie *passive*, en sus des réfrigérants et des ré…lsifs, on emploie les amers, les *astringents*, le tannin, les *ferrugi…eux* à l'intérieur. La poudre de cannelle, le *seigle ergoté*, l'*ergotine*, …uissent d'une certaine réputation dans ce cas. La cannelle se donnera … poudre (de 4 à 8 grammes par jour, en trois ou quatre prises). Le …gle ergoté sera administré à doses fractionnées; son efficacité est …rtout grande, héroïque dans l'hémorrhagie utérine puerpérale (*mé…orrhagie*), où il agit en provoquant les contractions de la matrice, en …sserrant et fermant ainsi les vaisseaux ouverts. — Dans tous les cas, … repos et les précautions hygiéniques devront être observés longtemps encore après la cessation de l'hémorrhagie, attendu que la récidive est facile.

c. L'hémorrhagie *critique* doit être respectée ; elle n'est d'ailleurs jamais inquiétante par son abondance.

Aménorrhée.

A. L'*aménorrhée* (de *a* priv., *mên*, mois, et *réin*, couler) est l'absence des règles alors que la femme est menstruée et qu'elle n'est point enceinte. Trois cas peuvent se présenter : *a.* le flux menstruel n'a jamais paru ; *b.* il coule en trop petite quantité; c. enfin il a disparu accidentellement : le mot aménorrhée s'applique à tous.

a. L'*absence de règles* peut dépendre d'états divers, soit atonie de l'utérus, de la constitution, ou chlorose, anémie ; soit pléthore, richesse, plasticité du sang, maladie de quelque organe important qui détourne les forces vitales et le sang de leur direction naturelle, etc. Il va sans dire que l'imperforation du vagin, de l'hymen ou de la matrice, est un obstacle mécanique à l'apparition des règles.

b. Le *retard* comme la petite quantité des règles (*dysménie*) dépendent aussi d'une atonie locale ou générale, ou de la trop grande richesse du sang, quelquefois d'un état d'embonpoint considérable qui détourne à son profit les matériaux de l'exhalation menstruelle.

c. Quant à la *disparition* (*suppression*) des règles, de deux choses l'une : ou elle se produit peu à peu, et alors elle est due à quelqu'une des causes susdites; ou elle est subite, et, dans ce cas, généralement produite par le froid, l'immersion des pieds ou des mains dans l'eau, une saignée intempestive, une émotion vive et inattendue, etc.

B. Symptômes. — Les troubles de la santé qu'amène l'aménorrhée se rapportent les uns aux états organiques qui en sont les causes ; les autres à la cessation de la fonction. — Les maladies susceptibles de déterminer l'aménorrhée n'ont pas besoin d'être rappelées. — Quant aux troubles dérivant du manque de flux menstruel, voici les principaux : la femme éprouve du malaise, est mal portante, et ressent dans le bas-ventre, à chaque époque présumée, de la chaleur et de la douleur. Apparaissent souvent, sur quelque point de la surface cutanée, des éruptions, taches sanguines, orgeolets, etc.

Dans certains cas rares, une *hémorrhagie supplémentaire* se produit, ayant pour siège une muqueuse soit gastrique, bronchique ou olfactive, ou bien encore la surface d'une plaie ou d'un ulcère (*règles déviées*). Quand les règles sont ainsi remplacées par quelque autre évacuation, qui elle-même peut se montrer périodique, l'aménorrhée ne cause aucun trouble sérieux ; mais dans les autres cas, elle dérange la santé. Si elle se prolonge chroniquement, elle devient l'occasion de développement de lésions organiques de l'utérus, quand elle n'en est plutôt l'effet. Mais ces altérations, souvent latentes, ont une étiologie obscure. Ajoutons que quand le sang est retenu, emprisonné dans la matrice, qu'il s'y accumule, cet organe se développe, grossit comme s'il s'agissait d'une grossesse.

C. Mais il faut qu'on sache aussi que les retard, diminution, disparition des règles, sont souvent des phénomènes purement physiologiques, vu que la menstruation diffère extrêmement d'elle-même sous le rapport de la durée, de l'abondance du sang et de l'époque de la cessation naturelle de la fonction. D'ailleurs, s'il s'agit d'une jeune femme, l'aménorrhée doit toujours faire penser à une conception possible, probable.

D. Traitement. — Indiquer les causes de l'aménorrhée, c'est faire comprendre, deviner en quelque sorte la thérapeutique à suivre. Voici une jeune fille qui ne se *forme* pas, quoiqu'elle soit pubère : si elle est chétive, lymphatique, anémique, *il faut la fortifier* par le régime, les soins hygiéniques, les *ferrugineux*, les bains de mer; si elle est chlorotique, le *traitement de la chlorose* devra être mis en usage. Si au contraire son sang est trop riche, trop abondant, une saignée pourra être avantageuse, avec des boissons délayantes. Enfin, quand aucune de ces causes n'existe, on doit porter son attention du côté de la poitrine et des principaux organes, car probablement ils sont le siège d'une irritation ou d'un travail pathologique qui détourne la fluxion sanguine. Ne trouve-t-on encore rien, il faudra explorer les organes génitaux.

Contre la *suppression subite* des règles, on a recours à la *saignée du pied* (presque oubliée aujourd'hui), aux pédiluves, aux boissons aromatiques chaudes (tilleul, oranger, armoise), etc. ; et s'il s'était déclaré une phlegmasie ou une autre affection grave à cette occasion, il faudrait la traiter sans s'occuper, pour le moment, de la suppression. — L'aménorrhée commence par être l'effet d'un simple dérangement fonctionnel ; elle devient ensuite la cause de lésions plus profondes.

E. Nous n'avons pas encore parlé des *emménagogues*, substances réputées propres à rappeler le flux menstruel. Ces remèdes ne conviennent que quand l'aménorrhée tient à un simple état d'atonie, sans lésion de la matrice ni d'aucun viscère. Que peuvent-ils faire, en effet, lorsque la phtisie pulmonaire, par exemple, est la cause de l'absence des règles, et cela est si commun ! lorsque le sang est pauvre, défibriné; lorsqu'il existe quelque lésion organique profonde? Leur emploi n'est indiqué qu'autant qu'il faille agir spécialement sur la matrice. Une application de quelques *sangsues aux cuisses* ou à l'anus, des bains de pieds, secondent l'action de ces médicaments. Encore faut-il, pour réussir, revenir à l'emploi de ces moyens toutes les trois semaines, jusqu'à ce que les menstrues aient reparu.

L'aménorrhée est une des trop nombreuses maladies dont les causes multiples nécessitent une grande diversité de moyens thérapeutiques, en rapport avec la diversité de ces causes.

Chlorose.

Pâles couleurs.

La *chlorose* (de *chlôros*, vert, ou qui tire sur le vert) est une affection caractérisée par une pâleur très prononcée de la peau, avec teinte jaunâtre ou verdâtre; divers troubles nerveux, survenant spécialement chez les jeunes filles non réglées (1). Le sang est peu riche en globules, et ceux-ci, vus au microscope, paraissent rapetissés et déformés (Andral); il est plus aqueux; le fer qui se trouve combiné aux globules est diminué de proportion; la fibrine conserve un excès relatif, ce qui fait que le caillot, quoique petit et nageant dans une grande quantité d'eau, est quelquefois recouvert d'une véritable *couenne*.

A. Causes. — La chlorose a été considérée tour à tour comme une atonie, une espèce d'hystérie, un état nerveux de l'utérus, une névrose ganglionnaire, voire même un état microbien du sein. Pourquoi pas? Elle appartient exclusivement au sexe féminin; elle se lie aux obstacles qu'éprouve le développement complet des jeunes filles, aux troubles divers de la menstruation, à la leucorrhée, aux chagrins d'amour, aux mauvaises conditions hygiéniques, etc. Cette affection est plus commune qu'elle ne semble l'être.

B. Symptômes. — La chlorose débute chez les jeunes filles et même les jeunes femmes déjà réglées, à l'occasion d'un trouble de la menstruation. Dès le commencement, des douleurs vagues se font sentir dans le bas-ventre, les lombes, les parties sexuelles: les fonctions digestives se troublent en même temps; l'appétit est nul, ou

(1) Faute de pouvoir mieux faire, nous avons placé l'histoire de cette maladie à la fin de celles de la matrice. Il serait plus logique de la décrire après la pathologie des ovaires, puisque nous rattachons la chlorose à l'évolution et aux fonctions de l'appareil génital de la femme. Mais, nous le répétons, toute classification logique, spécialisée, est impossible en pathologie.

augmenté, ou dépravé, avec dyspepsie habituelle, constipation ; survient ensuite de la pâleur, de l'essoufflement au moindre exercice ; le visage est quelquefois comme bouffi, les lèvres décolorées, la pâleur tire au verdâtre ; il y a de la dyspnée et des palpitations. L'appauvrissement du sang donne lieu au bruit de *soufflet*, de *diable*, perçu dans les grosses artères à l'auscultation. La chlorotique est triste, fuit la société, est sujette à des accidents hystériformes, à des douleurs névralgiques, de la dyspepsie, de la céphalalgie, des vertiges, une irritabilité nerveuse.

C. Il ne faut pas croire que la chlorose se montre toujours avec des symptômes aussi tranchés ; le plus souvent, au contraire, ils sont si peu prononcés qu'on ne soupçonne pas la maladie, à laquelle cependant on doit rapporter les mille phénomènes nerveux protéiformes qu'on remarque chez une foule de femmes vaporeuses et contre lesquels le fer seul réussit bien.

D. Traitement. — Nous venons de le dire, les *préparations ferrugineuses* constituent le remède héroïque à la chlorose. On peut conseiller tout simplement l'*eau ferrée* (eau de clous) ; le *sous-carbonate de fer* en poudre, pris dans le potage ou en électuaire (carb. de fer, 15 ; extr. de genièvre, 50 ; extr. de pissenlit, 50) ; les *pilules* dites *de Blaud*, *de Vallet*, *de Blancard* ; les pastilles de *lactate de fer* ; le *fer réduit par l'hydrogène* ; le *fer Bravais*, sans parler de cent autres préparations ni plus ni moins efficaces, quoi qu'en disent leurs inventeurs.

Les *ferrugineux* agissent en reconstituant le sang, en rétablissant le chiffre normal des globules. On peut ordonner : carbonate ou oxyde noir, ou limaille, ou fer réduit, en y associant soit de la *digitale* contre les palpitations, soit de l'*opium* contre l'éréthisme nerveux, soit de l'*aloès* pour combattre la constipation et obtenir en même temps une action fluxionnante sur le rectum et l'utérus.

L'*hygiène* aura à réclamer sa part dans les résultats, car l'exercice, le grand air, le soleil, les stations aux eaux ferrugineuses, etc., devront être recommandés.

Dysménorrhée.

La *dysménorrhée* est l'écoulement difficile des règles. C'est une sorte de névralgie de l'utérus, provoquée par la fluxion menstruelle chez les femmes nerveuses, ardentes, livrées au célibat ou à des jouissances trop souvent répétées, ou chez celles qui sont affectées de quelque déplacement ou lésion de la matrice. Du reste, les causes de l'aménorrhée lui sont aussi applicables.

A. Lorsque les règles doivent paraître, des douleurs vives se font sentir dans l'hypogastre, les lombes et les aines, bien que la matrice en soit le siège spécial (*coliques utérines*). Ces douleurs sont parfois très vives, toujours sans accompagnement de fièvre. Dès que le sang est exhalé, elles diminuent. Elles s'accompagnent souvent d'accidents nerveux, tels que migraine, agitation, étouflement, vapeurs, névralgie intercostale, etc.; quelquefois aussi des éruptions boutonneuses (herpès, acné, orgeolets, etc.) se montrent à chaque époque, pour disparaître après le flux menstruel.

B. Traitement. — Cette maladie dure longtemps et se montre rebelle à la thérapeutique. On la combat par l'éloignement des causes précitées. Quant à ce qui concerne les douleurs, c'est-à-dire l'effet, abstraction faite de la cause, on peut toujours les modérer au moyen de *lavements laudanisés*, d'un peu d'*opium* ou d'antipyrine à l'intérieur, etc. En faisant cesser le spasme de la matrice, l'opium facilite l'exhalation sanguine : il agit donc comme emménagogue dans ce cas, ce qui prouve une fois de plus que les médicaments n'ont pas de propriétés spécifiques, sauf un ou deux, et qu'ils agissent différemment suivant les circonstances.

Hystéralgie.

Névralgie ou coliques utérines nerveuses.

A. L'*hystéralgie* est la névralgie de l'utérus (ne pas confondre avec hystérie). La matrice est le siège d'une irritation nerveuse qui se traduit par des douleurs aiguës, exacerbantes, indépendantes de toute altération organique. Toutefois cette névralgie n'est pas toujour idiopathique ; souvent, au contraire, elle accompagne diverses maladies qui affectent la matrice ou les ovaires, mais alors elle s'efface devant l'affection dont elle dépend. C'est à l'aide du toucher vaginal et surtout par l'inspection au moyen du spéculum qu'on peut reconnaître le caractère de la maladie, c'est-à-dire si elle est essentielle ou symptomatique.

B. Dans le premier cas, le *traitement* consiste dans l'emploi des *bains* ou demi-bains tièdes, des *injections* et *lavements calmants;* d'un peu d'*opium* en potion ou en pilules. Quand l'hystéralgie précède l'apparition des règles, il faut s'occuper de provoquer celles-ci au moyen de quelques *sangsues* appliquées aux cuisses, de fumigations chaudes dirigées sur la vulve, d'une *infusion d'armoise* ou autre emménagogue, d'une petite dose d'opium.

C. Si l'affection est liée à une maladie organique des organes ovo-utérins, il va de soi qu'il faut traiter celle-ci et en débarrasser la femme, si cela se peut, tout en employant les calmants, les palliatifs. (V. *Dysménorrhée*, *Ovarite*.)

Polypes de la matrice.

A. Ce que nous avons dit des *polypes* considérés en général (II, 347) pourrait nous dispenser de parler de ceux de la matrice. Pourtant nous présenterons ici quelques courtes considérations sur ce sujet, quoique exclusivement chirurgical.

Les *polypes utérins* sont de quatre espèces : muqueux, granuleux, fongueux, fibreux.

a. Les *muqueux* ou *vésiculaires* sont constitués par un tissu cellulaire à aréoles fines, friables et transparentes, contenant une humeur albumineuse et des vaisseaux à peine visibles. Ces polypes sont petits, et très rares à la matrice, tandis qu'ils se montrent très fréquents aux fosses nasales.

b. Les polypes *granuleux* apparaissent sous forme de grains, ressemblant aux choux-fleurs, aux végétations syphilitiques; ils sont aussi petits et rares.

c. Les polypes *fongueux* ou *vivaces* sont rouges, mous, spongieux, très vasculaires ; ils saignent facilement et beaucoup ; sont susceptibles d'acquérir un gros volume et faciles à récidiver et à dégénérer en cancer.

d. Les polypes *fibreux* deviennent volumineux aussi ; mais ils ne dégénèrent pas en cancer. Leur substance est composée de fibres charnues en divers sens, sans vaisseaux très développés. Ils peuvent naître soit de la face interne de la matrice, soit de la face externe, soit dans l'épaisseur des parois. Dans le premier cas, ils font saillie dans la cavité utérine; ils la dilatent et s'y montrent pédiculés ou sessiles. Dans le second cas, leur développement se fait du côté du péritoine dans l'abdomen, où l'on peut les sentir au palper lorsqu'ils sont un peu volumineux. Dans le troisième cas, ce sont des tumeurs ou plutôt une seule production, vivant d'une vie propre dans le tissu même de la matrice qui l'enveloppe ; ce polype fait saillie en dedans ou en dehors de la cavité de l'utérus, dédoublant les parois de l'organe et s'en formant une sorte de coque, une espèce de kyste ou d'enveloppe qui s'amincit de plus en plus, à mesure que la tumeur augmente de volume.

B. Les polypes de la matrice s'insèrent sur des points différents de l'organe ; ils présentent des positions variables, suivant leur mode d'insertion et leurs forme, volume, ancienneté : de là, conséquemment, des signes ou symptômes très divers. Il se peut qu'ils ne causent aucun trouble local ni général ; ils peuvent rester renfermés dans l'utérus, qu'ils dilatent alors de façon à simuler une grossesse, et, en effet, plus d'une femme, plus d'un chirurgien même s'y est trompé. D'autres fois ils ont à peine le volume d'une noisette, que déjà ils s'avancent dans le col à la faveur d'un pédicule allongé ; ils descendent dans le vagin, voire jusqu'à la vulve, et la franchissent en effilant leur masse, allongeant leur pédicule aminci, déprimant et renversant le fond de la matrice. Enfin les polypes fibreux acquièrent parfois un volume qui égale la tête d'un adulte.

Toujours, les polypes de la matrice donnent lieu à des écoulements leucorrhéiques jaunâtres, verdâtres, puriformes, ou des hémorrhagies qui affaiblissent les malades et menacent leurs jours. Gêne, douleur dans le bassin, troubles urinaires ou de défécation, marche pénible, etc., tels en sont les effets.

C. Le *toucher* est indispensable pour établir le diagnostic : c'est par le doigt introduit dans les organes qu'on reconnaît si le polype est ou non dans le col, s'il est descendu dans le vagin, s'il est *flottant*, *oblitérant*, s'il envahit les parties voisines, etc. Quand il est petit et renfermé dans la cavité utérine ou dans l'épaisseur des parois de celle-ci, aucun signe ne saurait le faire soupçonner ; un *écoulement* existe bien, mais il peut dépendre de tant de causes !.... Le *pronostic* dérive de la nature du produit morbide, du siège de la tumeur, de la lenteur ou de la rapidité de son développement, de l'abondance des hémorrhagies, etc. Il est inutile de s'étendre davantage sur ce sujet. Et c'est pourquoi nous ferons grâce au lecteur du *traitement*, qui est tout à fait chirurgical.

Ecoulements blancs chez les femmes.

Pertes blanches.

A. Traiter des *écoulements* vulvo-vagino-utérins, ce serait recommencer l'histoire des maladies qui leur donnent lieu. Nous voulons simplement résumer et grouper les uns à côté des autres les signes, les causes et les traitements appartenant à chaque espèce d'écoulement.

L'*écoulement* par la vulve peut dépendre d'une foule d'états morbides, affectant soit celle-ci, soit le vagin, soit la matrice. (V. *Vulvite*, *Vaginite*, *Metrite.)* Ces écoulements sont dépendants de granulations et ulcérations du col de l'utérus, de la leucorrhée, de polypes, etc. Une exhalation folliculaire de la membrane muqueuse qui tapisse ces cavités explique leur production et leur quantité. Quelquefois c'est un simple suintement à une surface ulcérée ; dans d'autres cas c'est un fluide séro-sanguinolent très différent des flux muqueux ou séro-muqueux.

B. L'*inflammation* est, pour les surfaces exhalantes, la condition qui modifie le plus les caractères physiques de leur produit. En général, plus cette inflammation est accentuée, plus la matière sécrétée est épaisse, gluante, colorée (jaune ou vert). Toutefois, au début d'une métro-vaginite aiguë, cette matière est séreuse, âcre, irritante ; elle ne revêt les caractères précédents qu'un peu plus tard (II, 294, *F*). L'écoulement persiste habituellement après la disparition de la phlegmasie, et c'est alors que s'établit une hyper-exhalation qu'entretiennent les causes ordinaires des catarrhes chroniques (II, 310, *B*).

A cette période, l'écoulement devenu *chronique* ne présente plus les mêmes caractères : il est plus aqueux, ténu, d'*aspect laiteux* ou crémeux, comme dans les flueurs blanches proprement dites : il tache le linge qui, étant séché, paraît comme empesé, et qui par le frottement fournit une poudre blanche sous forme de très petites écailles. L'écoulement par inflammation donne des taches *jaunes* ou *verdâtres*.

La matière fluide qui provient de la matrice est muqueuse et généralement plus dense et plus colorée que celle du vagin, surtout lorsqu'elle découle de la cavité du col. Se mêlant au produit leucorrhéique vaginal, elle donne ces flocons que rendent si souvent les femmes affectées de flueurs blanches.

Quand il provient d'ulcérations profondes du col, l'écoulement est séro-sanguinolent ; fourni par un polype ou le cancer utérin, il est purulent, mêlé de sang, de détritus, et il s'en exhale presque toujours une odeur fétide.

C. Ces caractères, aidés des autres renseignements fournis par le toucher et le spéculum, suffisent pour qu'on connaisse la lésion dont dépend l'écoulement. Cependant il est un point important à élucider, qui jusqu'ici n'a point été tranché. Il s'agirait de déduire des modifications physiques de l'écoulement la nature de l'inflammation ainsi que l'état de la muqueuse vagino-utérine qui le produit ; il s'agirait de décider s'il y a atonie ou inflammation, blennorrhagie ou syphilis : l'honneur de la science, celui des malades soupçonnés de maladies contagieuses appellent ce progrès. Mais, nous le répétons, ce diagnostic différentiel est à cette heure le plus souvent irréalisable. On trouve bien le *microbe* compagnon ou facteur du produit muco-purulent, mais c'est tout. Une femme se présente avec un écoulement aigu, on le constate, on voit que la muqueuse est rouge, enflammée, mais aucun signe pathognomonique ne révèle la nature de la cause. Mais, comme on sait que la phlegmasie blennorrhagique est beaucoup plus fréquente que la vaginite simple aiguë, on incline à admettre l'existence de la première. Il importerait aussi de fixer le moment où une blennorrhagie cesse d'être contagieuse, c'est sans doute au moment où le *microcoque* meurt ou passe à l'impuissance, mais cela est encore à déterminer.

D. En demandant à la chimie et au microscope des renseignements à cet égard, comme à l'égard de bien d'autres points de la science, on est arrivé à des résultats de quelque valeur. Par exemple : *a*. La sécrétion vaginale à l'état normal est composée d'espèces de vésicules microscopiques nageant dans une eau troublée par des granules fins et muqueux ; *b*. le mucus sécrété par le vagin enflammé est formé par un liquide contenant des globules arrondis, semblables à ceux du pus et du mucus normal ; *c*. l'écoulement blennorrhagique contient des animalcules appelés *trichomonas du vagin* (Donné); *d*. selon cet observateur, on peut distinguer : l'écoulement vaginal simple ou catarrhal, composé de vésicules sans globules ; l'écoulement purulent non vénérien, qui offre un mélange de vésicules et de globules ; l'écoulement purulent vénérien, qui contient, en sus, le trichomonas ; enfin la sécrétion vaginale est acide, et la sécrétion utérine alcaline.

Quant au *traitement* des écoulements blancs vagino-utérins, nous n'avons rien à ajouter à ce que nous avons dit en parlant de chaque affection qui les produit.

CHAP. IV. — MALADIES DES TROMPES ET DES OVAIRES.

Les trompes utérines sont sans doute exposées à des maladies qui leur sont propres, mais ces maladies sont le plus souvent consécutives aux affections des ovaires, de la matrice, du péritoine ; par conséquent, leurs symptômes sont masqués par ceux de ces affections plus graves.

Quant aux ovaires, ils sont sujets à plusieurs états morbides, parmi lesquels nous distinguerons ; l'*ovarite* (inflammation) ; l'*ovarinévralgie* ; les *kystes* (hydropisie enkystée) ; le *cancer*. — Pour comprendre quelque chose à la pathologie de ces organes (comme à celle de tous les autres, d'ailleurs), il faut connaître leur organisation et comprendre leurs usages. Nous renvoyons donc d'abord le lecteur à la partie anatomique de notre premier volume.

Ovarite. — Salpingite.

A. L'*ovarite* est l'inflammation de l'ovaire. Elle peut s'étendre à la trompe, ce qui donne la *salpingite* en plus.

Causes. — Ce sont des violences extérieures, une suppression menstruelle, la grossesse, l'accouchement, le plus souvent l'inflammation du péritoine, celle de la matrice. La vaginite blennorrhagique peut se propager jusqu'à l'ovaire et l'enflammer; de même que chez l'homme, l'uréthrite gagne souvent le testicule et cause l'*orchite*.

Symptômes. — L'ovarite *aiguë* est caractérisée par une douleur vive dans le flanc, correspondant à l'organe malade, douleur qui s'étend aux lombes, aux aines, aux cuisses, et s'accompagne de tuméfaction du ventre et de réaction fébrile. Les symptômes de l'ovarite sont masqués par ceux de la péritonite et de la métrite, lorsque ces maladies existent en même temps. L'affection se termine par résolution ou par suppuration; souvent elle passe à l'état *chronique*. Lorsqu'il se produit un *abcès*, le pus se fait jour soit à l'extérieur par la peau, soit dans le péritoine, soit dans la matrice en suivant quelquefois le canal des trompes, soit enfin dans les intestins, qu'il perfore. On conçoit combien sont graves ces cas.

B. L'ovarite *chronique* est primitive, ou consécutive à l'aiguë. Etant le plus souvent primitive, elle est en même temps moins grave. C'est souvent sous son influence que l'ovaire devient le siège de plusieurs lésions organiques, telles que corps fibreux, kystes, cancer, etc., lesquelles permettent aux femmes de parcourir encore une assez longue carrière.

C. Le *traitement* est antiphlogistique dans l'état aigu : *saignée* ou sangsues, *frictions mercurielles*, laxatifs. — Contre l'ovarite chronique, frictions *résolutives* ou fondantes, *vésicatoires*, bains sulfureux, etc. — Il n'y avait autrefois que des palliatifs à opposer aux lésions organiques. La chirurgie nouvelle, grâce aux perfectionnements de l'*antisepsie*, ne craint point d'enlever l'organe tout entier, ce qui est une véritable *castration*, pratique qui sera toujours répugnante.

Kystes des ovaires.

Sous l'influence d'une irritation, d'une inflammation chronique, qui survient le plus souvent à l'époque de l'âge critique, une ou plusieurs vésicules ovariques se développent morbidement, se remplissant d'un liquide citrin, louche, couleur chocolat ou puriforme, et cela constitue le *kyste* de l'ovaire, tumeur devenant plus ou moins volumineuse par développement lent. Il n'y a ordinairement qu'une seule vésicule de malade, conséquemment qu'un seul *kyste*. Elle est sans douleur et sans réaction générale. La femme conserve sa santé habituelle; on ne reconnaît la maladie que lorsque la tumeur fait saillie du côté de la peau. Dans ce cas-là même, on peut encore se tromper et être d'autant plus disposé à supposer une grossesse, lorsque l'âge s'y prête, que les règles sont supprimées et que souvent les seins ont grossi en même temps. Cependant on remarque aisément que le ventre est plus développé d'un côté que de l'autre, à moins que les deux ovaires ne soient le siège d'hydropisie, ou que celui qui s'est développé ne soit extrêmement considérable, encore que, dans ces cas, le développement abdominal ne ressemble pas à celui de la gestation. D'ailleurs le diagnostic s'éclaire par l'absence des signes propres à cette dernière. Le pronostic n'est pas grave, absolument parlant : beaucoup de femmes vivent très longtemps tout en portant un gros kyste ovarique, néanmoins celui-ci se complique souvent de *dégénérescence cancéreuse* affectant ses parois.

Le *traitement* est, au début, celui de l'ovarite : sangsues, vésicatoires, pommades résolutives, purgatifs, etc. On peut donner issue au liquide au moyen de la *ponction;* mais, comme pour l'ascite, cette opération, simple et facile du reste, doit être renouvelée de temps à autre. Ajoutons que le liquide est parfois tellement épais qu'il ne peut s'échapper par la canule du trois-quarts. — On a employé quelquefois avec succès, après la ponction, l'*injection iodée* dans le but d'enflammer le kyste et d'obtenir une cure radicale. — Enfin, l'*ovariotomie* est une très grave opération devant laquelle la chirurgie ne recule pas, lorsqu'il n'y a pas d'autre chance de salut, d'autant que la méthode antiseptique a presque fait disparaître tout danger.

Phlegmasies pelviennes. — Névralgies diffuses des organes ovo-utérins.

A. Les souffrances éprouvées par les femmes dans la région occupée par les organes de la génération ont de tout temps attiré l'attention des pathologistes. Sont-elles dues à l'inflammation, ou à la névralgie, ou aux déplacements utérins, c'est ce qui existe le plus souvent. Mais ne peuvent-elles dépendre de cas graves? Sans doute. Alors, s'appuyant sur les bienfaits de la doctrine microbienne, sur la rareté des accidents d'infection purulente depuis les progrès de l'antisepsie, les chirurgiens semblent avoir tout réduit, en fait de thérapeutique, à l'emploi du bistouri, ce qui veut dire à la *laparotomie* et à l'*hystérotomie*.

B. Or, il y a là un abus contre lequel s'élèvent les praticiens sages qui traitent ce *modus agendi* de « furie opératoire. »

Le *Progrès médical* a publié une interview dont voici quelques fragments :

« Je suis opposé, a déclaré le professeur Lefort, à l'habitude qui s'est élevée parmi nos jeunes praticiens désireux de se pousser devant le public, de se mettre à la recherche d'une victime pour essayer l'opération ; dans certains cas, je regrette de le dire, c'est une question d'argent. » — « Nos jeunes chirurgiens deviennent de simples artisans qui font leur diagnostic au cours des opérations, ce qui revient à ceci : faire des autopsies sur les corps vivants » (prof. Duplay). — Et puis, « les femmes n'ont aucun moyen de se défendre contre les propositions que leur fait un chirurgien se fondant sur un prétendu diagnostic qu'il n'a pas fait » (prof. Tillaux.)

Le professeur Tillaux fait justement remarquer que les malheureuses femmes d'autrefois subissaient une variété de formes de traitements locaux (injections, cautérisations, pessaires) la plupart inoffensifs, tandis que maintenant.... l'avidité de renommée et d'argent pousse aux plus téméraires opérations qui, suivant le docteur Doloris, sont des actes confinant à la criminalité.

Disons pourtant que la manie d'opérer n'a jamais été aussi loin en France qu'en Amérique. « Dans les cas graves de névralgies pelviennes les chirurgiens de Paris ne sont pas très empressés d'enlever les ovaires ; il semble qu'il y ait des doutes quant à l'efficacité de l'opération même pour les cas pires. » (P. Reclus.)

Lecteur, tu as bien lu : il ne s'agit de rien moins que de l'ablation des ovaires; ce qui a fait donner à ces entrepreneurs d'opérations le nom de « *Châtreurs de femmes.* »

Nymphomanie.

Folie érotique.

La *nymphomanie* (de *nymphê*, nymphe, et *mania*, manie), ou *érotomanie*. *fureur utérine*, etc., est un désir ardent, irrésistible de l'union sexuelle chez la femme. C'est une névrose du système nerveux encéphalo-utérin, du cervelet peut-être, organe qui préside à l'amour physique. Cette affection se montre encore souvent comme une conséquence d'un trouble mental, d'un genre de folie avec idées de luxure prédominantes. Elle est aux femmes ce qu'est le satyriasis aux hommes.

A. Causes. — Constitution nerveuse ardente, imagination vive, nourrie de vues et de lectures lascives; privation forcée des jouissances vénériennes; irritations des parties sexuelles, onanisme, prurit de la vulve, influence des oxyures. La nymphomanie ne se montre, pour ainsi dire, que dans le cours de la vie sexuelle, bien qu'on en voie des exemples avant et après l'âge qui comporte la fonction menstruelle.

B. Symptômes. — La nymphomanie présente divers degrés. Dans le 1er degré, la malade est obsédée par des désirs vénériens exagérés, pourtant elle ne laisse rien paraître encore des pensées érotiques qui l'assiègent. — 2e degré : Ne pouvant maîtriser son penchant, honteuse d'elle-même, taciturne, mélancolique, elle fuit la société pour s'abandonner à son imagination déréglée ou à des attouchements illicites. Son trouble à la vue des hommes se laisse voir bientôt, et si on lui parle de l'objet de son affection, elle s'anime, son cœur bat vite et sa respiration est précipitée. — 3e degré : Elle ne peut plus dompter son penchant, elle provoque son amant aux combats amoureux par ses gestes, ses regards, ses paroles : c'est de la folie. — Au 4e, enfin, tout sentiment de pudeur s'est évanoui, la raison est égarée ; la nymphomane attaque le premier homme venu, et s'il résiste à ses lubriques démonstrations, elle le menace, le frappe même. Dans son délire, elle outrage la nature elle-même, car un auteur rapporte qu'une jeune fille noble et très honnête, dans ses accès de nymphomanie, *homines et canes ipsos ad congressum provocabat*. Arrivée à ce degré, la maladie s'accompagne d'insomnie et de fièvre, avec soif ardente, resserrement spasmodique de l'œsophage (espèce d'*hydrophobie*), trouble des digestions, etc. La nymphomane est d'autant plus à plaindre qu'elle a conscience de l'intermittence de ses accès et de ses moments de calme.

C. Traitement. — Boissons rafraîchissantes, émulsions *camphrées*, bains, potions *calmantes*, anesthésiques, etc. ; injections et lotions *narcotiques*, camphrées ; sangsues, cataplasmes de fécule aux parties sexuelles, et *affusions* froides sur la tête ; distractions, *voyages*, lectures sérieuses.

On a conseillé le *mariage* : il peut sans doute être suivi de guérison chez une jeune personne à tempérament ardent, non satisfait, et qui n'est encore qu'au premier degré de la maladie, mais ce moyen serait inutile chez la femme dont la raison serait presque égarée. D'ailleurs, comment conseiller de marier une folle ? Il suffit quelquefois de faire disparaître une phlegmasie, un eczéma, un prurit, des oxyures occupant la vulve, pour obtenir la guérison.

CHAP. V. — MALADIES DES MAMELLES.

L'appareil sécréteur du lait est exposé à diverses maladies. Quoique étant d'une texture peu complexe, les alternatives d'activité et d'inaction de ses fonctions suffisent à expliquer sa susceptibilité morbide. En effet, les glandes mammaires ne sont-elles pas particulièrement excitées durant la grossesse et surtout l'allaitement, et ne rentrent-elles pas dans le repos, l'engourdissement le reste du temps? Les époques menstruelles ont aussi quelque influence sur elles par connexion sympathique, quoique cela soit peu marqué.

Nous devons donc passer en revue; les *vices de conformation* du mamelon; les *gerçures* de cet organe; la *mastoïte* (inflammation de la glande mammaire); les *abcès du sein*; la *galactirrhée* (hypersécrétion laiteuse); l'*agalactie* (suppression du lait); la *névralgie* du sein; le *cancer* mammaire.

Vices de conformation du mamelon.

Le mamelon peut être peu développé, imperforé, absent même.

Il est peu *développé*, lorsque le corset, les baleines exercent sur lui une longue compression. Or ce vice de conformation n'a pas seulement l'inconvénient de mettre obstacle à l'allaitement, il devient encore, chez la jeune mère, cause d'engorgement laiteux, d'inflammation du sein.

On devra donc avoir soin de *développer le bout de sein* d'avance en faisant teter un adulte ou un gros enfant, ou en opérant la succion au moyen d'une ventouse; et, afin que le mamelon ne se rapetisse pas après, on le garantira de tout frottement au moyen d'une sorte de petit chapeau de gomme élastique fait exprès.

Naturellement, le mamelon *imperforé* rend l'allaitement impossible. D'autres fois ce sont les canaux galactophores qui sont obstrués; cet état est dû soit à l'atrophie de l'organe, soit à la turgescence de la mamelle au moment de la montée du lait. Si l'enfant n'est pas très vigoureux, il ne peut faire venir le liquide. Dans ce cas, après deux ou trois jours d'attente, pendant lesquels on le nourrit au biberon s'il paraît souffrir de la faim, il trouve ces canaux désobstrués d'eux-mêmes.

Enfin *le mamelon peut manquer* tout à fait, soit congénitalement, soit accidentellement.

Gerçures et crevasses du mamelon.

A. Chez les femmes qui nourrissent pour la première fois, il se développe souvent autour et à la base du mamelon, des *excoriations*, des *fissures*, qui causent de vives douleurs quand l'enfant exerce la succion. Ces douleurs sont telles quelquefois, qu'elles rendent l'allaitement impossible. Le mal commence par une rougeur inflammatoire, des points noirs autour du bout de sein ; puis des fissures se forment bientôt; elles creusent de plus en plus, et dans certains cas, vont jusqu'à détacher le mamelon, si on n'y prend garde ; c'est toujours là une cause puissante d'inflammation et d'abcès. (V. *Mastoïte.*)

B. Traitement. — On guérit, on calme du moins cet état pathologique local à l'aide de lotions, *soins de propreté* continus, *onctions narcotiques* ou *astringentes*. La pommade au concombre, l'huile fraîche, un *mélange d'huile d'amandes douces et d'eau de chaux* avec addition d'un peu d'extrait d'opium, voilà qui est bon quand la douleur est vive ; dans d'autres cas, le cérat saturné, l'onguent populéum, la *solution de borax* surtout (borax, 4 ; alcool, 15 ; eau, 90), ou la pommade au précipité blanc sont excellents. Il faut recourir quelquefois à la *cautérisation* des crevasses avec le nitrate d'argent, et j'ajoute que c'est le meilleur remède, pourvu que le caustique porte réellement dans la gerçure que cache un mucus mêlé de salive. La succion doit être faite à l'aide d'un bout de sein artificiel, surtout après l'emploi des topiques opiacés.

On peut prévenir cette légère mais douloureuse maladie en faisant, avant l'accouchement, des *lotions* sur le mamelon avec du *vin tiède* ou de l'eau-de-vie, en développant cette partie et en la garantissant des pressions, comme il a été dit. Les *soins de propreté* sont de rigueur, nous le répétons.

Engorgement du sein. — Mastoïte.

Abcès du sein, fièvre de lait.

A. La *mastoïte* (de *mastos*, mamelle) est l'inflammation de la glande mammaire. Cette inflammation occupe plus souvent le tissu cellulaire qui entoure la glande que la glande elle-même, comme il va être dit tout à l'heure. Elle ne se produit guère qu'au cours de la lactation, soit au moment de la montée du lait, soit lorsque les succions de l'enfant causent de vives douleurs ou que le mamelon est le siège de gerçures et d'excoriations. L'impression du froid sur la poitrine, au cours de la fièvre de lait, en est encore une cause fréquente.

Au moment de la montée du lait, surtout chez la femme qui ne nourrit pas, les mamelles se tuméfient, se distendent, deviennent dures et douloureuses, sans qu'il y ait pour cela inflammation : c'est une fluxion qui en est très voisine toutefois. La phlegmasie siège sur ou sous la glande mammaire, dans l'épaisseur même de cette glande, ou enfin dans tous ces points à la fois : de là des différences dans les symptômes et le traitement, ainsi qu'il suit :

a. L'inflammation *sus-mammaire* est bornée au tissu cellulaire qui sépare la glande de la peau ; elle est ordinairement causée par des gerçures douloureuses, tantôt limitée à l'aréole du mamelon, soit plus étendue. La peau est rouge, chaude, bosselée, la suppuration s'établit rapidement et l'abcès (*abc. sus-mammaire*) se déterge et se cicatrise promptement.

b. L'inflammation *sous-mammaire* occupe le tissu cellulaire interposé entre la glande et la paroi de la poitrine. Elle présente des symptômes différents des précédents : le gonflement est moins apparent parce qu'il est plus étalé, mais le sein paraît comme repoussé en avant ; il y a moins de rougeur à la peau, mais l'inflammation étant emprisonnée en quelque sorte, donne lieu à une réaction plus forte. La suppuration s'établit aussi très vite ; mais l'abcès, *sous-mammaire* de nom et de fait, reste obscur, difficile à constater.

c. Dans l'inflammation du parenchyme même de la glande (*mastoïte*), la tumeur est dure, bosselée, circonscrite. La maladie, dans ce cas, est presque toujours due à l'*engorgement laiteux*, tandis que dans les autres cas, ce sont plutôt des violences extérieures qui l'ont causée. La marche des symptômes est aussi moins rapide. Les lobes du sein s'enflamment les uns après les autres et il en résulte que plusieurs *abcès mammaires* se manifestent successivement, désespérant la malade par leur renouvellement répété et la durée de la maladie.

d. Enfin, l'inflammation peut envahir à la fois *glande* et *tissu cellulo-graisseux* environnant : alors se montrent les caractères réunis des diverses phlegmasies susmentionnées. La mastoïte débute par un frisson, s'accompagne de fièvre vive, et donne lieu à des abcès nombreux. Il arrive quelquefois que l'abcès *sus-mammaire* communique avec le *sous-mammaire* par un passage que le pus s'est frayé au travers de la glande et qui rappelle le bouton à deux têtes, ou l'œillet de corset.

B. Traitement. — L'inflammation étant déclarée, recourez aux *cataplasmes* émollients, aux *sangsues*, aux frictions mercurielles, et même à la *saignée* s'il y a réaction ; en un mot, c'est le traitement du phlegmon qui convient; on doit *ouvrir les abcès* aussitôt qu'ils sont formés. — Dans la phlegmasie sus-mammaire, la plus bénigne des quatre formes, les cataplasmes suffisent : l'abcès se forme rapidement et guérit de même. — L'abcès sous-mammaire doit être ouvert, le bistouri porté entre la glande et les parois de la poitrine parallèlement.

L'inflammation de la glande lactogène ne réclame pas les frictions mercurielles, comme s'il s'agissait de l'inflammation du tissu cellulaire. Attendez, pour ouvrir les abcès, qu'ils fassent saillie du côté de la peau. On continue les cataplasmes. L'allaitement du côté malade doit cesser et même, si la fièvre persiste, la nourrice ne doit plus donner à teter; et on lui prescrit un ou deux laxatifs.

On a vanté beaucoup, comme moyen préventif, la *compression*, exercée méthodiquement, dans toutes les variétés et périodes de l'inflammation du sein.

C. Prophylaxie. — Deux ou trois jours après l'accouchement, il s'opère dans les seins une *fluxion laiteuse* physiologique qui, accompagnée d'un mouvement fébrile (fièvre de lait), trouve sa crise naturelle dans les sueurs, l'écoulement spontané du lait par le mamelon ou la succion de l'enfant. A ce moment, il faut prendre des précautions. Si la succion est douloureuse, elle peut déterminer l'inflammation : videz alors le sein au moyen de ventouses, en attendant que l'enfant puisse teter sans faire trop souffrir. Du reste, la sensibilité va diminuant chaque jour. Les canaux galactophores sont quelquefois obstrués, et le lait ne s'écoule pas spontanément ; alors appliquez des cataplasmes émollients et employez les moyens artificiels de succion.

D. Quand une jeune mère ne nourrit pas et qu'un *engorgement* se fait, considérable, elle doit débarrasser ses seins du trop-plein. L'engorgement est-il sans douleur, on peut employer, pour faire disparaître le lait, les liniments savonneux, les *cataplasmes de persil*, l'eau de Goulard et autres résolutifs, dont on abusait autrefois ; sinon préférez les *cataplasmes emollients.* En tous cas, les purgatifs salins (réputés jadis *antilaiteux*) seront efficaces.

Galactirrhée.

La *galactirrhée* est une sécrétion laiteuse excessive, eu égard aux forces de la femme. Il est des nourrices qui peuvent allaiter, nourrir deux et même trois enfants sans fatigue, tandis que d'autres, au contraire, sont épuisées par un seul nourrisson. Ce n'est pas d'une sécrétion physiologique, surabondante ou non, qu'il est question ici, c'est d'une sorte de *diathèse laiteuse*, analogue à la diathèse urineuse dans le diabète. En effet, les seins sont quelquefois le siège d'une irritation hyperdiacrisique telle que tous les matériaux semblent se convertir en lait : aussi l'excrétion de ce liquide affaiblit, épuise la nourrice, qui éprouve ordinairement des douleurs dans le dos, le long de l'épine dorsale et tous les signes de l'*épuisement*. Il peut se manifester, au reste, une foule de degrés entre la sécrétion laiteuse hypernormale mais encore physiologique, et la galactirrhée la plus abondante, celle qui a donné lieu à toutes ces histoires fabuleuses de femmes qui ont pu nourrir plusieurs enfants de leur sein. C'est toujours l'acte d'allaitement qui occasionne cette maladie. Toutes les fois que l'appétit, l'embonpoint de la nourrice se conservent, tout va bien, lors même que le lait s'échappe encore après que l'enfant est satisfait ; mais si la lactation cause de l'anorexie, du malaise, le trouble des digestions, il faut cesser de donner le sein à l'enfant, afin de faire cesser en même temps la sécrétion laiteuse qui devient morbide.

Traitement. — Lorsque la galactirrhée est due à un état d'irritation des glandes mammaires, il peut être à propos de pratiquer une *saignée* chez la femme jeune, forte, sanguine ; on la met à l'*usage des végétaux*, et on applique des cataplasmes émollients sur les seins, en même temps qu'elle cesse ou diminue la lactation. Au contraire, il peut se faire que l'allaitement n'épuise la nourrice que parce qu'elle manque d'aliments suffisamment réparateurs : dans ce cas, on sait ce qu'il y a à faire. Ces moyens devenant insuffisants, la femme devra cesser de nourrir : du moment que les glandes laiteuses ne sont plus excitées par la succion, leur sécrétion se suspend bientôt. D'ailleurs, en pareil cas, on peut détourner le mouvement fluxionnaire au moyen de quelques *purgatifs*, et diminuer la masse du sang par la *diète*.

Agalactie.

Manque de sécrétion laiteuse.

A. L'*agalactie* est le manque ou la suppression de la sécrétion du lait. Il est des femmes dont la constitution, radicalement affaiblie, ne permet pas à la sécrétion laiteuse de se faire : il n'y a pas à songer à leur donner une nourriture plus alibile, car elles se trouvent presque toujours dans la classe la plus aisée ; il est impossible qu'elles allaitent, ou, si elles veulent le faire, elles ne donnent qu'un lait séreux et elles altèrent leur santé avec celle de leur enfant.

B. Le lait disparaît souvent, soit tout d'un coup, soit lentement. La *suppression subite* est tantôt physiologique, due à la frayeur, au chagrin, à l'ennui, à une émotion vive, etc. ; tantôt *symptomatique* de quelque affection aiguë de la matrice, du péritoine, du poumon ou de tout autre organe important. Dans le premier cas, elle est passagère : on voit des nourrices perdre leur lait au moment où elles se séparent de leur propre enfant pour en allaiter un autre, et le voir reparaître bientôt comme auparavant. Dans le second cas, l'agalactie est plus durable, radicale, à moins que la cause morbifique qui l'a produite ne soit de courte durée.

C. La *suppression lente* du lait reconnaît les mêmes causes, mais celles-ci agissent plus faiblement ; elle est due surtout à une faible constitution ou à ce que l'enfant exerce des succions trop peu énergiques. C'est l'occasion de rappeler qu'un enfant fort peut rendre le lait plus abondant, mais *il ne le rajeunit pas* comme le croit le vulgaire, seulement, comme il a la force d'activer la sécrétion, il en augmente la qualité, ce qui, au fond, le rajeunit tout de même.

Névralgie des mamelles.

A. Les seins sont quelquefois le siège de douleurs très vives sans aucun symptôme d'engorgement ou d'inflammation. L'examen ne fait reconnaître l'existence d'aucune tumeur ; on ne trouve en un mot aucune modification dans l'aspect extérieur de la mamelle. Les douleurs sont lancinantes, non continues ; elles reviennent au contraire périodiquement, à des intervalles plus ou moins éloignés ; ou, si elles ne cessent jamais complètement, elles offrent des exacerbations prononcées ; enfin, la pression ne les augmente pour ainsi dire pas. A ces caractères on peut reconnaître qu'il s'agit d'une *névralgie du sein*, névralgie *essentielle*, qui peut être aussi soit *symptomatique* d'une affection de la glande mammaire, soit *sympathique* d'une maladie de la matrice.

B. Les douleurs névralgiques mammaires accompagnent souvent une espèce d'*hypertrophie* générale ou partielle de la glande, comme aussi certaines petites tumeurs situées dans le tissu qui l'environne. Ces tumeurs (*névrômes* du sein), que les femmes appellent *glandes*, sont du volume d'un pois, au plus d'une fève ; elles constituent des sortes de foyers d'où partent en rayonnant des élancements douloureux ; elles n'ont rien de malin en soi. — Il suffit de les *enlever* pour guérir la femme de ses souffrances.

Il y a plusieurs sortes de tumeurs du sein qui causent des douleurs névralgiques. Elles effraient les malades, qui s'imaginent avoir un cancer. Ces douleurs sont parfois tellement vives que la patiente demande qu'on lui enlève plutôt le sein. Il faut se garder de se rendre à un tel désir, car l'affection n'a rien qui compromette l'existence (à moins que la tumeur n'augmente de volume et ne revête le caractère squirrheux), tandis que l'opération est toujours chose sérieuse.

C. On combat la névralgie du sein par les *topiques narcotiques* (cataplasmes laudanisés, frictions opiacées et belladonées, etc.), et par les *calmants* à l'intérieur. Il peut être utile d'appliquer des sangsues lorsqu'il y a des signes d'irritation et de congestion. Il est bon d'envelopper le sein d'une *peau de cygne*, de lièvre ou de chat. Il faut régulariser les menstrues, si elles sont dérangées.

Cancer du sein.

Que le lecteur lise d'abord l'histoire du *cancer*, considéré en général (II, p. 330) ; les quelques mots de celui du sein, ici consignés, suffiront. Le *cancer des mamelles* est une maladie malheureusement assez fréquente. Les femmes l'attribuent presque toujours à une contusion, alors même que celle-ci a eu lieu longtemps avant le développement de l'affection ; mais cette cause ne mérite pas l'importance qu'on lui a attribuée. La prédisposition et les changements dans le mode de vitalité de l'organe, aux différentes époques de la vie, doivent occuper le premier rang dans l'étiologie.

A. Le *squirrhe* est plus commun que l'encéphaloïde dans le sein. Une petite dureté arrondie, roulante, qui ne cause pas de douleur, qui n'altère en rien la santé, se fait d'abord sentir. On en ignore la cause ; mais elle augmente de volume peu à peu, et bientôt elle égale un œuf de cane. Alors des élancements s'y font sentir de temps en temps ; elle est bosselée ; elle contracte des adhérences avec la peau, et occasionne l'engorgement des ganglions de l'aisselle du même côté. Les élancements deviennent plus vifs, plus fréquents, surtout pendant la nuit. Après un temps plus ou moins long, la malade commence à maigrir, à perdre sa fraîcheur, puis son teint devient *jaune paille*. La tumeur augmente, fait saillie, efface le mamelon dans ses progrès. Elle reste toujours plus ou moins dure, ou bien se ramollit ; la peau qui la recouvre devient d'un rouge livide, et les veines superficielles de plus en plus apparentes.

B. A l'endroit le plus rouge de la peau il se forme une petite fissure dont les bords s'écartent progressivement, s'épaississent, se renversent, et voilà l'*ulcère cancéreux* établi, sur la surface duquel poussent bientôt des végétations rougeâtres, fournissant une suppuration ichoreuse et sanieuse qui ronge toutes les parties environnantes; les vaisseaux eux-mêmes ne sont point épargnés, ce qui cause des hémorrhagies suivies d'un calme inaccoutumé, mais aussi d'une faiblesse plus grande. Pendant ce temps, la *cachexie cancéreuse* s'établit ; la malade perd le sommeil, les forces, l'embonpoint, l'appétit, et bientôt elle succombe épuisée par la *fièvre hectique*.

Le diagnostic du cancer du sein semble être très facile, et pourtant l'erreur peut être commise. On peut prendre, en effet, pour un squirrhe l'hypertrophie avec induration, l'engorgement chronique des mamelles, des tumeurs fibreuses, certaines petites tumeurs roulantes très douloureuses (*glandes du sein*), des kystes, etc., toutes affections qui n'ont rien de cancéreux, mais dont il est bon cependant de surveiller la marche afin de les enlever plus tôt que plus tard, en cas de doute sur leur nature. Il nous serait impossible et d'ailleurs hors de propos, d'indiquer les caractères différentiels de toutes ces affections. Quant au cancer, les progrès rapides de la tumeur, sa dureté, l'envahissement du tissu cellulaire, les élancements de plus en plus fréquents et prononcés, etc., ne permettent pas, lorsqu'ils se trouvent réunis, de penser à une autre affection.

Le *traitement* est entièremant chirurgical. Jamais *fondants* soit externes ou internes, ni *compression*, ni *antiphlogistiques*, n'ont guéri un seul cancer bien avéré. Les annonces de prétendues cures sans opération sont un leurre.

L'*ablation* de la tumeur ou même celle du sein ne pouvant être faite sans profit, il reste le *traitement palliatif*, dont l'*opium* fait à peu près tous les frais.

Impuissance et stérilité chez l'homme.

L'*impuissance* est l'absence de désirs vénériens et l'impossibilité d'opérer la copulation par défaut d'érection ; la *stérilité*, au contraire, est l'inaptitude à la fécondation. Chez l'homme, l'impuissance entraîne de fait la stérilité, tandis que celle-ci peut exister sans la première. — Il n'est point question en ce moment de l'impuissance par vice de conformation, naturel ou acquis, tel qu'absence de verge, pénis trop court ou difforme, absence de testicules, etc.

On confond le plus souvent les causes propres de l'impuissance avec celles de la stérilité. Pour être précis, il faut dire que l'impuissance par *anaphrodisie* est due au grand âge, à l'imparfaite élaboration de la semence, à la froideur ou faiblesse de tempérament, aux excès des plaisirs de l'amour, à la masturbation, aux travaux intellectuels trop prolongés, à l'ivresse, etc., mais toutes ces causes sont d'autant plus difficiles à apprécier que les organes de génération se montrent bien conformés. Elles sont pour la plupart passagères, sauf l'absence radicale du tempérament génésique ; toutefois, ce défaut de tempérament n'exclut pas toujours le désir ; on voit des individus désirer ardemment un hymen tout en redoutant le jour du bonheur, convaincus d'apporter dans le lit nuptial l'impuissance avec la passion.

Au nombre des causes morales, nous plaçons l'indifférence et le dégoût de la femme ; dans d'autres cas, au contraire, un amour trop ardent, la joie de posséder une femme qu'on a longtemps convoitée, l'amour respectueux et timide, les préoccupations du nouveau mari, la peur de ne pouvoir accomplir l'acte conjugal. « Catulle soupire pour Lesbie ; au souvenir de sa maîtresse, son esprit, échauffé par mille images voluptueuses, ne connaît plus de félicité que dans la possession de tant de charmes : Catulle plaît, Lesbie cède ; mais le moment de la victoire est celui de la défaite et de l'humiliation. Rendu avant le combat, Catulle se cherche et ne se trouve plus ; il s'étonne de s'échapper à lui-même : affligé d'avoir tant promis, confus de tenir si peu, et de n'accorder à l'amour que le prix de la haine, il gémit d'un triomphe qui le couvre de honte ; et, consumé désormais de l'ardeur et des vains efforts de sa flamme, adorateur sans culte et sans offrande, il s'éloigne d'une beauté que ses serments et sa froideur ont doublement outragée. » Autrefois, on attribuait de pareils cas d'impuissance à des prétendus *maléfices* empêchant la consommation du mariage : mais ils sont « une suite des lois générales de notre économie. Rien de plus capricieux que nos organes. Jamais l'homme n'est moins maître de soi que lorsqu'il veut trop l'être. La volonté, cet empire intérieur que la nature lui a donné sur lui-même pour mieux assurer son empire au dehors, cette volonté dont il est si fier, n'est souvent, comme sa raison, qu'une reine sans sujets, une autorité sans pouvoir qui parle et n'est point obéie. » (Pariset.)

B. La *stérilité* chez l'homme est la conséquence de l'*hypospadias* et de l'*épispadias*. Une maladie des testicules, soit naturelle ou l'effet d'une opération, ou encore le fait que ces glandes sont restées dans le ventre au lieu de descendre dans les bourses, comme aussi l'absence de zoospermes, conséquence ordinaire de ces cas, voilà autant de causes de stérilité. Quant à l'*impuissance*, elle est plus fréquente que la *stérilité;* car répétons-le, celle-ci dépend de bien des conditions : sperme mal élaboré par des testicules malades, ou mal conformés, ou anormalement situés; sperme pauvre en animalcules, rendu impuissant par suite de débauche, de l'épuisement, de pertes excessives, de la syphilis constitutionnelle, etc. Le castrat est radicalement frappé de stérilité puisqu'il ne possède plus les organes qui sécrètent la liqueur prolifique : on dit qu'il n'est pas toujours impuissant. L'absence d'un testicule ne rend pas stérile. La faculté procréatrice peut même rester intacte, pourvu que la glande qui demeure soit dans de bonnes conditions d'intégrité et de conformation. Au reste, une foule de questions relatives au double sujet que nous traitons sont insolubles. Pour le prouver, disons qu'il est des cas assez nombreux où un homme et une femme ayant vécu ensemble sans avoir eu d'enfants, voient leur stérilité cesser quand ils entretiennent d'autres relations.

Traitement. — L'impuissance peut cesser lorsque certaines opérations ont fait disparaître les difformités des parties sexuelles, ou les maladies qui la causaient. Quand elle dépend du manque total du tempérament génital ou de la vieillesse, il n'y a rien à faire; mais s'est-elle manifestée à la suite d'excès de masturbation ou de coït, le repos des organes (continence), un régime fortifiant, réparateur, des lotions, bains froids, etc., pourront ranimer les facultés viriles affaiblies. Quant à l'amant trop exalté que trahissent ses forces, nous l'engageons à temporiser, à composer avec l'indocile liberté d'un organe dont la volonté se plaît à contester la nôtre, qui se révolte contre la violence et résiste même à la flatterie et aux caresses. Comme nous l'avons dit déjà, confiance, confidence du petit malheur temporaire, calme des sentiments oppresseurs, voilà qui réussira mieux que tous les *aphrodisiaques*, que les élixirs, les *liquides organiques* (testiculaires, cérébraux, etc.), dont un membre de l'Académie des sciences a donné les formules, sans les soumettre toutefois à la docte compagnie, mais non sans causer quelque trouble dans la morale publique et beaucoup d'espérance vaine et illicite chez les prôneurs d'eau de Jouvence.

Nous ne parlerons pas des pratiques libidineuses propres à ranimer l'appareil génital, ni du massage, de la flagellation, de l'urtication, encore moins des *aphrodisiaques* (cantharides, phosphore, musc) : ces moyens, outre qu'ils sont désavoués par la morale, sont dangereux. D'ailleurs, les jouissances qu'ils procurent sont elles-mêmes pernicieuses à la santé, par cela seul qu'elles sont provoquées contre le gré de la nature.

Impuissance et stérilité chez la femme.

Nous n'avons pas à revenir sur la définition de ces expressions. La femme est *impuissante* lorsque la conformation de ses organes est telle que le coït est forcément impossible ou incomplet, ou que le liquide fécondant n'arrive pas jusqu'au museau de tanche. Cela ne veut pas dire qu'elle soit stérile, car si à l'aide d'une opération on lui rend la possibilité de recevoir l'homme complètement, elle pourra concevoir.

La femme est *stérile*, lorsqu'un état pathologique de la matrice, des trompes ou des ovaires fait que la fécondation ne saurait avoir lieu, sans compter les causes physiologiques indiquées ci-après :

On conçoit parfaitement que l'imperforation du museau de tanche, l'obstruction de la cavité du col par un mucus épais, gluant, provenant de la matrice malade, etc., mettent obstacle à la transmission du sperme aux ovaires ; qu'une déviation anormale de l'utérus rende sans effet une copulation d'ailleurs régulière ; que l'obstruction des trompes, leur inflammation, comme celle des ovaires, etc., soient tout aussi causes de stérilité. Il est bien entendu que celle-ci n'est absolue que si les deux trompes et ovaires sont affectées à la fois de ces lésions.

Quant aux causes physiologiques, vitales (question de sympathie ou d'antipathie), elles sont mal déterminées : c'est pour cela que la stérilité a fait le sujet de mille romans, assez curieux peut-être, mais qui ne contiennent aucune assertion portant le cachet de la science. Toute modification vitale anormale de la matrice ou des ovaires peut annihiler l'influence du sperme, outre que celui-ci perd de sa vertu propre par suite des conditions physiologiques que nous avons signalées chez l'homme stérile.

En résumé, ou la femme manque d'ardeur (quoique cette cause soit rarement suffisante), ou au contraire elle se laisse aller à un transport trop vif au cours de l'acte copulateur ; d'autres fois c'est un manque d'affinité, de sympathie existant entre les conjoints ; et l'on peut dire alors qu'il y a là comme une terre impropre à la réussite de telle semence qui, étant jetée dans un autre terrain, pourrait porter de beaux fruits.

FIN DE LA QUATRIÈME PARTIE.

Le mot *thérapeutique* comporte trois sens : Traitement d'une maladie, considéré en bloc; traitement raisonné, répondant aux diverses indications; enfin étude de la matière médicale. Cette dernière manière de l'envisager est celle que nous adoptons ici.

La *Matière médicale* fournit des médicaments aussi nombreux que variés de formes, et dont la liste s'allonge encore chaque jour!

Les antidotes, les antivirulents et les antimicrobiens exceptés, ils n'exercent généralement qu'une bien faible action sur les organismes; telle est en effet la résistance vitale de ceux-ci, que le brin d'herbe, par exemple, reverdit sans cesse sous les piétinements incessants qu'il subit.

N'importe. Traité didactique des connaissances médico-thérapeutiques, l'*Anthropologie* doit passer en revue les moyens de traitement tour à tour préconisés. Dans ce vaste arsenal, le médecin, en vertu de son diplôme, peut choisir et employer librement les armes qu'il préfère ; mais le profane osera-t-il, et n'a-t-il pas besoin d'être dirigé?

C'est pourquoi un choix a été fait, à son intention, portant sur les substances ou leurs dérivés dont l'emploi, expliqué à leur article respectif, peut rendre les plus grands services en l'absence de l'homme de l'art. (Voir à la rubrique PHARMACIE DOMESTIQUE.)

CINQUIÈME PARTIE

THÉRAPEUTIQUE

DICTIONNAIRE DE MATIÈRE MÉDICALE, POSOLOGIE, FORMULES, ETC.

ABRÉVIATIONS. — MOTS

a a.	de chaque.	*gr., gram.*	gramme.
ac.	acide.	*gout.*	goutte.
c.	comme.	*hypod.*	hypodermique.
cuil.	cuillerée.	*infus.*	infusion.
de ch.	de chaque.	*intér.*	intérieur.
décoct.	décoction.	*macér.*	macération.
distil.	distillé.	*p.*	pour.
extr.	extrait.	*pil.*	pilule.
extér.	extérieur.	*pot.*	potion.
f. s. a.	faites selon l'art.	*q. v.*	quantité voulue.

ABRÉVIATIONS. — CHIFFRES, POIDS

Le système décimal est le seul qui soit aujourd'hui employé en France. Tous les chiffres exprimeront des grammes ou des divisions du gramme.

1,00	1 gramme.	0,10	dix centigr.
0,1	1 décigramme.	2,00	deux gram.
0,4	4 décigr.	2,15	deux gr. et 15 centigr.
0,01	1 centigr.	Etc.	etc.

A

ABSINTHE (Composées). Feuilles. Tonique, vermifuge, emménagogue, fébrifuge.

Infus. 4 à 8 p. 1000 eau. Édulcorer avec miel.

Alcoolat. Absinthe suisse. Liqueur excitante, enivrante à doses fractionnées. V. *Absinthisme* (t. 1, 127).

Absinthe maritime. Petite absinthe. Propriétés moins énergiques. Vermifuge populaire.

Infus. 1 à 4 p. 500 eau.

ABSORBANTS. Substances médicamenteuses employ. pour absorber : 1° à l'*intér.* les acides, gaz développés dans le canal intestinal ; 2° à l'*extér.* l'humidité suitante des gerçures, excoriations, etc.

Amadou.	Lycopode.
Amidon.	Magnésie.
Charbon.	Toile d'araignée.
Colophane.	Yeux d'écrevisse.

ACÉTANILINE. Produit de l'acide acétique sur l'aniline, en poudre blanche. Nervin, antithermique.

Doses : 0,20 à 1.

Granules, cachets.

ACÉTATE D'AMMONIAQUE. *Esprit de Mindérérus.* Acide acétique saturé par le carbon. d'ammoniaque. Stimulant, sudorifique. Affect. adynamiques, putrides; fièvres éruptives en retard d'éruption. Combat l'ivresse.

Doses. 8 à 30 p. 150 infus. de tilleul ou oranger. Contre aménorrhée, dysménorrhée.

Potion diaphorétique.

Acétate d'ammoniaque	10 à 15
Hydrolat de mélisse	60
Sirop d'éther	25
— fl. d'oranger	20

Par cuillerée d'heure en heure.

ACÉTATE DE MORPHINE Combinaison de la morphine avec l'ac. acétique. Très soluble, très vénéneux. Narcotique, dans les mêmes cas que l'opium.

Intér. 1 à 2 centigr.

Extér. sur vésicatoire 2, 6, 8 cent. — V. *Morphine.*

ACÉTATE DE PLOMB CRISTALLISÉ (sel de Saturne). Astringent puissant.

Intér. 1, 2 à 5 centigr. Diarrhée.

Extér. 5 à 10 centigr. p. 30 eau distil. Collyre, injections uréthrales, vaginales.

Acétate de plomb liquide (extr. de Saturne). Astringent.

Solut. 15 à 60 gr. p. 100, lotions, injections.

ACÉTATE DE POTASSE. Sel blanc déliquescent Diurétique désobstruant, hydropisies, engorgements viscéraux.

Solut. 1 à 10 p. 500 décoct. de chiendent ou pariétaire. Elever la dose du sel.

ACIDE ARSENIEUX. V. *Arsenic.*

ACIDE AZOTIQUE. V. *Ac. nitrique.*

ACIDE BENZOIQUE. Lamelles blanches. Balsamique. Stimulant des bronches. Catarrhe, goutte.

Solut. 0,20 à 1,50 p. 500 tisane, ou 100 potion. *Cachets.*

ACIDE CARBONIQUE. Gazeux. Troubles des digestions, en solut. dans de l'eau.

Eau gazeuse artificielle.

Marbre blanc concassé,	10
Eau,	50
Ac. chlorhydrique,	16

F. s. a.

ACIDE CHLORHYDRIQUE ou muriatique, hydrochlorique; caustique. Suffisamment étendu d'eau en

Limonade, 2 à 8 p. 1000. Antiseptique.

Extér. 8 à 16 p. 250, gargar.

Acide pur p. cautérisation à l'aide d'un pinceau.

ACIDE CHROMIQUE. Aiguilles d'un rouge vif. Caustique.

Extér. 1 p. 8 eau, jusqu'à part. égales.

ACIDE CHRYSOPHANIQUE. Principe actif de la poudre de Goa. Irritant.

Pommade 1 à 2 p. 60 axonge. Psoriasis.

ACIDE CYANHYDRIQUE. Pur, terrible poison. Uni à 6 fois son vol. d'eau (*ac. cyanh. médicinal*), quoique encore toxique redoutable, est employé comme sédatif dans toux nerveuses.

Inter. 4 à 10 gout. p. pot. 125.

Sirop, 15 à 30.

Extér. 4 à 8 p. 500 eau contre dartres prurigineuses.

ACIDE LACTIQUE. Très soluble. Tempérant. Antiseptique. Diarrhée des enfants. Diphtérie.

Intér. 20 à 30 gouttes.

Potion lactique (Hayem).

Ac. lactique	2 à 4
Potion gomm.	100

Par cuillerées.

ACIDE NITRIQUE (Eau-forte). Caustique. Convenablem. étendu com. limonade.

Intér. 2 à 4 p. 1000. Scorbut, fièvre typhoïde.

Extér. S'applique pur par gouttes sur verrues p. les faire disparaître.

ACIDE PHÉNIQUE (Phénol). Aiguilles blanches à odeur de créosote. Désinfectant, antiputride, antiseptique et antimicrobien.

Intér. 1 p. 1000, par cuillerées.

Sirop de Déclat.

Extér. 1 p. 100 désinfectant des plaies putrides, et antibacillaire. — 1 p. 500 d'amidon p. combattre sueurs fétides des pieds.

ACIDE PYROGALLIQUE. Modificateur des chancres, eczémas, cancroïdes, etc.

Extér. 5 à 20 p. 500 vaseline.

ACIDE SALICYLIQUE. Aiguilles blanches. Antipyrétique, antiseptique. Rhumatisme articulaire aigu.

Intér. 1 à 4 par jour.

Extér. 1 p. 10 vaseline.

ACIDE SULFURIQUE (Vitriol). Caustique. Très dilué, sert de limonade contre colique de plomb, scorbut, hémorrhagie.

Intér. 10 p. 1000 eau.

Extér. 2 à 6 p. 30 miel en collutoire.

Acide sulfurique alcoolisé (Eau de Rabel) Astringent très usité. Hémorrhagies.

Intér. 10 à 20 p. 1000.

ACIDE TARTRIQUE. Cristaux. Tempérant, goût agréable; sert à préparer une poudre gazeuse.

Intér. 2 à 4 p. 1000.

Sirop 30 c. édulcorant.

ACONIT NAPEL (Renonculacées). Racines, feuilles. Toxique à dose élevée. Sudorifique, diurétique. Névralgies, cancer. Propriétés douteuses.

Poudre 0,05 à 0,10 par jour.

Extr. mêmes doses.

Alcoolat 5 à 20 gouttes.

Aconitine (Alcaloïde de l'aconit). Antinévralgique.

Intér. en granules de 1 milligr.

Extér. 1, alcool 2, axonge 40.

Injec. hypo. 0,12, alcool, 7,50 pour eau distil. 7,50.

AFFUSION. Action de verser d'une certaine hauteur, durant qq. minutes, une certaine quantité d'eau en nappe sur une partie du corps, sur la tête ordinairement, le reste étant ou non dans un bain à 28 ou 30°. Troubles nerveux sans lésion cérébrale; spasmes, hystérie, aliénation mentale, etc.

AGARIC BLANC (Champignon). Drastique. A faible dose modérateur des sueurs des phtisiques.

Poudre	0,25 à 1,25.
Extrait	0,02 à 0,15.

Agaricine. Principe actif de l'agaric. En *granules*.

AGGLUTINATIFS. V. *Diachylon*, *Emplâtre*, *Taffetas anglais*.

AIL (Liliacées). Bulbes. Stimulant, vermifuge.

Cataplasme, ail pilé, huile et graisse. Résolutif.

Lavem. contre les oxyures.

ALBUMINE. Substance animale. Le blanc d'œuf en est formé.

Eau albumineuse, blanc d'œuf 4, eau 1000, eau de fl. d'oranger 10. Antidote de l'empoisonnement par sels cuivreux, mercuriaux.

ALCALI VOLATIL. V. *Ammoniaque*.

ALCOOL. *Esprit de vin*. Pur, 95° Caustique. Étendu suffisamment, c. excitant (eau-de-vie), ou c. tonique (vin).

Alcool camphré. Alcool uni à 1 camphre p. 7. S'emploie :

Extér. lotions, frictions, contre l'entorse, le rhumatisme chronique, les névralgies, etc. Puissant antiseptique et antiputride.

ALCOOLAT. Produit liquide de la distillation de l'alcool sur une ou plusieurs plantes Stimulant tant interne qu'externe.

Intér. quelques gouttes comme stomachique, vulnéraire, antiapoplectique V. *Eau des Carmes*.

Extér. en *frictions* pour rappeler le calorique à la peau, fortifier les constitutions lymphatiques.

ALCOOLISME. État d'ivresse dû à l'usage immodéré des liqueurs alcooliques. Il engendre des idiots, des hystériques, des épileptiques, des aliénés. Les convulsions, très fréquentes chez les enfants d'ivrognes, sont souvent les premiers indices de l'épilepsie qui les menace.

ALDEHYDE FORMIQUE. Liquide volatil. Antiseptique, microbicide, stérilisant.

Extér. 1 p. 500 comme stérilisateur des instruments sans attaquer le métal.

ALKÉKENGE (Solanées). Baies. Diurétique, fébrifuge.

Poudre	5 à 20
Extr.	4 à 6

ALOÈS (Liliacées). Substance résineuse retirée des feuilles d'aloès. Tonique, stomachique, purgatif, suivant la dose. Action spéciale sur le rectum, les vaisseaux hémorroïdaux; par suite, favorise l'apparition du flux menstruel, détourne le sang de la tête.

Poudre, 0,05 à 0.25. Tonique.
— 0,60 à 1 gr. Purgatif.

Teint. 15 à 30 gouttes.

Élix. de longue vie, 8 à 16 gr.

L'aloès entre comme base dans les pilules *écossaises*, de *Morisson*, de *Rufus*, de *Franck*.

Grains de santé.

Aloès	100
Jalap	100
Rhubarbe	25
Sirop d'absinthe	q. s.

F. s. a. pilules de 0,15. 1 à 2 par jour.

Pilules purgatives.

Aloès	0,05
Scammonée	0,05
Gomme-gutte	0,05
Calomel à la vap.	0,05

Pour une pil. 1 à 6 par jour. Drastique.

ALTÉRANTS. Médicaments qui, à

petites doses, modifient profondément les humeurs, opèrent une sorte de rénovation des propriétés vitales, sans produire d'effets immédiats sensibles. — On les emploie dans les diathèses, les engorgements chroniques, etc.

Argent.	Calomel.
Arsenic.	Iode.
Baryum.	Mercure.
Bromures (les).	Or.

ALUN (sulfate d'alumine et de potasse). Astringent franc.

Intér. 2 à 10 dans julep gom.

Extér. 2 à 4 p. 500 eau. Gargarisme, injections.

Solut. concentrée. En application hémostatique.

En renifler en cas d'épistaxis abondante.

Pilules astringentes.

Alun	0,06
Cachou	0,12
Opium brut	0,02

F. 1 pilule. — 1 toutes les 2 heures. Contre hémoptysie, etc.

Gargarisme à l'alun.

Alun cristallisé	3
Décoct. d'orge	200
Mellite de roses	30

Angine, pharyngite chroniques.

Alun calciné. Alun privé de son eau de cristall. Léger escharotique.

Poudre. S'applique sur les plaies bourgeonnantes pour les raviver.

AMADOU. Champignon parasite du chêne, desséché et rendu souple et doux. S'applique par fragments superposés au besoin, comme hémostatique sur coupures, piqûres de sangsues, etc.

AMANDES (Amygdalinées). Fruit. Les A. *douces* font la base des *émulsions* et des *loochs*. L'huile est laxative.

Dose de 16 à 30.

Amandes amères. Elles donnent de l'acide cyanhydrique.

Eau distill. 1 à 10 com. tæniafuge.

AMERS. Substantif pour désigner les substances médicamenteuses végétales douées d'*amertume*.

Ce sont des toniques, vermifuges, fébrifuges, antiputrides.

On les partage en deux classes :

1° *Amers purs*, principe uni à un extractif féculent :

Aunée.	Pissenlit.
Centaurée (petite).	Quassia.
Chicorée.	Simarouba.
Fumeterre.	Trèfle d'eau.
Gentiane.	

2° *Amers aromates :*

Absinthe.
Camomille.
Labiées (plantes).

Les *amers* trouvent leur emploi dans les gastralgies, chloroses, fièvres, scrofules, flatuosités, etc.

AMIDON. Fécule retirée du froment. Émollient, absorbant.

Poudre. Répandre sur excoriations, dartres suintantes, etc.

AMMONIAQUE LIQUIDE (Alcali volatil). Sel ammoniac dissous dans l'eau. Odeur et saveur âcres.

Intér. Étendue d'eau (10 à 20 gout.). Stimulant, sudorifique. Fièvres éruptives, f. typhoïde, collapsus produit par piqûres d'animaux venimeux.

Contre l'ivresse, 4, 10 à 15 gouttes en pot.

Extér. Frictions rubéfiantes pour annihiler le venin des insectes.

Liniment ammoniacal.

Ammoniaque	10
Huile d'olive	40

Frictions sur les parties où siègent des douleurs chroniques.

Pommade de Gondret

Ammoniaque	2 à 4
Suif	1
Axonge	1

Appliquée sur la peau elle produit rougeur, vésication même.

AMYLÈNE. Chlorure d'hydrogène obtenu par distillation de la pomme de terre. Anesthésique très volatil. Narcotique.

Potion, 3 à 5 p. 25 de véhicule.

AMYLE (Éther amylnitreux). Relève les battements du cœur. Antisyncopal.

Inhalation, 4 à 10 gout.

ANALEPTIQUES. Substances toni-nutritives, propres à rétablir les forces épuisées.

Bouillon gras.	Sagou.
Chocolat.	Salep.
Gelées grasses.	Vin généreux.
Œufs.	

ANALGÉSINE. V. *Antipyrine.*

ANALGÉSIQUES. Corps doués de la propriété d'atténuer la sensibilité, d'émousser la douleur.

Antipyrine.	Narcéine.
Cocaïne.	Solanine.

ANAPHRODISIAQUES. Substances qui passent pour avoir le pouvoir de modérer les désirs vénériens. Faibles sont de telles propriétés.

Bromure de potassium.
Camphre.
Lupuline.
Nénufar.
Sulfure de carbone.

ANESTHÉSIQUES. Agents thérapeutiques ayant le pouvoir de suspendre soit la sensibilité d'une partie, par application directe sur la peau, soit la sensibilité générale, par inhalation ou injection sous-cutanée.

Éther.
Amylène.
Ether chlorhydrique chloré.
Chloral.
Chloroforme.
Oxyde de carbone.

ANGÉLIQUE (Ombellifères). Racine. Aromatique. Expectorant, emménagogue, cordial, antiflatulent.
Inf. 4 à 5 p. 1000.
Poudre 1 à 4.

ANILINE. Amido-benzine. Liquide à odeur aromatique; saveur âcre. Toxique. Inusité.

ANIS (Ombellifères). Fruit. Saveur aromat., odeur agréable. Dyspepsie, flatuosités, coliques.
Inf. 4 à 8 p. 500.
Poud. 1 à 4.
Ess. qq. gouttes com. aromate.

ANIS ÉTOILÉ. V. *Badiane.*

ANTIAPOPLECTIQUES. Sont ainsi désignés certains excitants du système nerveux (*Nervins*) employés pour ranimer les forces vitales.

Contre-indiqués dans l'apoplexie par hémorrhagie cérébrale :

Arnica.
Eau de mélisse.
Éther.
Valériane.

ANTIDARTREUX. Il n'existe pas de spécifique contre les dartres; cette expression est pourtant conservée, encore qu'elle ne s'applique qu'au *soufre*, à ses composés et à certains sudorifiques.

Tisane antidartreuse.

Racine de bardane	de ch. 16 g.
— de patience	
— de saponaire	
Tiges de douce-amère	
Eau	1250

Faites bouillir jusqu'à réduction d'un 5e du liquide, passez, ajoutez :

Sirop de fumeterre	60

Par verrées dans les 24 heures.

On peut ne prendre qu'une seule de ces plantes pour cette boisson, dont l'usage doit être continué longtemps. — Maladies cutanées.

Lotion antidartreuse.

Sous-carbonate de potasse	4
Soufre sublimé	8
Eau	500

Promener une compresse imbibée sur les surfaces affectées de prurigo et de lichen chroniques.

Lotion sulfureuse.

Sulfure de potasse	4
Savon blanc	8
Eau distillée	256

Contre le prurigo, la gale et la teigne.

Pommade antidartreuse

Sous-carbonate de potasse	8
Axonge	60

Contre le lichen, le prurigo, l'eczéma chroniques et la teigne.

On peut y incorporer :

Extrait d'opium	0,5

Autre.

Iodure de soufre	1 à 2
Axonge	30

Contre l'acné induré, les squames, etc.

Pommade au goudron

Goudron	30
Axonge	250

Contre les squames, le prurigo. On peut augmenter la dose du goudron, ajouter du laudanum, etc.

Pommade au calomel.

Proto-chlorure de merc.	1 à 4
Axonge	30

Employée contre les éruptions chroniques; à la fin des affections squameuses.

Pommade épilatoire.

Sous-carbonate de soude	8
Chaux	4
Axonge	30

Pour faire tomber les cheveux dans la teigne.

ANTIDÉPERDITEURS. Nouveau mot pour désigner certaines substances auxquelles on attribue la propriété de conserver les forces et l'embonpoint, en s'opposant à la destruction des cellules entretenues par les analeptiques.

Alcool.
Café.
Kola.

ANTIDOTES. Agents thérapeutiques non toxiques capables de neutraliser les propriétés d'autres corps vénéneux. — V. *Contrepoison.*

ANTILAITEUX. Remèdes propres à diminuer la sécrétion laiteuse. Ils ne peuvent le faire que par une action dérivative qui force d'autres sécrétions. Or ce sont des :

Purgatifs.
Sudorifiques.
Diurétiques.

Il est d'autres substances qui, par leur application sur les mamelles, activent la résorption du lait, telles :

Ammoniaque.
Persil.
Savon.

Leur action est excitante et peut avoir des inconvénients sérieux.

ANTIMOINE. ANTIMONIAUX. Médicaments à action tantôt vomitive, expectorante ou contro-stimulante, selon les cas. Le plus usité est le *tartre stibié* (v. ce mot).

Antimoine diaphorétique. Oxyde blanc d'antimoine. Souvent employé. Bronchite, pneumonie.

Potion, 1 à 6 p. 125 véhicule.

ANTIPHLOGISTIQUES. Agents thérapeutiques qu'on oppose aux phlogoses ou inflammations.

Astringents.
Contro-stimulants.
Émissions sanguines.
Émollients.
Tempérants.
Régime diététique.

ANTIPSORIQUES. Médicaments qui par leur application sur la peau guérissent la gale, en tuant le parasite (*acarus*) qui la cause.

Soufre.
Sulfure de potasse, etc.

Lotion antipsorique.

Sulfure de potasse	60
Eau pure	500

Pommade antipsorique.

Graisse de porc	500
Soufre subl. lavé	250
Hydrochlor. d'ammon.	16
Alun pulv.	16

(Voir formules *antidartreuses*, quoique ne pas confondre les deux classes de médicaments.)

ANTIPUTRIDES. V. *Antiseptiques.*

ANTIPYRINE. Alcaloïde dérivé de la houille. Poudre blanche, très soluble. Abaisse la température du corps (antipyrétique, antithermique). Combat les névralgies.

Inter. 1 à 2 et plus par jour.

Élixir, vin, cachets.

ANTISCORBUTIQUES. Médicaments employés pour combattre les affections scorbutiques. Ce ne sont pas des spécifiques, le scorbut ne l'est pas non plus. Ils agissent comme toniques et excitants généraux.

Cochléaria.
Cresson.
Raifort sauvage.
Crucifères (plantes).

Tisane antiscorbutique.

Raifort sauvage récent	30
Eau (infusion)	1000
Sirop antiscorbutique	60

Autre.

Espèces amères.	8
Alcoolat de cochléaria	8
Eau	1000

Scorbut, scrofules.

Collutoire antiscorbutique.

Miel rosat	30
Extrait de quinquina	10
Alun	4

Porter sur les gencives au moyen d'un pinceau imbibé.

Amères (plantes).
Chlorure de baryum.
Antiscorbutiques (les).
Houblon.
Huile de morue.
Iode (préparations iodées).
Noyer.
Toniques (les).

Elixir amer.

Racine de gentiane coupée	50
Eau-de-vie pour faire macérer	1000
Carbonate de potasse	4

Filtrez et conservez. — 8 à 10 gr. par jour.

Pilules antiscrofuleuses.

Chlorure de baryum	0,60
Extr. de gentiane	4 »

Faites 96 pil. — 2 matin et soir.

ANTISCROFULEUX. Médicaments destinés à combattre l'état général dit scrofuleux. Dans les sécrétions on trouve ou l'on ne trouve pas le microbe spécial. En tout cas, voici les principaux agents de la médication :

Amères (espèces).
Antiscorbutiques (les).
Chlorure de baryum.
Houblon.
Huile de foie de morue.
Iode.
Noyer.
Toniques (les).

Elixir amer.

Racine de gentiane coupée	50
Eau-de-vie (faire macérer)	1000
Carbonate de potasse	4

Filtrez. Conservez. Dose 8 à 10 par jour.

Pilules antiscrofuleuses.

Chlorure de baryum	0,60

Extrait de gentiane 4
Poudre de gent. q. s.
F. 96 pil. 2 matin et soir.

ANTISEPSIE. Méthode thérapeutique consistant dans l'emploi des antiseptiques et des désinfectants. (V. ces mots.)

ANTISEPTIQUES. Agents dirigés contre les germes septiques (bacilles, bactéries, microbes, vibrions, etc.). Leur nombre est considérable : Voici les principaux :

Acides (tous les).	Chlore.
Acide salicylique.	Chlor. de chaux.
Acide phénique.	Chlor. de zinc.
Acide lactique.	Coaltar.
Borax.	Iodoforme.
Alcool.	Naphtol.
Alun.	Quinquina.
Aristol.	Soufre.
Arsenic.	Sublimé.
Camphre.	Salol.

Antisepsie chirurgicale. Elle comprend :

Eau boriquée.

Acide borique	40
Eau distillée bouillie	1000

Pommade boriquée.

Acide borique pulv.	4
Axonge ou vaseline	30

Charpie (Lister).

Ac. borique	de ch. q. v.
Eau bouillie	

Fabriquer la charpie et laisser sécher.

Cérat phéniqué.

Cérat simple	100
Ac. phénique	0,30

V. *Désinfectants.*

Antisepsie médicale (Formules d').

Potion antiseptique.

Acide phénique	0,50
Sulf. de quinine	2 »
Acide salicylique	2 »
Rhum	125

(Voir t. II, p. 278, et *Désinfection.*)

Cachets.

Naphtol précipité	0,20
Salicylate de bismuth	0,20

Pour un cachet, n° 4 à 10

Antispasmodiques. Médicaments dont l'action se porte sur le système nerveux. Ils en font cesser le désordre ou l'exagération, à condition qu'ils ne se lient point à une lésion matérielle du tissu nerveux. Bien que stimulants de leur nature, ils agissent à la manière des calmants. Contre spasmes, névralgies, affections hystériques, épilepsie, convulsions. En effet, les narcotiques seraient les premiers antispasmodiques s'ils n'avaient l'inconvénient de congestionner le cerveau.

Assa-fœtida.	Gomme ammoniaque.
Camphre.	Laurier-cerise.
Castoréum.	Musc.
Chloral.	Feuilles d'oranger.
Chloroforme.	Oxyde zinc.
Éther.	Tilleul (fleurs).
Valériane.	

Tisane antispasmodique.

Fleurs de tilleul / — sèches d'oranger	de ch. 2
Eau bouillante (infusion)	500
Sirop simple ou sirop d'éther,	q. s.

Potion antispasmodique.

Eau de tilleul	60
Eau de laurier-cerise	8
Sirop de fleurs d'oranger	30

Autre.

Eau distillée de tilleul / — de fleurs d'oranger	de ch. 50
Sirop d'éther	25

On peut remplacer le sirop d'éther par tel autre et ajouter :

Ether sulfurique	1

Autre.

Dans la potion précédente remplacez le sirop indiqué par celui de pavot (*sirop diacode*).

Ou bien, sans rien changer, ajoutez 15 gouttes de laudanum de Sydenham ou 6 gouttes de laudanum de Rousseau, ou encore 5 centigrammes d'extrait d'opium.

Ces préparations diverses sont utiles dans une foule de cas : coliques intestinales, coliques utérines; toux nerveuses, coqueluche, névroses; crampes d'estomac, spasmes, etc. V. *Calmants.*

Pilules antispasmodiques.

Assa-fœtida	10
Valériane en poudre	10
Sirop de gomme	q. s.

Faites 100 pil. — N° 5 à 6 par jour.

ANTISYPHILITIQUES. Médicaments qui exercent une action *spécifique* contre le virus syphilitique et ses accidents. Tels sont le *mercure*, l'*or* et leurs préparations. Les *sudorifiques* sont des adjuvants. — Les formules qui suivent sont les plus usitées dans le traitement de la syphilis.

Tisane antisyphilitique.

Salsepareille 60
Eau (décoction réduite à moitié) 1000
Sirop de cuisinier 60

Pilules antisyphilitiques.

Proto-iodure de mercure 1
Thridace 3

Faites 24 pilules dont 1 le matin et plus tard 1 matin et soir dans la syphilis récente.

Pilules Dupuytren.

Sublimé corrosif 0,05
Extrait d'opium 0,25
Extrait de gaïac 2

Faites 15 pilules, dont 1 à 3 par jour.

Pilules de Sédillot.

Pommade mercurielle double 3
Savon médicinal. 2
Poudre de réglisse 1

Pour faire des pilules de 2 décig., dont 2 ou 3 par jour. Syphilides.

Liqueur de Van Swieten.

Deutochlorure de merc. 1
Alcool rectifié 100
Eau distillée 900

Chaque jour une cuillerée à bouche pour l'adulte, dans du lait, de l'eau sucrée, ou dans la tisane ci-dessus. Préparation très bonne.

Solution d'iodure de potassium.

Eau simp. ou de saponaire 500
Iodure de potassium 1 à 2

A prendre dans la journée. L'iodure pourra être porté à 6 et 8 gram.

L'iodure de potassium opère des prodiges dans les accidents secondaires et tertiaires de la syphilis, lorsque le mercure devient impuissant.

ANTITHERMIQUES. Agents réputés modérateurs de la température du sang. Affections inflammatoires.

Acide salicylique. Salol.
Alcool. Thalline.
Antipiryne. Bains tempérés ou froids.

APÉRITIFS. Médicaments qui, d'après des idées hypothétiques, rétablissent la liberté des voies d'excrétion, celles de la bile, de l'urine principalement.

Chélidoine. Laxatifs (les).
Chiendent. Savon.
Diurétiques (les) Soufre.
Désobstruants (les).

Pilules de savon.

Savon médicinal 125
Rac. de guimauve pulv. 16
Nitrate de potasse 4

F. pil. de 10 centigr. n° de 6 à 20 c. Obstructions du foie.

APHRODISIAQUES. Substances excitantes du sens génital. Les unes agissent sur l'ensemble de l'organisme :

Aromates (les). Vanille.
Truffes. Musc.

D'autres, sur les organes génitaux.

Excepté les cantharides, ces substances n'ont que des propriétés contestables, d'autant que l'anaphrodisie est presque toujours un effet d'une affection des organes des centres nerveux, c. spermatorrhée, tabes, etc.

Quant à la cantharide, son action trop certaine est des plus dangereuses.

APIOL. Principe actif des graines de persil; liquide oléagineux. Emménagogue.

Capsules de 0,25.
N° 1 soir et matin.

APOMORPHINE. Poudre obtenue de la morphine. Émétique 0,10 à 0,20 en potion.

APOZÈME. Tisane riche en principes médicamenteux. Inusité.

ARGENT. V. *Nitrate d'argent.*

ARISTOL. Succédané de l'iodoforme. Poudre rouge brun. Cicatrisant.

Pomm. 10 p. 100 vaseline.

ARMOISE (Synanthérées). Feuilles, sommités fleuries. Tonique, stimulant, emménagogue, vermifuge.

Infus. 4 à 12 p. 1000.
Eau distil. 60 à 100 potion.
Sirop 30 à 40.
Fumigat. à diriger vers les org. génit. de la femme p. provoquer l'apparition du flux menstruel.

ARNICA (Synanthérées). Racine, fleurs. Stimulant du système nerveux. Apoplexie nerveuse. Commotion cérébrale. Panacée vulgaire dans les cas de chutes, contusions, rhumathisme chronique, goutte, paralysie, etc.

Poudre 0,20 à 0,25.
Infus. 2 et 4 p. 500.
Extr. 1 gr. en pil.
Eau dist. 125 com. véhicule de pot.

Arnica (teinture). Propriété stimulante en partie due à la cannelle et à l'anis. Très employé à l'intérieur :

Dose, 1 cuill. dans verre d'eau.

ARSÉNIATE D'ANTIMOINE. Poudre blanche. Base des *granules* de Papillaud.

ARSENIC. *Acide arsénieux, oxyde blanc d'arsenic.* Toxique violent. Caustique. (V. *Pâte arsenicale.*)

Intér. 1 à 8 milligr. altérant contre dartres rebelles, fièvres paludéennes tenaces.

Granules de dioscoride à 1 milligr. Altérant usité. Cancer, etc.

Pilules asiatiques.

Acide arsénieux	0,50
Poivre noir	5
Gomme arabique	1

F. 100 pil. nº 1 à 2 par jour.

Solution ou liqueur de Fowler.

Acide arsénieux	1 gr.
Carb. de potasse pur	1 »
Eau distillée	95 »
Alcoolat de mélisse	3 »

Prendre 2 à 25 gout. par jour, dans de l'eau sucrée.

Solution de Pearson.

Arséniate de soude	0,05 centigr.
Eau distillée	30 » gram.

Prendre 12 gout. à 3 gram. par jour.

Extér.

Poudre de Rousselot.

Arsenic blanc	1 gr.
Cinabre	5 »
Éponge calcinée	2 »

Appliquer une couche mince sur la surface à cautériser. 10 à 12 jours après l'eschare se détache, laissant à nu une plaie de bonne nature.

Poudre escharotique de Dubois.

Acide arsénieux	1 gr.
Sulfure rouge de mercure	16 »
Sang-dragon	8 »

ASEPSIE. Ensemble des procédés et moyens de débarrasser les objets et milieux du pouvoir de communiquer aux autres objets les germes infectieux et pathogènes. L'effet cherché est ce qu'on nomme *stérilisation.* (V. ce mot.)

ASEPTOL (sulfo-phénol). Antiseptique. Moins caustique et plus actif que l'acide salicylique.

ASPERGE (Asparaginées). Turions. Servent à préparer le *Sirop de pointes d'asperges*, succédané de la digitale. Maladies du cœur, 3 à 40 gr.

Asparagine. Principe actif de l'asperge. Diurétique.

Granules 0,50 à 0,80.

ASSA-FŒTIDA (Ombellifères). Gomme résine obtenue par incisions faites à la tige du *Ferula assa-fœtida.* Antispasmodique, antiflatulent. Affections hystériques, asthme, hypocondrie.

Pilules.

0,30 à 0,50 en pil. recouvertes d'une feuille d'argent.

Lavement.

Assa-fœtida	1 à 5
Jaune d'œuf	0,5 à 1
Décoct. de quinquina	250

ASTRINGENTS. Médicaments ayant la propriété de produire une sorte de crispation des tissus, par suite d'arrêter ou diminuer une évacuation par le resserrement des orifices et de hâter la résolution des engorgements subinflammatoires par action régressive sur les humeurs épanchées.

Astringents vrais.

Alun.	Acides étendus.
Acétate de plomb.	Sulfate de zinc.

Astringents toniques.

Bistorte.	Noix de galle.
Cachou.	Ratanhia.
Chêne.	Ronce.
Consoude (grande).	Rose de Provins.
Fraisier.	Tannin.
Gomme Kino.	Tormentille.

Pilules astringentes.
(Récamier)

Alun pulv.	0,06
Cachou	0,12
Opium brut	0,02

Sirop de roses rouges. Q. s.
Pour 1 pil. — 1 toutes les 2 heures.

Potion astringente.

Alun pulv.	2 à 4
Eau distillée	140
Sirop	60

1 cuill. à bouche toute les heures.

Gargarisme astringent.

Décoct. de feuilles de ronces	200
Alun	2 à 8
Miel rosat	40

ATONIQUES. Agents thérapeutiques tendant à modérer le ton du mouvement vital excité. — V. *Antiphlogistiques, Contro-stimulants.*

ATROPINE. Alcaloïde de la belladone. Très vénéneux. Le *sulfate* est employé de préférence.

Intér. de 1/2 à 2 milligr. en *granules. Teinture* 1 gout. dans 1/2 verre d'eau comme prophylactique de la scarlatine.

Extér. Pommade 0,05 à 0,10 p. 30 vaseline. Névralgies faciales.

Collyre, 0,05 dans 10 gr. eau en instillations entre les paupières.

AUNÉE (Synanthérées). Racines. Tonique. Bronchite chronique, chlorose, scrofules.

Décoct. 20 p. 1000.
Vin 50 à 100.

Aunéline ou hélénine. Principe actif de l'aunée.

Poudre 0,02 à 0,10.
Granules.

AXONGE (saindoux). Graisse de porc. Base habituelle des pommades. Calme l'acuité inflammatoire des plaques érysipélateuses.

AZOTATE. V. *Nitrate.*

B

BADIANE (Magnoliacées). Fruit (*anis étoilé*). Stomachique, carminatif.

Poudre 1 à 5.
Infus. 4 p. 500.

BAINS MÉDICINAUX. Variables comme température et composition.

Bain froid,	12 à 18°
— frais,	20 à 25°
— tempéré,	25 à 30°
— chaud,	30 à 38°

Bain acide. Addition de 125 à 300 d'acide hydrochl.

Bain alcalin. Addition de 250 à 500 sel de soude du commerce.

Bain aromatique. Versez dans la baignoire un infusé de 2 kil. d'espèces arom. dans 3 kil. d'eau.

Bain de Barèges artificiel. Ajoutez à l'eau : monosulfure de sodium 60, chlorure de sodium sec 60; carbonate de soude 30.

Bain de mer. Tonique. Débilités, épuisement, affections chron. de la matrice.

Bain de Vichy artificiel. Versez dans une baignoire en bois bicarbon. de soude 500.

BALSAMIQUES. Substances dérivées des Baumes ou partageant leurs propriétés.

BANDAGE. Appareil contentif pour maintenir en place les organes malades ou mobiles, ou certains médicaments externes.

Bandage de corps. Pièce de toile double, soit une serviette de 1 mètre de long; on l'applique autour du corps, on coud par derrière une bande pliée en deux dont on ramène les 2 chefs en avant par-dessus les épaules pour être attachés en avant sur la partie supérieure du bandage, à la manière de deux bretelles.

Bandage inamovible, exécuté avec bande roulée, préalablement imprégnée de colle d'amidon ou d'empois, et qui, par sa dessication, rend le membre sur lequel il est appliqué circulairement, inamovible.

BANDELETTES AGGLUTINATIVES. Bandes de diachylon de 1 à 2 centim. de large, destinées à être placées circulairement sur un membre, les deux chefs se croisant de manière que la bandelette supérieure recouvre un tiers de la largeur de la bandelette inférieure, et ainsi de suite, en allant de bas en haut.

BARDANE (Synanthérées). Racine. Tonique et sudorifique.

Maladies de la peau, dartres, rhumatisme, goutte chroniques.

Décoct. 1 à 4 gr. p. 1000 eau.

BAUDRUCHE. Intestin de mouton séché et préparé. Sert pour pansements par occlusion.

BAUME. On désignait ainsi autrefois toutes les résines et térébenthines liquides; aujourd'hui le mot ne s'applique qu'aux seules résines qui contiennent de l'acide benzoïque, telles que *benjoin, styrax, baume de Tolu, baume du Pérou.*

BAUMES PHARMACEUTIQUES. Teintures alcooliques, huiles médicinales ou onguents, etc., selon que l'excipient est alcoolique, huileux ou résineux.

Baume acétique. Solution de savon dans l'éther acétique. Frictions contre les douleurs rhumatismales.

Baume d'acier. Dissolution à chaud de la limaille d'acier dans l'acide nitrique, à laquelle on ajoute de l'alcool et de l'huile. Frictions contre les douleurs articulaires.

Baume acoustique. Mélange liquide d'huiles, d'essences et de teintures. Imbiber un peu de coton, qu'on introduit dans l'oreille pour combattre certaines surdités.

Baume apoplectique. Composé avec des substances résineuses et des huiles essentielles. On en portait sur soi à respirer de temps en temps. Odeur antispasmodique.

Baume d'Arcéus. Onguent composé de suif de mouton et de résines. Pansement des ulcères atoniques.

Baume du Commandeur. Angélique, myrrhe, oliban, baume de Tolu, aloès et alcool. Pur ou étendu de deux fois son poids d'eau, en applications résolutives, et sur les coupures et contusions.

Baume de Fioraventi. Composé d'une foule de substances balsamiques et résineuses. Frictions stimulantes, contre le rachitisme, les rhumatismes chroniques, les névralgies.

Baume nerval. Mélange d'huiles essentielles, graisses, muscade, etc. Frictions. Entorses, douleurs rhumatoïdes, etc.

Baume Opodeldoch. Ess. de thym, de romarin, d'alcool, savon, camphre et ammoniaque, Frictions. Lumbago, rhumatisme chronique.

Baume tranquille. Solution huileuse des principes actifs des plantes solanées et d'essences de quelques pl. aromatiques. Frictions calmantes. Névralgies, rhumatismes douloureux.

Baume de Tolu. Résine obtenue d'un arbre d'Amérique, province de Tolu. Modificateur des membranes muqueuses, celles des voies respiratoires en particulier, goût agréable.
Sirop com. édulcorant de potion.
Pastilles béchiques.

BÉCHIQUES. Médicaments employés contre la toux :

Fleurs.	*Fruits.*
Bouillon-blanc.	Dattes.
Coquelicot.	Figues.
Mauve.	Jujubes.
Pas-d'âne.	Raisins secs.

Belladone (Solanées). Feuilles, racines (vénéneuses). Narcotique. Coqueluche, toux opiniâtre, resserrements spasmodiques; étranglements internes.
Intér. 0,05 à 0,50 progressivement.
Extér. 0,05 en pil., potion.
Sirop 30 com. édulcorant.
Extér. 2 p. 15 axonge.
Frictions sur parties douloureuses, étranglement herniaire, fissure anale; sur le col utérin pour en corriger la rigidité; sur le front et la paupière pour dilater la pupille. — V. *Atropine.*

BENJOIN. Baume résine provenant du styrax-benzoin, de Sumatra. Contient de l'acide benzoïque. Stimulant des muqueuses broncho-pulmonaires.
Intér. 10 à 40 centigr. en pilules. Base des pilules de Morton.
Teint. 2 à 8
Sirop 15 a 50.
Extér. Fumigations résolutives dirigées sur les engorgements indolents.

BENOITE (Rosacées). Racine. Astringent, amer, fébrifuge. En *décoction.*

BENZOATE D'AMMONIAQUE. Cristaux blancs. Catarrhe des vieillards. Asthme : 0,20 à 2 en potion.

Benzoate de soude. Goutte, gravelle, diathèse urique. *Cachets.*

BÉTOL. Produit analogue au salol. Moins toxique que l'acide phénique. *Cachets.*

BEURRE D'ANTIMOINE. (*Perchlorure d'antim.*) Se liquéfie à l'air. Caustique énergique. Entre dans le caust. de canquoin.

BICARBONATE DE POTASSE. Com. le bicarbonate de soude ; moins employé toutefois.

BICARBONATE DE SOUDE. Antiacide, diurétique, lithontriptique. Rend les urines alcalines; combat la diathèse urique. L'eau de Vichy lui doit son activité. Journellement employé soit comme antiacide pour rétablir les fonctions de l'estomac, soit com. antigoutteux, anticalculeux. Il diminue le pouvoir saccharifiant des liquides diastasiques, et par là est utile contre le diabète sucré.
Poud. 30 à 40 centigr. comme antiacide.
Solut. 1 à 2 gr. pour 500 d'eau, diurétique, anticalculeux.
Bain 125 à 250 pour bain alcalin.
Base des *tablettes digestives,* de la *potion antivomitive* de Rivière.
Ne pas confondre le bicarbonate avec le *carbonate.*

BICHLORURE DE MERCURE. V. *Sublimé.*

BIÈRE. Boisson fermentée faite avec décoction d'orge germée et houblon. Doit contenir au moins 3 p. 100 d'alcool. La petite bière n'en contient que 1 1/2; celle de Strasbourg, 4 à 5; l'anglaise, jusqu'à 8.

BISCUITS MÉDICINAUX. Biscuits ordinaires auxquels on ajoute, avant la cuisson, un soluté ou une poudre pharmaceutique. Les plus connus sont :

Biscuits antisyphilitiques. (Olivier.) Contiennent 1 centigr. de bichlorure de mercure. N° 1 à 3 par jour. Remède actif, dangereux.

Biscuits iodurés. Chaque biscuit contient 10 centigr. d'iodure de potassium. Scrofules.

Biscuits purgatifs. Ils contiennent, les uns 1 gram. de racine de jalap en poudre (1 à 3 par jour); les autres 50 centigr. de scammonée (1 à 2 par jour).

Biscuits vermifuges. Semen-contra, 0,20 à 0,50 par biscuit (n° 1 à 3). Il y en a à la *santonine*, au *calomel*.

BISMUTH (sous-nitrate de). Poudre bl., impalpable, insol. Absorbant des gaz fétides. Utile contre la diarrhée, 1 à 3 par jour. Pansement des plaies.

BISTORTE (Polygonées). Racine. Propriétés astringentes. *Décoct.* pour *lotions, injections, gargarismes.* 15 à 30 et 40 gram. pour 1000 en tisane.

BOISSON. V. *Tisane.*

BOLDO. Grand arbre du Chili, très aromatique. On en extrait un principe, la *boldine*, qui est amère, tonique. Délaissé.

BOL. Préparation analogue aux pilules, mais un peu plus molle et plus grosse.

Bols de Pringle.

Thériaque	1,30
Ipécacuana	1
Craie préparée	q. s.

Pour 4 bols. N° 2 matin et soir. Dysenterie, catarrhe pulmonaire.

BORATE DE SOUDE (Borax). Astringent des plus employés en *collutoire, gargarisme*; détersif. 1 à 2 p. 125 décoction d'orge, ou miel rosat, 8 à 15.

Solut. concentrée. Antiputride puissant; tue les organismes microbiens qui vivent dans les acides.

Collutoire.

Borate de soude	10
Miel blanc	10

Gargarisme boraté.

Borate de soude	10
Eau	100

Eau boratée. Antiseptique.

BOUILLON-BLANC (Scrofulariées). Fleurs. Infusion pectorale, adoucissante. Feuilles, émollient sous forme de cataplasme.

BOULE DE MARS. *Boule de Nancy*, petite boule faite avec le tartrate de potasse et de fer principalement. On en obtient, en l'agitant dans de l'eau, *eau de Boule.* Astringent, tonique, résolutif. Entorses, contusions au moyen de compresses imbibées.

BOURGEONS DE SAPIN (Conifères). Béchique, diurétique, anticatarrhal.

Infus. 30 p. 1000.
Sirop 30 à 60.

BOURRACHE (Borraginées). Fleurs. Diaphorétique, diurétique. Bronchites, fièvres éruptives.

Infus. 5 à 10 p. 1000.
Eau dist. 60 à 125.
Sirop 30 à 60.

BROMIDIA. Composition secrète, hypnotique, calmant.

BROMURE DE POTASSIUM. Sel en cubes blancs, très soluble. Antiscrofuleux. Anesthésique, antiépileptique, antisyphilitique (acc. tertiaires).

Solut. 1, 2 à 4 et 8 dans 125 de véhicule.
Sirop.

BROMURE D'ÉTHYLE (Éther bromhydrique). Anesthésique local par pulvérisation.

Inhalation 4 à 8 gout. sur une compresse.

BROMURE DE STRONTIUM. Epilepsie, albuminurie.

Doses 2 à 6.
Solut. à 20 p. 100; dose 2 à 6 cuill. par jour.

BUCHU (Rutacées). Feuilles. Balsamique. Inflam. de la vessie, de l'urèthre, de la prostate. — *Sirop.*

BUSSEROLE (Éricinées). Baies (raisin d'ours). Rafraîchissant. Feuilles diurétiques en infusion.

C

CACHOU (Légumineuses). Bois, gousses fraîches. Astringent, tonique; contenant du tannin.

Inf. 2 à 8 pour 1000 eau.
Poud. 0,25 à 1,50.
Teint. 2 à 8 en potion.

Tabl., pastill.

CAFÉ (Rubiacées). Semences torréfiées. Au point de vue thérapeutique, *infusion* tonique, stimulante; peut rendre des services dans la migraine, la coqueluche, l'atonie, le début des fièvres paludéennes, etc. Les personnes affectées de palpitations, surtout si elles sont dues à quelque affection sthénique du cœur, doivent s'en priver.

Caféine. Princ. actif du café. Médic. cardiaque.

Doses 0,05 à 1 gr. progress.

Cachets.

Inject. hypod. benzoate de soude 1, caféine 1, eau dist. 3.

CAINÇA (Rubiacées). Racine; diurétique; hydropisies.

Décoct. (1 à 2 p. 1000).

CAILLE-LAIT (Rubiacées). Plante. Quoique dépourvue de propriétés bien accusées, cette herbe fait la base d'un *élixir antiépileptique.*

CAJU. Écorce. Antidiabétique.

Dose 30 p. 250 eau en macération de 24 heures.

CALMANTS. Agents thérapeutiques qui calment l'excitabilité vitale, la sensibilité organique. On peut les diviser en *anodins*, *antispasmodiques*, *sédatifs* et *narcotiques*. Ils s'emploient sous diverses formes: tisane, potion, pilule, lavement, pommade.

Belladone.	Lactucarium.
Bromure.	Laurier-cerise.
Camphre.	Opium et dérivés.
Chloral.	Tilleul.

Potion calmante.

Eau distill. de laitue	125
Sirop diacode	30

Par cuillerées.

L'utilité de cette préparation dans une foule de cas (toux, coqueluche, spasmes, insomnie, colique, diarrhée) égale sa simplicité. Ne peut d'ailleurs jamais avoir d'inconvénient.

Autre.

Eau de fleur d'oranger	30
— de laitue	60
Sirop de morphine ou d'opium	30

Par cuillerées.

Pilules calmantes.

Opium	0,50
Digitale en poudre	0,50
Conserve de roses	q. s.

Faire 20 pilules. — 1 toutes les 2 heures jusqu'à effet calmant.

CALOMEL. *Proto-chlorure de mercure, mercure doux.* Médicament très souvent employé comme purgatif doux, altérant, fondant ou vermifuge. Suivant le mode de préparation, il donne le *précipité blanc*, le *mercure doux*, le *calomel à la vapeur*. Les propriétés de ces trois corps diffèrent peu entre elles.

Intér. Le précipité est le plus actif, 2 à 10 centigr. comme altérant; 24 à 40 cent. comme purgatif, vermifuge, à prendre dans du sirop.

Extér. Calom. à la vapeur pour pansement des ulcérations syphilitiques, 2 à 4 dans 15 ou 30 d'eau distillée.

Pommade au calomel.

Calomel	1 à 4
Axonge	30

Onctions sur les surfaces dartreuses; pansement de certaines ulcérations syphilitiques.

Pommade au précipité blanc.

(Pom. ophtalmique)

Précipité blanc	0,25 à 0,50
Axonge	4

CAMOMILLE (Synanthérées). Capitules. Trois espèces dites *ordinaire*, *puante*, *romaine*. Cette dernière est la plus employée. Tonique, stimulant, carminatif, fébrifuge.

Infus. 10 à 12 capitules pour 1000 gr. eau.

Eau distill. 30 à 50 gram. comme véhicule de potion.

Huile essent. en frictions toniques, antiventeuses, résolutives et sur certains engorgements indolents.

CAMPHRE. Huile volat. concrète, retirée du *laurier camphora* de Chine. Propriétés nombreuses, encore mal déterminées. Antispasmodique, antiseptique, sédatif, résolutif selon les cas.

Doses 0,20 à 0,30 en pil. ou pot.

Lavem. 1 à 2 p. 300 eau.

Eau-de-vie camphrée en frictions résolutives sur les entorses.

Huile camp. sédative, calmante.

Cigarettes Raspail.

Camphre phéniqué. Employé en topique dans les pansements.

CANNE DE PROVENCE. Roseau à quenouille (Graminées). Racine. Antilaiteux populaire, en *tisane.*

CANNELLE (Laurinées). Écorce. Un des stimulants généraux les plus actifs; associé ordinairem. à d'autres substances médicamenteuses.

Poudre 0,15 à 1 dans l'atonie de l'estomac.
Infus. 15 p. 1000.
Sirop 8 à 16.
Eau dist. véhicule de potion cordiale, tonique.
Alcoolat 8 à 16 dans pot. cordiale.
Essence 2 à 5 gout. p. aromatiser potion, julep.

CANTHARIDE. Insecte coléoptère. Poison irritant, très violent, portant son action spéciale sur l'appareil génito-urinaire. Aphrodisiaque dangereux.

Sert à préparer le *papier* épispastique, l'*onguent* vésicant. On fait mourir l'insecte en l'exposant sur un tamis de crin aux vapeurs du vinaigre, puis sécher au soleil. Réduit en *poudre*.
Dose 0,01 à 0,10.
Teinture 1 à 10 gouttes.

Cantharidine. Princ. actif de la cantharide.
Solut. chloroformique 0,10 p. 10 de chloroforme pour inj. hypod.

CAPILLAIRE (Fougères). Expectorant. Catarrhe broncho-pulmon. chronique.
Infus. 10 p. 1000.
Sirop 30 à 50.

CAPSULE. En pharmacie enveloppe de gélatine au moyen de laquelle on déguise l'odeur et la saveur des médicam. désagréables.
Capsules de goudron, de copahu, éther, essence de térébenthine, etc.

CARBONATE D'AMMONIAQUE. Alcali concret; très déliquescent. Stimulant, diaphorétique. Éruptions rentrées, diabète, convulsions infantiles, glycosurie.
Dose 0,05 à 2 gr.

Potion diaphorétique.

Carbonate d'ammoniaque	1 à 8
Potion gommeuse	125

Potion contre glycosurie.

Carbon. d'ammon.	2
Rhum	20
Sirop de sucre	20
Eau	100

En deux fois le matin. Diabète.

CARBONATE DE FER. V. *Protocarbonate de fer.*

CARBONATE DE POTASSE (Souscarbonate). Sel blanc, pulvérulent, soluble, âcre. Antiacide. Affections calculeuses.
Intér. 0,10 à 0,25
Extér. 10 p. 100 eau en lotions antidartreuses.
Bain 125 à 250, eau q. s.

CARBONATE DE SOUDE (Souscarbonate). Comme le carbonate de potasse, mais principalement à l'extérieur.
Lotion. 1 p. 8 eau
Pomm. 20.
Chaux hydratée 10.
Axonge 160.

Autre pommade.

Carbonate de soude	5
Charbon	5
Axonge	20

CARDIAQUES. Médicaments considérés comme régulateurs de l'action du cœur.

Aconit.	Digitale.
Caféine.	Kola.
Coca.	Strophantus.

CARMINATIFS. Médicaments dont le rôle est d'expulser les vents du canal intestinal ou de modifier la disposition de celui-ci à les produire.

Anis vert.	Éther.
Camomille.	Fenouil.
Coriandre.	Matricaire, etc.

CAROBA. Feuilles. Antisyphilitique.
Extr. 1 à 4, trois fois par jour.

CASCARA SAGRADA (Rhamnées). Écorce. Laxatif.

Poudre	0,50 à 0,75
Extrait fluide	6 à 8 gr.

CASSE (Légumineuses). Pulpe du fruit. Laxatif, tempérant.
Extr. de casse mondée 20 à 30 pour 500 ou petit-lait.
Casse cuite 50 à 70 gram.

Tisane de casse.

Extr. de casse	10
Eau	1000

Par tasses.

CASTORÉUM. Substance odorante sécrétée par des glandules placées sous la peau du castor. Antispasmodique.

Poudre	0,05 à 1,50
Teint.	2 à 5

CATAPLASME. Sorte de bouillie plus ou moins épaisse, composée de pulpe, poudre ou farine, cuite avec de l'eau pure ou des décoctions de plantes, et qu'on applique sur la peau, placée ou non entre deux linges.

Au moment de l'application, verser sur le cataplasme de l'huile, du baume tranquille, du laudanum, si l'on veut le rendre calmant.

Cataplasme émollient.

Farine de lin, de seigle ou d'orge, 125.
Eau commune, q. s.

On l'applique chaud, et on le renouvelle au plus tard toutes les 5 heures.

Autre à la fécule.

Fécule de pomme de terre	60
Délayez dans eau froide	90

Versez dans eau chaude près d'entrer en ébullition, q. s.

Ce cataplasme doit remplacer les précédents toutes les fois que l'inflammation est superficielle, cutanée (érythème, etc.).

Autre antiseptique

Farine d'orge	500
Incorporez : camphre	4
Quinquina en poudre	30

Sur les plaies de mauvais caractère.

Autre diurétique.

Pulpe de scille	125
Poudre de pariétaire	30

Mêlez. — Appliquez sur le pubis.

Autre maturatif.

Farine d'avoine, de fève, 4.
Eau de guimauve, q. s.
Incorporez pulpe de lis et de feuilles d'oseille, 125.
Onguent basilicum, 30.

On l'applique sur les tumeurs dont on veut hâter la suppuration.

Autre narcotique.

Cataplasme ordinaire, 8.
Laudanum liq., 2 à 4 jusqu'à 8 et 15.
Poudres de feuilles de jusquiame, de ciguë, de morelle et de lin, de chacune, 15.
Décoction de tête de pavot, q. s.

CATHARTIQUES. Médicaments à propriété évacuante plus prononcée que celle des laxatifs, et qui purgent par une action spéciale sur la muqueuse intestinale :

Calomel.	Phosph. de soude.
Citrate de magnésie.	Podophylle.
	Rhubarbe.
Crème de tartre.	Sené.
Huile de ricin.	Sulfate de magnésie.
Magnésie.	
Mercuriale.	Tartrate de pot. et de soude, etc.

Cas de constipation rebelle aux laxatifs, lorsqu'il est nécessaire de produire une action dérivative sur le canal intestinal.

Poudre cathartique.

Poudre de scammonée	4
Poudre de jalap	4
Tartrate acide de potasse	8

Dont 0,50 à prendre le matin à jeun.

CATHÉRÉTIQUES. Caustiques faibles ou employés en petite quantité, de manière à produire une vive irritation, ou une eschare très superficielle. Le *nitrate d'argent* et l'*alun calciné* sont les plus usités. — On s'en sert pour réprimer ou détruire les chairs mollasses de certains ulcères, exciter les plaies indolentes ou réprimer les bourgeons qui se forment à leur surface.

CAUSTIQUES. Agents qui désorganisent les parties avec lesquelles on les met en contact. Pour établir un exutoire, arrêter les progrès de la gangrène, détruire les cancers, virus, venins; ouvrir les abcès. Les principaux sont :

Acides concentrés.
Alcalis caustiques.
Nitrate d'argent.
Chlorures d'antimoine, d'or, de zinc, de platine.
Acide arsénieux.
Fer rougi au feu.
L'électrolyse.

Caustique cancoin. — Pâte composée de chlorures de zinc et d'antimoine. On applique un fragment sur le cancer de la face. V. *Pâtes*, *Arsenic*.

Caustique de Vienne. Mélange de 7 parties de chaux vive et 5 de potasse pure; on le conserve à l'abri de l'air dans un flacon très sec et bien bouché. Pour établir les cautères, on prend un peu de cette poudre, on la délaie avec de l'alcool pour en former une pâte, et l'on applique une petite quantité de celle-ci entre deux morceaux de sparadrap, l'inférieur percé d'un trou de la grandeur du cautère qu'il s'agit d'établir, le supérieur le recouvrant complètement. Au bout d'un quart d'heure, une eschare est formée, qui tombe plus tard, et laisse un trou dans lequel on introduit le pois d'iris. — La *potasse caustique* agit de la même manière, seulement on la laisse appliquée plus longtemps.

CAUTÈRE. Petit ulcère arrondi, établi par l'art dans les parties où abonde le tissu cellulaire, particulièrement au bras, au niveau de l'insertion inférieure du deltoïde; détermine une suppuration permanente dérivative (*exutoire*). Pour la manière d'établir un cautère, V. *Caustique de Vienne*, *cautérisation*.

Cautère actuel. Tige de fer ou d'acier à extrémité de forme voulue, munie d'un manche. Rougie au feu, on l'applique pour détruire virus, excroissances fongueuses, etc.

CAUTÉRISATION Action de cautériser, de détruire un tissu vivant, sain ou malade.

Cautérisation transcurrente. On promène légèrement le bord du cautère actuel ci-dessus de manière à ne pas désorganiser toute l'épaisseur du derme.

Cautérisation par pointes. Appliquer sur la peau, de distance en distance, un cautère en forme de bouton rougi à blanc.

Les *boutons de feu* agissent comme révulsifs.

CENTAURÉE (PETITE) (Gentianées). Som. fleuries. Tonique; fébrifuge. Convalescence des fièvres marécageuses; atonies.

Décoc. 15 p. 1000

CÉRAT. Préparation demi-liquide d'huile et cire. Diffère des pommades et onguents en ce qu'il ne contient ni graisse ni résines.

Cérat simple. Huiles d'amandes douces, 3; cire blanche pure, 1. Exposez à une douce chaleur au bain-marie jusqu'à ce que la cire soit complètement fondue, et laissez figer. Il sert de base à tous autres.

Cérat belladoné. Cérat simple 30; extrait de belladone 8.

Cérat opiacé. Cérat simple 30; opium brut 0,50.

Cérat saturné. Cérat 30; sous-acétate de plomb 2 à 4.

Cérat soufré. Cérat 30; soufre sublimé 18; huile d'amandes douces 5.

CHAIR CRUE (Médicamenteuse). Viande de bœuf, de mouton crue, mise en purée, passée au tamis et aromatisée avec de la confiture ou de l'eau-de-vie. Remède contre atrepsie ou diarrhée chronique des enfants : 40 à 100 par jour comme nourriture exclusive.

CHANVRE. V. *Haschisch*.

CHARBON VÉGÉTAL. Préparé avec bois blanc non résineux, le peuplier. Réduit en poudre, bon dentifrice. Antiseptique.

Poudre 3 à 6 cuillerées à bouche, imbibée d'eau fraîche et formant une pâte, contre les états nerveux de l'estomac, gastralgie, la dyspepsie.

CHAUX. Protoxyde de calcium. Privé d'eau (*chaux vive*), alcali. Si l'on verse de l'eau goutte à goutte sur de la *chaux vive*, le mélange s'échauffe jusqu'à 300° centigr., se fendille, blanchit et se réduit en poudre : celle-ci est alors la *chaux éteinte* (*hydrate de chaux*).

Eau de chaux s'obtient en versant 100 d'eau sur 1 de chaux éteinte préalablement lavée pour la débarrasser de la potasse qu'elle pourrait contenir. Antiacide, astringent, 30 à 50 dans du lait.

Extér. Mêlée à l'huile d'amandes douces par parties égales, forme *liniment* contre les brûlures et certaines éruptions.

CHÊNE (Amentacées). *Écorce* des troncs de 4 à 5 ans. Pulvérisée, cette écorce donne le *tan*. Renferme forte proportion de tannin et d'acide gallique. Astringent, antiputride.

Décoct. 50 p. 1000, usage externe.

Gland. (V. ce mot.)

CHÉNOPODE. Thé du Mexique (Composées). Antispasmodique.

Infus. 8 à 10 p. 1000. Chorée.

CHICORÉE (Synanthérées). *Racine.* Torréfiée, donne le *café de chicorée*, tonique, apéritif. — *Feuilles.* 4 à 8 en *infus.* ou 8 à 30 de la *racine* pour 1000 d'eau.

Extrait 2 à 8 en pilules, potion.

Sirop de chicorée composé (racine de rhubarbe, feuilles de fumeterre, baies d'alkekenge et racine de chicorée) très employé comme laxatif et purgatif chez les jeunes enfants, à la dose de 8 à 30 gr. dans un peu d'eau ou de tisane.

CHICOTIN. Suc de la coloquinte que les nourrices mettent au bout du sein pour empêcher les enfants de teter et faciliter le sevrage.

CHIENDENT (Graminées). Racines. Journellement employées en *décoct.* comme tisane diurétique et apéritive. On ajoute souvent 1 ou 2 de nitrate de potasse (sel de nitre) pour en augmenter les propriétés.

CHLORAL. Produit obtenu par l'action du chlore sur l'alcool. Liquide clair, incolore, gras au toucher, d'une odeur pénétrante; soluble dans l'eau chaude.

Chloral hydraté. Hydrate de C. (doit être pur). Anesthésique, hypnotique. A faible dose, excite la sensibilité. Colique néphrétique, chorée, palpitations, insomnie; névropathies diverses.

Dose 1 à 6 en potion, lavem.
Sirop 1 cuill. à soupe, contient 1 gram. de chloral.

Chloralose. Combinaison du chl. et du glucose (Hanriot). Hypnotique.
Dose 0,25 à 1 gr.

CHLORATE DE POTASSE. Action spéciale sur la muqueuse buccale. Scorbut, croup, angines, salivation. muguet.
Poudre 1 à 4 et 8 à l'intér.
Tablettes contenant 0,10 de sel.

Gargarisme (Cod.).

Chlorate de potasse	5
Eau	250
Sirop de mûres	50

CHLORE. A l'état de chlorure dans la nature; étant isolé, est toujours à l'état de gaz.
Chlore gazeux. Mêlé à l'eau, donne le *chlore liquide*, qui, très étendu (4 à 8 p. 1000), est empl. en lotions, et qq. f. comme limonade.
Placer sous les narines de l'asphyxié par les gaz des fosses d'aisance, un linge imbibé.

CHLORHYDRATE DE MORPHINE. Sel cristallisé en fibres soyeuses. — V. *Morphine*.

CHLOROFORME. Produit de l'alcool traité par le chlorure d'oxyde de chaux. Liquide volatil, incolore, d'une saveur suave éthérée; insoluble. Anesthésique le plus employé. Inspiré pendant une ou deux minutes à la dose de 1 à 2 gram., versés sur une éponge, 1 à 8 sur un mouchoir, produit l'insensibilité, ce qui permet de faire les opérations sans douleur ressentie.
Toutefois la *chloroformisation* exige des précautions, car elle n'est pas sans danger.

Potion au chloroforme.

Chloroforme	2 à 6
Sirop	30
Alcool rectifié	4
Eau distillée	150

Par cuill. contre névroses, hystérie, migraines, hoquet. — Peut être remplacée par les *capsules*.

Pommade chloroformée.

Chloroforme	2
Axonge	20

CHLORURE D'ANTIMOINE. V. *Beurre d'antimoine*.

CHLORURE DE CHAUX. Chlorure d'oxyde de calcium. Employé dissous dans l'eau *(hypochlorite de chaux)*. Pansement de la gangrene, des ulcères sanieux, etc. Désinfectant. — V. *Eau chlorurée*.

CHLORURE DE MERCURE. V. *Proto* et *Deuto-chlorure*.

CHLORURE D'OR ET DE SODIUM. Antisyphilitique, antiscrofuleux.
Dose 2 à 5 milligr. en pil.
Sirop 15 à 30.
Pastilles n° 2.

CHLORURE DE SODIUM. Sel marin. Assaisonnement culinaire. Excitant, purgatif. Comme la matière tuberculeuse en contient, on l'a administré dans la phtisie pulmonaire.

CHLORURE DE ZINC. Caustique. Donne lieu à une eschare dure, suivie de cicatrisation prompte. Proposé par Lannelongue pour scléroser les tissus sains enveloppant la partie malade, en vue de l'emprisonner.

CHOCOLAT. Sert d'excipient à divers médicaments : *chocolats ferrugineux, purgatifs, vermifuges*.

CIGARETTES MÉDICAMENTEUSES. Se préparent avec des feuilles desséchées et hachées de *belladone*, de *jusquiame, stramonium*, etc. Fumées comme calmant toux quinteuses, asthme et autres états nerveux de la respiration.
Il y a des cigarettes *arsenicales, nitrées, balsamiques*.

CIGUE (Ombellifères). Quatre espèces. La C. vireuse est la seule employée, quoique vénéneuse. Scrofulose, cancer, affections nerveuses, etc. Toutefois propriétés incertaines. Est tout simplement sédative, calmante; mais à dose élevée, tonique.
Poudre 0,10 à 0,75.
Extr. mêmes doses.
Catapl. de ciguë fait avec la racine et les feuilles.
Emplâtre appliqué sur les tumeurs, à titre de fondant calmant.

CINABRE. V. *Sulfure de mercure*.

CINCHONINE. Alcaloïde du quinquina. Le *sulfate* est fébrifuge à doses doubles du sulfate de quinine.

CITRATE DE FER. Base du sirop de Béral, reconstituant.

CITRATE DE MAGNÉSIE. Purgatif doux, 30 à 60 gr.
Limonade Rogé. Purge com. l'eau de Sedlitz sans avoir le goût désagréable de celle-ci.

CITRON (Fruit). Limonade agréable. — Variété pour *limon* qui sert à faire le sirop de ce nom.

COALTAR. Goudron de houille; mélangé avec du plâtre (1 à 10 p. 100), donne la *poudre désinfectante* de ce nom. Sueur fétide des pieds.

Teinture saponinée (Codex), pure, à 1/5e ou à 1/20e.

COCA. Arbrisseau du Pérou. Feuilles. Propriétés nervo-sthéniques. Les indigènes lui accordent une influence grande dans le bonheur de la vie, en chassant les noirs chagrins. Remplace aussi le thé.

Infus. 5 à 10 p. 1000.

Poudre 2 à 8, rhumatisme, malad. nerveuses.

Vin, sirop, pastilles.

Cocaïne. Princ. actif du coca. Cristaux insol. dans l'eau. Anesthésique, analgésique. Le *chlorhydrate* de cocaïne est le sel employé.

Pastil. de 2 milligr., n° 6 à 8.

Inj. hyp. 1 p. eau distil. 50.

COCHLÉARIA (Crucifères). Feuilles. Antiscorbutiques, se mangent fraîches, mâchées, en salade.

Suc 30 gr.

Alcoolat 10 à 20 gouttes dans de l'eau, gargar. contre état fongueux des gencives.

CODÉINE. Alcaloïde de l'opium privé de morphine. Hypnotique doux.

Sirop 10 à 30, calmant sans effet narcotique.

COING (Rosacées). Fruit astringent.

Sirop 30 à 50 com. édulcorant de tisanes, potions.

COLCHIQUE (Colchicacées). Bulles et semences. Diurétique, purgatif. Action spéciale contre goutte, rhumatisme articulaire. Entre dans tous les remèdes antigoutteux des spécialistes; doit être administré avec prudence.

Poudre	0,25 à 1 et 2
Teinture	1 à 2

Vin 5 à 25 en potion.

Oxymel colchique, 15 à 60 en potion.

Colchicine. Alcaloïde du colchique.

Poudre 1 demi-milligr.

Granules.

COLLODION. Solution éthérée de coton-poudre; liquide de consistance sirupeuse. Très adhésif, résolutif quand on l'étend avec un pinceau en couches successives.

Mélange rendu plus souple.

Collodion	30
Térébenthine	0,50
Huile de ricin	0,50

Application abortive; érysipèle, rhumatisme artic., péritonite; adhésif de plaies.

COLLUTOIRE. Préparation différant du gargarisme en ce qu'elle est employée à l'aide d'un pinceau sur les gencives et parois internes des joues.

Collutoire astringent.

Borate de soude	10
Miel rosat	20

Autre, caustique.

Miel rosat	1 part.
Acide chlorhydrique	2 à 4 part.

COLLYRE. Médicam. destiné à être mis en contact avec les yeux. Coll. pulvérulent, liquide, gazeux.

Collyre au calomel.

Calomel à la vapeur	4
Eau de guimauve	125

Collyre astringent.

Sulfate de zinc	0,05 à 0,25
Eau de roses	30

Ophtalmie légère.

Collyres émollients.

Eaux distil. de rose, de mélilot ou de plantin.

Collyre au nitrate d'argent.

Nitrate (azotate) d'argent,	0,02 à 0,15
Eau distillée	30

Conjonctivites peu intenses.

Dans les cas où l'inflammation est vive, purulente, on doit porter la dose du sel à 20, 25, 50 centigram. et même 1 gram. pour la même quantité d'eau distillée (30 gr.).

Collyre narcotique.

Extrait d'opium	0,10
Eau pure	30

Autre.

Extrait de belladone	0,20
— d'opium	0,10
Infusé de jusquiame	125

Ophtalmies aiguës avec constriction spasmodique des paupières.

COLOMBO (Ménispermées). Racine. Tonique-astringent. Diarrhées chroniques; vomissements des femmes enceintes.

Décoct. 16 p. 1000.

COLOQUINTE. Fruit. Purgatif. *Poudre* 80 à 75 centigr.

CONCOMBRE (Cucurbitacées). On prépare avec le suc exprimé et l'axonge une *pommade* adoucissante, pouvant remplacer le cold-cream.

CONSERVE. Préparation composée d'une pulpe végétale et de sucre. Les *conserves* ne diffèrent des *électuaires* qu'en ce qu'elles ne renferment qu'une seule substance, outre le sucre. — *Cons. de roses*, sert d'excipient pour pilules.

CONSOUDE (Borraginées). Racine. Emollient légèrement astringent.
Décoction.
Sirop, dans les diarrhées, l'hémoptysie.

CONTRO-STIMULANTS. Substances qui, d'après certaine théorie, agissent contrairement aux stimulants, c'est-à-dire combattent le stimulus morbide, l'excitation exagérée des propriétés vitales. Médicaments actifs qui, pour mériter le titre de contro-stimulants, doivent être à doses élevées et tolérés par l'économie.

Contro-stimulisme. Doctrine qui, n'admettant que deux forces dans les phénomènes vitaux, le *stimulus* et le *contre-stimulus*, ne reconnaît que deux classes de médicaments : les stimulants et les contro-stimulants.

Antimoine.	Mercure.
Emétique.	Nitrate de potasse, etc.
Digitale.	

On les administre, à des doses élevées, dans les maladies où le stimulus domine, telles que pneumonie, pleurésie, rhumatisme articulaire aigu ; ils semblent ne produire aucun effet, sinon qu'ils ralentissent le pouls et abaissent l'inflammation ; tandis que chez les individus sains, ils modifient les fonctions différemment et d'une manière plus ostensible, même à doses faibles.

Potion contro-stimulante.

Émétique	0,20 à 0,30
Infusion de tilleul	160
Sirop diacode	30

Une cuillerée toutes les deux heures dans la pneumonie. — On peut remplacer l'émétique par le kermès, le sirop diacode ou tout autre sirop.

Looch contro-stimulant.

Looch blanc	125
Kermès	0,20 à 0,80

Une cuillerée toutes les 1 ou 2 heures.

COPAHU (Légumineuses). Espèce de térébenthine qui découle d'un arbre, le *copaïfera*, du Pérou, connue sous le nom impropre de *baume de copahu*. Fluide transparent, d'une odeur forte, d'une saveur âcre, amère. Stimulant, dont l'action se porte sur les muqueuses génito-urinaires. Catarrhe vésical, la blennorrhagie surtout.
Cop. liquide : 1, 2, 6 à 15 en potion.
Caps. de Mothes, de *Raquin* n° 8 à 16 et plus par jour.
Potion (*de Chopart*) : 3 à 6 cuill. par jour.
Lavem. cop. 16, décoct. de tête de pavot, 100, jaune d'œuf n° 1, extr. d'opium 0,05, camphre 0,03.

Copahu solidifié par la magnésie calcinée, 8 à 16.

COQUE DU LEVANT (Ménispermées). Fruit. Son alcaloïde est la *picrotoxine*. Antiépileptique, parasiticide, 1, 2 à 6 milligr. en *granules.*

COQUELICOT (Papavéracées). Fleurs. Émollient, calmant ; fait partie des 4 fleurs pectorales.

CORDIAUX. Agents hygiéni-médicamenteux, qui renforcent l'action du cœur, celle de l'estomac, et augmentent le calorique général du corps.
Alcooliques.
Cannelle.
Café, etc.

Potion cordiale.

Vin rouge	125
Sirop de sucre	25
Teinture de cannelle	8

CORIANDRE (Ombellifères). Fruit. Carminatif, stomachique, *Infus.*

CORNE DE CERF. Exostoses poussant chaque année sur le front du cerf et s'en détachant. Contient du phosphate calcaire et de la gélatine. Émollient.
Décoction.

COTON IODÉ. Coton saturé d'iode. Topique remplaçant la *teinture* d'iode.

CRAIE. Carbonate de chaux. Antiacide, 0,25 à 0,50 dans un peu d'eau.

CRÈME DE TARTRE. *Bitartrate de potasse.* Tempérant.

Crème de tartre soluble. Laxatif 2 à 8.
Limonade tartrique, 15 à 30 p. 1000.

CRÉOLINE. Corps dérivé de la créosote. Antiseptique, antiparasitaire ; désinfectant des plaies.

CRÉOSOTE DE HÊTRE. Sorte d'huile volatile ; produit de la distillation du goudron végétal. Saveur âcre, brûlante. Antiseptique, combat, arrête la carie dentaire. Empêche la putréfaction des viandes sans les rendre impropres à l'alimentation.

Solut. 1 p. 100 eau.

Pomm. 1 à 2 p. 30 axonge.

Perles, affect. pulmonaire.

Capsules, id.

CROTON TIGLIUM (Euphorbiacées). Fruit (graines de Tilly). *L'huile* est un puissant purgatif à la dose de 1, 2, 3 gout. Étant employée en friction, sur la peau, elle détermine une éruption de pustules.

CRESSON (Crucifères). Antiscorbutique.

Suc, vin, sirop.

CUBÈBE (Pipérinées). Fruit. Poivre à queue (*piper cubeba*). Action spéciale sur la muqueuse génito-urinaire, dont elle tarit la sécrétion.

Poudre 12 à 30 en trois fois dans de l'eau ou du pain azyme, se rincer la bouche aussitôt après.

Electuaire (cubèbe et copahu associés) antiblennorrhagique, etc.

CUIVRE. V. *Phosphate, sulfate.*

CURARE. Suc d'un *strychnos* mêlé à du venin de serpent. Poison violent, surtout par inject. sous-cutan. Il paralyse les mouvements, en épargnant la sensibilité.

CYANURE DE POTASSIUM. Poudre blanche. Poison redoutable.

Intér. 0,01 à 0,02 p. 150 eau, par cuill. à café.

Extér. 1 p. 100 en lotions calmantes.

Collyre calmant.

Cyan. de potassium 0,10 centigr.
Eau de laurier-cerise 30 gram.

CYANURE D'OR. Antisyphilitique. En frict. sur la langue 5 à 9 millig. mêlés à de la poudre d'iris.

CYNOGLOSSE (Borraginées). Racine. Calmant. Fait partie des *Pilules de cynoglosse* réputées calmantes, il y entre un peu d'opium. 1 ou 2 pil. phtisie pulmonaire, etc.

D

DATURA STRAMONIUM (Solanées). Racine, feuilles, semence. Narcotique. Affections nerveuses, névralgies.

Poud. 0,60 à 1.

Cigar. On les fume dans les mêmes cas que celles de belladone.

Décoct. pour lotions, injections vaginales.

Catapl. Feuilles cuites.

Daturine, alcaloïde du datura. En *solut.* 125 p. 1000 eau bouil. en compresses contre l'eczéma.

Pilules calmantes.

Extr. de stramonium	0,50
— d'opium	0,50
Oxyde de zinc	8

Pour 1 pil. n° 1 à 8 en 24 heures.

DÉCOCTION BLANCHE DE SYDENHAM (la corne de cerf en est la base). Boisson émolliente-astringente; diarrhée des phtisiques.

DÉLAYANTS. Médicaments propres à augmenter la fluidité du sang et des humeurs en général; phlegmasies, fièvres, tendances à la constipation.

Décoct. d'orge, de gruau, de chiendent; les sirops, limonades, etc.

DENTIFRICES. Poudres ou opiats servant à l'hygiène des dents, leur office étant de les débarrasser du tartre qui s'y attache.

Poudre dentifrice.

Charbon en poudre }
Quinquina id. } p. part. égal.
Sucre }

Dentifrice alcalin.

Charbon végétal	200
Magnésie	10

Dentifrice de Botot. Teinture de semences d'anis, girofle, cannelle, huile, ess. de menthe, infusées dans l'eau-de-vie aromatisée avec teinture d'ambre. Bonne et utile préparation.

DÉPURATIFS. Substances réputées propres à purifier la masse des humeurs.

Bardane.	Pensée sauvage.
Chicorée.	Gentiane.
Douce-amère.	Saponaire.
Fumeterre.	Squine.
Patience.	Salsepareille.

On ne croit plus guère aux propriétés soi-disant dépuratives; car les sudorifiques, les diurétiques et purgatifs mériteraient plutôt ce titre. D'ailleurs l'iode, le mercure, le soufre, l'arsenic, sans oublier les antiseptiques, ne sont-ils pas aussi des dépuratifs?

DÉRIVATIFS. Agents dont l'action consiste à faire dériver le mouvement vital exagéré soit du côté de la muqueuse intestinale *(Purgatifs)*, ou de la surface cutanée *(Révulsifs)*.

DÉSOBSTRUANTS. V. *Fondants*,

APÉRITIFS, qui ouvrent l'appétit. Tous les apér. ont pour base l'alcool.

DÉTERSIFS. Topiques propres à nettoyer les plaies et les ulcères, en ravivant leurs surfaces relâchées, blafardes.

Feuilles de noyer (décoction).
Borax (solution).
Vin aromatique.
Nitrate d'argent en crayon.
Styrax, etc.

DÉSINFECTANTS. Agents de neutralisation des odeurs infectes, des germes, des microbes de toute espèce, etc. Les uns, chimiques, se combinent avec les corps; les autres, mécaniques, agissent par une force d'absorption, tels les corps poreux, le charbon, etc. D'autres enfin substituent une odeur à celle qu'on veut masquer ou agissent par une propriété mixte à eux propres.

Les désinfectants sont très nombreux, d'autant que leurs propriétés se confondent avec celles des antiseptiques. (V. ce mot.)

La solution de chlorure de chaux à 1/10, l'eau de Javel du commerce, l'eau oxygénée, la solution de sublimé à 1/1000 sont d'excellents désinfectants. Mais le plus puissant agent désinfectant consiste dans le calorique, dans la chaleur humide, comme celle des *étuves à pression*, surtout. (V. t. II, p. 278.) L'acide phénique prend rang après ces désinfectants, etc.

DEUTO-CHLORURE DE MERCURE. V. *Sublimé corrosif*.

DEUTO-IODURE DE MERCURE. Antisyphilit., antiscrofuleux.
Intér. 5 à 25 milligr.
Extér. 0,25 à 1 p. 30 axonge.

DEXTRINE. Produit de l'amidon chauffé à 150 ou 200 degrés. Sert à préparer les *bandages inamovibles*. On la délaie dans eau q. s. et l'on en enduit les bandes; la dessication est rapide.

DIACHYLON. V. *Emplâtre*.

DIASCORDIUM. V. *Opium*.

DIACODE. V. *Sirop diacode*.

DIAPHORÉTIQUE. V. *Sudorifiques*.

DIASTASE ou MALTINE. Ferment de l'orge germée. A le pouvoir de transformer, au contact de l'eau, l'amidon en dextrine et en glycose. Sorte de salive artificielle utile à la digestion des albuminoïdes.
Poudre 0,50 à 1 et 2.
Cachets.

DIÈTE. Régime imposé aux malades, ce qui ne veut pas dire abstinence. « La diète et l'eau sont les meilleurs agents de la thérapeutique. »

Diète lactée.

Diète végétale.

Diète animale.

DIÉTÉTIQUE (Régime). Comprend tous les actes actifs ou passifs que les malades doivent réduire aux proportions compatibles avec leurs forces et les exigences de leurs cures.

DIGITALE (Scrofulariées). Feuilles. *Sédatif* de la circulation, du cœur; contre les palpitations; — *diurétique* dans les hydropisies, œdèmes, épanchements pleurétiques; — *contro-stimulant* dans certains cas de rhumatismes.
Intér. Poudre (fraîche) 0,05 à 0,25.
Teinture 1 à 4 en potion.
— éthérée 15 à 30 gouttes.
Sirop 15 à 50 gram.
Infus. 4 p. 1000 eau.
Extér. Teinture en frictions contre œdème, palpitations de cœur.

Digitaline. Alcaloïde de la digitale. — *Digit. amorphe* (préférée).
Dose 1 à 5 milligr.
Granules.
Injec. hypodermiques.

DIURÉTIQUES. Médicaments dont l'action se porte sur les reins. Ils activent leur sécrétion et, par ainsi, produisent soit une dérivation, soit une diminution de sérosité épanchée dans les séreuses ou dans le tissu cellulaire (antihydropiques). Cette classe comprend :

Ache.	Gouet.
Asperge.	Digitale.
Busserole.	Pariétaire.
Cerises (queues).	Nitrate de potasse.
Chiendent.	Scille.
Colchique.	Ulmaire.

Tisane diurétique.

Décoction de chiendent	1000
Acétate de potasse	2
Sirop des 5 racines	60

Autre.

Feuilles de digitale	4
Eau p. macération	500
Sirop	30

Par tasses.

Potion diurétique

F. de digitale fraîches	4
Eau (infusion)	125
Oxymel scillitique	15
Sirop d'éther	30

Par cuillerées.

Autre.

Infusion de pariétaire	125
Acétate de potasse	8
Sirop des 5 racines	30
Oxymel colchique	8
Alcool nitrique	2

Par cuillerées dans la journée.

Pilules diurétiques

Scille en poudre	0,60
Digitale	0,40
Calomel	0,40
Sirop	q. s.

Faites 12 pilules; n° 2 à 4 par jour.

Pilules hydragogues.

Scille, Digitale, Scammonée — de ch. 4 gram.
Sirop de gomme — q. s.

F. 37 pil. 2 à 10 par jour, efficaces dans les cas d'hydropisie.

Frictions diurétiques.

Teinture de scille, — de digitale — de ch. 60 gr.

Mêlez, frictions sur l'abdomen et les cuisses dans l'hydropisie.

DOUCE-AMÈRE (Solanées). Jeunes rameaux. Rhumatismes chroniques, goutte, affections dartreuses, à titre de dépuratif.

Décoction 16 à 30 gram. pour 1000.
Extr. 5 décigr. à 1 gr.

DOUCHE. Colonne de liquide à qualités et température voulues, arrivant avec une certaine vitesse sur une partie du corps en jet ou en pluie. — Les douches sont *descendantes, latérales* ou *ascendantes; froides, chaudes, aromatiques, sulfureuses,* etc. Produisent un ébranlement nerveux dont on tire parti dans l'aliénation mentale; précieuses dans la plupart des engorgements chroniques des viscères, dans les rhumatismes chroniques, ankyloses, paralysies, certaines névroses. — V. *Hydrothérapie.*

DRASTIQUES. Purgatifs énergiques; employés dans la colique de plomb, les constipations opiniâtres, ou lorsqu'une révulsion sur le canal intestinal est nécessaire, comme dans les hydropisies, pourvu que ce canal ne soit pas en mauvais état.

Coloquinte.	Nerprun
Ellébore.	Scammonée.
Jalap.	Gomme-gutte.

Pilules drastiques.

Gomme-gutte	4
Extrait d'aloès	6
Gingembre	2
Savon	8

F. pilules de 20 centigr. — 2 à 6 comme purgatif.

DROGUES. Matières premières avec lesquelles les pharmaciens préparent les médicaments. Par extension, préparations pharmaceutiques.

Drogue Leroy. Remède secret qui a eu une grande vogue.

E

EAUX MÉDICAMENTEUSES. Solutions de corps quelconques; l'eau en fait ordin. la base. Préparations officinales.

Eau blanche ou de *Goulard. Eau végéto-minérale.* Eau de fontaine ou de rivière 500, extrait de Saturne 8; on ajoute quelquefois un peu d'eau-de-vie. Résolutif extrêmement employé en *lotions* ou en *compresses* imbibées; entorses, contusions, ecchymoses; pansement des plaies; sur les surfaces dartreuses prurigineuses pour calmer les démangeaisons, etc.

Eau de Botot. V. *Dentifrices.*

Eau de Boule. V. *Boules de mars.*

Eau des Carmes. V. *Alcoolat de mélisse.*

Eau céleste. Liquide bleu obtenu en versant 32 gouttes d'ammoniaque liquide dans 125 gram. d'eau distillée tenant en dissolution 20 centigr. de sulfate de cuivre.
Collyre résolutif.

Eau de chaux. V. *Chaux.*

Eau chlorurée. Dissolution de 30 de chlorure de chaux sec dans 1000 d'eau pure. Déposer ce soluté dans les appartements qu'on veut désinfecter. Pour les autres usages, V. *Chlorure de chaux.*

Eau de Cologne. V. *Alcoolats.*

Eau ferrée. Eau dans laquelle on éteint plusieurs fois un fer rouge, ou bien que l'on charge d'un peu de carbonate de fer en y laissant séjourner des clous qui s'y rouillent. — V. *Sous-carbonate de fer.*

Eau ferrée gazeuse. Tartrate ferrico-potassique 0,15, eau gazeuse simple. Introduire le sel dans la bouteille, puis l'eau gazeuse (Codex).

Eau distillée. Véhicule de plusieurs médicaments minéraux qui, dans l'eau ordinaire, donneraient des précipités et se décomposeraient. — Distillée sur des plantes, l'eau prend le nom d'*hydrolat* (hydrolat ou eau de tilleul, de mélisse, de menthe, etc.) parce qu'elle contient les principes volatils de ces plantes. Les hydrolats servent de véhicule à d'autres médicaments généralement administrés en potion.

Eau-forte. V. *Acide nitrique.*

Eau gazeuse. Eau ordinaire contenant cinq fois son volume d'acide carbonique. La *limonade gazeuse* est l'eau gazeuse simple additionnée de 80 gr. de sirop de limon par bouteille.

Poudre gazogène.

N° 1 Acide tartrique pulvérisé grossier 18 gram.
N° 2 Bicarbonate sodique pulv. 21 gram.

A introduire dans l'appareil Briet Mondollot.

Eau de Goulard. V. *Eau blanche.*

Eau hémostatique. V. *Hémostatiques.*

Eau de Luce. V. *Ammoniaque.*

Eau de mer. Type des *eaux minérales chlorurées sodiques.* S'administre en bains (*bains de mer*), comme tonique, fortifiant, dans les maladies atoniques, les scrofules, le rachitis, la chlorose, les engorgements chroniques, les déviations de matrice, etc.

Eau de Rabel. *Acide sulfurique alcoolisé.* Astringent puissant. De 20 à 60 gout. p. 1000 eau ou limonade.

Eau sulfureuse artificielle. Dissolution de sulfure de sodium, de carbonate de soude, de chlorure de sodium (10 centig. de chacun dans 500 d'eau privée d'air). — Le *Codex* indique cette eau comme destinée à remplacer toutes les eaux sulfureuses des Pyrénées, et comme pouvant être livrée indifféremment sous les noms d'*eau artificielle* de *Barèges*, de *Cauterets*, de *Bagnères-de-Luchon*, de *Bonnes*, de *Saint-Sauveur*, etc.

EAU-DE-VIE. Produit de la distillation du vin (ne pas confondre avec les eaux-de-vie provenant des alcools mitigés). Excitant à l'intérieur dans certains cas d'atonie, de défaillance; en frictions toniques et résolutives.

Eau-de-vie allemande. V. *Jalap.*

Eau-de-vie camphrée. V. *Camphre.*

EAUX MINÉRALES. « On peut dire des eaux minérales qu'elles guérissent quelquefois, soulagent souvent et consolent toujours. » (C. James.) Si c'est là tout ce que peut dire d'elles un auteur qui a décrit toutes les sources, étudié, avec complaisance peut-être, leurs effets thérapeutiques, nous ne voyons pas ce qui légitime l'engouement général qui fait tant de progrès et qui enrichit tant d'établissements, surtout quand Andral a pu signer ce qui suit :

« 1° L'histoire impartiale des eaux minérales, considérées sous le rapport de leurs effets dans les maladies est encore à faire. La partie chimique laisse peu de chose à désirer. En attendant un travail plus complet, le médecin doit apprécier les faits relatifs à ces eaux, d'après les lois de la chimie et de la physiologie, et rejeter toute explication qui ne s'accorde pas avec ces lois. Ainsi, par exemple, il ne croira pas qu'une eau thermale, ayant 40 degrés, agisse sur nos organes autrement qu'une autre eau, tenant en dissolution les mêmes principes, et chauffée au même degré dans un foyer; ni qu'une pinte d'eau de Sedlitz, qui renferme une once de sulfate de magnésie, purge autrement que la même quantité de sel, dissoute dans une pinte d'eau quelconque.

« 2° Les eaux minérales sont des composés médicamenteux très variés en apparence, mais qui, en réalité, ne présentent qu'un petit nombre d'éléments dominants auxquels elles doivent leurs propriétés les plus remarquables. Ainsi, ce ne sont, en somme, que des moyens plus ou moins infidèles d'administrer le soufre, le fer, les sels neutres, l'acide carbonique, l'iode ; et l'on ne devra plus dire que telle eau est bonne contre telle ou telle maladie.

« 3° Dire que ces eaux agissent sur l'économie d'une manière différente de celle dont agiraient des médicaments de la même espèce, administrés dans les mêmes circonstances et avec les mêmes conditions, c'est donner un démenti formel aux observations les mieux faites ; admettre dans leur action quelque chose de merveilleux ou même de divin, c'est le comble de la déraison, quand ce n'est pas le comble du charlatanisme.

« 4° Si l'on analyse les moyens hygiénique et thérapeutiques réunis dans l'usage des eaux, on trouve des éléments connus qu'on peut employer à volonté, à peu près partout, et dont l'usage raisonné promettrait plus de succès encore que l'administration empirique, et en quelque sorte cabalistique des eaux minérales ; aussi se trouve-t-on naturellement conduit à penser qu'il est impossible d'établir aucune règle générale sur la manière d'employer les eaux, manière qui doit évidemment et nécessairement varier suivant chaque sujet, et qui ne saurait être dirigée que par les règles générales de la thérapeutique, que tout médecin est censé connaître et observer.

« 5° L'emploi des eaux est, dans une foule de circonstances, une véritable déception ; parce que, d'une part, on leur fait subir des altérations qui les dénaturent ; de l'autre, parce que les succès mêmes qu'on leur attribue appartiennent souvent en totalité, et toujours en grande partie, au voyage, à la distraction, au régime, etc., indépendamment de ce que fréquemment les malades voient s'aggraver leurs maux. En un mot, on guérit aux eaux comme ailleurs, ni plus ni moins. »

Parmi ceux qui fréquentent les eaux, « les uns sont des gens qui s'ennuient, et qui sont atteints de quelques affections légères et susceptibles de guérir par la distraction, l'exercice, les bains, etc. ; ceux-là guérissent. Mais ceux qui sont véritablement malades guérissent bien rarement, lorsque leurs affections ont un certain degré de gravité ou d'ancienneté. Pour la plupart, ils quittent les eaux dans un état semblable à celui où ils étaient en y arrivant ; souvent même leur position y devient plus fâcheuse, surtout lorsque les eaux sont douées d'une certaine énergie, et lorsqu'on s'obstine à les administrer à contre-temps. Car il en est des eaux comme de tous les médicaments : plus elles sont actives, plus leur emploi inopportun peut avoir d'inconvénients. Il en résulte, en effet, ce qui résulterait de l'emploi mal dirigé du soufre, du fer, de l'iode, des sels neutres ; savoir : suivant la disposition des sujets, des vomissements, des superpurgations, etc. Mais ces faits défavorables n'ont pas toute la publicité qu'on devrait leur donner, dans l'intérêt de la science et de l'humanité ; ou bien, les personnes qui exploitent les eaux accusent alors le médecin ordinaire d'avoir envoyé son malade à une source dont les eaux ne sauraient lui convenir. Mais, par une contradiction qui s'explique d'ailleurs facilement, ils vantent ces mêmes eaux contre toutes les maladies, sans exception, ainsi qu'on peut s'en convaincre en lisant leurs ouvrages, espèces de prospectus aussi mensongers que les autres. Enfin, pour se tirer d'embarras dans les cas nombreux où les malades n'éprouvent pas aux eaux le soulagement qu'ils y étaient venus chercher, ils ne craignent pas de dire que les eaux n'agissent souvent qu'au bout d'un mois après qu'on a cessé d'en faire usage. Artifice grossier et dont on s'étonne que quelqu'un puisse être la dupe ! »

« Le nombre des sources minérales est immense. Mais combien cette richesse apparente est trompeuse ! Quand on examine toutes ces eaux, on y trouve les mêmes principes à peu près, avec quelques différences seulement dans les proportions ; aussi les *Matières médicales* les ont-elles réduites à quatre classes : les sulfureuses, les acidules, les ferrugineuses et les salines, auxquelles on a depuis ajouté une cinquième, peu nombreuse, qui renferme les eaux iodurées. » (ANDRAL et RATIER, *Dict. de méd. et de chir. prat.*)

Il y a soixante-dix ans que ces lignes ont été écrites. Andral, s'il vivait, les signerait-il encore aujourd'hui ? L'engouement pour les eaux minérales est si prononcé, qu'il n'oserait peut-être. Son jugement nous paraît d'ailleurs un peu sévère et même porter à faux sur un point : savoir que les eaux minérales artificielles ont la même composition et la même propriété que les naturelles. Cela est une erreur : celles-ci sortent du sol chargées de gaz et de matières organiques fraîches, que l'art ne peut imiter.

Mais que d'exagération à l'endroit de leurs propriétés surfaites, et que de fortunes en perspective basées sur elles!

La vérité se trouve dans ces paroles que nous avons entendues de la bouche même de Velpeau : « Toutes les eaux minérales sont bonnes pour toutes les maladies. » Et leurs applications si diverses le montrent bien. Elles agissent par action morale plutôt que par leurs effets sur l'organisme.

Les eaux minérales naturelles se divisent en : 1° acidules, 2° alcalines, 3° ferrugineuses, 4° salines, 5° sulfureuses, encore que toutes aient des rapports entre elles.

Eaux minérales acidules ou gazeuses. Temp. 12 à 15°, c'est-à-dire froides.

Chateldon (Puy-de-Dôme).
Pougues (Nièvre).
Saint-Galmier (Loire).
Seltz (Duché de Nassau).
Vic-sur-Cère (Cantal).

Utiles dans les cas d'atonie, d'inflam. chronique de l'estomac, des intestins; contre vomissements, gastralgies, etc. — L'art les imite; l'*eau de Seltz artificielle* est même préférée dans bien des cas à la naturelle.

Eaux minérales alcalines. Elles contiennent du bi-carbonate de soude en excès; beaucoup sont en même temps gazeuzes, comme les précédentes. Les eaux alcalines tendent à diminuer la plasticité du sang. Très employées dans les affections goutteuses, calculeuses; les engorgements du foie, l'hypocondrie, etc. — Excepté Bussang, les autres sont froides.

Bussang (Vosges).
Carlsbad (Bohême).
Ems (Prusse).
Montdore (Puy-de-Dôme).
Royat (Puy-de-Dôme).
Vals (Ardèche).
Vichy (Allier).

Eaux minérales ferrugineuses. Elles contiennent une faible proportion de carbonate de fer, divers autres sels, et un peu d'acide carbonique. Temp. 10° à 14°. On les conseille dans les mêmes cas que les préparations martiales, qui toutefois les remplacent avantageusement, sous le rapport purement chimique.

Aulus (Ariège).
Auteuil (Seine).
Brides (Savoie).
Bussang (Vosges).
Chatel-Guyon (Puy-de-Dôme).
Carlsbad (Bohême).
Contrexéville (Vosges).
Forges (Seine-Inférieure).
Hunyadi-Janos.
Orezza (Corse).
Pougues (Nièvre).
Passy (Seine).
Rubinat (Espagne).
Spa (Belgique).

Eaux minérales salines. Contiennent des sels en assez forte proportion pour les rendre *purgatives*, tels que sulfates de soude, de magnésie, chlorures de sodium, de calcium. Il en est qui agissent comme *diurétiques*. Températ. 30 à 60°.

Bade ou Baden (Grand-duché de Bade).
Bains (Vosges).
Belaruc (Hérault).
Bourbonne-les-Bains (Haute-Marne).
Chatel-Guyon (Puy-de-Dôme).
Pullna (Bohême).
Sedlitz (Bohême).

Eaux minérales sulfureuses. Odeur d'œufs pourris, due à l'acide hydrosulfurique libre ou combiné qu'elles contiennent. Temp. 30 à 50°.

Catarrhes chroniques. Maladies articulaires, anciennes, lymphatisme, etc.

Aix-en-Savoie (Savoie).
Aix-la-Chapelle (Allemagne).
Barèges (Hautes-Pyrénées).
Bagnères-de-Luchon (Hte-Gar.).
Bagnols (Lozère).
Eaux-Bonnes (Basses-Pyrénées).
Cauterets (Hautes-Pyrénées).

ÉLIXIR. Liqueur constituée par dissolution de substances médicamenteuses dans l'alcool. (V. *Teinture.*) Usages internes.

Élixir antiapoplectique des Jacobins. Cannelle, santal citrin, santal rouge, anis, baies de genièvre, semences d'angélique, racines de galéga, impératoire, girofle, macis et alcool.

Dose 1 cuillerée à café, de temps en temps, dans une boisson quelconque. Relève les forces digestives; combat l'apoplexie nerveuse.

Élixir antiasthmatique. Y entrent : calamus aromaticus, aunée, iris de Florence, anis, réglisse, racine d'asarum, camphre et alcool.

Dose 10 à 30 gouttes dans infus. de thé, contre l'asthme humide.

Élixir antiscrofuleux de

Peyrilhe. Racine de gentiane, carbonate de soude, alcool.

Dose 4 à 16 aux enfants lymphatiques.

Élixir de Garus ou **de longue-vie.** Liqueur de table. Stomachique.

Ellébore blanc (Colchicacées). Racine. Purgatif violent.

Poudre 3 à 10 centigr.

Teint. 20 à 30 gout.

Ellébore noir (Renonculacées). (Rose de Noël.) Racine. Drastique, vermifuge. Inusité. V. *Vératrine.*

EMBROCATIONS. Fomentations huileuses, avec huile d'amandes douces, de jusquiame, baume tranquille, soit pures, ou camphrées, opiacées.

ÉMÉTIQUE (Tartrate de potasse et d'antimoine). Vomitif, contro-stimulant, purgatif selon la dose.

Intér. 0,03 à 0,20 dans de l'eau (vomitif); 0,40 à 0,75 com. contro-stimulant.

Extér. 10 p. 30 axonge, pommade révulsive. V. *Tartre stibié.*

ÉMÉTO-CATHARTIQUES. Médicaments composés en vue de provoquer le vomissement et des garde-robes.

Tisane éméto-cathartique.

Émétique	0,05
Sulfate de soude	15
Eau de veau	1000

A prendre par verres.

ÉMISSION SANGUINE. Évacuation de sang provoquée, par *saignée, sangsues* ou *ventouses* scarifiées (voy. ces mots).

Les émissions sanguines, si en honneur il y a une soixantaine d'années, sont de moins en moins employées. On ne parlait alors que de *juguler*, par la saignée, les phlegmasies viscérales, le rhumatisme articulaire aigu, les fièvres ardentes, etc. Le vulgaire avait fini par croire qu'on devait se faire saigner au retour de chaque printemps, comme moyen préventif; il s'en trouvait bien et pourtant il était beaucoup moins bien nourri qu'à présent. Comment expliquer ce revirement ?

EMMÉNAGOGUES. Remèdes doués de la propriété d'agir sur l'utérus, de faire apparaître les règles tardives ou supprimées.

Absinthe.	Romarin.
Apiol.	Rue.
Armoise.	Sabine.
Ergotine.	Safran, etc.
Ferrugineux.	

Pilules emménagogues.

Poudre de rue	0,05
— de sabine	0,05
Sirop	q. s.

Pour 1 pilule. Prendre 1 le matin et 1 le soir.

Potion emménagogue.

Sucre	30
Huile ess. de rue	6
— de sabine	6
Eau distillée d'armoise	150
— de fl. d'orangers	10

1 cuillerée toutes les deux heures.

ÉMOLLIENTS. Médicaments doués de propriétés adoucissantes et relâchantes. A l'*intér.* en boisson ou en sirop; à l'*extér.*, en cataplasmes, fomentations, lotions, bains.

Bouillon-blanc.	Mauve.
Fécules.	Pas-d'âne.
Guimauve.	Son.
Lin.	

EMPLATRES. Médicaments externes, solides, glutineux, formés de corps gras ou huileux, résine, poudres végétales, avec un oxyde de plomb, ou sans oxyde métallique, se ramollissant par la chaleur, adhérant à la partie sur laquelle on les applique.

Emplâtre simple. Composé de graisse de porc, huile d'olive, litharge et eau. Sert de base à presque tous les autres.

Emplâtre diachylon. Fait avec le précédent, cire, poix, térébenthine et gommes résineuses. Emploi extrêmement fréquent pour maintenir réunies les lèvres des plaies, et comme léger maturatif, etc.

Emplâtre diapalme. Emplâtre simple 1000; cire 64; sulfate de zinc 32. Dessiccatif.

Emplâtres divers. Ce sont des *onguents* solides de ciguë, d'opium, de thériaque, etc., qui, lorsqu'on les a étendus sur de la peau ou de la toile, portent le nom d'emplâtre.

Emplâtre de Nuremberg. Emplâtre simple, cire jaune, huile d'olive, minium et camphre. Résolutif.

Emplâtre de Pradier. Sorte de cataplasme composé avec alcool 1500, quinquina rouge, salsepareille, sauge, de chacun 30; baume de la Mecque 25; safran 16. On l'applique sur les jointures pour y rappeler la goutte déplacée.

Emplâtre des 4 fondants. Fait avec le précédent, les emplâtres de savon, de Vigo, de ciguë. Utile sur les engorgements indurés, squirrheux ou autres.

Emplâtre de Vigo. Il contient du mercure C'est un résolutif très employé et très puissant.

Emplâtre vésicant. V. *Vésicatoire.*

ÉMULSION. Préparation liquide, lactiforme, résultant de la suspension d'une huile ou d'une résine dans l'eau, obtenue à l'aide du mucilage, de la gomme ou du jaune d'œuf.

Émulsion simple. Mettez quinze amandes douces, mondées de leur pellicule, et deux amandes amères, dans un mortier avec un peu de sucre et très peu d'eau, et pilez de manière à faire une pâte fine, homogène; on délaie ensuite celle-ci en versant peu à peu eau 750 gram. On passe avec expression, l'on sucre ou ajoute un sirop. Inflammations de poitrine; pure ou mêlée à la tisane.

Émulsion nitrée. Émulsion simple 1000; sel de nitre 4.

Émulsion nitrée et camphrée. Émulsion nitrée 1000 gram.; camphre 6 décigr. Cystite, ardeurs d'urine.

ÉPILATOIRES. Préparations destinées à produire l'arrachement ou la chute des cheveux. Ce sont pour la plupart des caustiques à la chaux ou à l'arsenic. Leur emploi est dangereux.

Cade (huile de). Sulfure de calcium.
Orpiment. Poix.

ÉPISPASTIQUES. V. *Vésicants.*

ÉPONGE. Deux modes d'emploi. 1° *Ép. calcinée*, préconisée contre le goitre, les scrofules. Propriétés dues à l'iode qu'elle contient.

2° *Ép. préparée à la ficelle*, c.-à-d. réduite au plus petit volume par compression. Introduite dans une ouverture que l'on veut agrandir, elle s'y développe en s'imbibant des humidités qui y sont exhalées.

ERGOT DE SEIGLE. V. *Seigle ergoté.*

Ergotine Bonjean. *Extrait* aqueux de seigle ergoté. Remplace l'ergot de seigle. Obstétrical; hémostatique de l'utérus; emménagogue.

Dose 0,10 à 2 gr.

Potion d'ergotine

Ergotine	1
Eau	100
Sirop de fl. d'oranger.	30

Par cuillerées à bouche dans la journée.

Ergotine Tanret. Substance blanche, crist. *Doses* 1 à 5 milligr.

Inject. hypod. 1 p. 30 eau dist.

ESCHAROTIQUES. Substances qui, appliquées sur une partie vivante, l'irritent, la désorganissnt, y déterminent la formation d'une *eschare.* (V. *Caustiques.*)

ÉSÉRINE V. *Fève de Calabar.*

ESPÈCES. En pharmacie, mélanges de plusieurs plantes à propriétés analogues, desséchées et divisées en petits fragments.

Espèces amères. Feuilles sèches de germandrée, sommités fleuries de petite centaurée et d'absinthe. Atonies, fièvre intermittente, etc.

Espèces aromatiques. Sommités d'hysope, d'absinthe, de romarin, de sauge, de menthe poivrée, d'origan, de thym, de lavande. Contre les atonies.

Espèces astringentes. Racines sèches de bistorte, de tormentille, écorce de grenadier. Flux diarrhéiques et hémorrhagiques.

Espèces béchiques. Fleurs de mauve, de pas-d'âne, de coquelicot, d'immortelle. Maladies de poitrine.

Espèces diurétiques. Racines d'asperges, de fenouil, de persil et de petit houx. Hydropisies.

Espèces émollientes. Feuilles sèches de mauve, guimauve, molène, seneçon et pariétaire, mêlées par parties égales. En infusion dans les inflammations.

Espèces narcotiques. Morelle, jusquiame, belladone, pavot. En décoction pour topiques calmants.

Espèces purgatives. Feuilles de sené, fleurs de sureau, semences d'anis, de fenouil, bi-tartrate de potasse. Faire des paquets de 5 gram. Chaque paquet sert à préparer une tasse (100 gram.) d'infusion. 2 à 6 tasses.

Espèces sudorifiques. Salsepareille, squine, gayac, sassafras, par parties égales. Rhumatismes, syphilis.

ESPRIT DE MINDÉRÉRUS. V. *Acétate d'ammoniaque.*

ÉTHER SULFURIQUE. Produit de la distillation de l'acide sulfurique avec l'alcool. Liquide très odorant, à saveur chaude, très expansible, inflammable. Stimulant diffusible, antispasmodique. Réfrigérant par sa prompte *évaporation*. Anesthésique par *inhalation*.

Intér. Quelques gouttes sur du sucre ou dans du tilleul contre spasmes, convulsions, défaillance, vapeurs hystériformes. — En faire respirer en cas de syncope.

Potion 1 à 2 dans 125 eau de tilleul.
Inj. hyp. 0,50 à 1. Excitant.
Capsules.
Sirop 15 à 30 com. édulcorant de potion calmante.
Éther alcoolisé. Liqueur anodine d'Hoffmann. Mêmes doses.

ÉTHÉRISATION. Emploi de l'éther par inhalation ou introduction par les voies pulmonaires de la vapeur de ce corps en vue de produire l'anesthésie. Cette inhalation produit une sorte d'ivresse profonde accompagnée d'insensibilité.

Le chloroforme et l'éther chlorhydrique chloré remplacent avantageusement l'éther.

ÉTHYLÈNE (Bichlorure d'). Anesthésique. Comme le chloroforme.

EUCALYPTOL. V. *Eucalyptus*.

EUCALYPTUS (Myrtacées). Feuilles. Arbre d'Australie, croît très rapidement à une hauteur de 100 mètres. Contient une sorte de camphre liquide odorant, antipériodique, antiseptique, antifébrile, c'est l'*eucalyptol*.

Décoct. 8 à 20 de feuilles p. 1000.
Poudre 4 à 8.
Cigares de feuilles sèches.
Perles d'Eucalyptol.

ÉVACUANTS. Médicaments doués de la propriété d'augmenter les sécrétions gastro-intestinales, d'*évacuer* les matières contenues dans le tube digestif. Tels les *vomitifs* et les *purgatifs*.

EVONYMINE. Extrait de l'*Evonymus*. Laxatif; cholagogue.

Doses 0,05 à 0,15.
Pilules Evon. 1, extr. de jusquiame 0,20. F. 20 pil. 1 ou 2 dans les malad. du foie.

EXCITANTS. V. *Stimulants*.

EXALGINE (Méthylacétanilide). Ni odeur ni saveur. Sédatif, antithermique.

Dose 0.20 à 0,60.
Solut. de Blancard. 1 cuill. à soupe.

EXPECTORANTS. Médicam. ayant pour effet de stimuler l'appareil respiratoire et favoriser l'expectoration. Catarrhes chroniques; phtisie, etc.

Aunée.	Kermès minéral.
Baumes (les).	Lierre terrestre.
Erisimum.	Polygala.
Gomme ammon.	Lichen.
Hysope.	Soufre.
Ipécacuana.	

Potion expectorante.

Infus. d'hysope	125
Extr. de genièvre	15
Oxymel scillitique	50
Par cuillerées.	

Autre au kermès.

Looch blanc	125
Kermès	0,05

Pilules expectorantes.

Scille en poudre	8
Ipéca	8
Extr. de belladone	2
Beurre de cacao	15
Sirop.	

F. pil. de 0,15. 1 le matin et le soir.

EXTRAIT. Produit de consistance molle ou solide obtenu de substances végétales ou animales par un dissolvant convenable, eau, alcool ou éther, etc.

Extrait thébaïque. V. *Opium*.

Extrait organique. V. *Inject.* hypodermiques

EXTRAIT DE SATURNE. Sous-acétate de plomb liquide (V. ce mot).

EXUTOIRE. Ulcère établi et entretenu par l'art (cautère, vésicatoire, séton) pour produire une suppuration dérivative continue. L'organisme de lui-même remplace l'art quelquefois en se créant certaine fistules ou hémorrhagies. Celles-ci doivent être respectées.

F

FÉBRIFUGE Médicament qui chasse la fièvre. Il vaut mieux dire : qui empêche le retour de cette affection lorsqu'elle est du type intermittent, mais l'expression *antipériodique* est encore la plus convenable, car il n'y a pas que la fièvre qui se montre intermittente. Quoi qu'il en soit, les *fébrifuges* ou *antifébriles* sont en général les *amers*, puis comme plus actifs, les préparations de *quinquina*, d'*arsenic*.

Fébrifuges populaires. Absinthe, arnica, camomille, alkékenge, épine-vinette, petite centaurée, saule.

Pilules fébrifuges.

Sulfate de quinine	0,60
Extr. d'absinthe	q. s.

F. 6 pil. à prendre en 3 fois.

Lavement fébrifuge.

Sulfate de quinine	1
Décoct. de tête de pavot	125

Ac. pour dissoudre quelq. gout.

FER. FERRUGINEUX. Étant un des éléments du sang, le fer (les *martiaux*) joue un rôle extrêmement important en thérapeutique, surtout dans les affections chlorotiques, anémiques, cachexies, appauvrissement du sang par des hémorrhagies, etc., en reconstituant les globules rouges de ce liquide.

On commence l'administration des ferrugineux par les préparations insolubles, ci-dessous, et l'on passe ensuite à celles qui, grâce à leur solubilité, sont plus facilement assimilées.

1° *Préparations insolubles.*

Fer porphyrisé, conservé dans un flacon sec bien bouché, 0,05 à 0,10. Il entre dans le chocolat ferrugineux du Codex.

Tablettes martiales de Soubeyran.

Oxyde de fer noir (Éthiops martial). 0,10 à 1, en pilules, opiat, chocolat, etc.

Fer réduit par l'hydrogène, 0,05 à 0,50 en pilules, opiat, tablettes, etc.

Carbonate ferreux.

2° *Préparations solubles.*

Tartrate ferro-potassique. Combinaison du bitartrate de potasse et du peroxyde de fer hydraté. Très assimilable sans produire d'irritation.

Citrate ferrique. Produit de la solution aqueuse de l'acide citrique sur la limaille de fer. 0,10 à 1. — *Sirop, pastilles.*

Lactate de fer. Obtenu de l'action de la solut. d'acide lactique sur la limaille de fer. 0,05 à 0,50. *Dragées* de Gelis et Conté.

Iodure de fer (proto-iodure). Action spéciale contre la phtisie, les scrofules, 0,05 à 0,50 et 1.

Pilules de Vallet.

Sulfate ferreux pur	26
Carbonate de soude crist.	24
Sirop	10
Mélasse	3

F. s. a. 150 pil. qu'on argente.

Pilules de Blaud.

Composition analogue à la précédente.

N° 1 à 5 par jour.

Eau ferrée gazeuse.

Tartrate ferrico-potassique	0,15
Eau gazeuse simple	650

Pilules de Blancard.

Le *proto-iodure de fer* en fait la base, seulement elles sont recouvertes de deux couches de vernis de baume de Tolu qui les rend inaltérables.

FÈVE DE CALABAR. Graine d'une légumineuse d'Afrique. dont le princ. actif est l'*ésérine*. Toxique. Déprime les fonctions de la moelle, paralyse le cœur, contracte la pupille. Antagoniste de l'atropine.

Poudre 0,05 à 0,20.

Ésérine. Collyre 0,05 ; eau distillée 10. Versez une goutte dans l'œil.

FOMENTATION. Application sur la peau de flanelle ou de linges trempés dans un liquide à propriétés émollientes ou narcotiques, toniques, astringentes, antiseptiques, etc., suivant l'indication à remplir.

Fomentation antiseptique. Décoction de quinquina, avec ou sans addition de camphre ou d'eau-de-vie camphrée, etc. Gangrène externe, pourriture d'hôpital, pustule maligne.

Fomentation astringente et tonique. Vin rouge tenant en dissolution 25 gram. de miel blanc pour 1000 de liquide.

Fomentation émolliente. Décoction d'espèces émollientes, appliquée comme il vient d'être dit. On peut y ajouter du laudanum pour la rendre plus calmante.

Fomentation narcotique. Infusion de 60 d'espèces narcotiques dans 1000 d'eau bouillante.

FONDANTS. Médicaments auxquels on attribue la propriété de résoudre les engorgements, ceux surtout qui se manifestent lentement, sans symptômes inflammatoires. Les uns sont internes, les autres appliqués sur la peau. — On supposait autrefois les engorgements produits par un épaississement de la lymphe, et l'on admettait que les *fondants* pouvaient rendre à cette humeur sa qualité primitive en agissant à la manière des *altérants;* ils favorisent l'action des vaisseaux résorbants, voilà tout.

FOUGÈRE MALE. Rhizôme. Anthelmintique.

Poudre délayée dans tisane de menthe 30 à 60 gr.

FROID EXTEMPORANÉ. Du sel gris et de la glace pilée, renfermés dans une vessie par parties égales et placés sur la peau, produisent l'*anesthésie* de cette partie et des tissus sous jacents — L'éther en pulvérisations.

FUMETERRE (Fumariacées). Plante. Tonique, dépuratif dans les affections dartreuses, scrofuleuses, scorbutiques.

Infus. 4 à 12 pour 500.

Suc exprimé 4 à 12.

Sirop 30 à 60 pour édulcorer les tisanes dépuratives.

FUMIGATION. Réduction d'une substance quelconque en *vapeur* qu'on dirige sur une partie du corps pour y déterminer un effet thérapeutique. — *Fum. humide.* Ébullition de l'eau sur les plantes médicamenteuses. *F. sèches :* une substance solide projetée sur une plaque rougie au feu, dont la vapeur est dirigée au moyen d'appareils particuliers sur la partie qu'on veut soumettre à la fumigation, ou qui est répandue dans un espace circonscrit pour assainir l'air.

Fumigations aromatiques. Vapeur d'eau chargée des principes de plantes aromatiques. Excitantes de la menstruation, étant dirigées vers les parties génitales.

Fumigations émollientes. Vapeurs d'eau chaude ou de décoction de plantes malvacées.

Fumigations sulfureuses. Vapeur de fleurs de soufre brûlées. Elles sont désinfectantes de hardes, de salles d'hôpitaux. (V. *Désinfection.*)

Fumigations guytoniennes. Clore (chlorure de sodium 300, bioxyde de manganèse 100, acide sulfurique 200, eau 200), agiter le mélange; pour une pièce de 3 mètres cubes de capacité.

G

GAIAC. (Rutacées.) Bois râpé, un des quatre *bois sudorifiques.*

Décoct. 30 pour 1000 d'eau. Rhumatisme, goutte, dartres, syphilis ancienne, etc.

Extr. Sirop.

GAIACOL. Principe actif de la créosote. Tubercules pulm.

(*Vapeurs* de) en ballons, à respirer.

Perles n° 3 à 4.

Inject. hypod. 0,50 par seringue et par jour.

Capsules. (Peter.)

GALÉGA (Légumineuses). Sudorifique, diurétique (?). Inusité.

GARGARISME. Mélange liquide à mettre en contact avec la muqueuse de la bouche, particulièrement celle de la gorge (n'en rien avaler) et l'agiter par la contraction des muscles des joues et l'action de l'air chassé de la poitrine.

Gargarisme adoucissant. Décoction de racine de guimauve 150, miel blanc 30. Esquinancie.

Gargarisme antiseptique. Infusion de quinquina 500, sel ammoniac 2, camphre 2. Angine gangreneuse.

Gargarisme astringent. Décoction d'orge 150, sulfate d'alumine (alun) 4 à 8, sirop de mûres 20. Angine gutturale, enrouement, salivation mercurielle, aphtes, etc.

Gargarisme détersif. Eau 140, alcool sulfurique ou acide hydrochlorique 2, miel rosat 60. Angine gangreneuse.

Gargarisme antisyphilitique. Gargarisme adoucissant 150, sublimé 2 à 4 centigr. Ulcérations vénériennes de la gorge.

GAROU (*Sainbois*). (Daphnacées.) Écorce très mince, sert à entretenir la *vésication.* Pour cela appliquer sur la peau un morceau trempé pendant deux heures dans du vinaigre. — *Pommade au garou :* Pansement des vésicatoires sans produire l'irritation que causent les pommades contenant des cantharides.

GÉLATINE. Substance organique extraite des os, etc. Base de la colle forte. Émollient employé en bain. — *Bain gélatineux :* colle de Flandre

1 kil., eau chaude 10 kil. Faire dissoudre à chaud et mélanger avec l'eau du bain.

GELSEMIUM (Apocynées). Plante exotique. Antinévralgique.
Teint. 1 à 2. — *Pil. Elixir.*

GENÊT (Légumineuses). Feuilles, fleurs. Les premières sont purgatives, les secondes sudorifiques. En *infusion* contre la goutte, le rhumatisme. (Voy. *Spartéine.*)

GENÉVRIER (Conifères). Bois, baies. Diurétique, stomachique.
Infus. (baies) 20 p. 1000 d'eau.
Extr. 1 à 10 gr.

GENTIANE (Grande). (Gentianées.) *Racine.* Tonique. Anémie, chlorose, scrofules, rhumatismes chroniques. C'est aussi un stomachique et fébrifuge.
Poud. 25 centigr. à 1 gram. com. tonique ; 8 à 16 com. fébrifuge.
Extr. 2 à 8 en potion ou en pilules.
Sirop à la dose de 30 à 90 dans une tisane ou potion.

GERMANDRÉE. (Labiées.) Sommités fleuries. Légèr. amère et tonique. Dans l'atonie de l'estomac, l'état muqueux, etc.
Infus. 15 p. 500 d'eau.

GLACE. Eau solidifiée par soustraction de calorique. Sert, soit à l'*intér.*, en fragments dans la bouche ou dans la tisane contre dyspepsie, vomissements, etc.; soit à l'*extér.*, enfermée dans une vessie, appliquée sur la peau, com. abortif de l'inflammation, ou anesthésique local étant appliquée sur la tête dans les inflam. cérébrales.

GLAND (de chêne). Fruit du *quercus robur.* Torréfié et pulvérisé, tonique.
Infus., avec du lait (*café de glands*), entérite chron. des enfants.

GLYCÉRINE. Principe doux des huiles ne rancissant pas. Dissolvant précieux en pharmacie. Excipient remplaçant l'axonge pour pommades.

Glycéré d'amidon. Glycérine 15, amidon pulv. 1, eau q. s. Cette préparation sert d'excipient aux divers glycérés de borax, de chloroforme, etc., etc.

GOMME ARABIQUE (Légumineuses). Produit par l'*Astragalus gummifer.* Adoucissant, émollient ; très employé.
Poud. 2 à 8 en solution p. 125 à 200 (potion) ; 25 à 60 p. 1000 (tisane).
Sirop 30 à 60 (édulcorant).

GOMME AMMONIAQUE (Ombellifères). Résine. Excitant des voies broncho-pulmonaires ; expectorant ; antispasmodique. — 0,50 à 2 en pil. ou potion.

Pilules expectorantes.

Gomme ammon.	2
Acide benzoïque	2
Savon médicinal	q. s.

F. 20 pil. n° 4 à 8 par 24 heures.

GOMME-GUTTE. Résine. Violent drastique.
Poud. 0,10 à 0,30 en pilules.

GOUDRON VÉGÉTAL. Produit de la combustion de bois de pin, sapin, hêtre. Modificateur des sécrétions muqueuses. Affections catarrh. en général, bronchite.
Eau de goudron (1 p. 10 eau, qui est rejetée après 24 h. de macération et remplacée par une nouvelle).
Pommade 4 à 8 p. 30 axonge, maladies de la peau, psoriasis.
Fumigations. On fait évaporer le goudron à un feu doux dans la chambre des catarrheux, des phtisiques.
Émulsion de goudron (Lebœuf) sert à préparer l'*eau de goudron ;* en *injection, inhalation.*

GRENADIER (Myrtacées). Écorce de la racine. Vantée contre le tænia (ver solitaire).
Décoct. concentrée 60 p. eau 70 réduite d'un tiers. On passe et l'on prend en trois fois.

GRANULES.

GROSEILLES (Ribésiacées). Fruit. Rafraîchissant, tempérant.
Sirop com. édulcorant.

GRUAU (Graminées). Avoine dépouillée de sa balle florale. Émollient.
Décoction com. tisane.

GUACO. Plante américaine. — Contre morsure des serpents.
Infus. 20 p. 1000.
Teint. en frictions.

GUARANA (Sapintacées). Semences. Pâte dure. Tonique, astringent.
Poudre 0,50 à 2,50.
Pastilles c. diarrhées.

GUIMAUVE (Malvacées). Feuilles, racine. Émollient.
Infus. Décoction.

H

HASCHISCH. Préparation obtenue avec les feuilles du chanvre indien. (Orticées.) — *Extr. gras*, servant de fond à des *électuaires*, *pâtes*, *nougats*, auxquels les Arabes attribuent des propriétés aphrodisiaques. — 2 à 4. — Usage à surveiller.

HÉLÉNINE. V. *Aunée.*

HÉMOSTATIQUES. Remèdes employés pour arrêter les hémorrhagies Ils comprenn. les astringents, les absorbants, sans compter les moyens mécaniques, compression, ligature des vaisseaux, etc.

Hémostatique de Bellini. Préparation très complexe; fort employée dans les hôpitaux de Naples. Elle est en effet très efficace.

Hémostatique de Brocchieri. Térébenthine 500, eau 600; faites bouillir pendant un quart d'heure. Ajoutez eau, q. s., pour obtenir 1000. Laissez refroidir et filtrez.

Hémostatique de Tisserand. Sang-dragon 100, térébenthine des Vosges 100, eau 1000. Faites digérer pendant douze heures sur des cendres chaudes. Passez. Efficace dans les épistaxis, les hémoptysies et même les dysenteries.

HERBE AU CHANTRE. V. *Vélar.*

HOUBLON (Urticées). Fleurs. Tonique, antiscrofuleux très employé.

Infusion 15 à 30 gram. pour 1000 d'eau. Sucrez ou bien mélangez avec le vin pour boire aux repas.

Lupuline 0,50 à 2 gr.

HUILE D'AMANDES DOUCES. Laxatif émollient. 30 à 60 gram.

HUILE ANIMALE DE DIPPEL. Obtenue par la distillation de la corne du cerf. Antispasmodique.

Dose 5 à 20 gouttes dans une potion ou en pilules.

HUILE DE CADE. Goudron obtenu du genévrier. Applications externes, locales contre les maladies dartreuses, 2 à 8 en pommade com. agent épilatoire; elle porte spécialement son action sur les bulbes pileux et permet d'arracher sans douleur les cheveux, qui paraissent sains.

HUILE DE CHABERT. Mélange de 1 partie d'huile animale de Dippel et 4 parties d'essence de térébenthine. Tæniafuge.

Dose 1 à 2 cuillerées dans du sirop.

HUILE DE CROTON. V. *Croton tiglium.*

HUILE D'ÉPURGE (Euphorbiacées). Graines de l'*euphorbia latyris.* — Purgatif. — 15 à 20 gout. dans potion ou en pilules.

HUILE DE FOIE DE MORUE. Les foies de morue, de raie, de squale, servent à la préparer. Corps gras chloro-bromo-ioduré, sulfuré et phosphoré. Très alimentaire. Rachitisme, scrofules, phtisie pulmonaire. Agit surtout par l'iode qu'elle contient. Odeur nauséabonde; l'estomac ne la digère pas toujours. L'huile blanche ou blonde doit être préférée à la brune.

Doses 1 à 3 cuillerées par jour dans du sirop ou autrement.

Capsules gélatineuses, pour en masquer la saveur.

HUILE ESSENTIELLE DE TÉRÉBENTHINE. S'emploie à l'intérieur et à l'extérieur contre les névralgies, la sciatique, les coliques hépatiques, les calculs biliaires, le ver solitaire, etc.

Doses 4 à 8 gram. dans 125 de miel rosat, en trois fois dans la journée.

Capsules.

Extér. frictions stimulantes dans les rhumatismes chroniques, douleurs névralgiques.

HUILE DE RICIN. V. *Ricin.*

HYDRIODATE DE POTASSE. V. *Iodure de potassium.*

HYDROCHLORATE D'AMMONIAQUE. Résolutif, astringent. Inflammations superficielles, sur les tumeurs indolentes, etc.

Solution 13 à 60 dans 500 d'eau, pour injections toniques.

HYDROCHLORATE D'OR. V. *Chlorure d'or.*

HYDROCOTYLE ASIATICA (Ombellifères). Plante entière. — Malad. de la peau, 0,50 à 1 gr.

HYDROCYANATES. V. *Cyanures.*

HYDROTHÉRAPIE (Hydrothérapie, hydrosupathie), Méthode thérapeutique consistant dans l'emploi de l'eau pure à 15° température, tant à l'intérieur qu'à l'extérieur, en même temps que l'on met en usage l'exercice et le régime.

Comme les bains froids et les sudorifiques (car on fait suer), com. tout moyen perturbateur, le *traitement par l'eau froide* peut avoir des avantages dans certaines maladies chroniques; mais déterminer *à priori* les cas où il est utile d'y recourir, c'est chose impossible. Il faut l'employer d'abord à titre d'essai

HYPNONE. Liquide. Anesthésique, narcotique.

Doses 0,05 à 0,50 *maximum*.

Caps.

HYPNOTIQUES qui provoquent le sommeil, tels :

Bromure de camphre.	Morphine.
Chloral.	Narcéine.
Chloroforme.	Opium.
Hypnone.	Pavot, etc.

HYPOPHOSPHITE DE SOUDE. Cristaux en tables nacrées, solubles, inodores. Antiputride, s'oppose aux fermentations dans l'organisme vivant.

8 gr. pour 120 en pot., lotions, gargar.

Les hypophosph. d'ammoniaque, de chaux, de soude, de potasse, sont employés généralement en *sirop*.

HYSOPE (Labiées). Fleurs. *Infusion*, comme expectorant. Font partie des espèces aromatiques et du vulnéraire suisse.

I

INDIGO. Matière colorante retirée des feuilles de l'indigotier sauvage ou commun; substance sèche d'un bleu foncé. Antiépileptique.

Dose 15 gram. dans q. s. de miel, à prendre en trois fois dans la journée. Inusité.

Pilules antiépileptiques.

Indigo	5
Assa-fœtida	1
Castoréum	0,05

Pour 20 pilules, dont une toutes les heures.

INFUSION. Cela consiste à verser un liquide bouillant sur une substance dont on veut extraire les principes médicamenteux. Presque toutes les tisanes se préparent par *infusion;* il en est peu pour lesquelles la *décoction* soit préférable.

INHALATION. Méthode thérapeutique consistant à faire respirer des médicaments volatils, vapeurs, poussières médicamenteuses, en utilisant l'absorption pulmonaire pour la pénétration de ces remèdes, afin d'agir sur le sang et sur l'organisation en général, ou seulement comme topique sur les poumons malades.

Les *inhalations pulmonaires* se font dans un appartement rempli de vapeurs (d'éther, goudron, térébenthine par exemple); ou au moyen d'un tube ou d'un appareil spécial s'il s'agit d'oxygène, d'iode, de camphre, etc. V. *Anesthésiques*.

Les *inhalations d'eaux minérales* se font à l'aide d'un nouveau procédé au moyen duquel l'eau médicamenteuse est réduite en poussière et aspirée. Il n'est pas certain que les *eaux pulvérisées*, employées en inhalation par la bouche ouverte, pénètrent dans les bronches, au moins profondément.

INJECTION. Préparation liquide destinée à être poussée dans une cavité naturelle ou dans les tissus à l'aide d'une seringue, du clyso-pompe ou de l'irrigateur. De là deux modes d'injections :

Injections pour cavités naturelles ou accidentelles. Ce sont des solutions de sels, des décoctions de plantes.

Inj. alcaline. Solution de carbonate de potasse ou de soude. Eau de chaux. Eau de Vichy.

Inj. astringente. Solutions d'acétate de plomb, de sulfate de zinc, de nitrate d'argent ou d'alun, etc.

Inj. calmante. Décoction de pavot, de morelle, de belladone ou de jusquiame, etc., additionnée, si l'on veut, de laudanum 1 à 2 gr. par 1000.

Inj. émolliente. Décoction de racine de guimauve, de graine de lin ou de son, etc.

Inj tonique. Décoction de quinquina, d'écorce de chêne, etc.

Inj. antiseptique. Solution de borax. Infusion de quinquina. Vin aromatique étendu. Acide phénique étendu 1 p. 100. Sublimé étendu 1 p. 1000.

Injections sous-cutanées ou hypodermiques. Elles consistent à introduire dans le tissu cellulaire sous-cutané, à l'aide de la seringue de Pravaz, un liquide particulier dont 1 centimètre cube remplit ladite seringue, qui est graduée par millimètres, et dont le corps de pompe est tel que chaque millim. correspond à une goutte de liquide contenu. La tige du piston est munie d'un curseur à vis, qui en arrête la descente où l'on veut. Pour opérer, on introduit à travers la peau dans le tissu cellulaire sous-cutané l'aiguille tubulée, préalablement rendue stérile (V. *Asepsie*) ; on la visse sur le corps de pompe et l'on fait avancer le piston d'autant de divisions que l'on veut injecter de gouttes de la solution dans la couche hypodermique.

Si la formule de la solution est au 100 (sel *x*, 0,30, eau distil. 30), la goutte n'est que de 20 milligr. ; 5 gouttes corrrespondent à 1 milligr. de la substance active *x*. — Si l'on veut faire des solutions au 50e, il suffit de rendre la quantité de liquide à injecter moindre de moitié.

Les substances le plus souvent employées en inj. hypodermiques sont la morphine, l'acide phénique, l'acide cyanhydrique, la cocaïne, la quinine, l'éther, l'antipyrine, etc., sans compter les liquides organiques, indiqués ci-après.

Formules d'inj. hypodermiques.

1° Ac. cyanhydrique 5, eau distillée 30. — 2 à 6 gout.

2° Ac. phénique 0,10, eau distillée 10. — 10 à 20 gouttes.

3° Antipyrine 2, eau distil. 4. Le tout est injecté.

4° *Morphine*, le chlorhydrate est préféré : 0,50 à 0,1 pour eau distillée 200 à 100. Tout le contenu de la seringue.

5° *Cocaïne* (Chlorhydr. de) 0,01 à 0,3, morphine 0,01, eau dist. 2.

6° *Quinine* 0,50, éther 1.

7° *Créosote* 0,60, morphine 0,64. Six gouttes contre la tuberculose.

8° *Liquides organiques*. Méthode de Brown-Séquard.

C'est en 1891 que fut faite à la *Société de biologie* la première communication sur ce sujet. Le liquide ou suc employé provenait de testicules de cobayes, de lapins, etc. Il y avait là de quoi exciter la curiosité, curiosité impudique. Ces injections, qui se font aussi avec d'autres sucs (rate, pancréas, bulbe rachidien, etc.), paraissent avoir produit des améliorations dans certaines neurasthénies, atonies, etc. Peut-être la *suggestion* y est-elle pour quelque chose ? Cependant Brown-Séquard et d'Arsonval prétendent avoir bien établi « que le liquide orchitique (testiculaire) fournit au sang des éléments formateurs de nouvelles cellules. L'action rénovatrice de ce liquide dans les cas d'affection organique semble être due à la fois à l'entrée de ces éléments dans le sang et à l'augmentation d'énergie des puissances des centres nerveux. »

Le malheur, pour les intéressés à la fabrication et à la vente de la nouvelle *eau de Jouvence*, est que des injections hypodermiques d'eau distillée tout simplement produisent des effets semblables à ceux du liquide orchidique ou autre. Et puis, en introduisant dans le sang de l'homme la quintessence matérielle de la brute, par une longue pratique, ne peut-on amener une déchéance physique du genre humain?

INSUFFLATION. Action de souffler dans un organe ou une cavité, un gaz, une poudre ou un liquide. On a insufflé dans le rectum de la fumée de tabac contre l'asphyxie ; de l'air dans les poumons par la bouche ; des poudres ophtalmiques dans les yeux, etc.

IODE. Corps simple qui, en thérapeutique, agit sur les glandes d'une manière spéciale tendant à les atrophier, et sur les vaisseaux lymphatiques dont il augmente le pouvoir absorbant.

Intér. 0,02 à 0,04, pil. ou sol.

Teint. 10 à 40 gout. en pot.

Huile iodée. Remplace l'huile de foie de morue

Extér. 2 p. 30 axonge, pom. en frictions sur engorgements scrofuleux.

Teint. d'iode. En frict. résolutives ; en solut. 4 p 20 eau tiède pour inj. après l'opération de l'hydrocèle.

IODOFORME. Produit de la réaction de l'iode sur le chloroforme. Paillettes nacrées insolubles dans l'eau. Odeur pénétrante. Propriétés analogues à celles du chloroforme. Antiseptique.

Intér. 0,10 à 0,50 par jour en pil., perles, capsules.

Extér. 4 p. 20 axonge pommade résolutive. — *Poudre* fine sur plaies de mauvaise nature.

IODOL. Antiseptique.
Doses 0,10 à 0,15.
Solution iodol 1, alcool 16, glycérine 34. En imprégner la gaze.

IODURES. Combinaison de l'iode et d'un corps simple ou d'un métalloïde; propriétés réunies des deux corps.

Iodure de fer (Proto-iodure). Très employé dans les affections scrofuleuses, le lymphatisme, la leucorrhée, le rachitisme.
Doses 0,10 à 1 en pilules.
Sirop 5 à 6 cuill. par jour.
Pil. de Blancard.
Pastilles, etc.

Iodure de mercure (Proto-). Antisyphilitique; très employé.
Intér. 0,02 à 0,10 en pil.
Extér. 1 à 2 p. 30 axonge.

Iodure de plomb. Résolutif.
Extér. 2 à 4 p. 30 axonge, en frictions sur les engorgements.

Iodure de potassium. Cristaux blancs, de saveur amère, solubles. Altérant, fondant, résolutif. Accidents tertiaires de la syphilis.
Intér. 2 p. eau 30, dont 1 cuill. à café dans tisane de saponaire; augmenter la dose jusqu'à 4 à 8 dans la syphilis ancienne.
Extér. 2 à 4 p. 30 axonge en frictions sur goitre, tumeurs blanches, scrofules.

Iodure de soufre. Résolutif, fondant. A l'*extér.* (1 à 2 p. 30 axonge). Tumeurs chroniques, dartres anciennes.

IPÉCA OU IPÉCACUANA (Rubiacées). Racine du Brésil. Vomitif, expectorant ou sudorifique suivant la dose forte ou faible.
Poudre 0,05 à 0,30 com. expectorant. 1 à 2 p. 125 eau tiède com. vomitif.
Sirop, pastilles, etc.

IRIS (Iridées). Racine. On en fait des *pois à cautère*.

J

JABORANDI (Rutacées). Feuilles d'un arbuste du Brésil. Diaphorétique, sudorifique, sialagogue.
Infus. 4 à 7 pour 125 d'eau bouillante. Le malade couché et bien couvert est bientôt en sueur, avec un ptyalisme abondant. Principe actif *Pilocarpine* (V.).

JALAP (Convolvulacées). Racine du Mexique. Purgatif sûr et peu coûteux.
Poud. 0,50 à 2.
Résine de jalap 0,20 à 0,60 en pilules ou délayée dans de l'eau, etc.
Eau-de-vie allemande (V.).

JAMBOLANUM (Myrtacées). Arbre. Graine du fruit. Antidiabétique. (*Vin* de Masson.)

JAMBUL. Arbre de Java, etc., dont la graine est antiglycosurique.
Poud. 0,50 à 2 à 6 par jour.

JEGUIRITY (Légumineuses). Graine. Conjonctivite granuleuse chronique.
Macérat. 10 p. 500 pendant 24 h. Lotions répétées.

JUJUBE (Rhamnées). Arbrisseau, dont le fruit est pectoral en décoction, sirop, *pâte* surtout.

JUJUBE (Rhamnées). Fruit. Adoucissant, pectoral.

JULEP. Mélange analogue aux potions, mais plus chargé de sirop et plus visqueux.

Julep béchique, Infusion d'espèces béchiques 125; gomme 8; sirop 30.

Julep gommeux. Gomme arabique 8; sirop de sucre 24; eau de fleur d'oranger 4; eau 500.
Il suffit d'ajouter à ces préparations du kermès, de l'émétique, de l'opium pour les rendre expectorantes, narcotiques.

JUSQUIAME (Solanées). S'emploie comme la belladone et dans les mêmes cas.

K

KARABÉ ou SUCCIN (Ambre jaune). Résine fossile. Le *Sirop de karabé* est antispasmodique. 30 à 40 dans un julep.

KAVA (Pipéracées). Poivre. Sudorifique, antiblennorrhagique par sa résine. Saveur âcre, piquante.
En *macération*, surtout *pilules* :

poudre et extr. de chaque 0,10 p. 1 pilule. N° 8 à 15 par jour.

KERMÈS MINÉRAL. *Sous-hydrosulfate d'antimoine.* Expectorant, sudorifique, contro-stimulant, émétique, selon la dose et les cas. Remède précieux dans la pneumonie et la bronchite capillaire.

Poud. 0,05 à 0,20 dans un julep ou une potion, comme *expectorant* à la fin des pneumonies; 0,30 à 0,60 et plus comme contro-stimulant.

Tablettes n° 2 à 4 pour faciliter l'expectoration.

KINA. V. *Quinquina*.

KINO. Suc desséché de diverses légumineuses exotiques. Renferme beaucoup de tannin. Astringent.

Dose de 0,25 à 1 gram. en potion.

KOLA (Malvacées). Graines. Tonique. Aliment antidéperditeur. *Caféine* son principe.

Extr. 5 à 10.

Poud. 5 à 10 en pil. ou en infus.

Pastil.

KOUSSO (Rosacées). Fleurs. Plante d'Abyssinie contre le tænia. Remède cher, mais assez sûr.

L

LACTATE DE FER. Combinaison de l'acide lactique avec une base ferrique. Sel sous forme de croûtes verdâtres, très vanté contre la chlorose et dans tous les cas où les ferrugineux sont indiqués.

Dose 0,10 à 1 gr.

Pastilles de Gelis et Conté.

LACTIQUE (Acide). Dissolvant des fausses membr. diphtériq. Phtisie laryngée; diarrhée verte des enfants.

Intér. 30 à 50 gout. par jour.

Extér. gargarisme, etc. Applic. sur ulcérations.

LACTO-PHOSPHATE DE CHAUX. 0,01 à 1. Pastilles, sirop. (Dusard.)

LACTUCARIUM. Suc épaissi de la laitue montée. Calmant.

Sirop, pastilles.

LAIT. Au point de vue de l'allaitement (II, p. 186). Les nourrices ont plus ou moins de lait. Celui de la mère est toujours préférable, à moins d'insuffisance. Mais alors on complète l'allaitement maternel par du lait de vache stérilisé.

Indépendamment des microbes inoffensifs, le *lait* en renferme parfois de pathogènes; il peut donc être agent de transmission de maladies virulentes. C'est pourquoi on recommande de le priver de tout germe infectieux.

La *stérilisation du lait* se fait au bain-marie à 100 degrés, et est très simple à pratiquer. On peut encore l'opérer au moyen d'une addition de carbonate de potasse ou de borax, 1 à 2 gr. par litre.

LAVAGE DE L'ESTOMAC. Moyen thérapeutique employé dans les nombreuses maladies de l'estomac. Muni du tube *ad hoc*, l'opérateur se place devant le malade, puis déprimant la base de la langue avec l'index de la main gauche, il introduit le plus loin possible et en faisant glisser contre la paroi postérieure du pharynx l'extrémité semi-rigide du tube enduite de vaseline ou simplement mouillée. La sonde engagée, on retire le doigt appliqué sur la langue et tout en recommandant au malade d'avaler et de souffler, on pousse doucement le tube; une légère constriction vous avertit que vous franchissez le cardia; puis la virole métallique située à 40 centimètres du bout œsophagien étant arrivée au niveau des dents, vous êtes alors dans l'estomac.

On recommande au malade d'incliner la tête en avant pour éviter la congestion et faciliter l'écoulement de la salive alors abondante, et la respiration. On verse dans l'entonnoir ce que l'on veut introduire dans la cavité stomacale, puis on élève le récipient et le liquide s'écoule.

Si l'on veut faire un *simple lavage*, on abaisse et on retourne l'entonnoir, et l'eau, par un simple mécanisme de siphon, s'écoule par la sonde, entraînant les détritus qu'elle rencontre dans l'estomac. On renouvelle l'opération autant de fois qu'on le juge nécessaire. Puis on retire doucement la sonde.

LANOLINE. Corps gras dérivé du suint de moutons. Excipient de pommades antiseptiques et autres.

LAUDANUM. V. *Opium*.

LAURIER-CERISE (Amygdalinées). Feuilles. Acide cyanhydrique principe actif.

Eau distillée, très active, comme

véhicule (8 à 16 gr.) en potion calmante et antispasmodique.

Sirop 10 à 50 gr.

LAVANDE (Labiées). Fleurs. 3 espèces très aromatiques. On en retire une *huile (huile d'aspic)* utile en frictions contre la paralysie.

Vinaigre. Antiseptique.

LAVEMENT. Injection, par l'anus, d'eau simple ou d'une décoction de plante, etc., servant de véhicule à une substance médicamenteuse soluble. Le liquide injecté ne peut aller au delà de la valvule cœcale, encore ne remonte-t-il pas ordinairement plus haut que le colon transverse.

Lavement antiseptique. Décoct. de quinquina 375; camphre délayé dans un jaune d'œuf 0,50 à 1. Fièvre adynamique.

Lavement astringent. Décocté de bistorte ou de ratanhia. Diarrhée chronique.

Lavement calmant. Au lavement émollient on ajoute 8, 10, 15, 20 gouttes de laudanum de Sydenham.

Lavement camphré. Camphre 1 à 2 gram.; jaune d'œuf n° 1; décoction de guimauve 500 gr. Cystite, dysurie, érections douloureuses, ardeur d'urine, excitation vénérienne.

Lavement émollient. Décocté de racine de guimauve, de graine de lin ou de son; solution d'amidon.

Lavement fébrifuge. Sulfate de quinine 3 à 10 décigr., eau 60 gr., acide sulfurique quelques gouttes pour dissoudre le s. de q. On mêle le tout à 125 gram. d'eau tiède à laquelle on peut ajouter du laudanum (15 gout.) pour que l'intestin le garde plus facilement.

Lavement purgatif. Séné 8; eau 500; faites infuser, passez et ajoutez sulfate de soude. Constipation, colique de plomb.

LAXATIFS. Médicaments dont l'effet est de produire des évacuations alvines, en vertu de leur résistance aux forces digestives ou de leur propriété relâchante, et qui n'irritent pas les intestins. Conviennent dans les cas de constipation lorsque les voies digestives sont irritées ou irritables.

Tisanes laxatives.

Décoctions de tamarin, casse ou pruneaux, édulcorées avec sirop de fleurs de pêcher, roses pâles ou de chicorée.

Cascara sagrada.	Moutarde blanc.
Casse.	Tamarin.
Huiles grasses.	Petit-lait.
Manne.	Raisin frais.
Mercuriale.	Roses pâles.
Miel.	Pêcher (fleurs).

Potion laxative huileuse.

Manne	60
Eau	125
Faites dissoudre, ajoutez :	
Huile d'amandes douces	60

C'est la plus douce des purgations.

Autre.

Huile d'amandes douces	de ch. 30 gr.
Huile de ricin	
Sirop de guimauve	

Lavement laxatif.

Lavement émollient	500
Miel de mercuriale	30 à 60

LICHEN D'ISLANDE. (Cryptogames). Contient 65 pour 100 de matière mucilagineuse unie à de la fécule, des sels et un principe amer. Tonique, expectorant dans les catarrhes pulmonaires chroniques et la phtisie.

Décoct. 15 à 30 pour 1000.

Pastilles, pâtes.

LIERRE TERRESTRE (Labiées) Sommités fleuries. Béchique. Bronchite, phtisie.

Infus. 10 p. 1000.

LIMAILLE DE FER. Pour les usages généraux, v. *Fer.*

Poud. 0,25 à 1 dans le potage ou en pilules, excellent remède dans la médecine des pauvres.

LIMONADE. Eau contenant du suc de citron ou un acide, et édulcorée avec sucre ou un sirop.

Limonade gazeuse. Sirop de limon 80, eau gazeuse 750.

L. tartrique. Sirop d'acide tartr. 100, eau 900.

L. purgative. Ac. citrique 30, carb. magnésie 18, eau 300, sirop 100.

L. Rogé.

LIN (Linées). Graines. Émollient des plus employés, soit en nature 2 cuill. contre constipation; soit en *infus.* légère pour boisson; *décoct.* pour fomentations.

Cataplasme. Farine en bouillie.

LINIMENT. Mélange d'une huile grasse avec un médicament plus actif. Pour frictions ou embrocations à l'aide d'une flanelle imbibée. Les liniments sont calmants, narcotiques, ou excitants, rubéfiants.

Liniment calcaire. Huile d'am. douces et eau de chaux p. part. ég.

Liniment calmant. (N° 1.) Huile d'olives 30, laudanum 4 à 8. Douleurs aiguës des névralgies et du rhumatisme.

(N° 2.) Huile d'amandes douces 60, camphre 4, teinture thébaïque ou laudanum 8. Douleurs névralgiques et autres.

(N° 3.) Baume tranquille, huile camphrée et huile de jusquiame, de chacun parties égales. Névralgies, douleurs aiguës.

Liniment excitant (n° 1). Huile d'olives 125, ammoniaque liquide 15. En frictions comme rubéfiant de la peau, contre les douleurs rhumatismales chroniques, musculaires ou articulaires.

(N° 2.) Huile 125, teinture de cantharides 15. Mêmes usages.

Liniment volatil camphré. Huile blanche 60, ammoniaque 8, camphre 4. Rhumatismes chroniques, lumbago, sciatique.

LIQUEUR MÉDICINALE. Solution aqueuse ou vineuse ou alcoolique, etc., pour l'intérieur ou pour l'extérieur.

Liqueur anodine d'Hoffmann. Mélange à parties égales d'éther sulfurique et d'alcool pur. Pour les usages voir *Éther*.

Liqueur de Van-Swiéten. V. *Sublimé corrosif.*

Liqueur de Fowler, L. de Pearson. V. *Arsenic.*

LIS BLANC (Liliacées). Bulbe, fleur. Émollient en catapl.

Huile (de fleurs) en onctions.

LISERON (Convolvulacées). Donne la *liseronine*, contre goutte, gravelle.

LITHARGE. Protoxyde de plomb. Entre dans la composition de la plupart des *emplâtres*.

LITHINE (Carbonate de). Poudre blanche, insoluble.

Eau min. artificielle, eau gaz. 650, carb. de lith. 0,25; par verres c. goutte, gravelle.

Benzoate de lith. 0,05 à 0,10 en pilule, n° 1 par jour.

LITHONTRIPTIQUES. Nom des substances que l'on croyait propres à dissoudre les calculs développés dans les organes, particulièrement ceux des voies urinaires. De telles propriétés n'existent malheureusement pas; les *carbonate* et *bicarbonate de soude* eux-mêmes, dont on a fait grand bruit, ne sont pas lithontriptiques.

LOBÉLIE ENFLÉE (Campanulacées). Plante. Antiasthmatique.

Teint. 1 à 4 gr.

LOOCH. *Émulsion* (voy.) dans laquelle on ajoute un mucilage pour en augmenter la consistance, et quelquefois des substances plus actives telles que l'extrait d'opium, l'émétique, le kermès, etc. Administré par cuillerée dans les inflammations de poitrine.

Looch blanc. Prenez 12 amandes douces mondées de leurs pellicules et 2 amandes amères; pilez-les dans un mortier avec un peu de sucre; versez peu à peu 125 gram. d'eau commune, en triturant toujours. On a ainsi le *lait d'amandes* ou l'*émulsion simple*. Versez ensuite tout doucement ce lait dans un mortier, où vous avez préalablement trituré : gomme adrag. en poudre. 8 gram.; huile d'amandes douces, 15 gr.; sucre blanc, 8 gr. Ajoutez 8 gr. d'eau de fl. d'oranger et passez. — A prendre par cuillerée comme adoucissant et pectoral.

LOTIONS. Elles consistent à passer légèrement sur les parties du corps des compresses ou des éponges imbibées d'un liquide médicamenteux.

Lotions alcalines. Borax 100 gram. pour 1 litre d'eau.

L. antidartreuses, *antiseptiques*. V. ces mots.

Lotion astringente. Eau de rose 30, alun 2, soufre 1. — Contre les dartres légères et les taches de rousseur.

Lotion de Dupuytren *contre la gale*. Sulfure de potasse 90; faites dissoudre dans eau 500; ajoutez acide sulfurique 4.

Lotion de Gowland. Amandes amères 90, eau 500, sublimé 1; sel ammon. 2, alcool 15, eau de laurier-cerise, 15. — Contre les maladies de la peau au visage.

Lotion excitante. Alcool à 90° 200, ess. de bergamote 15, ess. de Winter Green 5, ammoniaque liq. 5. Contre l'alopécie.

Lotion calmante. Cyanure de potassium 0,1, émuls. d'amandes amères 130 Affect. prurigineuses.

LUPULINE. Poussière fournie par les cosses du houblon. Anaphrodisiaque contre les pollutions nocturnes.

Dose 50 à 75 centigr. avant de se coucher. On peut l'associer à 5 ou 10 centigr. de digitale.

LYCOPODE (Mousses). Poudre ou poussière jaune, fournie par l'urne du lycopode. Absorbant, dessiccatif, sur les excoriations et gerçures des enfants à la mamelle.

Comme cette poudre est inflammable, elle sert à produire ces feux subits qui simulent les éclairs dans les théâtres.

LYSOL (Liquide). Désinfectant, antiseptique énergique.

Solut. 1, 2, jusqu'à 20 °/ₒ contre dartres.

M

MAGNÉSIE. 1° Magnésie pure ou *calcinée, décarbonatée* (oxyde de magnésium); 2° magnésie *anglaise* ou *blanche* (carbonate de magnésie) La première est une substance pulvérulente blanche, alcaline, peu soluble dans l'eau et qu'on emploie comme absorbant et laxatif.

Poud. 20 à 40 centigr. chez les enfants, 0,60 à 4 gr. chez les adultes, délayée dans de l'eau sucrée ou associée à poudre de rhubarbe, d'anis, par exemple, contre les *aigreurs* d'estomac, dyspepsies nerveuses. — 5 à 16 gr. comme *purgatif.*

Pastilles de magnésie. — Magnésie et cachou : n° 5 à 10 par jour.

Eau magnésienne gazeuse. Solution de carbonate de magnésie dans de l'eau chargée de gaz acide carbonique : laxatif à la dose d'une cuillerée à soupe plusieurs fois par jour dans de l'eau sucrée.

Citrate de magnésie (*Voy.*).

Sulfate de magnésie (*Voy.*).

MAÏS (Graminées). Stigmates. Diurétique puissant dans les hydropisies; les affections de la vessie, la colique néphrétique.

Sirop (Dufau) 3 cuill. à bouche par jour.

Tisane 20 gram. par 1000 d'eau.

MALT. Orge germée, séchée au feu à 40 ou 80°. Presque entièrement formé de *diastase.* — Dans certaines dyspepsies.

Poudre tamisée 1 à 2 après chaque repas.

Sirop, Bière de malt.

Maltine ou **diastase.** 0,10 à 0,50.

MANNE Suc concret du *Fraxinus ornus.* Vient de la Sicile et de la Calabre. Laxatif doux; effet tardif mais durable; ne convient pas dans les gastralgies venteuses.

30 à 60 dans de l'eau ou du lait.

MANULUVE. Bain partiel dans lequel les mains seules sont dans l'eau à une température aussi élevée que possible pour produire une révulsion, dans les cas d'asthme, d'orthopnée, etc., etc.

MARRUBE (Labiées). Stimulant, antispasmodique.

Poud. 2 à 8.

Extr. alcool. 1 à 2.

MASTICATOIRES. Substances excitantes ou âcres qu'on mâche pour exciter l'excrétion de la salive ou parfumer l'haleine.

Angélique.	Pyrèthre.
Impératoire.	Scille.
Livèche.	Tabac.
Polygala.	

MATICO (Pipéracées). Feuilles. Astringent; hémostatique.

Infus. 1 p. 100.

MATRICAIRE (Synanthérées).Fleurs. *Infusion* comme emménagogue, antispamodique, vermifuge.

MATURATIFS. Topiques excitants pour hâter la suppuration d'une tumeur phlegmoneuse indolente, d'un furoncle, d'un anthrax, sous forme de cataplasmes, onguents, emplâtres.

MAUVE (Malvacées). Fleurs. Se donnent en *infusion* comme tisane pectorale adoucissante (5 à 10 par 1000 d'eau.)

MÉDECINE. Expression vulgaire sous laquelle on désignait les potions purgatives, sans doute à cause de l'abus qu'on faisait de ces préparations, ce qui pouvait faire supposer que l'art médical tout entier était en elles.

Médecine commune. Séné 8, sulfate de soude 16, sirop de nerprun 30, eau bouillante 140.

En une ou deux fois, le matin à jeun.

Médecine blanche. Magnésie

calcin. 8, sucre 30, eau 40, eau de fl d'oranger 20.
En 1 ou 2 fois. Purgatif doux.

Médecine Leroy. Scammonée 60, racine de turbith 30, jalap 250.
Faites digérer; passez, ajoutez :
Séné 250, infusé dans eau 1000, sucre 1250. Drastique dont on a abusé et qui a fait de nombreuses victimes.

1 à 4 cuillerées par jour.

MÉDICAMENTS. Substance ou préparation administrée en vue d'un effet thérapeutique. Quoique leur nombre soit très considérable les médicaments peuvent être réduits à neuf classes, qui se subdivisent comme le présente ce tableau :

Classe		
1° Atoniques.	Antiphlogistiques . . . . Contro-stimulants.	Émissions sanguines. Émollients. Tempérants.
2° Toniques.	Toniques purs. Toniques analeptiques.	
3° Astringents.	Astringents proprement dits. Astringents toniques.	
4° Évacuants.	Émétiques. Cathartiques.	Laxatifs. Purgatifs.
5° Narcotiques		Narcotiques opiacés. Narcotico-âcres.
6° Stimulants.	Stimulants généraux. Stimulants spéciaux	Antispasmodiques. Tétaniques. Aphrodisiaques. Emménagogues. Diurétiques. Sudorifiques. Expectorants. Sialagogues. Sternutatoires. Fondants. Altérants.
7° Spécifiques.	Absorbants. Neutralisants. . . . . Antipériodiques. Antisyphilitiques. Antipsoriques. Anthelmintiques.	Antidotes. Antiacides.
8° Irritants.	Rubéfiants. . . . . Vésicants.	Substitutifs. Transpositifs.
9° Caustiques.		

MÉDICATION VIBRATOIRE. Traitem. de certaines affect. nerveuses par un appareil locomoteur *trépidateur* ou opérant des vibrations. (Charcot.)

MÉLILOT (Légumineuses). Sommités fleuries. Astringent léger, béchique.
Infus 10 p. 1000.
Eau dist. Collyre.

MÉLISSE (Labiées). Feuilles. Stimulant, antispasmodique.
Infus. 4 à 8 p. 500.
Eau dist. 30 à 100, com. véhicule.
Alcoolat. Eau des Carmes.

MENTHE POIVRÉE (Labiées). Feuilles, fleurs. Stimulant, carminatif, antispasmodique, stomachique.
Infus. 4 à 8 p. 1000.
Sirop 30 édulcorant,
Eau dist. 30 à 100, véhicule.
Alcoolat. Qq. gouttes dans de l'eau.

MENTHOL. Camphre de l'essence de menthe du Japon ; cristaux blancs. Antiseptique ; antinévralgique.
Topique. Névralgie, migraine.

MERCURE, MERCURIAUX. Antisiphylitiques, contro-stimulants, résolutifs Par un usage mal dirigé, ils enflamment la muqueuse buccale, les gencives et glandes salivaires.
Intér. V. *Calomel, sublimé,* etc.
Extér. V. *Onguent gris, onguent merc. double, emplâtre de Vigo.*

MERCURIALE (Euphorbiacées). Plante entière. Laxatif.
Miel mercurial 30 à 50 en *lavement.*

MICROBICIDES. Substances qui tuent les microbes. V. *Antiseptiques.*

MIEL. Émollient, laxatif. Édulcorant, excipient.

Miel rosat. Astringent.
Collut. 30 à 60 p. 125.

Miel scillitique. V. *Scille.*

MOLÈNE. V. *Bouillon-blanc.*

MONÉSIA (Sapotacées). Écorce. Tonique, astringent. Hémorrhagies, diarrhées; maladies d'entrailles, fissure à l'anus.
Extr. 0,50 à 4.
Monésie, principe actif, 0,03.

MORELLE (Solanées). Propriétés de la belladone. Usage externe.

MORPHINE. Alcaloïde de l'opium (Hydrochlorate de). Cristaux brillants. Très amer. Action de l'opium renforcée.
Intér. 1, 2, 3 centigr.
Sirop 20 à 30 gr.
Extér. 5 à 10 milligr. sur vésicatoire.
Inject. hyp. 1 p. 125 On remplit la seringue et règle la dose.

Morphinisme, morphinomanie. État pathologique causé par l'abus des injections de morphine. Amaigrissement, tremblements nerveux, albuminurie, déchéance physique et morale. Désir irrésistible de répéter les injections à cause du bien-être qu'elles produisent.

MORRHUOL. Extrait d'huile de foie de morue. Tuberculose, scrofulose, etc.
Capsules de 0,20 p. enfants.

MOUSSE DE CORSE (Algues). Vermifuge populaire.
Poudre 4 à 12.
Infus. 4 à 12 p. 150.
Sirop 30 à 60.

MOUTARDE (Crucifères). Graine. Excitant.

MOUTARDE BLANCHE. Laxatif convenable aux vieillards voulant se tenir le ventre libre. 1 ou 2 cuill. de graine dans un peu d'eau.

MOUTARDE NOIRE. Antiscorbutique. Excitant sous forme de sinapisme.

MUGUET (Liliacées). Plante des bois. Régulateur de l'action du cœur.
Poudre 2 à 10.
Extr. 0,50 à 1,50 et 3 gr.

MUSC. Substance se trouvant dans une espèce de poche située près de l'ombilic du chevrotin. Antispasmodique; aphrodisiaque par son odeur.
Dose 0,20 à 0,40. Pilules.
Teint. 20 à 40 gout. Potion c. pneumonie compliquée d'ataxie.

Potion au musc.

Infusé de valériane	90
Musc	1 à 4
Sirop de fl. d'oranger	30

Par cuillerées. Fièvres ataxiques.

MYRTOL. Princ. actif du myrte. Huile essentielle.
Globules (Linarix). N° 6 à 8 asthme, bronchite.

N

NAPHTALINE. Lamelles; odeur de goudron. 2 p. 30, pom. Psoriasis.

NAPHTOL. Lamelles, blanc nacré. Corps obtenu par distillation de la houille. Antiseptique, parasiticide.
Intér. 0,50 à 2,50 pot., pilul.
Extér. 4 p. 50 huile d'olive, en frictions. Malad. de la peau.

NARCÉINE. Alcaloïde de l'opium. Somnifère doux.
Poudre 0,05 à 0,10.

NARCOTIQUES. Classe de médicam. ayant le pouvoir d'affaiblir l'activité des propriétés vitales en tendant à congestionner le cerveau; modérateur de la sensibilité générale (*sédatifs*), de la douleur physique (*anodins*), portant au sommeil (*hypnotiques*); rendant plus facile la tolérance des préparations auxquelles on les associe, etc.

Belladone. Opium.
Ciguë. Pavot.
Jusquiame. Stramoine.
Laurier-cerise.

NÉNUFAR JAUNE (Nymphéacées). Anaphrodisiaque (rhizôme); anodin (fleurs). Action nulle en réalité.

NERPRUN (Rhamnées). Baies. Purgatif énergique, hydropisie, constipation opiniâtre.
Sirop 30 à 60 en potion.

NERVINS. Substances qui passent pour fortifier le système nerveux.
Arnica. Éther.
Alcool. Huiles essentielles.

NICOTINE. V. *Tabac.*

NITRATE ACIDE DE MERCURE. Caustique.
Extér. Appliqué à l'aide d'un pin-

ceau sur les ulcérations du col de la matrice, la dartre rongeante, etc.

NITRATE D'ARGENT. Sel résultant de la dissolution de l'argent dans l'acide nitrique (azotique). Deux formes : 1° *N. d'arg. cristallisé*, en lamelles. Astringent, substitutif.

Intér. 3 à 6 milligr. Épilepsie. Continuer longtemps.

Extér. 0,05 à 1 p. 30 eau dist. Collyre, injections urétrales. — 1 p. 4 collutoire caustique c. angine couenneuse, croup, angine granuleuse.

2° *N. d'arg. fondu* (pierre infernale), est un cathérétique que l'on promène sur les plaies et ulcères atoniques.

NITRITE D'AMYLE. En inhalation 4 à 10 goutt. dans l'angine de poitrine.

NOIX DE GALLE. Excroissance développée sur les feuilles de chêne par suite de piqûre de l'insecte appelé *cynips*. Elle renferme beaucoup de tannin, ce qui la rend très astringente.

Poudre 4 décigr. à 1 gram. en pilules.

Infusion 4 à 16 p. 1000, injections.

NOIX VOMIQUE (Loganiacées). Fruit Excito-moteur, propriétés de la *strychnine*.

Poudre 0,01 à 0,25.

Extr. alcool. 0,02 à 0,15.

Teint. 0,50 à 2 gr. Contre la paralysie 4 à 10 gr. En frict.

NOYER (Juglandées). Feuilles. Antiscrofuleux, détersif.

Décoct. 25 p. 1000 tisane ; 50 p. 1000 inject., lotions détersives.

Extrait 5 décigr. à 1 gram. en pilules, contre les scrofules.

O

ONGUENTS. Topiques composés de corps gras et résines de consistance demi-solide, pour être appliqués sur les plaies ou sur la peau.

Onguent, *emplâtre*, *pommade*, synonymes pour le peuple et même les pharmaciens.

Onguent basilicum. Poix, colophane, cire et huile d'olives — Maturatif.

Onguent canet. Colcothar 100 p. 400. Pansem. des ulcères atoniques.

Onguent citrin. Mercure, acide nitrique, axonge et huile d'olives, 8 à 12 en frictions contre la gale.

Onguent digestif. Térébenthine, jaunes d'œufs, huile de millepertuis, 15. Légèrement excitant. On l'étend sur des plumasseaux de charpie ou sur de la toile fine, pour favoriser la suppuration des plaies.

Onguent gris (mercuriel simple). Axonge, 500 ; mercure, 65. — En onctions pour détruire la vermine, les vers oxyures, etc.

Onguent de la mère (Thècle) ou *empl. brun.* S'étend sur toile de fil et s'applique sur la partie qui va abcéder.

Onguent napolitain (mercuriel double). Parties égales de mercure et d'axonge. Onctions ou frictions, à la dose de 1 à 4 gram. par jour comme antisyphilitique ; de 4 à 16 comme fondant, altérant ; contro-stimulant sur le ventre dans la péritonite, au cou dans la méningite ; sur les glandes, phlegmons diffus, rhumatismes aigus, etc.

Onguent populéum. Composé de bourgeons de peuplier, feuilles de pavot, belladone, jusquiame, morelle et de graisse — Sédatif, calmant sur les hémorroïdes, les gerçures.

Onguent styrax. Colophane, résine, cire, styrax, huile de noix. — Excitant dans le pansement des plaies blafardes.

OPIAT. Synonyme d'*électuaire*, ce mot ne devrait s'appliquer qu'aux électuaires qui contiennent de l'opium.

Opiat dentrifice. Corail porphyrisé, tartrate acide de potasse, os de seiche, cochenille, miel. Entretien des dents.

OPIUM (Papavéracées). Suc épaissi des capsules du pavot qui nous vient de la Turquie et de la Perse. Type des sédatifs, *narcotique* par excellence. On l'administre sous une foule de formes et de préparations différentes.

Poudre 5 à 10 centigr. et plus progressiv. en pilules ou en potion.

Extrait (extr. gommeux, extrait aqueux, extr. thébaïque) : 2, 5 à 10 centigr.

Teinture 2 à 20 gouttes.
Sirop 8 à 30 gram. comme édulcorant de potion.
Laudanum de Sydenham (Vin d'op. composé). 10, 20 à 40 gouttes en potion, julep, lavement.
Laudanum de Rousseau (Vin d'op. par fermentation), 5 à 7 gouttes,
Diascordium (électuaire) 8 à 30 gr. en potion, comme astringent-calmant dans les diarrhées rebelles.
Thériaque (électuaire polypharmaque). 4 à 8 gram. comme tonique-calmant.
A l'*extér*.
Collyre 5 à 25 centigr. d'extr. d'opium en solution dans 30 gram. de liquide.
Pomm. 4 gram. d'extrait dans 30 gram. d'axonge.
Linim. 4 gram. d'extrait ou de laudanum de Rousseau dans 30 d'huile. 1 à 4 gr. en frictions ou sur un cataplasme.
Emplâtre d'opium : op. brut étendu sur de la peau, et qu'on applique sur les parties affectées de névralgie.
Codéiné. } V. ces mots.
Morphine. }
Narcéine. }

ORANGER (Hespéridées). Feuilles, fleurs. Antispasmodique, spasmes, vapeurs, gastralgies, etc.
Infusion 2 ou 3 feuilles sèches pour 500 gram. d'eau ; 1 ou 2 pincées de fleurs.
Eau distillée 30 à 125 gram. pour véhicule de potion.
Eau distillée de fleurs. Sert à aromatiser les boissons, les potions.
Sirop 30 à 60 gram. en potion.
Fruit (Orange). Le *suc* est antiscorbutique.
Écorce amère (épicarpe, vert desséché), sert à préparer le *curaçao*, liqueur stomachique.

ORGE (Graminées). Graine dépouillée de ses glumes (O. mondé); réduite à son endosperme amylacé (O. perlé). Adoucissant en tisane.
Décocté 20 pour 1000 eau, tisane.

OXYDE BLANC D'ANTIMOINE. V. *Antimoine*.

OXYCRAT. Mélange d'eau et de vinaigre *(eau vinaigrée)*, boisson rafraîchissante, antiseptique, un peu astringente.

OXYDE DE FER. Trois formes : *proto, deuto, tritoxyde*. Les deux derniers sont employés en médecine : le *deutoxyde* ou *oxyde noir* à la dose de 25 à 60 centigr., en pilules ou en poudre dans le potage.
Tritoxyde ou *peroxyde, sexquioxgde (éthiops martial)* mêmes doses.
Hydraté, hautes doses, comme antidote de l'empoisonnement par l'arsenic.

OXYDE ROUGE DE MERCURE. *Deutoxyde de mercure, précipité rouge*. Escharotique. N'est employé, pour ainsi dire, qu'en *pommade ophtalmique*, à la dose de 1 à 4 centigr. pour 4 gr. d'axonge.

OXYDE DE ZINC. Antispasmodique. Convulsions, épilepsie, hystérie.
Poudre 0,05 à 1 gram. en pilules ou potion.
Pomm. 4 à 8 pour 30 d'axonge contre dartres.
Pilules de Méglin (Voy.).

OXYMEL (Simple). Miel et vinaigre médicinal. Dissolvant des bases suivantes :

Oxymel colchique 15 à 30 gr. dans tisane, potion ou sirop.

Oxymel scillitique 14 à 30 gr. excitant de la muqueuse bronchique. Catarrhe, asthme suffocant ; diurétique aussi.

OXYGÈNE (Gaz). Se transporte en ballon pour être respiré (20 à 30 litr.). Asphyxie, anémie. — *Eau oxygénée*.

P

PAPAÏNE. Suc du papayer. Digestif puissant.
Sirop, — *élixir*, — *Cachets*.

PAPIERS MÉDICAMENTEUX. Topiques faits de substances adhésives sur du papier, destinés à être collés sur des parties malades.

Papier épispastique. Pour panser les vésicatoires.

Papier à cautère. Pansement des cautères.

Papier chimique, papier vésicant. En application sur la peau, contre douleurs rhumatismales, névralgiques, etc.

Certains autres sont destinés à être brûlés dans une chambre, pour *fumigation* contre l'asthme, ou *fumés* en guise de cigarettes.

Papier. Il y a : *P. arsénical.* — *P. nitré.* — *P. narcotique.*

PARIÉTAIRE (Urticées). Feuilles. Émollient; diurétique, apéritif.

Infus. 20 p. 1000 d'eau.

Extrait 1 à 4 en potion, pilules.

PASTILLES. Mélanges de sucre et de corps médicamenteux ayant la forme de petits disques ou de carrés. V. *Tablettes.*

Pastilles de Vichy. Ont pour base le bicarbonate de soude. N° 1 à 3 après le repas pour faciliter la digestion.

Pastilles *de guimauve, de lichen, de magnésie, d'ipéca, de cachou, de lactate de fer, de soufre,* etc. (Voyez chacune de ces substances.) — On en invente de nouvelles chaque jour contre toux, rhumes, etc., qui, au dire de leurs inventeurs intéressés, seraient des plus efficaces, infaillibles même ?

PATES MÉDICINALES. Mélanges formés de sucre et de gomme, dissous dans l'eau ou dans un infusé ou décocté chargé de principes médicamenteux, et rapprochés peu à peu par évaporation.

Pâtes *de jujube, guimauve, lichen, gomme, mou de veau, Regnault aîné; racahout des Arabes,* etc. Affections de poitrine, bronchites, rhumes, enrouements, etc.; *aucune* n'est préférable à l'autre.

Pâtes caustiques de *Cancoin,* de *Rousselot,* de *Vienne,* etc. V. *Arsenic.*

PATIENCE (Polygonées). Racine. Maladies de la peau.

Infusion 20 p. 1000.

PAULLINIA. V. *Guarana.*

PAVOT (Papavéracées). Capsules (têtes). Anodin, calmant dans les mêmes cas que l'opium.

Décoct. 2 ou 3 têtes de pavot coupées par morceaux (sans la graine), pour 1000 d'eau, en foment., lotions, lavem.

Sirop (*sirop diacode*) 8 à 30 gram. dans une potion calmante; d'un emploi très fréquent.

PÊCHER (Rosacées). Fleurs. Servent à préparer un :

Sirop laxatif 15 à 16 pour purger les enfants.

PÉDILUVE. *Bain de pieds.* Froid, tiède, chaud. Le premier est répercussif contre l'entorse; le second, comme soin de propreté, ou pour préparation à la saignée du pied; le troisième, com. révulsif contre les maux de tête, palpitations, angines, ophtalmies, etc. On peut animer l'eau avec addition de sel ou de farine de moutarde.

PENSÉE SAUVAGE (Violacées). Plante. Dépuratif contre maladies de la peau.

Infus. 4 p. 1000.

Sirop, pour les enfants faibles, lymphatiques.

PEPSINE. Substance provenant du quatrième estomac des ruminants. Poudre d'un blanc jaunâtre. Ferment du suc gastrique qui opère la digestion de la viande.

Dose 0,50 à 1 après chaque repas.

Pastilles, cachets, élixir, etc.

PEPTONE. Préparation eupeptique, dont la pepsine fait la base. Il y a des peptones liquides, secs, solides.

PERCHLORURE DE FER. Étant dissous dans l'eau (*P. de fer liquide*), c'est la liqueur normale qui marque 30° au pèse-sel. Astringent.

Intér. 10 à 20 gout.

Extér 1 à 4 p. 30, 60 ou 100 eau.

Lotions, injections vaginales, astringentes.

Injecté dans les vaisseaux, il coagule l'albumine et les obstrue.

PERMANGANATE DE POTASSE. Sel cristal en aiguilles presque noires. Désinfectant énergique.

Extér. 1 à 10 p. 200 eau distillée, lotions, inject. gargarisme.

PEROXYDE DE FER (*Colchotar*). V. *Oxyde de fer.*

PETIT-LAIT. Rafraîchissant, laxatif. On y ajoute qq. fois *émétique, nitre, tamarin,* etc.

Petit-lait de Weiss. Séné et sulfate de soude pour bases. Purgatif, sudorifique; antilaiteux chez les nouvelles accouchées.

PETITE CENTAURÉE (Gentianées). Plante. Fébrifuge.

Infus. ou *décoct.* 4 p. 1000.

PEUPLIER (Salicinées). Bourgeons. *Onguent populéum.* Hémorroïdes.

PHANACÉTINE. Antithermique, analgésique.

Dose 0,50 à 1 gr.

PHARMACIE DOMESTIQUE. Collection d'agents médicamenteux choisis parmi les plus usités et dont la conservation et la mise en pratique sont le plus faciles. (Voir la *liste* et les *indications* à la fin du volume.)

PHELLANDRIE ou CIGUE AQUATIQUE (Ombellifères). Semences. Contre la phtisie pulmonaire, la bronchite.

Teint. 10 à 60 gouttes dans une potion appropriée.
Poudre 1 à 3 gram.
Sirop 30 à 50 gr.

PHÉNIQUE. V. *Acide phénique.*

PHÉNOL. Phénate de soude. Désinfectant, antiparasitaire.
Extér. 1, vaseline 10.
Solut. 1, eau 10.

PHOSPHATE DE CHAUX. Contre le rachitisme, la diarrhée : 1 à 5 gram.

PHOSPHATE DE CUIVRE. *Inj. hypod.* c. tuberculose (1, glycérine 3, eau 2).

PHOSPHATE DE MAGNÉSIE. Contre le rachitisme : 5 centigr. à 2 gr.

PHOSPHATE DE SOUDE. Purgatif, antirachitique.
Doses 20 à 50 (purgatif).
1 à 5 dans le diabète et le rachitis.

PHOSPHORE. Excitant du système nerveux. Aphrodisiaque.
Intér. Stimulant contre paralysie : dangereux. 7 milligr. à 5 centigr., en pilule ou en émulsion.
Huile phosphorée 1 à 3 gout. dans une potion.
Éther phosphoré 4 à 10 gouttes.
Extér. 1 pour 30 d'axonge, en frictions contre la paralysie.

PICROTOXINE. Princ. actif de la Coque du Levant. Anthelmint., parasiticide, 1/2 à 3 milligr. — *Granules* c. sueurs des phtisiques, épilepsie.

PIERRE INFERNALE. V. *Nitrate d'argent.*

PILOCARPINE. (Chlorhydrate de.) Principe actif du Jaborandi. Longues aiguilles.
Dose 1 à 3 centigr.
Inject. hypod. 0,10 p. eau distil. 10. Contre diphtérie ; produit la sudation et la salivation.
Granules.

PILULES. Préparations globuleuses du poids de 30 centigr. au plus, formées de poudre et d'extraits, unis à l'aide d'un sirop ou d'un mucilage.

Pilules antecibum, n° 2 ou 3 comme toniques.

Pilules de Belloste. Mercure, aloès, rhubarbe, scammonée, poivre noir, miel, n° 2 ou 3 par jour comme antidartreuses, antisyphilitiques ; 12 comme purgatives.

Pilules bleues. Pil. mercurielles. N° 1 à 4 par jour ; Antisyphilitique.

Pilules de Bontius. Gomme, ammoniaque, aloès, gomme-gutte. N° 3 à 9 ; purgatives, hydragogues.

Pilules écossaises. Aloès, gomme-gutte, huile d'anis.
N° 1 ou 2 le soir en se couchant, comme laxatif, digestif et tonique.

Pilules d'Helvétius. Alun, sang-dragon, miel-rosat.
N° 1 à 6 par jour contre les hémorrhagies, l'hémoptysie surtout.

Pilules de Méglin. Extrait de jusquiame, extrait de valériane et oxyde de zinc.
N° 1 à 4 par jour et plus progressivement contre les névralgies.

Pilules de Morisson. Aloès, résine de jalap, extrait de coloquinte, gomme-gutte, rhubarbe en poudre.
N° 1 à 4 par jour, comme purgatives drastiques.

Pilules de Morton. Acide benzoïque, huile d'anis, gomme, safran et baume du Pérou.
N° 2 à 4, com. expectorant catarrhes pulmonaires, asthme, œdème du poumon, etc.

Pilules de Rufus. Aloès, myrrhe, safran, sirop d'absinthe.

Pilules suédoises. Calomel, sulfure noir de mercure, kermès, mie de pain.
N° 3 ou 4 par jour comme antisyphilitique.

PIMENT (Solanées). Capsicum. Semences. Stimulant, rubéfiant, vésicant. Employé contre les hémorroïdes.
Dose 50 centigr. à 2 gr.

PISSENLIT (Synanthérées). Suc des feuilles. Dépuratif et laxatif.

PLANTAIN (Plantaginées). Émollient et astringent. *Eau de plantain,* pour collyre.

PODOPHYLLE (Berbéridées). Matière résineuse extr. de la racine du *podophyllum pellatum.* — Purgatif.

Podophylline, princ. actif, action sûre contre constipation.
0,01 à 0,02 centigr. — *Granules. Pilules c. constipation.*

Podophylline 0,20 centigr.
Extr. de belladone 0,15 centigr.
F. s. a. 10 pilules. 1 ou même moitié.

POLYGALA DE VIRGINIE (Polygalées). Racine. Tonique, amer, excitant, expectorant. Catarrhes pulmonaires chroniques et chez les vieillards asthmatiques, etc.
Poudre 0,1 à 1 gram. en pilules.
Infusion 15 à 30 pour 1000 eau.
Sirop 30.

POMMADE. Préparation molle résultant de la dissolution ou simple mélange d'un principe ou d'un corps médicamenteux dans l'axonge ou toute autre graisse. Les pommades diffèrent des *onguents*, mais certaines sont confondues nominalement avec eux.

Pommade d'Autenrieth. Axonge 30 ; émétique 20. — En frictions elle produit une éruption cutanée de pustules qui suppurent, et dont les cicatrices restent blanches.

Pommade de Cyrillo. Axonge 30 ; sublimé 4. Frictions à la dose de 2 à 4 gram. comme antisyphilitique.

Pommade ophtalmique de Dessaut. Oxyde rouge de mercure, tuthie, acétate de plomb, alun, sublimé et pommade rosat. — Gros comme une tête d'épingle entre les paupières, contre les blépharites.

Pomm. ophtalm. de Dupuytren. Oyyde rouge de mercure, sulfate de zinc, axonge. — S'emploie comme la précédente.

Pomm. ophtalm. de Guthrie. Nitrate d'argent, acétate de plomb, axonge. — S'emploie comme la précédente.

Pomm. ophtalm. de Janin. Tuthie et bol d'Arménie, précipité blanc, axonge. — S'emploie comme les précédentes.

Pomm. ophtalm. de Lyon. Oxyde rouge de mercure 1 ; onguent rosat 16. — Comme les précédentes.

Pomm. ophtalm. mercurielle. Onguent mercuriel en frictions autour de l'orbite, soit seul, soit additionné de laudanum ou d'extrait de belladone.

Pomm. ophtalm. au précipité blanc. Précipité blanc, axonge. — Comme les précédentes.

Pomm. ophtalm. au nitrate d'argent. Nitrate d'argent 25 centigr. ; axonge 4. — On en met gros comme une tête d'épingle entre les paupières dans les blépharites chroniques.

Pomm. ophtalm. de Régent. Oxyde r. de mercure 1 ; acétate de plomb cristal, 1 ; camphre 0,1 ; beurre frais lavé à l'eau de rose 15. — Emploi com. la précédente.

POPULÉUM (Onguent). Préparé avec les bourgeons de peuplier. Calmant sur hémorroïdes.

POTASSE CAUSTIQUE. Pierre à *cautère.*

Prenez gros comme une lentille, appliquez sur la peau entre deux emplâtres de diachylon, dont l'un offre une ouverture au milieu de laquelle est déposé le caustique. Il se forme une eschare au bout de 30 minutes ; on lève l'appareil et l'on incise ladite eschare.

POTION. Préparation formée d'un liquide d'une quantité de 90 à 120 gram. d'une eau distillée comme véhicule, d'une teinture, d'un extrait, d'une poudre ou d'un électuaire et d'un sirop comme édulcorant. Les décoctions et infusions servent aussi de véhicule. Se prennent par cuillerée toutes les 1, 2 ou 3 heures.

Potion antivomitive de Rivière. Bicarbonate de potasse 2, eau 125, sucre 30, suc de citron 15. A prendre en 2 ou 3 fois, ou par cuillerées dans les cas de vomissements indépendants d'inflammation aiguë.

Potion de Chopart. Copahu, alcool, sirop de Tolu, eau de menthe, eau de fleur d'oranger, de ch. 60 ; alcool nitrique 8. — 3 à 6 cuillerées par jour contre la blennorrhagie. Préparation désagréable, mais efficace.

Potion cordiale. Vin rouge 125, sirop de sucre 24 ; teinture de cannelle 8.

Potion gommeuse. Gomme arabique 8, sirop de sucre 24, eau de fleurs d'oranger 4, eau 125.

Potion pectorale. Infusion d'espèces béchiques 125, sirop de Tolu 30, acide cyanhydrique, 12 gout. Par cuillerées.

Potion de Todd. Eau-de-vie vieille 40, eau distillée 75, sirop de sucre 30, teinture de cannelle 5. Toni-stimulant.

POUDRES. Substances médicamenteuses solides réduites en particules très ténues. On les administre incorporées dans du sirop, du miel, ou dans différents liquides ; ou bien on en fait des pilules. A l'extérieur comme absorbantes.

Poudre arsenicale. V. *Arsenic.*

Poudre de Dower. Sulfate de potasse, nitrate de potasse, extr. d'opium desséché, ipécacuana et réglisse, de chacun 1 partie. Très usitée comme sédative et sudorifique, à la dose de 25 centigr. dans le rhumatisme articulaire aigu.

Poudre ophtalmique. (N° 1). Calomel à la vapeur, tuthie et sucre candi, de chacun parties égales. Elle doit être impalpable. On l'insuffle dans l'œil à l'aide d'un tuyau de plume ou d'un chalumeau, contre les taies de la cornée, la kératite ulcéreuse.

(N° 2). Calomel à la vapeur et sucre candi, de chacun parties égales. Employée comme la précédente.

(N° 3). Sous-nitrate de bismuth et sucre candi, de chacun parties égales.

Poudre de Saint-Ange. Feuilles d'asaret, de bétoine et de verveine, réduites en poudre. Sternutatoire.

Poudre de Sency, Poudre d'éponge et de fucus, agit par l'iode. Remède efficace contre les scrofules, le goitre, la phtisie.

Poudre de Vienne. V. *Caustique de Vienne.*

Poudre de Carignan. Guttète, ambre jaune, corail rouge, terre sigillée, cinabre, noir d'ivoire, kermès minéral. Se donne délayée dans du lait, du bouillon ou de l'eau, aux enfants pris de convulsions.

Poudre gazogène. Il y en a de plusieurs sortes, destinées à préparer immédiatement des eaux médicinales gazeuses. Les pharmaciens délivrent sans ordonnance des poudres gazogènes alcalines, ferrugineuses, etc.

PRÉCIPITÉ BLANC. V. *Calomel.*

PRÉCIPITÉ ROUGE. V. *Oxyde rouge de mercure.*

PROTO-CARBONATE DE FER. Base des *pilules* de Vallet, de Blaud.

PROTO-CHLORURE DE MERCURE. V. *Calomel.*

PROTO-IODURE DE FER. V. *Iodure de fer.*

PROTO-IODURE DE MERCURE. Réunit les propriétés de l'iode et du mercure.

Intér. traitement de la syphilis récente. 1 à 5 centigr. en *pilules.*

Extér. 0,60 à 1,20 pour 30 d'axonge, en *frictions.*

Pilules de proto-iodure.

Proto-iodure de mercure	0,05
Extrait d'opium	0,02
Conserves de rose	0,10
Réglisse pulv.	q. s.

Pour une pilule. Une à deux par jour. Syphilis.

PROTO-NITRATE DE MERCURE. *Extér.* stimulant, détersif, escharotique ; contre dartres peu étendues. *Pommade* 4 pour 8 d'axonge.

PURGATIFS. Médicaments qui, administrés à l'intérieur, déterminent des évacuations alvines.

1° *Laxatifs.*

Manne.	Tamarin.
Casse.	Fleurs de pêcher.

2° *Cathartiques.*

Ricin (huile).	Séné.
Magnésie (sulfate).	Soude (sulfate).
Rhubarbe.	Émétique (en lavage).

3° *Drastiques.*

Aloès.	Croton (huile).
Jalap.	Nerprun.
Gomme-gutte.	Scammonée.

Pilules purgatives.

Jalap (poudre)
Scammonée (*id.*) } de chac. 2,60.
Sirop

Pour faire 12 pilules ; — 2 à 6 par jour.

Pilules écossaises. V. *Aloès*

Pilules de Morisson. V. *Aloès*

Potion purgative.

Feuilles de séné	8
Eau bouillante (infusé)	125
Sulfate de soude	16
Poudre de jalap	1

A prendre en deux ou trois fois le matin à jeun.

Poudre purgative.

Jalap (racine) poud.	1,30
Sulfate de soude	16

A prendre dans un bouillon aux herbes en deux ou trois fois le matin.

PYRIDINE. Liquide dérivé des goudrons de houille. En inhalation (sur une assiette) 4 à 5 gr. com. *hypnotique* contre l'asthme.

Q

QUASSIA AMARA (Simaroubées). Racine. Amer, tonique, digestif. Dyspepsies, débilités de l'estomac, diarrhées chroniques, etc.
Infus. à l'eau froide, à la dose de 2 à 4 pour 250 à 300 de liquide.
Extr. 0,20 à 0,50.
Quassine, princ. actif. 25 milligr. à 20 centigr.

QUATRE-FLEURS, Mauve, violette, pied-de-chat et coquelicot.
Infus. (4 gr. par litre d'eau) dans la bronchite.

QUATRE-FRUITS. Dattes, jujubes, figues, raisins et pruneaux à l'état sec.
Décoct. pour tisane adoucissante.

QUININE. Alcaloïde du quinquina. *Quinine brute,* mélange de quinine, de cinchonine et de matières grasses obtenu pendant la préparation du sulfate de quinine. Fébrifuge. V. *Sulfate de quinine.*

QUINIUM. Quinine brute titrée ou extr. alcool. de quinquina. 1 à 4 gr.
Vin 30 à 50.

QUINQUINA (Rubiacés). Écorce. Propriétés toniques, antiseptiques, fébrifuges. Plusieurs espèces : le *gris*, le *rouge*, le *jaune*. Médicament précieux dans une foule de cas; fièvres adynamiques, maladies septiques, gangreneuses. Atonies, fièvres intermittentes.
Poud. 0,25 à 0,60 com. tonique; 8 à 15 fébrifuge.
Infus. 8 à 30 p. 1000.
Décoct. inject., lavem. antiseptique.
Extr. 1 à 2 en pil., potion.
Sirop 30 à 60.
Vin 30 à 125 à l'intér. et en frictions.

R

RAIFORT SAUVAGE (Crucifères). Racine fraîche. Tonique, antiscorbutique, rubéfiant.
Sirop. — *Vin de raifort.*

RAISIN FRAIS (*cure de*). Consiste à absorber 3 à 4 livres de raisins par jour. C. l'hypocondrie.

RATANHIA (Polygonées). Racine. Astringent, antidiarrhéique.
Poud. 1 à 2 en pilules.
Infus. 15 à 30 p. 1000.
Extr. 1 à 4 en lavement contre fissure à l'anus.
Sirop 30 à 50.

RÉGLISSE (Légumineuses). Bois. Émollient, édulcorant de tisane.
Extr. aqueux (suc noir).

REINE DES PRÉS ou Spirée ulmaire (Rosacées). Feuilles et fleurs. Diurétique.
Infus. 10 à 30 p. 1000.

RÉFRIGÉRATION. Action de refroidir les tissus externes par application de la glace ou de l'éther, en vue de produire l'anesthésie locale.

Réfrigération médicale. Mode de traitement des fièvres continues au moyen du bain froid de 15 à 20 degrés.

RÉSORCINE. Aiguilles blanches, fines. Antiseptique.
1 à 2 gr. par jour.
Pomm. 10 à 25 p. 100 d'axonge c. l'eczéma.

RÉVULSIFS. Agents employés pour détourner le principe morbide d'un organe en le reportant sur une autre partie, où il aura moins d'inconvénients. C'est ainsi qu'en excitant fortement la peau ou la muqueuse gastro-intestinale, on peut atténuer ou éteindre par détournement l'irritation siégeant dans d'autres organes. V. *Dérivatifs, Rubéfiants, Vésicants.*

RHUBARBE (Polygonées). Racine. Tonique, purgatif, vermifuge. A petites doses. Stomachique, unie à la magnésie, contre les aigreurs stomacales, la gastralgie.
Poudre 0,30 à 0,60 à prendre entre deux soupes c. tonique; 1 à 2 c. purgatif.
Macérat. 4 à 8 p. 1000 eau, un verre chaque matin.
Sirop 15 à 30 édulcorant.
Sir. composé 8 à 10 aux enfants pour les purger.
Pastil. n° 2 à 4.

RICIN (Euphorbiacées). Semences

huile de ricin. Purgatif doux et sûr. Saveur désagréable que l'on peut masquer en la prenant dans du bouillon, du café ou du sirop de limons.
Doses 20 à 60 gr.

RIZ (Graminées). Semences. Léger astringent, dans les diarrhées.
Décoct. (tisane de riz).

ROMARIN (Labiées). Jeunes rameaux. Stomachique, emménagogue.
Infus. 10 à 20 p. 1000.
Essence 4 gouttes.

RONCE (Rosacées). Feuilles. Astringent, tonique.
Décoct. p. gargarisme 20 p. 1000.

ROSES DE PROVINS (Rosacées). Pétales. Astringent.
Décoct. 8 à 16 p. 1000 en injection, gargar., etc.
Miel rosat.

RUBÉFIANTS. Agents de révulsion cutanée pour produire une action substitutive détournant douleur ou irritation profonde, etc.

Ammoniaque.	Eau chaude.
Calorique.	Moutarde.
Cantharide.	Poix, etc.

Catapl. rubéfiant.

Catapl. de lin saupoudré de farine de moutarde.

Emplâtre rubéfiant.

Poix de Bourgogne étendue sur de la toile forte ou de la peau.

Liniment rubéfiant.

Linim. ammoniacal	96
Camphre	2
Teint. de cantharides	12

Agiter le mélange.

RUE (Rutacées). La plante-fleurie. Emménagogue. Anthelmintique. Stimulant de l'utérus.

S

SABINE (Conifères). Sommités fleuries et feuilles Emménagogue énergique, vermifuge.
Infus. 5 p. 1000.
Poud. 0,50 à 1, escharotique.
Infus. 20 p. 1000, pansement des plaies.

SAFRAN (Iridées). Stigmates de la fleur. Antispasmodique, emménagogue.
Poud 0,50 à 1,50.
Infus. 2 à 8 p. 1000.
Sirop 30 à 60.

SAIGNÉE. Petite opération chirurgicale consistant à ouvrir une veine au pli du bras pour soustraire promptement une quantité de sang plus ou moins considérable, et que le médecin doit savoir faire aussi bien que le chirurgien. Ce moyen est précieux pour combattre les inflammations aiguës, parenchymateuses, celles des membranes séreuses, la pléthore, etc. Au temps de l'école de Broussais, le pouls et les qualités du sang servaient de guide dans l'emploi de la saignée. Tant que le pouls reste fort, dur, plein, on peut y recourir, disait-on; et tant que le sang se montre couenneux, on n'a pas été trop loin. Ces guides peuvent induire en erreur. Il arrive quelquefois que le pouls est concentré, petit, vif, et que sa petitesse apparente est due à la violence du mal : alors la saignée, loin de le déprimer, le développe. Par contre, le pouls se montre souvent large, plein, et en même temps dépressible, chez les individus dont le sang, bien qu'abondant, est peu riche : il faut alors ne pas saigner. Enfin, il est des circonstances où l'aspect général semble indiquer un état d'anémie, de chlorose, et où cependant, à l'ouverture de la veine, on trouve un sang riche, parfois même couenneux.

La *couenne* est une concrétion comme membraneuse, d'un blanc jaunâtre, qui se forme à la surface du caillot lorsqu'on laisse reposer le sang provenant de la saignée dans les maladies inflammatoires : c'est de la fibrine coagulée après le dépôt des globules rouges. Il est des maladies, telles que le rhumatisme aigu, l'endocardite, la pleurésie, dans lesquelles le sang se montre couenneux, quelle que soit la quantité qu'on en tire : si l'on persistait alors dans l'emploi de la saignée, en se basant sur ce que la couenne inflammatoire indiquerait qu'on n'a pas trop saigné, on pourrait faire du mal.

D'où il résulte que les indications de la saignée sont plus difficiles à saisir qu'on ne pense, et qu'il est des cas embarrassants même pour les médecins les plus exercés.

Mais d'ailleurs depuis la réaction qui s'est opérée contre le système broussaisien, la saignée est de moins en moins employée. A la prétendue irritation et pléthore sanguine a succédé une anémie qui, avec la névrose, semble dominer maintenant toute la pathologie. Sans doute, dans les grandes cités, la constitution médicale est telle, en général, que les maladies n'y offrent pas un caractère aussi franchement inflammatoire que dans les campagnes, et que les constitutions y sont amollies, plus lymphatiques; mais cela a été de tout temps, et vraiment on ne s'explique guère comment elles ont pu se transformer au point de faire proscrire la saignée dans les maladies où leur emploi était autrefois le plus fréquemment suivi de succès.

Quoi qu'on dise, l'utilité de la saignée restera évidente dans un grand nombre de cas, comme : période initiale des inflammations aiguës, pneumonie et pleurésie franches; haute élévation de la fièvre, dyspnée intense, etc.

SALICYLATE DE SOUDE Sel amorphe blanc, très soluble. Action puissante contre les affections rhumatismales, goutteuses, principalement le rhumatisme aigu fébrile.

1 à 4, 6 et 12 progressivement dans 125 d'eau distillée; par cuillerée.

Potion : Salicyl. de soude 4, eau de tilleul 120, sirop de fleurs d'oranger 30. Par cuillerées en 24 heures. — *Cach.*

SALOL. Dérivé de l'acide salicylique. Poudre blanche. Antiseptique. Affect. des voies urinaires, etc. — *Cachets.*

SALSEPAREILLE (Asparaginées). Racine. Sudorifique dans la syphilis, la goutte et les rhumatismes chroniques.

Décoct. 30 à 60 gram. p. 1000 d'eau réduite à moitié.

Sirop 30 à 90 gram. dans une tisane.

Extr. 1 à 4 gr

Sirop composé (*de Cuisinier*).

SANGSUES (Applicat. de). Moyen d'opérer une émission sanguine par la peau. Ce genre de saignée répond à de nombreuses indications : elle agit localement, combat l'inflammat. bornée aux tissus sous-jacents, aux rhumatismes, pleurésie, névralgie, etc.

SANTONINE. V. *Semen-contra.*

SAPONAIRE (Dianthacées). Racine, feuilles. Léger diaphorétique et apéritif : ne mérite pas la réputation qu'on lui a faite.

Infusion 30 gram. pour 1000 d'eau.

Extrait 1 à 4 gram. en potion.

Sirop 30 à 60.

SASSAFRAS (Laurinées). Arbre dont l'écorce et le bois de la racine sont sudorifiques. Odeur agréable. 10 à 30 p. 1000.

SAUGE (Labiées). Fleurs. Comme tonique, stimulant.

Infusion 1 pincée p. 125 eau.

SAULE BLANC (Amentacées). Écorce amère, tonique, fébrifuge.

Poudre 3 à 8 gram.

Salicyline, princ. actif, 1 à 4.

SAVON MÉDICINAL. *Savon amygdalin.* Composé avec dix parties de lessive caustique des savonniers et 21 parties d'huile d'amandes douces. Résolutif, excitant du système lymphatique. Engorgements des viscères abdominaux, obstructions du foie.

Dose 20 à 30 centigr. par jour, en pilules.

SCABIEUSE (Dipsacées). Feuilles et fleurs. Comme dépuratif diaphorétique, antidartreux.

Infusion 30 à 50 p. 1000 d'eau.

SCAMMONÉE (Convolvulacées). Gomme-résine extraite de la racine. Purgatif drastique.

Poudre 5 à 75 centig. en potion ou en pilules, ordinairement unie à un autre purgatif, comme jalap, gomme-gutte, aloès.

Teinture 10 à 30 gouttes et plus

Sirop 10 à 30 gram. dans une potion. *Biscuits* purgatifs.

SCILLE (Liliacés). Bulbe. Diurétique, expectorant; à haute dose, irritant vénéneux.

Poudre 5 à 50 centigr. en pilules.

Extr. 5 à 10 centigr. en potion ou pilules.

Oxymel scillitique 8 à 30 gram. dans une potion ou de la tisane.

Miel scillitique 4 à 8 gram. comme l'oxymel. — *Vin amer* de la Charité, par petit verre jusqu'à effet purgatif. — *Teint.* en frictions.

Scillitine. En *granules.*

SÉDATIFS. Médicaments qui modèrent l'activité organique. Synonyme de *calmants.* Mais les calmants proprement dits ont tous même mode d'action ; tandis que les sédatifs se composent de moyens divers. *L'opium* est le sédatif général ; la *digitale* le sédatif du cœur ; la *saignée*, celui du système sanguin ; les *gommes résines*, du système nerveux, etc. Quant à l'*eau sédative*, elle n'est pas du tout sédative, mais plutôt excitante, dérivative.

SEIGLE ERGOTÉ (Champignon).

Parasite du seigle, appelé *ergot*. — Action spéciale sur la matrice. Il en augmente et provoque la contractilité ; s'emploie pour accélérer l'accouchement dans les cas d'inertie de l'utérus, pourvu que le col soit dilaté suffisamment ; pour arrêter l'hémorrhagie utérine puerpérale, la ménorrhagie ; combattre certaines paralysies musculaires, etc.

Poudre 50 centigr. à 2 gram. dans un peu d'eau.

Infusion dose 2 pour 125 gram. d'eau.

Ergotine. (Voy.)

SEL AMMONIAC. V. *Hydrochlorate d'ammoniaque*.

SEL D'EPSOM V. *Sulfate de soude.*

SEL DE DUOBUS. V. *Sulfate de potasse.*

SEL DE GLAUBER. V. *Sulfate de soude*

SEL DE NITRE. V *Nitrate de potasse.*

SELIN DES MARAIS (Ombellifères). Épilepsie. — *Poudre* de la racine 1 à 5 gr.

SELS NEUTRES. En thérapeutique *sulfate de magnésie, sulfate de potasse, sulfate de soude.* (Voy.)

SEL DE SEDLITZ. V. *Sulfate de magnésie.*

SEMEN-CONTRA (Synanthérées). Semences du genre armoise. Celui d'Alep ou d'Alexandrie est le plus estimé Vermifuge très employé

Poudre 2 à 4 incorporée dans du sirop, ou dans du miel, que l'on donne, étendu sur du pain, etc.

Infusion 4 à 8 p. 500 d'eau.

Sirop 30 à 60 gram

Extrait 10 à 20 centigr. aux enfants.

Santonine. Alcaloïde du semen-contra. — 0,02 à 0,05 centigr. 0,05 à 0,25 pour adulte en pil.

SÉNÉ (Légumineuses). *Follicules* ou gousses du fruit d'un *Cassia* d'Égypte. Purgatif des plus employés, associé ordinairement aux sels neutres.

Infusion 8 à 16 pour 250 d'eau.

Lavem. 30 pour 500 d'eau ; on ajoute, ou non, un autre purgatif, le sulfate de soude par exemple.

SERPENTAIRE DE VIRGINIE (Aristolochiées). Racine. Propriétés stimulantes.

Infusion 4 à 8 pour 500 d'eau.

SEPTICÉMIE. V. *Injection.*

SIALAGOGUES. Substances qui, mises en contact avec la membrane muqueuse de la bouche. agissent sur les glandes salivaires et en augmentent la sécrétion (salivation).

Poivre.	Tabac chiqué.
Pyrèthre.	Raifort.

La salivation peut être déterminée soit par une influence interne. celle que détermine la pilocarpine, par exemple ; soit par une répugnance à qq. aliment.

SIMAROUBA. Écorce d'un arbre d'Amérique Tonique. Diarrhées chroniques, débilités d'estomac

Poudre 1 à 2 gram.

Infus. 4 à 8 pour 500 d'eau

SINAPISMES. Cataplasmes dont la farine de moutarde est la base, et qu'on applique sur la peau pour produire la rubéfaction, ou une action révulsive.

Sinapisme ordinaire. On mêle dans un pot de faïence, 125 à 250 gram de farine de moutarde fraîche et eau tiède quantité suffisante Cela donne un sinapisme plus actif que si l'on remplace l'eau par du vinaigre, qui neutralise une partie de l'action de la moutarde.

Sinapisme mitigé. Mêlez un peu de farine de lin au cataplasme précédent, pour le rendre moins irritant lorsqu'il. s'agit de l'appliquer chez les enfants ou les femmes.

Sinapisme en feuilles. Trempez le morceau de grandeur voulue, et appliquez sur la peau.

Sinapismes conservés pour usage ultérieur : Pour s'en servir, les mouiller avec de l'eau froide et les appliquer.

Sinap. Rigollot.

SIROPS. Médicaments liquides, doux et agréables, légèrement visqueux, préparés en faisant dissoudre du sucre à l'aide d'une douce chaleur dans un liquide quelconque, pur ou chargé de principes médicamenteux. Presque tous les médicaments simples servent à faire un sirop qui porte leur nom. Il est quelques sirops, néanmoins, qui ont une autre dénomination. Tels :

Sirop antiscorbutique. Feuilles de cochléaria, de trèfle d'eau, de cresson, racine de raifort sauvage et orange amère.

Sirop de Bellet. Sirop de sucre, acide nitrique et sublimé, 1 centigr. par 30 gram. — Antisyphilitique pour les enfants à la dose d'une cuillerée à café par jour.

Sirop des cinq-racines. Ache, fenouil, persil, asperge et sirop simple. — Pour édulcorer les tisanes diurétiques.

Sirop de Désessarts, ou d'ipéca composé. Convulsions des enfants.

Sirop de Cuisinier. Salsepareille, fleurs de bourrache et de roses, anis, miel et sucre. — 2 à 4 cuillerées, comme sudorifique. Syphilis, dartres, rhumatismes chroniques.

Sirop diacode. Sirop de pavot avec faible addition d'opium.

Sirop de karabé. Sirop d'opium avec 4 décigr. par 30 gram. d'esprit volatil de succin. — 30 gram. comme calmant.

Sirop de Larrey (Sirop sudorifique). Sublimé, extrait d'opium et sel ammoniac, de chacun 25 centigr. par 500 gram. de sirop. — 15 à 30 gram. par jour dans les syphilides.

SOLUTIONS. Remèdes résultant de la fusion d'un solide dans un liquide. — *Solution de Fowler*. — *Solution de Pearson*. V. *Arsenic*.

SOUFRE, SULFUREUX. Le soufre et ses composés sont parasiticides. Action spéciale sur la peau et certaines muqueuses. Toniques généraux. Maladies de la peau; catarrhes pulmonaires; les engorgements chroniques, les paralysies.

Intér (*fleurs de soufre*) 1 à 2 dans du lait ou du miel : 4 à 12 com. purgatif.

Pastilles n° 4 à 8, antipsorique, expectorant.

Baume de soufre 2 à 8 gr. potion.

Soufre doré d'antimoine; comme le kermès minéral (Voy.).

Extér. 3 pour 30 d'axonge, en frictions, gale, dartres, etc.

Lotion 50, alcool camphré 15, eau 250.

Fumigation. Le malade étant assis dans la boîte appropriée, projetez soufre (30 gr.) sur quelques charbons ardents. Il se produit de l'acide sulfureux. Affections cutanées; désinfection.

SOUS-CARBONATE DE POTASSE OU DE SOUDE. V. *Carbonate*.

SOUS-NITRATE DE BISMUTH. Antispasmodique, antidiarrhéique. Utile dans les gastralgies; détruit la tendance aux éructations nidoreuses, à la diarrhée, à la dyspepsie.

Poudre 0.50 à 1 gram. dans du miel ou mélangée avec charbon en poudre.

Pastilles n° 1 ou 2 pour les enfants.

Sirop 2 pour 100 sirop de gr. consoude.

Potion.

S.-nitr. de bismuth	1
Gomme adragante	1
Eau de laitue	100
Sirop simple	30

Contre la diarrhée cholériforme des enfants.

SPARADRAP. Toile, taffetas, ou papier recouvert d'une couche médicamenteuse de nature emplastique. Divisé en bandes pour maintenir les topiques appliqués sur la peau; tenir rapprochés les bords d'une plaie; couvrir et modifier les ulcères des jambes, les brûlures, etc.

Le *taffetas d'Angleterre* est un sparadrap.

SPARTÉINE (Sulfate de). Sel dont la spartéine constitue la base, elle-même retirée du genêt.

Potion 2 centigr. p. 20 gr. de liquide. Médicament cardiaque 1 centigr. en pilule : n° 2 à 10 par jour.

SPÉCIFIQUES. En se tenant au sens précis du mot, ces agents ne devraient s'adresser qu'aux *affections spécifiques*, c'est-à-dire dues à un virus (syphilis, variole, pustule maligne, rage, morve). Mais, d'une part, toutes les maladies spécifiques n'ont pas de remèdes spécifiques, et d'autre part plusieurs médicaments agissent *spécifiquement* contre des états morbides qui n'ont rien de spécifique. La morve, la rage, la pustule maligne, n'ont pas de traitement spécifique, à moins qu'on ne puisse employer un *microbicide;* au contraire, la fièvre intermittente cède à un remède (le sulfate de quinine), qui possède dans ces cas toutes les vertus désirables pour la spécificité. Les *absorbants*, les *antidotes* ou neutralisants, les *fébrifuges*, les *antisyphilitiques*, les *anthelmintiques* et les *antiseptiques* sont des spécifiques.

SPÉCULUM. Instrument qui sert à explorer les cavités profondes. Il y a le spéculum *uteri*, le spéc. *ani*, le spéc. *auri*. Le premier, dont il y a plusieurs modèles, est d'un emploi fréquent; les médecins peu consciencieux en abusent quelquefois.

SPIRÉE ULMAIRE. V. *Reine des prés*.

STAPHYSAIGRE (Renonculacées). Semence. Parasiticide. Lotions (décoction), ou frictions (pommade), pour détruire la vermine.

Pom. Poudre 10, axonge 30.

STÉRILISATION. Action de rendre stérile, au point de vue de l'action de germes infectieux, tout corps introduit à l'intérieur ou employé à l'extérieur, pouvant être chargé de principes microbiens. (V. *Antisepsie* et *Asepsie.*)

STERNUTATOIRES. Médicaments qui, appliqués sur la muqueuse nasale, provoquent l'éternuement et une sécrétion plus abondante de mucus.
Asarum.
Marjolaine.
Tabac.

STIMULANTS. Agents qui augmentent rapidement l'énergie des fonctions et dont l'action excitante, bien différente des toniques, est de courte durée. Ils se distinguent en *généraux* et *spéciaux.* Les premiers étendent leur action à toutes les fonctions en général : ils sont ou *diffusibles*, comme : éther, alcool, etc ; ou *fixes* : résines, substances à saveur pénétr.

Les *stimulants spéciaux* semblent ne porter leur action que sur un appareil organique, à l'exclusion des autres. Ils sont dans la classe des :

Antispasmodiques.	Diurétiques.
Aphrodisiaques.	Sternutatoires.
Emménagogues.	Sudorifiques.
Expectorants.	

STOMACHIQUES. Médicaments favorables aux fonctions de l'estomac : *amers, aromatiques, vins* généreux, *toniques*, etc. Ne conviennent que dans les gastralgies chlorotiques, les dyspepsies atoniques.

STRAMONIUM. V. *Datura.*

STRONTIANE. Oxyde de strontium. (Lactate, bromure, iodure.) Sels eupeptiques, analeptiques, parasiticides, etc.

Solutions purifiées (Midy) à 2 gr. par cuill. à bouche.

STRONTIUM (Bromure de). Calm. antinerveux. *Solution* Chapoteaut.

STROPHANTUS (Apocynées). Graine. Cardiaque.

Granules.

Strophantine. Caps. de 1/5 de milligr. Malad. de cœur.

STRYCHNINE. Alcaloïde de la noix vomique. Poison tétanique violent. (Le *sulfate de)* est particulièrement employé. Excitant spécial du système nerveux rachidien. Contre paralysie, lorsque la lésion matérielle manque ou est guérie.

Poudre 2 à 7 milligr. en pilules. 2 à 25 milligr. pour saupoudrer la surface d'un vésicatoire.

Sirop.

SUBLIMÉ CORROSIF. Bichlorure de mercure. Toxique violent. Antisyphilitique par excellence.

Pilules 15 à 25 milligr. *gran.*

Liqueur de Van Swieten 10 à 20 gr. dans tasse de lait, antisyphilitique préféré.

Pil. de Dupuytren n° 1 ou 2 par jour.

Extér. com. antiseptique 1 à 2 p. 1000 eau distil. pour lotions, lavages.

STYPTIQUES. V. *Astringents.*

STYRAX. V. *Onguent styrax.*

SUBSTITUTIFS. Agents médicamenteux ou chimiques ayant pour but de produire sur un organe malade une phlegmasie différente de celle qui s'y trouve, pouvant se substituer à celle-ci et guérir avec plus de facilité. C'est une révulsion sur place.

Nitrate d'argent très employé comme substitutif, en collyre, injection.

Huile de croton en frictions et la *Pommade stibiée*, agissent comme substitutifs ou dérivatifs.

SUCS DE VÉGÉTAUX. S'obtiennent de plantes herbacées pilées : sucs de *chicorée, fumeterre, cerfeuil, cresson*, etc.

SUDORIFIQUES ou DIAPHORÉTIQUES. Agents végétaux qui portent leur action spécialement sur la peau, dont ils augmentent la fonction perspiratoire. On les emploie contre dartres, rhumatismes, syphilis, éruptions rentrées ou tardives.

Bourrache.	Jaborandi.
Boissons chaudes.	Sassafras.
Gaïac.	Squine.
Bains de vapeur.	Salsepar.

Tisanes sudorifiques.

Décoctions de salsepareille, de squine, de douce-amère. Infusions de fleurs de bourrache, etc., édulcorées avec sirop de Cuisinier ou autre, etc.

Autre.

Jaborandi (feuilles)	4
Eau chaude	150

Potion sudorifique.

Acétate d'ammoniaque	12
Vin blanc	160
Alcoolat de cannelle	8

Sirop de sucre 60
Par cuillerées dans la journée.

Autre.

Carbonate d'ammoniaque	8
Eau distillée	190
Sirop de guimauve	30

Une demi-cuillerée toutes les deux heures dans la scarlatine nerveuse ou ataxique.

Pilules.

Extr. de douce-amère } de ch. 8
Soufre sublimé }

Faites des pilules de 3 décigr. N° 4 à 12 par jour dans les affections psoriques et rhumatismales.

SULFATE D'ALUMINE. V. *Alun.*

SULFATE DE CUIVRE. Caustique. A petite dose astringent, styptique. Vomitif sûr dans le croup.

Dose 0,10 p. 100 eau.

Extér. Solut. 0,05 à 50 dans 30 d'eau p. injection, collyres, lotions styptiques.

SULFATE DE FER. Bon astringent.

Extér. 0,10 à 1,50 p. 30 gram. d'eau en collyre, lotions.

Pomm. 4 pour 40 d'axonge, en onctions sur l'érysipèle de cause externe.

SULFATE DE MAGNÉSIE. *Sel d'Epsom, Sel de Sedlitz. Sel anglais.* Purgatif.

Doses. Comme le sulfate de soude.

SULFATE DE POTASSE. *Sel de Duobus.* Purgatif; antilaiteux.

Dose 8 à 16 dans du bouillon aux herbes.

SULFATE DE QUININE. Produit du quinquina traité par les procédés chimiques. Antipériodique, fébrifuge par excellence.

Poudre 20, 30, 40, 50 centigr. en une seule ou plusieurs fois dans du pain azyme ou de la gelée de groseilles, etc., ou en *pilules-cachets.*

Solut. mêmes doses, dans un peu d'eau, avec addition de qq. gout. d'acide sulfur p. dissoudre.

Lavem. mêmes doses, en solution dans 125 gram. d'eau tiède.

Inject. hypod. 1 pour 10 eau distillée.

Pommade 1 à 4 pour 30 d'axonge pour être appl sous les aisselles chez les très jeunes enfants.

SULFATE DE SOUDE. *Sel de Glauber.* Purgatif doux. Maladies de la peau; jaunisse; affections fébriles; constipation. Sulfonal, hypnotique.

Dose 0,50 à 1,50

Solut. 16 à 60 gram. dans du bouillon aux herbes.

Lavem. dose ordinaire pour un adulte, 30 gram.

SULFATE DE ZINC. Astringent faible, très usité pour :

Collyre 0,05 à 0,10 dans 20 eau distillée.

SULFURE D'ANTIMOINE. V. *Antimoine.*

SULFURE DE POTASSE. *Foie de soufre.* Excitant. Action sur la peau et la muqueuse bronchique. Affections dartreuses et psoriques, catarrhes chroniques; et dans les cas où sont indiquées les préparations de soufre.

Poudre 3 à 8 centigr. en pilules, expectorant.

Sirop 15 à 30 gram.

Bain (*Bain de Barèges* artificiel) : 125 dans une baignoire en bois. Affections cutanées ou dartreuses, les atonies et paralysies. Si l'on craint une action trop irritante, on ajoute au bain de la colle de Flandre ou de la gélatine d'os. On ajoute aussi une certaine quantité d'acide hydrochlorique pour dégager l'acide hydrosulfurique, de l'hydrosulfate, pendant que le malade est dans le bain.

Lotion 15 à 20 p. 500 d'eau.

SULFURE DE MERCURE. *Cinabre* (*sulfure rouge*)

Extér. dans les maladies de la peau, la phthiriase, etc.

Fumigat 30 gram sur une plaque rougie au feu : on dirige la vapeur à l'aide d'appareils divers.

Pomm 2 à 4 pour 30 axonge.

SUPPOSITOIRES. Préparations conoïdes, molles ou solides, destinées à être introduites dans le rectum, en vue de provoquer des évacuations, d'exciter l'intestin, rappeler des hémorroïdes, quelquefois au contraire pour agir com. adoucissant. Dans le premier cas, on se sert de savon taillé dans la forme convenable; dans le second cas, on prend du suif, du beurre de cacao, du miel, auxquels on ajoute des poudres médicamenteuses, et que l'on épaissit par la cuisson.

Suppositoire contre la constipation.

Beurre de cacao	5
Extrait de belladone	0,05

SUREAU (Caprifoliacées). Fleurs. Excitant, diaphorétique.

Infus. 2 à 8 pour 1000.

Extrait 4 à 10 gram.

Rob 4 gram. comme sudorifique,

dans la syphilis, les rhumatismes chroniques.

SUSPENSOIR. Poche en toile destinée à contenir et soutenir le scrotum; cousue par son bord supérieur à une ceinture, elle se termine en bas par deux sous-cuisses qui viennent s'attacher à cette ceinture, sur les côtés postérieurs du bassin.

T

TABAC (Solanées). Feuilles. Irritant, narcotico-âcre.

Lavement 4 à 8 pour 500 contre constipation, asphyxie, iléus, hernie étranglée.

En *fumage*, son abus a de graves inconvénients; il cause de terribles effets, au double point de vue physique et moral; effets dus à la *nicotine*, alcaloïde de la plante.

TABLETTES. V. *Pastilles*.

TAFFETAS ANGLAIS. Agglutinatif des petites plaies. Il y a le rose et le noir : le premier pour la figure.

TAMARIN (Légumineuses). Pulpe du fruit. Tempérant, rafraîchissant, laxatif.

Décoct. 15 à 60 gram. dans 1000 eau.

TAN. Écorce de chêne finement broyée.

Décoct. pour injections contre la leucorrhée.

TANAISIE (Synanthérées). Fleurs. Employées comme antispasmodique, vermifuge.

Poudre 2 à 4

Infusion 4 à 8 par litre d'eau.

TANNIN. Substance végétale existant dans le cachou, le kino, l'écorce de chêne (tan), le quinquina, surtout dans la noix de galle. Propriétés toniques; astringent.

Poudre 0,05 à 0,25 comme tonique; 0,50 à 1 gram. com. astringent en potion.

Infus. 1 à 4 pour 500 pour injections, lotions. *Contrepoison* des alcaloïdes.

TARTRATE DE FER ET DE POTASSE (*Boules de Nancy*). Préparé avec la limaille de fer, le tartrate rouge et les espèces vulnéraires.

TARTRE STIBIÉ. *Tartrate antimonié de potasse*. Vomitif. V. *Émétique*. Contro-stimulant dans la pneumonie, le rhumatisme aigu. Purgatif, dérivatif à petite dose. Révulsif puissant à la peau (10 p. 30 axonge), déterminant une éruption pustuleuse lorsqu'il est employé en frictions.

Vomitif 5 à 15 centigr. dans trois verres d'eau tiède à prendre de demi-heure en demi-heure, comme vomitif : on boit de l'eau tiède dans les intervalles pour favoriser les vomissements.

TEINTURE. Préparation composée d'alcool (teint. *alcoolique* ou *alcoolat*), ou d'éther (teinture *éthérée* ou *éthérolat*), tenant en dissolution des substances végétales ou animales, qui lui donnent ses principales propriétés.

TEMPÉRANTS. Médicaments qui diminuent la rapidité de la circulation, le calorique et la trop grande activité des propriétés vitales. *Acides végétaux étendus; limonade, orangeade; solutions de sirops de groseilles, de vinaigre, d'acide tartrique.*

Tisane tempérante.

Orge mondé (Décoct.)	100
Sirop de vinaigre	60
Nitrate de potasse	2

Une petite tasse toutes les heures dans les maladies inflammatoires.

Potion tempérante.

Eau de laitue	90
Sirop de limon	60
Sirop de violettes	30
Nitrate de potasse	0,50
Eau de fleur d'oranger	15

Par cuillerées dans les maladies inflammatoires intestinales.

TÉRÉBENTHINE. Suc oléo-résineux demi-liquide, qui découle des incisions faites aux arbres de la famille des conifères et des térébenthacés. Saveur chaude, odeur forte dues à une huile volatile. Plusieurs sortes contiennent une résine, mais pas d'acide benzoïque, ce qui les distingue des baumes, etc.—Stimulant, surtout de l'appareil génito-urinaire; diminue la sécrétion des membranes muqueuses, des catarrhes de vessie, de l'urètre, du vagin, et même des bronches.

Intér. 0,50 à 1,50, pilules.

Téréb. cuite 2 à 8.

Capsules contre la sciatique.

Extér. Essence. Frictions contre rhumatismes chroniq., douleurs.

TERPINE (Bihydrate de térébenthine). Diurétique puissant.

0,10 à 1 gr., 1,50 en pot., *cachets, capsules.*

TÉTANIQUES. Remèdes doués de la propriété d'agir sur la moelle épinière et de provoquer des contractions musculaires dans le corps.

Noix vomique.
Brucine.
Fausse angusture.
Strychnine.

THAPSIA (Euphorbiacées). Résine extraite de l'écorce de la plante. Révulsif.

Empl., sparad., produisent rougeur, vésiculation et même vésication. selon la durée. Révulsif très employé sur la poitrine dans les bronchites chroniques, etc.

THÉ. Excitant, diaphorétique, diurétique, stomachique.

Infus. 5 à 10 p. 1000.

Thé de Saint-Germain.

Feuilles de séné	12
Fleurs de sureau	5
Sem. d'anis	5
— de fenouil	5
Bi-tartrate de pot. pulv.	5

F. paq. de 5 gram. 1 paq. 1 pour tasse d'eau (infusion), léger purgatif.

THÉ SUISSE (*Vulnéraire suisse; Faltranck, boisson contre les chutes*). Infusion de plantes aromatiques, telles : absinthe, bétoine, bugle, calament, chamædrys, hysope, lierre terrestre, scordium, véronique, millefeuilles, pervenche, sauge, scolopendre, thym. Boisson excitante, sudorifique, expectorante, prise seule ou coupée avec du lait.

L'usage du *vulnéraire* dans les chutes, contusions récentes, doit être proscrit, il ne peut qu'aggraver les symptômes de réaction. Mais il est indiqué, lorsqu'il y a chez le blessé refroidissement, afin de rappeler la chaleur, ranimer les esprits.

Infus. 4 à 12 gram. pour 1000 d'eau.

THÉRIAQUE. Électuaire composé de substances stimulantes, toniques, astringentes, antispasmodiques et d'opium. Recette très complexe et hétérogène, attribuée à Andromaque, médecin de Néron.

Doses 1 gram. en pilules ou en potion, comme stomachique contre les débilités de l'estomac.

4 à 8 gram. comme calmant.

Eau thériacale 4 à 8 dans une potion.

Emplâtre. Souvent appliqué sur l'épigastre dans les gastralgies.

THYMOL. Essence de thym. Antiseptique

Extér. 1 à 7 p. 100 eau en lotion, inject.

Inject. hypod. 1 p. 9 de vaseline.

THRIDACE. Suc exprimé des tiges de laitue. Calmant qui ne contient pas d'opium.

Extr. 1 à 2 gr.

Sirop 15 à 30 gram.

TILLEUL (Tiliacées). Antispasmodique, diaphorétique. Affections nerveuses, refroidissements, diarrhées séreuses, coliques intestinales, etc.

Infus. 2 à 4 pour 1000.

Eau distil. 30 à 125 pour véhicule de potion.

TISANE. Eau légèrement chargée de principes médicamenteux ; boisson habituelle des malades. Les tisanes se préparent par *infusion* pour les fleurs sèches ; par *décoction* pour les plantes vertes, dures, inodores ; par *macération* pour certains corps, tels que rhubarbe, gomme, etc. ; par *solution* pour les sucs, les acides, sirops.

Tisane commune. Racine de réglisse 8, eau bouillante 1,000. Faites infuser pendant deux heures et passez. Dans les hôpitaux, la réglisse sert à édulcorer quand on prescrit une tisane édulcorée ; c'est le miel (60 gram.) quand on dit *tisane miellée, orge* ou *chiendent miellé*, etc.

Tisanes *d'Arnould, de Feltz, de Zitmann*, sudorifiques employés contre la syphilis ancienne. La salsepareille en fait la base.

Tisane de Mascagni. Bicarbonate de potasse 8, eau commune 1000, sirop de gomme 64. — Par cuillerées dans le rachitisme.

Tisane royale. Tisane purgative préparée en faisant macérer pendant 2 heures dans 1000 d'eau feuilles de séné, sulfate de soude, cerfeuil, de chacune 16 ; anis et coriandre, de chacune 4 ; citron coupé par tranches, n° 1 On passe avec expression et en filtre.

TOLU (Baume de). Stimulant balsamique, anticatarrhal. *Sirops, tablettes*, etc.

TONIQUES. Agents hygiéniques ou médicamenteux ayant pour but d'exciter par degrés insensibles l'action organique des divers systèmes de l'économie, de ranimer, rétablir les forces diminuées ou disparues. Ils forment deux classes : 1° les toniques *purs*, c'est-à-dire non associés à un principe âcre ou narcotique. Leur nombre est considérable. Les principaux sont :

Aunée.	Quassia-amara.
Serpentaire de Virginie.	Gentiane.
	Petite centaurée.
Quinquina.	Ferrugineux.
Colombo.	Le froid.

2° Les toniques *analeptiques*, fournis par les substances nutritives (*viandes* faites, *vin vieux*, vins médicinaux) ;

3° L'*exercice*, le *massage*.

Les toniques ne doivent être administrés à l'intérieur que si les voies digestives sont saines ; mais la faiblesse, l'adynamie peuvent être tellement prononcées qu'il soit plus urgent de ranimer les forces vitales que de ménager la muqueuse intestinale.

Toniques du cœur. Régulateurs des battements de cet organe.

Adonis vernalis	Girofles.
Digitale.	Guarana.
Germandrée.	Muguet.
Strophantus.	(V. *Cardiaques*)

Potion tonique.

Extrait mou de quinquina	4
Potion gommeuse	125

A prendre par cuillerée dans la période adynamique des fièvres typhoïdes.

Autre.

Eau de menthe	30
Eau	90
Alcoolat de mélisse	8
Sirop de quinquina	25

Pilules toniques.

Oxyde de fer noir	4
Aloès	2
Sirop de gomme	q. s.

Faites des pilules de 15 centigr. — N° 2 à 8 dans la chlorose.

TOPIQUE. Tout médicament qu'on applique à l'extérieur. Les *emplâtres*, les *onguents*, les *cataplasmes*, voire même les *collyres*. les *injections*, les *lotions*, sont des topiques.

TRANSFUSION. Opération qui consiste à introduire du sang vivant, pris sur un homme sain, dans les veines d'un malade exsangue ou atteint de maladie chronique.

Le docteur Féréol a opéré la transfusion avec plein succès chez une femme de quarante ans réduite à un état d'anémie des plus graves par suite d'hémorrhagies successives survenues pendant et après l'accouchement. Un garçon de salle de bonne volonté offrit son sang. La malade ne reçut guère que 130 grammes de sang « L'effet immédiat fut peu marqué : une teinte cyanique légère aux lèvres, et un sentiment de pesanteur douloureuse au bras furent les seuls signes sensibles. La faiblesse, l'état syncopal, les vomissements même cessèrent tout d'abord ; il y eut abaissement de 4/10 de degré à la température ; le pouls et la respiration devinrent un peu moins fréquents ; huit heures après, au contraire, les phénomènes fébriles s'amendèrent. » La malade a dû la vie à l'opération.

TRÈFLE D'EAU (Gentianées). *Ményanthe*. Tonique amer qui se rapproche de la petite centaurée.

TUSSILAGE (Synanthérées). *Pas-d'âne*. Les fleurs se donnent en *infusion* et en *sirop* dans les catarrhes pulmonaires.

TUTHIE. *Oxyde de zinc impur*. Entre dans la composition de quelques collyres astringents et de pommades ophtalmiques.

Pommade 8 gram. pour 16 gram. d'onguent rosat et autant de beurre lavé à l'eau de rose, contre les blépharites.

U

ULMAIRE. V. *Reine des prés*.

URÉTHANE (Carbonate d'éthyle). Soluble, hypnotique. 3 à 4 gr. à l'intér. en potion. — *Sirop*.

V

VALÉRIANATE D'AMMONIAQUE LIQUIDE. Antinévralgique, antinévrosique, antihystérique. 1 cuill. à café matin et soir dans un peu d'eau sucrée (Pierlot).

VALÉRIANATE D'ATROPINE. Antiépileptique.

Dose 1 à 2 milligrammes par jour.

VALÉRIANATE DE ZINC. Antinévralgique. 10 centigr. par jour.

VALÉRIANATE DE QUININE. Fébrifuge. Névralgies à type rémittent. 0,30 à 1 gr.

VALÉRIANE (Valérianées). Racine. Antispasmodique. Névroses, épilepsie, accidents hystériques. Unie au quinquina, fébrifuge; au camphre, antiseptique.

Poudre 2 à 8 gram., jusqu'à 15 et 20 dans du sirop ou autrement. Unie à pareille quantité de poudre de gentiane, constitue un fébrifuge.

Infusion 4 à 15 gr. p. 1000 d'eau.

Extrait 1 à 3 gram. en tisane ou en pilules.

Sirop 30 gram. comme édulcorant en potion.

VANILLE (Orchidées). Fruit d'une plante parasite du Mexique. Stimulant, aphrodisiaque et aromate très employé.

Poudre 1 à 2 gram. et plus.

Infusion 1 à 4 gram. p. 500 d'eau.

VASELINE. Hydrocarbure semi-solide. Ne rancit pas. Excipient de *pommades* inaltérables.

VÉHICULE. On donne ce nom en pharmacie aux excipients liquides (eaux simples ou distillées), dans lesquels on dissout ou on incorpore les substances médicamenteuses que l'on administre en tisanes ou potions.

VÉLAR. Herbe au chantre (Crucifères). Entre dans la composition du *Sirop d'erysimum.*

VENTOUSE. Sorte de cloche en verre qu'on applique sur une partie quelconque des téguments, après avoir fait le vide dans son intérieur. Pour appliquer une ventouse, on y allume un peu de papier ou plutôt d'ouate imbibée d'alcool : l'air est raréfié par la combustion; il se forme un vide dans le vase, et son ouverture étant aussitôt mise exactement en contact avec la peau, la portion de téguments ainsi soustraite à la pression de l'air atmosphérique rougit et se gonfle par l'afflux des humeurs. C'est la ventouse *sèche.* — Lorsque la ventouse est appliquée sur l'orifice d'un foyer purulent, ou sur une ouverture quelconque, les piqûres faites par des sangsues, etc., elle fait l'office d'une pompe aspirante, et humeurs ou sang s'épanchent dans le vase. Pour enlever la ventouse, il suffit de déprimer la peau avec le bout du doigt sur un point quelconque de la circonférence du vase, afin de donner accès à l'air.

Ventouse scarifiée. C'est celle qu'on applique sur des parties soumises à des scarifications préalables, afin de déterminer une évacuation sanguine concomitante. Les ventouses scarifiées, plus ou moins répétées, nombreuses, peuvent tenir lieu de la saignée.

On fabrique des ventouses à pompe aspirante, qui ont l'avantage d'opérer le vide plus complètement, au fur et à mesure que le sang remplit la cloche : mais elles demandent à être entretenues avec soin et coûtent cher,

Les ventouses sont doublement utiles, et par l'écoulement de sang, et par la révulsion qu'elles opèrent. Elles sont indiquées dans les douleurs pleurétiques (points de côté), les névralgies, les rhumatismes; derrière les oreilles, dans les cas de surdité; aux lombes contre le lumbago, et pour faire cesser l'hémorrhagie interne, etc., etc.

VÉRATRINE. Alcaloïde de l'ellébore blanc, 5 à 30 milligrammes par jour. Pneumonie, le rhumatisme articulaire, goutte. Il est bon de l'associer à l'opium (vératrine 5 centigr., opium 5 centigr. pour 50 pilules).

Inj. hyp. 0,05, alcool 5, eau dist. 5.

VERMIFUGES. Substances douées de la propriété d'expulser les entozoaires de l'intestin.

Leur nombre est grand, mais voici les plus employés comme les plus efficaces :

Absinthe.	Semen-contra.
Amers (en génér.)	Santonine.
Fougère mâle.	Kousso.
Grenadier.	Purgatifs (en général).
Mousse de Corse.	
Calomel.	

VÉSICANTS. Substances irritantes

qui, appliquées sur la peau, déterminent à la surface du derme une exhalation séreuse par laquelle l'épiderme est soulevé de manière à former une ampoule, une vessie. Agents de la médication révulsive.

Ammoniaque.	Moutarde.
Cantharides.	Huile de croton.
Euphorbe.	Tartre stibié.
Garou.	

VÉSICATOIRE. VÉSICANT. Topique qui, appliqué sur la peau, détermine à la surface du derme, par son action irritante, une sécrétion séreuse qui soulève l'épiderme de manière à former une ampoule. Les vésicatoires sont faits avec la *moutarde*, *l'eau bouillante*, le *garou* ou les *Cantharides*. Employés comme révulsifs, résolutifs d'engorgements; pour livrer à l'absorption cutanée des substances médicamenteuses, telles que morphine, strychnine etc.; pour modifier les surfaces cutanées malades (dartres) peu étendues, etc.

Vésicatoire ordinaire. On étend sur un morceau de peau blanche une certaine quantité d'emplâtre vésicatoire, composé de poix blanche 3 part., térébenthine 1, cire jaune 1 1/4, et poudre fine de cantharides 1 1/2. Dans les campagnes, on étend du levain humecté de vinaigre sur un linge dur, et on le saupoudre fortement de cantharides nouvellement pilées.

Huit à douze heures d'application suffisent pour le vésicatoire ordinaire. On l'enlève avec précaution.

Vésicatoire anglais. Il diffère du précédent, surtout en ce que les cantharides sont incorporées à un emplâtre de cire et à l'axonge, et qu'ainsi elles sont moins facilement abordées par les lymphatiques cutanés et déterminent moins d'irritation à la vessie.

Vésicatoire. — *Mouche de Milan*. Matière emplastique fortement cantharidinée, étalée sur du taffetas noir ou vert et de la grandeur d'une pièce de 2 fr.

Vésicatoire volant. Si on ne veut que produire une irritation momentanée, on ouvre l'ampoule sans la détacher; la sérosité est évacuée, et on panse avec du beurre ou du cérat étendu sur une feuille de poirée ou sur du linge fin.

Vésicatoire à demeure. Lorsqu'on veut établir une suppuration durable, on enlève de suite l'épiderme soulevé en le coupant ou en l'arrachant, et on panse, le premier jour, avec le beurre frais, les jours suivants avec un mélange de beurre et de pommade épispastique.

Vésicatoire Trousseau. Rondelle de papier Joseph imbibée d'extrait éthéré de cantharides évaporé en consistance sirupeuse, qu'on applique sur la peau. L'action est prompte.

Vésicatoire Mayor. Un marteau trempé dans l'eau bouillante, étant par conséquent à 100°, est appliqué sur la peau pendant quelques secondes. C'est une brûlure au 2e degré.

VIANDE. Partie charnue des muscles du bœuf. On en fait du *bouillon* et une *purée* (viande crue, pilée et tamisée) pour les enfants atteints de diarrhée.

Poudre de viande préparée. Représente cinq fois son poids de viande fraîche. 50 à 60 gr. dans le potage.

VIN. V. *Alcool*.

VIN MÉDICINAL. Vin dans lequel on a fait dissoudre une ou plusieurs substances médicamenteuses.

Vin aromatique. Macération d'espèces aromatiques dans le vin rouge. En lotions, fomentations antiseptiques, toniques ou résolutives, selon les cas.

Vin antiscorbutique. Macération de raifort, de cochléaria, de cresson, de trèfle d'eau, etc., dans un vin blanc généreux. Tonique très employé chez les enfants lymphatiques.

Vin diurétique amer du Codex. A prendre 60 à 125 gram. contre l'anasarque, les hydropisies.

Vin de Séguin. 30 à 25 gram. comme fébrifuge, tonique, antiscrofuleux.

VINAIGRE. Produit de la fermentation acide du vin. Étendu d'eau, il est rafraîchissant.

Vinaigre aromatique anglais. Vinaigre radical tenant en dissolution du camphre et des huiles volatiles de lavande, de cannelle, de girofle. Cosmétique.

Vinaigre radical. Acide acétique concentré.

Vinaigre des quatre-voleurs. Macération de sommités d'absinthe, de menthe, de romarin, de sauge, de lavande, de chacun 30 gr.; de cannelle, muscade, gousses d'ail, de chaque 4 gr., pendant 15 jours dans 4 litres de vinaigre blanc très fort.

VINAIGRE MÉDICINAL. Soluté de substances médicamenteuses dans le vinaigre.

VIOLETTE (Violariées). Fleurs pectorales, en *infusion* et *sirop*. Affections broncho-pulmonaires.

VOMITIFS. Médicaments qui déterminent le vomissement. On les administre dans le but de débarrasser les premières voies et les bronches des saburres qui les surchargent ou obstruent; de provoquer par le vomissement une sorte de perturbation générale qui modifie favorablement l'état de l'économie. Les trois vomitifs usités sont :

Émétique.
Ipécacuana, *abrév.* Ipéca.
Sulfate de cuivre.

Poudre vomitive.

Ipécacuana	1,30
Émétique	0,05

Mêlez et divisez en 3 paquets, dont 1 tous les quarts d'heure. On fait avaler de l'eau tiède pour faciliter le vomissement. Vomitif excellent.

Potion vomitive.

Émétique	0,1
Eau distill. de menthe	30
— simple	250

En trois fois à une demi-heure d'intervalle.

VULNÉRAIRE. V. *Thé suisse.*

Z

ZINC. L'*oxyde de zinc* est employé comme antispasmodique dans les névroses, l'épilepsie en particulier, à la dose de 1 gramme, soit seul ou associé à la valériane.

Chlorure de zinc. En solut. (20 p. celle-ci 100) employée au 10° en inject. hypod. de 1, 2, 3 goutt. au même point pour former un tissu lardacé (sclérosé) autour d'une production tuberculeuse, en vue de l'emprisonner (Méth. de Lannelongue).

Chlorure de zinc. Base de la *pâte Canquoin*.

SUPPLÉMENT

Extrait de la médication duodécimale (E. Trouette)

Chaque *cachet, granule, capsule* contient le douzième de la dose indiquée. (Ne pas dépasser douze doses dans les vingt-quatre heures.)

CACHETS	12 granules contiennent :	GRANULES	12 cachets contiennent :
Acide salicylique	4 gram.	Acide arsénieux	10 milligr.
Antipyrine	6 gram.	Aconitine	1/2 milligr.
Benzoate de gaïacol	3 gram.	Arséniate de soude	10 milligr.
Benzoate de lithine	1 gr. 50	Atropine	2 milligr.
Caféine	1 gram.	Bichlorure de mercure	12 milligr.
Diastase	3 gram.	Chlorhydrate de morphine	3 centigr.
Naphtol	3 gram.	Colchicine	6 milligr.
Poudre de noix vomique	30 centigr.	Dioscoride	10 milligr.
Pepsine	3 gram.	Picrotoxine	3 milligr.
Poudre de rhubarbe	6 gram.	Pilocarpine	3 centigr.
Salol	3 gram.	Scillitine	5 milligr.
Sulfate de quinine	3 gram.	Strychnine	10 milligr.

CAPSULES

	12 capsules contiennent :		12 capsules contiennent :
Apiol	2 gram.	Eucalyptol, iodoforme	1 gram.
Chloroforme	2 gram.	Gaïacol	2 gram.
Créosote de hêtre	2 gram.	Huile de foie de morue créosotée	12 gram.
Essence de térébenthine	6 gram.	Hypnase	50 centigr.
Ether	50 gouttes	Terpinol	1 gram.

COMPOSITION DE LA PHARMACIE DOMESTIQUE

(Ajouter au prix marqué 0.10 pour le verre.)

		Gram.	Cent.	Fr.	C.
1	Acétate d'ammoniaque	0	30	0	20
2	Acide hydrochlorique pur	0	30	0	20
3	Alcali volatil (ammoniaque)	0	30	0	10
4	Antipyrine				
5	Alun en poudre	1	25	0	40
6	Bicarbonate de soude	0	30	2	»
7	Bismuth	0	30	2	»
8	Chlorate de potasse	0	30	0	30
9	Eau boriquée (solut. de l'acide borique, qui est en paillettes)	500	»	0	80
10	Eau de mélisse des Carmes	0	30	0	40
11	Eau phéniquée à 1/100	500	»	0	80
12	Eau sédative	»	150	0	10
13	Eau-de-vie camphrée	0	30	0	15
14	Ether sulfurique	0	30	0	50
15	Extrait de Saturne (pour eau blanche)	125	»	0	40
16	Fer réduit par l'hydrogène	0	30	1	50
17	Ipécacuana en poudre	1	»	0	25
18	Laudanum de Sydenham	0	30	1	60
19	Magnésie calcinée . . . flacon	. . . .		0	75
20	Mouches de Milan . . . l'une	. . . .		0	15
21	Nitrate de potasse	0	30	0	20
22	Papier Rigollot . . . Boîte de		10	1	15
23	Pilules écossaises	0	30	0	20
24	Quinine (sulfate de) . . . 8 paquets de	0	25	3	»
25	Quinquina jaune	0	30	0	60
26	Séné (follicules de)	0	30	0	25
27	Solution de sublimé à 1/1000	500	»	0	80
28	Sparadrap . . . le rouleau	. . . .		0	60
29	Sulfate de soude	0	125	0	30
30	Taffetas d'Angleterre . . . feuille	. . . .		0	25
31	Teinture de digitale	0	30	1	»
32	Teinture d'iode	0	30	1	»
33	Vin de quinquina, Malaga	1/2 bout.		1	85
34	Tisanes. (Voir *Espèces*, page 529)				

INDICATIONS, EMPLOI

Pour le *dosage*, etc., se reporter au Dictionnaire, cinquième partie.

1° Médication interne.

Affections douloureuses en général : 4, 13, 18.
Anémie, chlorose, lymphatisme : 16, 25, 33.
Constipation : 19, 26, 29.
Croup, diphtérie : 5, 8, 17, 25.
Choléra, dysenterie : 18, 24, 25.
Coliques néphrétiques, hépatiques : 4, 18.
Diarrhée : 5, 7, 17, 18.
Embarras gastrique : 17, 29.
Affection fébrile en général : 4, 24.
Intermittence en général : 24, 25.
Fièvres éruptives (éruption tardive) : 1.
Fièvre typhoïde : 2, 4, 24, 25, 33.
Ivresse : 3.
Gastralgie, aigreurs, etc. : 2, 6, 7, 19.
Aphtes, muguet : 2, 5, 8, 18.
Névralgies : 4, 10, 14, 18.
Névroses : 14, 24.
Palpitation de cœur : 4, 10, 14, 31.
Pousser aux urines : 6, 21, 31.
Syncope, défaillance : 3, 10, 14.

2° Médication externe.

Chute, commotion cérébrale : 3, 14, 32.
Coupure : 28, 30.
Blessure, cautérisation : 2.
Hémorrhagies : 5.
Engorgements chroniques : 6, 13, 15, 32.
Médication révulsive cutanée : 3, 13, 20, 22, 32.
Désinfection : 9, 11, 13, 27.
Antimicrobisme, asepsie : 11, 27.

ORDRE DES MATIÈRES

DU TOME TROISIÈME

PATHOLOGIE (Suite).

CINQUIÈME PARTIE

TABLE GÉNÉRALE

ALPHABÉTIQUE ET RAISONNÉE

DES MATIÈRES DES TROIS VOLUMES DE L'*ANTHROPOLOGIE*

(Les mots de chimie, pharmacie, histoire naturelle, qui appartiennent au *Dictionnaire thérapeutique* ne se trouvent pas dans cette table.)

ABRÉVIATIONS

Anat.	anatomie.	*Affect.*	affection.
Physiol.	physiologie.	*Malad.*	maladie.
Hyg.	hygiène.	*Phrénol.*	phrénologie.
Pathol.	pathologie.	*Inflam.*	inflammation.

A

B

C

D

E

F

G

H

I

J

K

L

M

N

O

P

Q

R

S

T

U

V

Z

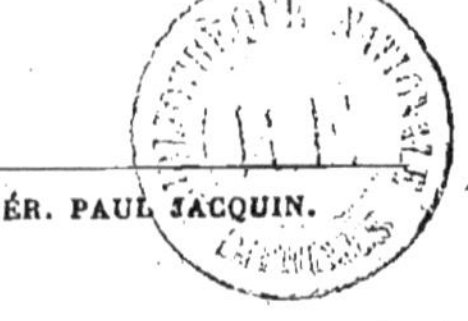

BESANÇON. — IMPR. ET STÉR. PAUL JACQUIN.

www.ingramcontent.com/pod-product-compliance
Ingram Content Group UK Ltd.
Pitfield, Milton Keynes, MK11 3LW, UK
UKHW020149250726
13967UKWH00002B/960